"十三五"国家重点图书出版规划项目

上海高校服务国家重大战略出版工程

毕业后医学教育出版工程

Pediatrics

CASE STUDY

名誉总主编　王振义　汤钊猷

总　主　编　黄　红　李宏为

执行总主编　张　勘

住院医师规范化培训示范案例丛书

住院医师规范化培训
儿科示范案例

U0295285

本册主编：黄国英

主编助理：黄　瑛

组织编写：上海市卫生与计划生育委员会
　　　　　上海市医药卫生发展基金会
　　　　　上海市住院医师规范化培训事务中心

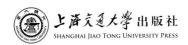

上海交通大学出版社
SHANGHAI JIAO TONG UNIVERSITY PRESS

内容提要

本书以儿科专业住院医师规范化培训要求为纲,针对儿科临床实践过程中遇到的实际病例为切入点,详细介绍了儿科常见病和多发病的标准诊疗过程和处理规范。本书旨在通过100例儿科病例讨论,培养读者收集信息、分析信息、归纳总结和综合判断的能力,培养读者从临床观察出发、举一反三、触类旁通的临床思维能力。

本书可作为儿科专业住院医师规范化培训教材,也可供儿科专业本科生、研究生、从事儿科临床工作的医师及其他专业的医师使用。

图书在版编目(CIP)数据

住院医师规范化培训儿科示范案例/黄国英主编.—上海:上海交通大学出版社,2016(2020 重印)
(住院医师规范化培训示范案例丛书)
ISBN 978-7-313-14634-2

Ⅰ.①住…　Ⅱ.①黄…　Ⅲ.①儿科学-岗位培训-自学参考资料　Ⅳ.①R72

中国版本图书馆 CIP 数据核字(2016)第 050818 号

住院医师规范化培训儿科示范案例

主　　编:黄国英
出版发行:上海交通大学出版社　　　　　　　　　　地　　址:上海市番禺路 951 号
邮政编码:200030　　　　　　　　　　　　　　　　电　　话:021-64071208
印　　制:苏州市越洋印刷有限公司　　　　　　　　经　　销:全国新华书店
开　　本:889mm×1194mm　1/16
字　　数:708 千字
版　　次:2016 年 5 月第 1 版　　　　　　　　　　印　　次:2020 年 9 月第 3 次印刷
书　　号:ISBN 978-7-313-14634-2
定　　价:118.00 元

"住院医师规范化培训示范案例"
丛书编委会名单

名誉总主编　　王振义　　汤钊猷

顾　　　问　　戴尅戎　　王一飞　　李宣海　　彭　靖

总　主　编　　黄　红　李宏为

执行总主编　　张　勘

副总主编　　王吉耀　　沈柏用

编委名单（按汉语拼音顺序）

陈生弟	陈云芳	迟放鲁	顾琴龙	胡　兵	华克勤
黄　钢	黄国英	黄　红	李宏为	李明华	陆惠华
陆一鸣	倪黎冬	邵　洁	沈柏用	沈立松	施　榕
孙兴怀	田　红	万兴旺	王华祖	王吉耀	吴　毅
谢　斌	徐金华	许　淼	于布为	袁　明	张　勘
郑　珊	郑玉英	周　蓉	朱虹光	朱亚琴	祝墡珠

本书编委会名单

主　　编　黄国英（复旦大学附属儿科医院）

主编助理　黄　瑛（复旦大学附属儿科医院）

编　　委（以姓氏笔画为序）

　　　　王　艺（复旦大学附属儿科医院）

　　　　王　伟（上海交通大学医学院附属瑞金医院）

　　　　王　莹（上海交通大学医学院附属上海儿童医学中心）

　　　　江　帆（上海交通大学医学院附属上海儿童医学中心）

　　　　沈树红（上海交通大学医学院附属上海儿童医学中心）

　　　　陈同辛（上海交通大学医学院附属上海儿童医学中心）

　　　　陈　超（复旦大学附属儿科医院）

　　　　周云芳（上海交通大学医学院附属上海儿童医学中心）

　　　　洪建国（上海交通大学附属第一人民医院）

　　　　徐　虹（复旦大学附属儿科医院）

　　　　黄　敏（上海交通大学医学院附属儿童医院）

　　　　黄国英（复旦大学附属儿科医院）

　　　　黄　瑛（复旦大学附属儿科医院）

序

Forword

住院医师规范化培训是毕业后医学教育的第一阶段,是医生成长的必由之路,是提高医疗技术和服务水平的需要,也是提升基层医疗机构服务能力,为基层培养好医生,有效缓解"看病难"的重要措施之一,是深化医药卫生体制改革的重要基础性工作。

自 2010 年以来,在市政府和国家卫计委的大力支持和指导下,上海根据国家新一轮医改精神,坚持顶层设计,探索创新,率先实施与国际接轨的住院医师规范化培训制度,并把住院医师规范化培训合格证书作为全市各级公立医院临床岗位聘任和晋升临床专业技术职称的必备条件之一。经过 6 年多的探索实践,上海市已构建了比较完善的组织管理、政策法规、质控考核、支撑保障等四大体系,在培养同质化、高水平医师队伍方面积累了一定的经验,也取得了初步成效。

因一直立足于临床一线,对医生的培养特别是住院医师规范化培训工作有切身体验,我曾希望编写一套关于"住院医师规范化培训"的教材。如今,由上海市卫生计生委牵头组织编写的这套"住院医师规范化培训示范案例"丛书书稿已出炉,不觉欣然。丛书以住培期间临床真实案例为载体,按照诊疗流程展开,强调临床思维能力的培养,病种全、诊疗方案科学严谨、图文并茂,是不可多得的临床诊疗参考读物,相信会对住院医师临床思维能力和技能培训有很大帮助。这套图书是上海医疗界相关专家带教经验的传承,也是上海 6 年来住院医师培养成果的集中展示。我想这是上海住院医师规范化培训工作向国家交出的一份阶段性答卷,也是我们与其他兄弟省市交流的载体;它是对我们过去医学教育工作的一种记录和总结,更是对未来工作的启迪和激励。

借此机会,谨向所有为住院医师规范化培训工作做出卓越贡献的工作人员和单位,表示衷心的感谢,同时也真诚希望这套丛书能够得到学界的认可和读者的喜爱。我期待并相信,随着时间的流逝,住院医师规范化培训的成果将以更加丰富多彩的形式呈现给社会各界,也将愈发彰显出医学教育功在当代、利在千秋的重大意义。

是为序。

王振义

2016 年 3 月

前言

Preface

2013年7月5日,国务院7部委发布《关于建立住院医师规范化培训制度的指导意见》,要求全国各省市规范培训实施与管理工作,加快培养合格临床医师。到2020年,在全国范围内基本建立住院医师规范化培训制度,形成较为完善的政策体系和培训体系,所有新进医疗岗位的本科及以上学历临床医师均接受住院医师规范化培训,使全国各地新一代医师的临床诊疗水平和综合能力得到切实提高与保障,造福亿万人民群众。

上海自2010年起在全市层面统一开展住院医师规范化培训工作,在全国先试先行,政府牵头、行业主导、高校联动,进行了积极的探索,积累了大量的经验,夯实了上海市医药卫生体制改革的基础,并积极探索上海住院医师规范化培训为全国服务的途径,推动了全国住院医师规范化培训工作的开展。同时,上海还探索住院医师规范化培训与临床医学硕士专业学位研究生教育相衔接,推动了国家医药卫生体制和医学教育体制的联动改革。上海的住院医师规范化培训制度在2010年高票入选年度中国十大最具影响力医改新举措,引起社会广泛关注。

医疗水平是关系国人身家性命的大事,而住院医师规范化培训是医学生成长为合格医生的必由阶段,这一阶段培训水平的高低直接决定了医生今后行医执业的水平,因此其重要性不言而喻,它肩负着为我国卫生医疗事业培养大批临床一线、具有良好职业素养的医务人员的历史重任。要完成这一历史重任,除了构建合理的培养体系外,还需要与之相配套的文本载体——教材,才能保证目标的实现。目前国内关于住院医师规范化培训方面的图书尚不多见,成系统的、以临床能力培养为导向的图书基本没有。为此,我们在充分调研的基础上,及时总结上海住院医师规范化培训的经验,编写一套有别于传统理论为主的教材,以适应住院医师规范化培训工作的需要。

本套图书主要围绕国家和上海市出台的《住院医师规范化培训细则》规定的培训目标和核心能力要求,结合培训考核标准,以《细则》规定的相关病种为载体,强调住院医师临床思维能力的构建。

本套图书具有以下特点:

(1) 体系科学完整。本套图书合计23册,不仅包括内、外、妇、儿等19个学科(影像分为超声、放射、核医学3本),还包括《住院医师法律职业道德》和《住院医师科研能力培养》这两本素质教育读本,体现了临床、科研与医德培养紧密结合的顶层设计思路。

（2）编写阵容强大。本套图书的编者队伍集聚了全上海的优势临床医学资源和医学教育资源，包括瑞金医院、中山医院等国家卫生计生委认定的"住院医师规范化培训示范基地"，复旦大学"内科学"等 15 个国家临床重点学科，以及以一批从医 30 年以上的医学专家为首的、包含 1000 多名临床医学专家的编写队伍，可以说是上海各大医院临床教学科研成果的集中体现。

（3）质量保障严密。本套图书编写由上海市医师协会提供专家支持，上海市住院医师规范化培训专家委员会负责审核把关，构成了严密的质量保障体系。

（4）内容严谨生动，可读性强。每本图书都以病例讨论形式呈现，涵盖病例资料、诊治经过、病例分析、处理方案和基本原则、要点与讨论、思考题以及推荐阅读文献，采取发散性、启发式的思维方式，以《住院医师规范化培训细则》规定的典型临床病例为切入点，详细介绍了临床实践中常见病和多发病的标准诊疗过程和处理规范，致力于培养住院医师"密切联系临床，举一反三"的临床思维推理和演练能力；图书彩色印刷，图文并茂，颇具阅读性。

本套图书的所有案例都来自参编各单位日常所积累的真实病例，相关诊疗方案都经过专家的反复推敲，丛书的出版将为广大住院医师提供实践学习的范本，以临床实例为核心，临床诊疗规范为基础，临床思维训练为导向，培养年轻医生分析问题、解决问题的能力，培养良好的临床思维方法，养成人文关怀情操，必将促进上海乃至国内住院医师临床综合能力的提升，从而为我国医疗水平的整体提升打下坚实的基础。

本套图书的编写得到了国家卫生与计划生育委员会刘谦副主任、上海市浦东新区党委书记沈晓明教授的大力支持，也得到了原上海第二医科大学校长王一飞教授，王振义院士，汤钊猷院士，戴尅戎院士的悉心指导，上海市医药卫生发展基金会彭靖理事长和李宣海书记为丛书的出版给予了大力支持，此外，上海市卫生与计划生育委员会科教处、上海市住院医师规范化培训事务中心以及各住院医师规范化培训基地的同事都为本套图书的出版做出了卓越贡献，在此一并表示感谢！

本套图书是上海医疗卫生界全体同仁共同努力的成果，是集体智慧的结晶，也是上海多年住院医师规范化培训成效的体现。在住院医师规范化培训已全国开展并日渐广为接受的今天，相信这套图书的出版会在培养优秀的临床应用型人才中发挥应有的作用，为我国卫生事业发展做出积极的贡献。

"住院医师规范化培训示范案例"编委会

编写说明

Instructions

儿科是"健康中国梦"的起点,肩负着保护和促进儿童的健康和发展、防治儿童和青少年期的疾病和伤残、成人疾病的儿童期预防及重大公共事件中儿童健康保护的重任。然而,在我国儿科专科培训制度和体系还需要大力完善,需要深入推进儿科住院医师规范化培训,以培养合格的儿科医师。

通过对儿科住院医师培训制度进行改革,制定规范化培训大纲,实施临床技能考核,从而提高儿科住院医师的实际操作能力和解决临床实际问题的能力。但是这种培训模式存在一定的缺陷与不足,主要表现为:不同生源的医学生接受的医学教育不规范,缺乏标准的专业教学和临床技能训练;缺乏儿科住院医师规范化培训基地,医学生从学校毕业后再由所在医院进行培训,培训的数量有限,层次不一,不能为全社会提供好的儿科医师。

2010年后上海地区启动住院医师规范化培训工程,儿科专业位列19个临床类培训专业之中,标志着上海地区的儿科专业住院医师培养工作进入了一个新的层次。在这种儿科住院医师规范化培训模式中,学员进入到儿科专业培训基地统一接受培训,强化儿科专业基础知识和临床技能的学习和考核。培训后经过统一考核合格,学员返回社会后再就业。每年培训的儿科专业住院医师人数将远远多于先前的培训模式,在整体上可为社会输送大批专业人才。因此,为提高儿科住院医师规范化培训质量,解决专门的培训教材缺乏之困,急需有效、标准、专业的培训教材来配套规范化培训工程。

本书作为儿科住院医师规范化培训配套教材,具有以下特点:一是参编作者以上海市各儿科住院医师培训基地主任为主,编者都具有丰富的临床工作经验和教学经验;二是全书以病例讨论的形式呈现,选自临床上典型的儿科专科病例,涵盖儿科常见病和多发病种,临床思维成熟,诊疗思路清晰,处理规范;三是编写方式上与现有的教学工具书不同。本书采取发散性、启发式的思维方式,以典型临床病例为切入点,详细介绍了儿科临床实践中常见病和多发病的诊疗过程和处理规范。这些病例涉及儿童保健与发育行为、重症医学、新生儿疾病、呼吸系统疾病、消化系统疾病、神经系统疾病、泌尿系统疾病、内分泌遗传代谢疾病、心血管疾病、血液系统疾病、风湿免疫系统疾病等。病例讨论包括病例资料、诊疗经过、病史分析、处理方案及基本原则、要点和讨论、思考题和推荐阅读文献等七个部分;四是本书采用单一病例讨论独立成章节的编写方法,相关疾病又相对集中,有助于培养读者"密切联系临床,举一反三"的临床思维推理和演练能力。

上海市儿科住院医师规范化培训的大纲要求培训学员能掌握儿科常见病和多发病的临床诊疗思维和技能操作。考核采用临床考核的方式,分为临床思维考核和临床操作技能考核两部分,包括病史采集、体格检查、基本辅助检查、病例分析、相关综合知识、临床操作等六个方面,对临床基础知识和临床思维的考核将贯穿各考核中。本书的编写初衷是希望读者掌握正确的儿科疾病的临床诊疗和思维方法,以顺利完成住院医师规范化培训。读者阅读时应从临床推演的视角去思考,而不能用习惯性的定式思维方式来阅读。

本书编写虽然主要为配合上海市住院医师规范化培训工作,供儿科专业规范化培训学员使用,但是本书的读者对象比较广,也可供准备报考本专业住院医师培训的本科生、研究生,以及相关临床专业的住院医师和研究生,或是本专业相关临床医务人员使用。

希望本书的出版能够给广大热爱儿科医学事业的医务人员带来一定的帮助,为上海乃至全国其他地区儿科专业住院医师规范化培训工程提供规范化培训教材,为我国蓬勃发展的儿科事业的人才培养尽一份力,从而造福于千千万万的儿童。

由于时间仓促,书中存在的错漏和不当之处,敬请读者不吝指教。

本书的出版得到了上海市住院医师规范化培训工作联席会议办公室和上海交通大学出版社的资助,特此致谢!

黄国英　院长　主任医师　博士生导师
复旦大学附属儿科医院

目　录
Contents

案例 1

蛋白质-能量营养不良

一、病历资料

1. 病史采集

患儿,女,10 个月,因"体重不增 2 个月"就诊。近 2 月患儿出现生长缓慢,体重不增,活动减少。无抽搐、晕厥,无体温上升,无呕吐、便血。7 月龄前患儿纯母乳喂养,奶量可。后母亲因"急性乳腺炎"自行停止哺乳,改为人工喂养。但患儿拒绝吃奶瓶,尝试 3 天不成功后遂放弃。此后,患儿白天以米粉、稀饭等淀粉类食品喂养、睡前吸吮少量母乳。6 月龄起逐步添加 2～3 勺菜水、果泥,偶进食少量蛋黄,但至今尚未添加鱼、肉、动物肝脏。维生素 D_3 补充,400 IU/d。8 月龄时因"支气管肺炎"门诊静滴"头孢替安"1 周、"阿奇霉素"5 天,肺炎治愈;继之出现反复腹泻近 2 周,粪便化验基本正常,考虑"消化吸收不良",予蒙脱石散(思密达)、补液盐、益生菌等口服,腹泻控制。患病期间患儿进食明显减少。

患儿发病以来,小便可,睡眠尚可。

患儿为 G_1P_1,孕 39 周自然分娩。BW 3 050 g。否认母孕期感染或服药史,否认围产期窒息缺氧病史。否认消化道畸形、急慢性传染病、恶性肿瘤、代谢性疾病病史。

生长发育史:3 个月抬头稳、6 个月独坐,目前能扶站片刻,无意识地发"dadamama"。1、3、4、6 月龄身高别体重、头围监测均处于同性别中等水平($X～X-1SD$)。

预防接种史:按时按序预防接种。

过敏史:无特殊食物药物过敏。

家族史:父母均体建。

2. 体格检查

T 36.3℃, P 108 次/min, R 29 次/min, Ht 72.4 cm, Wt 6.2 kg, Hc 41.0 cm 。

精神欠佳,消瘦,贫血貌、皮下脂肪少,无水肿,皮肤松弛,弹性差,全身浅表淋巴结无肿大,前囟 1 cm×1 cm,稍凹陷;头发稀少、干枯,甲床苍白,未见反甲、匙状甲;角膜无软化,睑结膜、口唇黏膜苍白,唇腭裂未见;双肺呼吸音清,未闻及明显干湿性啰音;心音有力、律齐、无杂音;腹软,腹壁皮下脂肪 0.2 cm,肝脏肋下 2.5 cm,质软,脾脏肋下未及,肠鸣音减弱。

3. 实验室检查及发育测评

(1) 血常规检查:WBC $6.1×10^9$/L, N 37%,LY 62%,Hb 83 g/L。

(2) 粪常规检查:黄色稀糊便,白细胞 0～1 个/HP,红细胞 2～3 个/HP,虫卵未见,隐血试验弱阳性。

(3) 血生化检查:ALT 56.3 IU/L, AST 59 IU/L, TP 49 g/L, ALB 29 g/L,前白蛋白 79 mg/L;BUN 3.0 mmol/L, Scr 32.7 μmol/L;血 K^+ 3.5 mmol/L、Na^+ 132 mmol/L、Cl^- 98 mmol/L;

FBS 3.5 mmol/L。

（4）肝筛、梅筛、人类免疫缺陷病毒（HIV）：阴性。

（5）血清铁 7.2 μmol/L；转铁蛋白饱和度 8%；红细胞游离原卟啉 1.4 μmol/L。

（6）血清钙 2.29 mmol/L，磷 1.52 mmol/L，ALP 150 IU/L。

（7）血清维生素 A 350 μg/L，维生素 E 8.5 mg/dl，25-羟维生素 D_3 43 ng/ml。

（8）0～6 岁发育筛查测验（DST）：智力指数（MI）85，发育商（DQ）87。

二、诊治经过

（1）初步诊断：蛋白质-能量营养不良（中度），营养性缺铁性贫血。

（2）诊治经过：奶瓶训练指导，按照热卡需求、逐步增加奶粉量、完成追赶性生长；指导辅食的添加，逐步引入鱼泥、肝泥、豆制品、碎肉；治疗初始给予一次剂量的维生素 A 1 500 μg（5 000 IU），并每日补充元素锌 1 mg 满 4 周；从小剂量开始口服补充二价铁制剂，2 d 内加至足量（元素铁每天 6 mg/kg），治疗缺铁性贫血；血生化、电解质、血糖定期复查；患儿护理指导；1 个月后再次生长发育评估。

三、病例分析

1. 病史特点

（1）患儿，女，10 个月，体重不增 2 个月。

（2）患儿生后生长发育基本正常，否认围产期窒息缺氧史。否认生后重大疾病史。近 2 月患儿出现生长缓慢，体重不增，活动减少。

（3）体格检查：体型消瘦，体重低，贫血貌，皮下脂肪少，皮肤弹性差，前囟凹陷，肠鸣音减弱

（4）实验室检查：Hb 83 g/L，结合血清铁、转铁蛋白饱和度下降、红细胞游离原卟啉升高，提示缺铁性贫血、中度；血生化转氨酶等指标轻度升高，提示肝功能损害；乙肝两对半阴性可排除乙型肝炎；总蛋白与白蛋白、前白蛋白降低提示有低蛋白血症；血糖偏低、血电解质钾、钠、氯均为正常低值。

2. 诊断与诊断依据

（1）蛋白质-能量营养不良（中度）

诊断依据：①患儿体重低下，参照 2006 年版 WHO 儿童生长发育标准，$X-3SD \leqslant$ 体重/年龄 $<X-2SD$。②明显消瘦，腹壁皮下脂肪<0.4 cm。③患儿存在明显的喂养不当，近 2 个月主要以淀粉类喂养，蛋白质热量供应不足；有肺炎、反复腹泻病史，食物摄入减少、消化吸收出现障碍。④伴有其他系统功能紊乱：肝功能损害、低蛋白血症、小细胞低色素性贫血。

（2）营养性缺铁性贫血

诊断依据：①贫血貌，睑结膜、口唇黏膜、甲床苍白。②血红蛋白、血清铁、转铁蛋白饱和度下降、红细胞游离原卟啉升高。③喂养不当、未及时添加富含铁的动物性食品，铁摄入不足

3. 鉴别诊断

（1）慢性感染：丢失过多蛋白质导致低蛋白血症，常合并不同程度的营养不良，治疗应着重抗感染，以及对原发病的处理。

（2）营养性贫血：缺乏铁、维生素 B_{12} 及叶酸，出现营养性贫血，常常是营养不良的合并症，在检查和治疗过程中应值得注意。

四、处理方案及基本原则

营养不良的治疗应从积极处理各种危及生命的并发症、祛除病因、调整饮食、促进消化功能及加强护理、防止出现新的并发症这几方面入手。

(1) 处理危及生命的并发症:严重营养不良常发生危及生命的并发症,如严重腹泻、自发性低血糖、各种感染、电解质紊乱及各种维生素缺乏特别是维生素 A 缺乏所致的眼部损害。目前,该患儿无上述情况,但血糖偏低,血电解质钾、钠、氯均为正常低值,存在轻度肝功能损害和低蛋白血症,嘱 2 周后复查。及时治疗并存的缺铁性贫血,治疗 2 周后复查血红蛋白、网织红细胞计数。

(2) 祛除病因:是营养不良诊治的关键环节。该患儿存在明显的喂养不当,指导家长正确的喂养。

(3) 调整饮食:强调按照病情轻重和消化能力强弱循序渐进,增加热量和蛋白质的供应。该患儿为中度营养不良,热卡供给可参考原来的饮食情况,从每日 167～250 kJ(40～60 kcal)/kg 开始,逐步少量增加;当增加能量至满足追赶生长需要时,一般可达 628～711 kJ(150～170 kcal)/kg。待体重接近正常后,再恢复至正常生理需要量。由于营养治疗后组织修复增加,因此维生素和矿物质的供给量应大于每日推荐量。治疗早期给予一次剂量的维生素 A 1 500 μg(5 000 IU),并每日补充元素锌 1 mg,元素铁的补充按照治疗剂量进行。

(4) 促进消化及代谢:依靠药物来帮助消化,可补充 B 族维生素和胃蛋白酶、胰酶等。我们为该患儿选择了锌剂(元素锌 1 mg/d),以提高患儿的味觉敏感度、增加食欲。

(5) 加强护理:①向家长宣教对患儿的辅食添加应由少到多、逐步增加量和品种,勿操之过急,以免引起消化不良。食后清洁口腔,预防口腔炎、鹅口疮;②患儿皮下脂肪薄,易出现压伤,因此褥垫要软,经常为患儿翻身,骨突出部位每天多次按摩,细心保护皮肤、避免皮肤感染;③注意保暖、预防呼吸道感染。待病情好转后适当户外活动,促进智力、体力的恢复;④食物、食具注意清洁卫生,以免引起感染性腹泻,加重营养不良。

五、要点和讨论

(1) 营养不良的诊断线索:体重不增是营养不良最早出现的症状,继之体重下降,皮下脂肪和肌肉逐渐减少和消失,久之可引起体重不增、智力发育落后、多脏器功能障碍。

(2) 营养不良的病史询问要点:出生史、喂养史、辅食添加情况、有无长期发热、急慢性传染病及慢性消耗性疾病。

(3) 诊断营养不良的基本测量指标是身长和体重。5 岁以下儿童营养不良的分型和分度如表 1-1 所示。

表 1-1 5 岁以下儿童营养不良的分型和分度*

分 型	定义与分度	临床意义
体重低下	体重低于同年龄、同性别参照人群值的均值减 2SD;高于或等于均数减 3SD,中度;低于均数减 3SD,重度	反映慢性或急性营养不良
生长迟缓	身长低于同年龄、同性别参照人群值的均值减 2SD;高于或等于均数减 3SD,中度;低于均数减 3SD,重度	反映慢性长期营养不良
消瘦	体重低于同性别、同身高参照人群值的均值减 2SD;高于或等于均数减 3SD,中度;低于均数减 3SD,重度	反映近期、急性营养不良

* 以上 3 项判断营养不良的指标可以同时存在,也可仅符合其中 1 项。符合一项即可作出营养不良的诊断。

（4）营养不良的治疗：强调去除病因、调整饮食、营养支持和积极治疗并发症的综合措施。

（5）营养不良时强调病情的评价与再评价。治疗过程中临床医生需多次、反复地评价患儿的病情，及时发现和治疗各种隐匿的并发症。营养不良的常见并发症：营养性贫血、微量元素和维生素缺乏（以维生素A缺乏最常见）、感染、自发性低血糖。

六、思考题

1. 营养不良的常见病因有哪些？
2. 营养不良的常见并发症有哪些？
3. 营养不良的治疗原则是什么？

七、推荐阅读文献

[1] 黎海芪。儿童营养状况评估研究进展[J].中国当代儿科杂志.2014,16(1):5-10.

[2] Grover Z, Ee LC. Protein energy malnutrition [J]. Pediatr Clin North Am, 2009,56(5):1055-1068.

（董　萍　徐　秀）

案例 2
精神发育迟滞

一、病历资料

1. 病史采集

患儿,男,18 个月,因"至今不会独走"就诊。患儿系孕 38 周自然分娩,其母孕期检查均正常。患儿出生时无粪染,BW 2 900 g,生后 1 min 和 5 min Apgar 评分均为 10 分。新生儿听力筛查正常。新生儿(遗传病)筛查正常。生后 3 d 出院,出生后喂养好。生长发育正常,生后 4 个月可微笑和大笑,互动反应正常,但发声比较少。4 个月时会抬头,7 个月翻身,但不会主动抓握,9 个月可以坐稳,12 个月才能扶站,至今不能独走,可扶两腋下行走,理解拍手和再见,不会有意识叫人,可发"baba""mama"音。父母称患儿仅能摄入婴儿配方奶和质地较软的婴儿食品,其身高、体重、头围等发育轨迹正常。患儿对其名字有反应,但与家长互动偏少,经常流涎,乱扔东西,对玩具无兴趣,无窒息或吞咽困难,无便秘及癫痫发作。按时进行免疫接种。

患儿为 G_2P_1,第 1 胎自然流产,具体原因不详,也未做染色体检测。母亲怀孕时 31 岁,在流产后4 个月再次怀孕。其父表弟有轻微言语问题。否认其他家族遗传病史。否认神经系统疾病史,否认头部外伤史。否认家庭环境史。

2. 体格检查

T 37℃, P 92 次/min, R 22 次/min, BP 80 mmHg/50 mmHg, Wt 12 kg, Ht 84 cm, 头围 48 cm,头面部无畸形,毛发分布正常,有光泽,前囟已闭,皮肤未见异常色素沉着,心肺检查正常,未及肝脾肿大;神经系统检查:瞳孔反射正常,眼球运动正常,对光反射正常,无眼球震颤。面部和舌部肌肉对称,无舌肌震颤或巨舌。对铃声及家人呼唤有转头反应。有互动性微笑。双手及手指伸展正常,四肢肌力5 级。巴氏征弱阳性,无抓握和拥抱反射,无踝阵挛,降落伞反射阳性。俯卧时不能爬行。扶走时双腿呈剪刀样步态。

3. 实验室检查

(1) 头颅 MRI 检查:未见异常。

(2) 脑电图检查:正常脑电图。

(3) 染色体检查:未见异常。

(4) 生化测定:血浆总蛋白、白蛋白、球蛋白、总胆红素和直接胆红素、碱性磷酸酶、丙氨酸氨基转移酶、ALT 及肌酸激酶均正常,血氨基酸谱和尿有机酸水平正常。

(5) 神经心理测量:Gesell 发育量表结果示:动作能(粗)DQ 61(相当于 11 个月),动作能(细)DQ 56(相当于 10 个月),应物能 DQ 56(相当于 10 个月),言语能 DQ 56(相当于 10 个月),应人能 DQ 67

（相当于 12 个月）。社会适应能力评价:8 分。

二、诊治经过

（1）初步诊断:精神发育迟滞。

（2）早期干预治疗:根据神经心理测量结果,为患儿在粗运动、细运动、社会行为、语言、认知、生活自理等反面制定行为目标。与康复师一起确定干预时间及流程。制定随访时间,定时检测发育水平,调整行为目标。

三、病例分析

1. 病史特点

（1）患儿,男,18 个月,至今不会独走。

（2）整个发育过程落后。与人交流方式有限,经常流涎,乱扔东西,对玩具无兴趣。

（3）体格检查:体格发育正常,神经系统检查正常,但俯卧时不能爬行,扶走时双腿呈剪刀样步态。

（4）神经心理测量:Gesell 发育量表结果示:动作能（粗）DQ 61（相当于 11 个月）,动作能（细）DQ 56（相当于 10 个月）,应物能 DQ 56（相当于 10 个月）,言语能 DQ 56（相当于 10 个月）,应人能 DQ 67（相当于 12 个月）。社会适应能力评价:8 分。

（5）实验室检查:参见"病例资料"。

2. 诊断与诊断依据

（1）诊断:精神发育迟滞。

（2）诊断依据:患儿主要表现为整体发育落后,现已经 18 个月不会独走,且扶走时呈剪刀样步态。在行为方面,对玩具没有兴趣,经常流涎,喜欢乱扔东西。Gesell 发育量表结果示:动作能（粗）DQ 61（相当于 11 个月）,动作能（细）DQ 56（相当于 10 个月）,应物能 DQ 56（相当于 10 个月）,言语能 DQ 56（相当于 10 个月）,应人能 DQ 67（相当于 12 个月）。社会适应能力评价:8 分。因此,符合精神发育迟滞的特点。

3. 鉴别诊断

（1）暂时性精神发育迟滞:主要是指由于营养不良、慢性疾病后、服用镇静药物、不良心理社会环境等因素导致精神发育暂时性落下。纠正上述因素后,精神发育可正常。也常见于早产儿、低出生体重儿。

（2）遗传和内分泌疾病:该类疾病的发生与多种因素相关,包括遗传因素和环境因素。有一些常见的疾病会出现特有的临床表现,如先天愚型的临床特征为智力低下伴有眼距增宽、眼裂小、外眼角上斜、口半开、伸舌、流涎等特殊面容。苯丙酮尿症的患儿,不仅有智力低下,发育到 3～4 个月时,尿液、汗液有特殊的腐臭味,同时伴有毛发变黄、皮肤白而细密、易激动、肌张力高及抽搐等。但该类疾病的正确诊断主要依靠实验室检查进行确诊。

（3）脑性瘫痪:该疾病是指出生前到生后 1 个月内各种原因所致的非进行性脑损伤,主要表现为中枢性运动障碍。其临床表现多种多样,主要包括运动发育落后,主动运动减少,肌张力异常多表现为肌力低下,姿势异常,反射异常等,且脑瘫患儿的保护性反射延缓出现或不出现。如降落伞反应,正常小儿 8～9 个月龄时引出,脑瘫患儿一般不能引出。多有伴随疾病,如智力低下和瘫痪。其诊断主要依靠病史及体格检查。CT、MRI、诱发电位及脑电图检查对探讨脑性瘫痪的病因和判断预后有所帮助。

四、处理方案及基本原则

依据发展顺序,针对发育迟滞的能区进行早期训练治疗。主要在下列 5 个能区实施早期干预:①粗大运动:如坐、立、走、跑等。②精细运动:如抓握、书写、手眼协调、动作协调等。③适应性行为:如视觉、听觉、辨别颜色和形状等。④言语:如发音、表达、理解等。⑤个人-社会行为:如生活自理、人际交往技巧等。另外还可以通过儿歌、音乐、讲故事及体育项目等进行干预。

五、要点和讨论

精神发育迟滞发生时是大脑在出生前、产时或围生期和出生后的发育过程中受到单个或多个因素损害、干扰、阻滞的结果。精神发育迟滞的诊疗经过通常包括以下环节:

(1) 详细询问患儿的生长发育史,包括运动、语言、应人能、应物能等神经功能发育;现病史包括发病年龄、症状表现、行为、性格、学习情况等;过去史:既往中枢系统感染史、外伤史、颅内出血史、惊厥发作史;出生史及新生儿情况:生产方式、足月或早产、出生体重,出生时有无难产、窒息、呼吸困难、喂养困难;母亲妊娠史;家族遗传史;家庭环境等。

(2) 体格检查重点关注有无特殊面容、畸形、异味、特殊行为,随后包括一般体格检查、神经系统检查、精神检查、神经心理评估。

(3) 选择性做相关的血、尿、生化检查及其他辅助检查,排除或明确有关疾病,综合分析做出病因诊断。

(4) 进行视力检测、听力检测及其他感知功能的检查评估。

(5) 观察、评估及进一步特殊检查,综合分析评价,判断障碍程度,制订康复治疗、教育培养方案。

六、思考题

1. 智能发育评价的诊断性方法有哪些?分别适用于哪个年龄阶段的儿童?
2. 精神发育迟滞的早期干预内容有哪些?

七、推荐阅读文献

[1] 刘湘云,陈荣华,赵正言.儿童保健学[M].4 版.南京:江苏科学技术出版社,2011:265 - 270.

[2] 沈晓明,朱建幸,孙琨.尼尔森儿科学[M].17 版.北京:北京大学医学出版社,2007:2567 - 2569.

[3] 苗淑新.波特奇早期教育方法(适用于 0～6 岁儿童)[M].北京:人民教育出版社,1988.

(王俊丽)

案例 3

注意缺陷多动障碍

一、病历资料

1. 病史采集

患儿,女性,8岁10个月,三年级,因"上课多动、注意力不集中3年,成绩下降1年"就诊。患儿3年前开始表现为上课做小动作、注意力不集中,玩弄手指和学习用具,课堂上爱和小朋友讲话,老师多次提醒也无效果。作业需要家长陪伴完成,经常写一会儿,玩一会儿,题目看错或写错,学习用品也经常丢失。与同学关系尚和睦。一二年级成绩尚可,家长未予重视。三年级开始,成绩明显下降,成绩波动大。与人对话似听非听,学习兴趣下降。家长威逼利诱、打骂、心理咨询均无明显效果,故前来就诊。

幼儿园曾因多动、坐不住,上课不听讲,不听老师指令,因年龄小而服用中药,并辅以行为治疗,以鼓励为主,医生建议父母看相关的书,学习一些行为管理技巧。早期有些效果,但时间久了,效果并不明显。否认"脑炎""癫痫""脑外伤"等重大疾病史,否认睡眠障碍史。第1胎第1产,足月顺产,BW 3.5 kg,无出生窒息史。8个月会独坐,10个月会发"ba"、"ma"音,12月开口,14个月会独走。父母大学本科,否认"注意缺陷多动障碍"家族史。

2. 体格检查

T 36.6℃,P 78次/min,R 23次/min,BP 96 mmHg/65 mmHg,Ht 150 cm,Wt 35 kg。神志清,呼吸平,浅表淋巴结未触及,皮肤黏膜正常,面色可,心肺听诊正常,腹软,未触及包块,生殖器检查无尿道下裂,无包茎,腰骶椎无皮肤凹陷,未见肿块突出,无脂肪瘤及多毛等,双足外形无异常,双下肢肌张力和肌力正常,神经系统检查无异常体征,扁桃体无肿大。

3. 心理发育评估和实验室检查

(1) 韦氏儿童智力量表(WISC-R):语言智商95,操作智商103,总智商98。

(2)《精神障碍诊断与统计手册(第5版)》(DSM-V)注意力缺陷多动症(ADHD)标准家长访谈:注意力7/9,多动、冲动3/9。

(3) WEISS功能评估:异常。

(4) 视觉和听觉行为检查:正常。

(5) 书写功能:正常。

(6) 注意力测试(Gordon):正确数"异常"(反映注意警觉),错误数"边缘"(反映抑制功能)。

(7) 脑电图检查:正常。

二、诊治经过

(1) 初步诊断:注意缺陷多动障碍(注意缺陷为主型)。

（2）诊治经过：门诊与患儿访谈，了解到患儿上课不能控制自己的注意力，但有专心听讲的意愿，多门科目基本只能注意听讲 5～10 min；平时作业拖拉、粗心，经常漏题、错题。根据评估结果，患儿智商中等水平，但与成绩明显不匹配，属于班级差等生，存在明显的功能损害。综上所述，患儿诊断明确，首选药物治疗，同时配合行为管理。开始家长对药物有顾虑，担心用药后孩子会出现胃口和睡眠等常见不良反应。医生告知父母参加每周五晚上的 ADHD 父母培训，了解 ADHD 的诊断和治疗现状。家长对 ADHD 有了深入了解后，顾虑打消，从最小剂量开始服药。服用盐酸哌甲酯控释片（专注达）18 mg，每日早晨上学前口服 1 粒。家长表示，开始 1 个月效果明显，第 2 月起效果不如以前，老师反映上课注意力不能集中，作业错题、漏题增多。胃口略有影响，主要是对中餐胃口有些影响，但对早晚两餐不受影响，无睡眠及其他不良反应。医生遂调整药物至 36 mg，之后每 2 周复诊，家长和老师均反映效果明显，表现为注意力明显集中，上课自控力明显改善。连续用药一学期，成绩明显提高。家长和老师对治疗效果满意，孩子自信心和对学习兴趣提高，对中餐胃口差也有了一定的耐受。

三、病例分析

1. 病史特点
（1）女，8 岁 10 个月，三年级，上课多动、注意力不集中 3 年，成绩下降 1 年。

（2）既往曾有多动和注意力不集中的病史，幼儿园时中药和行为治疗效果不佳。否认重大疾病史和相关家族史。

（3）体格检查：神志清楚，营养状况良好，表情自如，情绪稳定，应答切题。

（4）心理发育评估和实验室检查：韦氏儿童智力检查正常。$DSM-V$ ADHD 标准家长访谈：注意力 7/9，多动、冲动 3/9。WEISS 功能评估：异常。注意测试（Gordon）异常；视觉、听觉行为、书写功能和脑电图均正常。

2. 诊断和诊断依据
（1）诊断：注意缺陷多动障碍（注意缺陷为主型）。

（2）诊断依据：患儿，女，3 年级，幼儿园起有多动和注意力不集中，近一年症状加重，成绩明显下降，成绩起伏大，心理评估显示，智力正常，$DSM-V$ ADHD 标准家长访谈符合诊断标准，注意力测试异常，明确有学业功能损害，其他辅助检查如视觉、听觉行为、书写功能、儿童行为问题筛查量表（CBCL）和脑电图检查均正常。诊断注意缺陷多动障碍明确，注意缺陷为主型。经药物治疗后，效果明显。

四、处理方案及基本原则

（1）盐酸哌甲酯控释片药物治疗：ADHD 诊断明确，药物治疗是 ADHD 首选治疗方法，从 18 mg 开始滴定，用至最大疗效，而不良反应最小。

（2）行为管理：ADHD 的孩子除了有注意力的问题，也存在一些情绪和行为的问题，如发脾气和经常丢东西。通过父母培训家长掌握一些行为管理的方法，作为对药物治疗的辅助治疗，文献表明至少可以提高 12% 的治疗效果。

（3）医教结合：ADHD 儿童在规范的治疗下，通过与老师进行良好的沟通，取得老师的理解和帮助也是非常重要的。事实表明，老师在对孩子疗效的观察，对孩子表现好的及时表扬，对治疗都有着不可替代的作用。

五、要点与讨论

ADHD 是儿童期最常见的一种行为障碍，以与年龄不相称的注意力不集中、冲动和过度活动为核心症状。学龄儿童中的患病率为 3%～5%，男女发病之比为(4～9)：1。ADHD 病因复杂,有遗传因素、环境因素、神经解剖及神经生化、中枢神经系统损伤等多种可能的病因。美国心理学会公布的《精神障碍诊断与统计手册》(*The Diagnostic and Statistical Manual*，*DSM*)在 1980 年对 ADHD 作了第 1 次的描述,之后相关学者经过多次修改。美国《精神障碍诊断与统计手册(第 4 版)》(*DSM - IV*)把 ADHD 分成 3 种不同的类型:分别有"注意力缺陷为主型"、"多动/冲动为主型"和"混合型"。在 *DSM - IV* 中,注意力缺陷和多动/冲动各有 9 种症状,符合 6 种以上的症状就可以确认诊断。同时,每一个症状都必须在 1 个以上的环境中发生,比如说:在学校和在家里。

2013 年 5 月,《美国精神障碍诊断与统计手册第 5 版》(*DSM - V*)开始发行,较第 4 版有了一些的变化,一个是症状出现的时间点不再限定于 7 岁以前,而是改成 12 岁之前。这与临床相符,很多孩子在幼儿园时期,不一定会被学校老师发现。但进了小学之后,因规范变强,限制变多,很容易就被老师识别出来,年龄放宽更接近现实。另一个是诊断不再局限 6 岁以后,而是 4 岁后就可以诊断。这也是基于早期诊断,早期干预可以减少孩子的行为问题。事实证明,越晚治疗,孩子的行为问题、对立违抗越明显,治疗的难度也就越大。第 5 版较第 4 版有了更明确的举例,使得每个条目的症状更容易确认和识别,使得标准的敏感性和特异性更好。虽然 ADHD 的诊断没有特异性的生物学指标,但通过对患儿进行详细的病史采集、体格检查和必要的辅助检查,结合 *DSM - V* 诊断标准和功能损害,ADHD 的诊断已经相当稳定了。但并不是说 ADHD 几分钟就能诊断,ADHD 的诊断需要花费大量的时间进行鉴别诊断,包括对立反抗、阵发性暴怒、学习障碍、智力障碍、孤独症谱系障碍、睡眠障碍、焦虑症、忧郁症、精神分裂症等。当然,与其他疾病的共病也需考虑进去。

ADHD 给孩子带来的困难是客观存在的,诊断的目的是为了治疗。4～6 岁以行为干预为主,而 6 岁以上以药物治疗为首选,辅助以行为干预、父母培训、学校老师的配合等,都属于治疗的环节(具体见参考文献[1]和[2])。哌甲酯药物治疗的主要机制可能是促进神经递质的释放,阻止儿茶酚胺类神经递质的重吸收,从而加强大脑皮质的兴奋过程。目前,ADHD 已确定为一种具有明显生物学异常的疾病,但是很少有患者愿意主动接受药物治疗。即使接受了药物治疗,也很少能够持续治疗。其主要原因在于:第一,目前 ADHD 药物虽然疗效明显,但是也会因人而异产生一些不良反应,很多家长担心药物的不良反应而不能坚持治疗;第二,家长对 ADHD 的认识尚有误区,不认为 ADHD 是一种病。因此,往往认识不到 ADHD 对儿童影响的严重性;第三,部分医生的诊疗方法不够专业,缺乏科学性,导致诊疗效果不佳,使很多患者放弃治疗。

研究证实,ADHD 的药物治疗效果明确,不良反应可控,ADHD 长期药物治疗的效果是公认的。根据中国的国情,达到 ADHD 长期治疗目标,还需要很多努力,需要医生、家长、老师和相关部门的通力合作,长期规范用药,从而促进 ADHD 的缓解,达到最佳疗效和终期治疗目标。

六、思考题

1. ADHD 的临床表现是什么?
2. ADHD 的诊断要点有哪些?
3. ADHD 的治疗方案是什么?

七、推荐阅读文献

[1] 金星明,静进.发育与行为儿科[M].2 版.北京:人民卫生出版社,2014:428 - 436.

[2] 杨玉凤,金星明,静进.发育行为儿科手册[M].南京:江苏科学技术出版社,2009:127 - 134.

(杨　友　金星明)

案例 4

维生素 D 缺乏性佝偻病

一、病历资料

1. 病史采集

患儿,女,22 个月,因"下肢弯曲"就诊。患儿 15 个月行走后发现下肢弯曲,逐渐明显,日常睡眠不安,摇头、烦躁、多汗。患儿母乳喂养至 18 个月。目前拒绝喝配方奶,辅食进食可,不挑食,未添加维生素 D 及其他营养补充剂,两便正常。

患儿为 G_1P_1,孕 35 周自然分娩。BW 2 400 g。母孕时户外活动少,否认孕期感染或服药史,否认围产期窒息缺氧病史。否认家族性疾病或其他遗传病史。患儿 15 个月独走,1 周岁有意识叫"爸爸、妈妈"。

2. 体格检查

T 37℃, P 90 次/min, R 50 次/min, BP 90 mmHg/60 mmHg, Wt 12 kg(P50～85), Ht 85 cm (P50＋),头围 47 cm,枕秃明显,头颅外形正常,心肺无特殊,肋骨轻度外翻,脊柱未见异常,双下肢膝关节内翻呈"O"形腿,手腕、足踝部有钝圆形环状隆起,腹部平软。四肢张力轻度降低。

3. 实验室检查

(1) 血钙正常低限,血磷正常,血碱性磷酸酶 512 u/L,血维生素 D 15 ng/dl,肝肾功能正常,甲状旁腺素轻度升高,尿常规无异常。

(2) 手腕 X 片检查:桡骨尺骨远端模糊(见图 4-1)。

(3) 腹部 B 超检查:肝胆胰脾肾未见异常。

二、诊治经过

(1) 初步诊断:维生素 D 缺乏性佝偻病。

(2) 治疗经过:给予每天维生素 D 2 000 IU,每天补充元素钙 500 mg,1 月后复诊,睡眠改善,出汗减少,烦躁好转,X 线摄片尺骨桡骨远端模糊带好转。

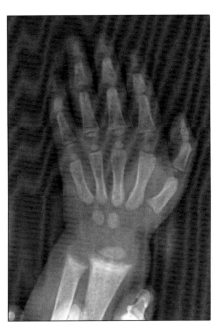

图 4-1 X 线腕骨检查结果

三、病例分析

1. 病史特点

(1) 患儿,女,22 个月,因"下肢弯曲"就诊。

(2) 患儿 15 个月行走后发现下肢弯曲,逐渐明显,日常睡眠不安,摇头,烦躁、多汗等症状。

(3) 体格检查:患儿体格发育指标正常,且超过同年龄同性别儿童的平均水平。

(4) 实验室检查:参见"病例资料"。

2. 诊断与诊断依据

维生素 D 缺乏性佝偻病。

患儿主要表现为下肢弯曲,日常生活中有睡眠不安,摇头,烦躁、多汗等,根据患儿 X 线摄片考虑有佝偻病的存在,根据病史小儿为早产儿,母孕时户外活动少生后生长速度正常,因此存在维生素 D 缺乏的高危因素,生后又没有及时补充维生素 D,断母乳后又不愿进食配方奶,所以饮食中钙的摄入也明显不足。实验室检查显示血维生素 D 含量低于正常值。因此,最符合维生素 D 缺乏性佝偻病的特点。

3. 鉴别诊断

在诊断过程中,以佝偻病症状为线索,该患儿应注意排除下列疾病。

(1) 低血磷抗维生素 D 佝偻病:本病为性连锁遗传,也可表现为常染色体显性或隐性遗传,也有散发病例,佝偻病症状多发生于 1 岁以后。血钙多正常,血磷明显降低,尿磷增加。对应一般治疗剂量的维生素 D 治疗无效。

(2) 远端肾小管性酸中毒:为远曲小管分泌氨不足,从尿中丢失大量钠、钾、钙,继发甲状旁腺功能亢进,骨质脱钙,出现佝偻病体征。患儿骨骼畸形明显,身材矮小,有代谢性酸中毒,多尿,碱性尿,除低血钙、低血磷外,血钾也低。

(3) 维生素 D 依赖性佝偻病:为常染色体隐性遗传,可分两型:Ⅰ型为肾脏 1-羟化酶缺陷,使 $25(OH)D_3$ 转变为 $1,25(OH)_2D_3$ 发生障碍,血中 $25(OH)D_3$ 浓度正常。Ⅱ型为 $1,25(OH)_2D_3$ 受体缺陷,血中 $1,25(OH)_2D_3$ 浓度增高。两型均有严重的佝偻病体征,低血钙、低血磷,碱性磷酸酶明显升高及继发甲状旁腺功能亢进,Ⅰ型有高氨基酸尿症;Ⅱ型患儿的重要特征为脱发。

(4) 肾性佝偻病:由于先天或后天原因所致的慢性肾功能障碍,导致钙磷代谢紊乱,血钙低,血磷高,甲状旁腺继发性功能亢进,骨质普遍脱钙,骨骼呈佝偻病改变。

(5) 肝性佝偻病:肝功能不良可能使 $25(OH)D_3$ 生成障碍,若伴有胆道阻塞,不仅影响维生素 D 吸收,而且由于钙皂形成,进一步抑制钙的吸收。急性肝炎、先天性肝外胆管缺乏或其他肝脏疾病时,血液循环中 $25(OH)D_3$ 可明显降低,出现低血钙、抽搐和佝偻病体征。

四、处理方案和原则

治疗以口服为主,一般剂量为每天 2 000~4 000 IU,1 个月后改预防剂量 400 IU。治疗 1 个月后复查。除采用维生素 D 治疗外,应注意加强营养,保证足够奶量,如果奶量不足,应补充钙制剂。坚持每天有户外活动。

五、要点和讨论

维生素 D 缺乏性佝偻病是由于儿童体内维生素 D 不足使钙、磷代谢紊乱,产生的一种以骨骼病变为特征的全身慢性营养性疾病。婴幼儿特别是小婴儿是高危人群,北方佝偻病患病率高于南方,近年来,随着社会经济文化水平的提高,我国正常儿童中营养性维生素 D 缺乏性佝偻病的发病率逐渐降低,病情也趋于轻度。但医疗技术的发展使早产儿、多胎儿存活率增加。因此,高危儿童维生素 D 缺乏性佝偻病仍时有发生,诊疗经过通常包括以下环节:

(1) 详细询问病史,如患儿出现睡眠不安,摇头,烦躁、多汗等症状时间、程度、持续时间,有无骨骼的畸形等。

(2) 详细询问儿童的个人史,包括出生史、母孕史、喂养史。

(3) 及时进行 X 线摄片、实验室生化(血钙、血磷、碱性磷酸酶、肝肾功能、甲状旁腺功能,维生素 D)等检测。

(4) 根据病情评估,决定选择治疗方案。

(5) 健康宣教,积极预防。

六、思考题

1. 如何对维生素 D 缺乏性佝偻病进行鉴别诊断?
2. 维生素 D 缺乏性佝偻病的病因有哪些?
3. 如何预防维生素 D 缺乏性佝偻病?

七、推荐阅读文献

[1] 王卫平.儿科学[M].8 版.北京:人民卫生出版社,2013:74 - 81.

[2] 美国儿科学会预防佝偻病和维生素 D 缺乏 2008 年指南简介[J].中华临床营养杂志,2009,03.

[3] Wagner CL1, Greer FR Prevention of rickets and vitamin D deficiency in infants, children, and adolescents [J]. Pediatrics. 2008 Nov; 122(5):1142 - 1152.

(沈理笑)

案例 5

贫 血

一、病历资料

1. 病史采集

患儿,男,10月龄,因"脸色渐苍白4月"就诊。患儿4月前开始脸色渐苍白,无发热,无抽搐,无吐泻,无便血,无晕厥,无咳嗽、咯血。足月儿,37^{+6}周,BW 2 800 g,Apgar 评分9—9—9,无窒息缺氧史。生后母乳喂养至今,6月龄起逐渐添加米汤、粥、水果作为辅食,偶进食少量蛋黄,未添加猪肉、猪肝等食物。目前能翻身、独坐,可手膝爬行,逗引时笑出声,可无意识地发"mama"。发病以来胃纳欠佳,睡眠尚可,大便2～3天一次,黄糊状,小便正常。

6月龄至10月龄期间呼吸道感染2次,均表现为咳嗽、咳痰、食欲缺乏,于儿科医院就诊,分别给予头孢呋辛、头孢克洛、乙酰半胱氨酸(易咳静)、竹沥颗粒、培菲康等治疗后好转。否认慢性腹泻、便血、咳嗽、咯血、发热等病史。按时按序预防接种,目前已接种乙肝、卡介苗、脊髓灰质炎、百白破、麻疹疫苗。无特殊食物药物过敏。母孕期有轻度贫血史,无黄疸史,父亲无贫血史。父母均为安徽人。

2. 体格检查

Wt 8.65 kg, Ht 73.9 cm,头围45.4 cm。神志清,反应可,囟门3.0 cm×3.0 cm,平软,贫血貌、睑结膜苍白,皮肤巩膜无黄染及出血点。枕后可及2个0.8 cm×0.8 cm淋巴结,质软,活动度可,乳牙2颗。R 40次/min,双肺呼吸音清,HR 110次/min,心音有力,未闻及杂音。腹软,无压痛,肝肋下3 cm,质软,脾肋下2 cm,质软。四肢肌张力可,肌肉略松弛。

3. 实验室检查

(1) 血常规:WBC 4.2×10^9/L, LY 56.8%, N 39.5%, RBC 2.8×10^{12}/L, Hb 85 g/L, Hct 35.3%, MCV 70.4 fl, MCH 22.4 pg, MCHC 0.25, PLT 194×10^9/L, Ret 1.0%。

(2) 血涂片:红细胞大小不等,以小细胞为主,中央苍白区变大,白细胞和血小板形态无殊;
红细胞游离卟啉(FEP) 560 μg/dl。

(3) 铁的血清学检查:血清铁(SI) 50 μg/dl,总铁结合力(TIBC) 380 μg/dl,转铁蛋白饱和度(TS) 12%。
血清铁蛋白(SF) 11 μg/L。

(4) 骨髓象:呈增生活跃,以中、晚幼红细胞增生为主。各期红细胞均较小,细胞质少。铁染色:外铁0,内铁<14%。

(5) 尿常规:(一)。

(6) 粪常规:(一),OB(一)。

DST：DQ 89，MI 105。

父母没有贫血。

二、诊治经过

（1）初步诊断：营养性缺铁性贫血。

（2）诊治经过：患儿就诊后，嘱家属增加含有高生物价值蛋白，富含铁质、维生素 C 的食物。建议每天 2 顿辅食，其中一顿辅食包含红肉 50 g；每周添加 2～3 次猪肝、鸡鸭血等食物；增加每顿辅食中的荤菜的量，可制作成小馄饨、汤包等点心；母乳不足需添加配方奶粉至乳类每天摄入总量达 600～700 ml。给予右旋糖酐铁 12.5 mg/次每天三次口服；4 周后复查血常规 WBC 4.5×10^9/L，RBC 3.5×10^{12}/L，Hb 105 g/L，Hct 32%，MCV 79 fl，MCH 28.1 pg，Ret 6.0%。继续给予右旋糖酐铁口服 2 月。

三、病例分析

1. 病史特点

（1）患儿，男，10 月龄，脸色渐苍白 4 月。

（2）既往母乳喂养，添加辅食不规则，富含铁的食物少，辅食能量密度低；近 4 月来呼吸道感染 2 次；母孕期有贫血；出生史：足月儿，37^{+6} 周，BW 2 800 g，Apgar 评分 9—9—9，无窒息缺氧史。生长发育史：目前能翻身、独坐，可手膝爬行，逗引时笑出声，可无意识地发"mama"。

（3）体格检查：Wt 8.65 kg，Ht 73.9 cm，头围 45.4 cm。神志清，反应可，囟门 3.0 cm×3.0 cm，平软，口唇、睑结膜苍白，皮肤巩膜无黄染及出血点。枕后可及 2 个 0.8 cm×0.8 cm 淋巴结，质软，活动度可。R 40 次/min，双肺呼吸音清，HR 110 次/min，心音有力，未闻及杂音，心尖位于左锁骨中线外1.0 cm。腹软，无压痛，肝肋下 3 cm，质软，脾肋下 2 cm，质软。四肢肌张力可，肌肉略松弛。甲床苍白，未见反甲、匙状甲。

2. 诊断与诊断依据

（1）诊断：营养性缺铁性贫血。

（2）诊断依据：患儿是 10 月龄小儿，近 4 月来出现脸色渐苍白，为母乳喂养儿，添加辅食不规则，富含铁的食物少，病程中有呼吸道感染 2 次，母孕期有贫血。

（3）实验室检查：血常规示红细胞计数、血红蛋白明显降低，Hct、MCV、MCH 均降低，外周血涂片示红细胞体积小，中央淡然区增大，骨髓涂片示胞质成熟度落后于胞核，FEP 增高，铁实验室检查示 SI、铁蛋白饱和度（TS）、SF 降低、总铁结合率（TIBC）增高。

故结合患儿病史及实验室检查，诊断为营养性缺铁性贫血。病因方面首先考虑铁摄入不足。

3. 鉴别诊断

（1）巨幼红细胞性贫血：多见于生后 6 个月以上婴幼儿，表现为皮肤蜡黄色、表情呆滞、食欲缺乏、恶心等。血象表现为红细胞 MCV、MCH 大于正常值，骨髓象幼红细胞核染色质疏松、副染色质明显，胞质嗜碱性强，粒细胞、血小板计数减少，中、晚幼和杆状核粒细胞胞体增大，分叶核粒细胞核分叶过多。以维生素 B_{12} 或叶酸缺乏为主要原因。本病例患儿无明显神经系统及消化系统症状，且血象及骨髓象与之不符，故不考虑。

（2）地中海贫血：地区性比较明显，多有家族史，库氏面容，肝脾明显肿大。血涂片中可见靶形细胞及有核红细胞，血红蛋白电泳 A_2 及 F 增高，或出现血红蛋白 H 或 Bart 等。血清铁增高，游离红细胞原卟啉（FEP）正常，骨髓中铁粒幼细胞增多。本例患儿无家族史，血涂片未见靶形红细胞，故可排除。

（3）肺含铁血黄素沉着症：表现为发作性苍白、无力、咳嗽，痰中可见血，痰和胃液中可找到含铁血黄素细胞。网织红细胞增高。X线胸片肺叶中可见网点状阴影。该患儿无反复咳嗽、咯血病史，故不考虑。

四、治疗方案及原则

（1）一般治疗：红细胞生成缺铁期（IDE）患儿免疫能力偏低，因此需加强护理，避免感染。

（2）病因治疗：结合患儿病史，IDE 的病因首先考虑与喂养不当有关，因此在补充铁剂的情况下，改善饮食，给予富含铁质、维生素 C 和蛋白质的食物。该患儿 10 月龄应增加辅食种类及量，如蛋类、肝、肉末、鸡鸭血等。

（3）铁剂治疗：传统铁剂补充方法：每天补充元素铁 4.5～6 mg/kg，餐间服用，每天 2～3 次。可同时口服维生素 C 促进铁吸收。血红蛋白正常后继续补铁 2 个月。间断补充方法：每次 1～2 mg/kg，每周 1～2 次或每天 1 次，疗程 2～3 个月，循证医学资料表明可达到补铁的效果。

如患儿口服铁剂后无治疗反应者，或口服后胃肠反应严重，可考虑注射铁剂。

（4）输血治疗：该病例目前无输血指针，重症贫血及并发心功能不全或明显感染病例可输浓缩红细胞。

五、要点与讨论

营养性缺铁性贫血（IDA）是由于体内铁元素缺乏所引起的一种以血红蛋白合成减少为主要表现的营养性贫血，以小细胞低色素性贫血、血清铁蛋白减少、总铁结合力增高和铁剂治疗有效为特点。IDA是儿童时期最常见的一种贫血，4～6 个月婴幼儿发病率最高。

体内铁的来源有食物供给和内生循环利用。IDA 病因包括先天性储铁不足（如早产、双胎、胎儿失血、孕妇缺铁等）、铁摄入量不足、生长发育过快、铁吸收障碍、铁丢失过多（如肠息肉症、梅克尔憩室等），其中铁摄入不足是 IDA 的主要原因。

由于正常机体的保护性作用，缺铁必须达到一定程度才会出现贫血，通常将缺铁分为 3 个阶段：铁减少期（ID）、红细胞生成缺铁期（IDE）、缺铁性贫血期（IDA）。

IDA 临床症状缺乏特异性、起病缓慢。主要表现为易疲乏、不爱活动。多伴食欲缺乏，少数有异食癖。神经系统症状较轻，可有烦躁不安或萎靡不振，注意力不集中、记忆力减退。贫血严重时大龄儿童可述心悸、胸闷等。IDA 患儿易患各种反复感染，如反复上呼吸道感染。

体征可见贫血外貌，表现为皮肤黏膜苍白，以唇、口腔黏膜及甲床为明显；髓外造血表现，肝脾轻度肿大；其他体征包括舌乳头萎缩、反甲、匙状甲，可有心率增快或心脏扩大等，重症病例可出现心力衰竭。

实验室检查包括血常规、外周血涂片、骨髓涂片、血清铁蛋白、红细胞游离原卟啉、血清铁、总铁结合力、转铁蛋白饱和度等。

诊断：6 个月～6 岁，Hb＜110 g/L；6～14 岁 Hb＜120 g/L；新生儿期 Hb＜145 g/L，1～4 个月 Hb＜90 g/L；4～6 个月 Hb＜100 g/L。外周血红细胞呈小细胞低色素性改变，红细胞平均容积＜80 fl，红细胞平均血红蛋白含量＜27 pg，红细胞平均血红蛋白浓度＜310 g/L；结合病史、铁剂治疗效果、铁代谢、骨髓穿刺涂片等进行诊断。排除其他小细胞低色素性贫血。

治疗原则是去除病因和补充铁剂。如治疗效果不佳需重新评估诊断及病因，药物选择及完成情况。

六、思考题

1. 营养性缺铁性贫血的实验室检查有哪些?
2. 小细胞低色素贫血见于哪些疾病?
3. 铁剂治疗营养性缺铁性贫血效果欠佳有哪些原因?

七、推荐阅读文献

[1] 王卫平,桂永浩,赵正言.儿科学[M].北京:高等教育出版社,2008:221-232.

[2] 胡亚美,江载芳.实用内科学[M].7版.北京:人民卫生出版社,2003:1713-1720.

[3] 杜悦新,王伟,张茵顾,刘婕.右旋糖酐铁口服液治疗小儿缺铁性贫血的疗效观察[J].吉林医学,2015,36(08):1523.

(李慧萍 徐 秀)

案例 6

遗尿症

一、病历资料

1. 病史采集

患儿,男性,9岁,因"夜间尿床9年"就诊。患儿自幼起尿床,每夜2～3次,每次尿量80～100 ml,排尿后仍沉睡不能醒来。遗尿常在冬天天气寒冷时加重,平时患儿日间喝水较少,不太感口渴,白天排尿4～5次,晚上放学后喜喝大量液体饮料。无尿频、尿急、尿痛,无白天漏尿,无排尿不畅及排尿延迟等现象,无遗粪,大便2～3 d一次,稍干硬,无明显注意力不集中和多动冲动表现,无性格孤僻和刻板行为表现,无局部肌肉抽动,曾口服"中药制剂"治疗遗尿,疗效不明显,遂来我院就诊。

否认"脑炎""癫痫""脑外伤""尿路感染""肾炎""糖尿病""尿崩症"等病史。第1胎第1产,足月顺产,BW 3.25 kg,无出生窒息史。生长发育史:7个月会独坐,8个月会发"ba""ma"音,13个月会独走,18个月能控制白天小便。家族史:患儿父亲幼年遗尿,母亲幼年无遗尿病史。

2. 体格检查

T 36.3℃, P 81次/min, R 25次/min, BP 90 mmHg/60 mmHg。神志清,呼吸平,浅表淋巴结未触及,皮肤黏膜正常,面色可,心肺听诊正常,腹软,未触及包块,生殖器检查无尿道下裂,无包茎,腰骶椎无皮肤凹陷,未见肿块突出,无脂肪瘤及多毛等,双足外形无异常,双下肢肌张力和肌力正常,神经系统检查无异常体征。

3. 实验室检查和心理测试

(1) 日间与夜间尿常规显示:红细胞阴性,白细胞阴性,蛋白阴性,尿糖阴性,日间尿相对密度(比重)1.020,夜间尿相对密度(比重)1.010。

(2) 超声检查:肾脏、输尿管、膀胱未见异常回声,膀胱容量100 ml,残余尿容量25 ml。

(3) 大韦氏智力测验(WISC - R):语言智商95,操作智商104,总智商99。

(4) 儿童行为问题筛查量表(CBCL):各项均在正常范围。

(5) 气质问卷:难养型。

(6) 排尿日记显示:患儿日间排尿5次,日间最大排尿量80 ml,夜间排尿6次(包括遗尿3次),夜间最大排尿量60 ml。

二、诊治经过

(1) 初步诊断:原发性单症状性夜遗尿症。

（2）诊治经过：根据评估结果，患儿存在残余尿较多，功能性膀胱容量小，抗利尿激素分泌昼夜节律失调，夜间排尿控制功能发育不全等具体病理生理改变，故制订阶梯式治疗方案。治疗过程中对患儿遗尿频率、膀胱容量进行连续监测。首先采取尿流出阻断训练 1 个月（即排尿时尿 3 s-停 3 s-……循环往复），1 月后复查膀胱残余尿为 0；其后同时进行调整饮水结构（即嘱咐患儿日间多喝水，而晚上 5、6 点后限制饮水），以及尿保留控制训练（有尿意时适当憋尿，但必须小于 30 min），目的是发展儿童正常的膀胱储尿功能。训练过程中强调以儿童为中心，采取适时鼓励、表扬，不断增强儿童参与训练动机。2 个月后复查，膀胱容量达到 250 ml（大于预期膀胱容量的 80%），此时患儿遗尿频率有所减少，但还在每周 7～10 次。给予去氨加压素（弥凝）每夜临睡前服用 0.2 mg，3 个月后遗尿完全消失，逐渐减量至停药，随访 1 年遗尿无复发。

三、病例分析

1. 病史特点
（1）患儿自幼一直夜间遗尿，从未完全停止遗尿达 3 个月以上。
（2）除夜间遗尿比较频繁（2～3 次/夜），无尿频尿急尿痛，无日间遗尿等其他表现。
（3）伴随有便秘症状，但程度较轻。
（4）日间尿相对密度（比重）反而大于夜间尿相对密度（比重），日间喝水少，夜间喝水较多。
（5）体格检查无异常体征。
（6）膀胱容量小于正常功能性膀胱容量预期值（300 ml），残余尿较多，达 25 ml。

2. 诊断与诊断依据
（1）诊断：原发性单症状性夜遗尿症。
（2）诊断依据：根据《美国精神疾病的诊断和统计手册》（*Diagnostic and Statistical Manual of Mental Disorders*）第五版，原发性夜遗尿症的诊断依据为：年龄与智龄≥5 岁，每周至少 2 次夜尿床，并持续 3 个月，如夜遗尿不伴尿频、日间遗尿等其他症状，可诊断为单症状性夜遗尿症。

对夜遗尿症的评估从以下三方面进行：
（1）膀胱功能：功能性膀胱容量是否大于预期容量（见表 6-1）的 80%。
（2）抗利尿激素昼夜节律：是否日间饮水排尿多，夜间饮水排尿少；是否日间尿相对密度（比重）值小于夜间尿相对密度（比重）值。
（3）夜间排尿控制能力：是否夜间能自行起床排尿。

儿童膀胱容量亦可用 Koff 公式计算：膀胱容量(ml) = [年龄(岁)+2] × 30

表 6-1　不同年龄预期膀胱容量、最大排尿量及夜间总尿量正常参考值（引用推荐阅读文献 4）

年龄(岁)	预计膀胱容量 (EBC, ml)	日间最大排尿量 MVV(ml)[1] 低于所示数值（即 EBC 的 65%） 提示膀胱容量偏小	夜间总尿量 TVV(ml)[2] 高于所示数值（即 EBC 的 130%） 提示夜间多尿
5	180	117	234
6	210	137	273
7	240	156	312
8	270	176	351
9	300	195	390
10	330	215	429

（续表）

年龄(岁)	预计膀胱容量 (EBC, ml)	日间最大排尿量 MVV(ml)[1] 低于所示数值(即 EBC 的 65%) 提示膀胱容量偏小	夜间总尿量 TVV(ml)[2] 高于所示数值(即 EBC 的 130%) 提示夜间多尿
11	360	234	468
12~18	390	254	507

注：1)MVV 的测量(早晨第 1 次排尿除外)至少需进行 3~4 d；周末或假日是理想的时间。日间发生的任何漏尿和液体摄入量均应被记录。液体摄入量与治疗/建议的相关性尚未得到证实，但应记录以确保日记的最大可用性；2)TVV 的测量须将早晨第 1 次排尿量与夜间排尿量(包括尿布增重)相加以计算夜间产生的尿量

四、处理方案及理由

（1）尿流出阻断训练：患儿残余尿较多，评估结果认为主要由于膀胱逼尿肌和尿道括约肌不协调导致，通过该训练加强其协同性，有效减少残余尿量。

（2）调整饮水结构：可在一定程度上纠正患儿存在的抗利尿激素昼夜分泌节律失调现象。

（3）尿保留控制训练：增大膀胱容量，发展正常膀胱储尿功能。

（4）去氨加压素(弥凝)：减少夜间尿量，纠正患儿存在的抗利尿激素昼夜分泌节律失调。

（5）遗尿报警器：如上述治疗未达到完全治愈，利用遗尿报警器进行训练，发展患儿夜间排尿控制能力。

五、要点与讨论

据统计大约有 16% 的 5 岁儿童、10% 的 7 岁儿童和 5% 的 11~12 岁儿童患有夜遗尿。其发病机制十分复杂，涉及中枢神经系统(若干神经递质和受体)、生理节律(睡眠和排尿)、膀胱功能紊乱及遗传等多种因素。目前认为，中枢睡眠觉醒功能与膀胱联系的障碍是单症状性夜遗尿的基础病因，而夜间抗利尿激素分泌不足导致的夜间尿量增多和膀胱功能性容量减小是促发夜遗尿的重要病因。儿童夜遗尿虽不会对患儿造成急性伤害，但长期夜间遗尿常常给患儿及其家庭带来较大的疾病负担和心理压力，对其生活质量及身心成长造成严重不利影响。此外，儿童夜遗尿虽然每年有 15% 的患儿可以自然痊愈，但约 10% 的患儿遗尿症状可持续至成年期。鉴于此种情况，儿童夜遗尿一经确诊需尽早进行治疗，临床医师和家长切勿采取"观望"态度。

儿童夜遗尿是指年龄≥5 岁儿童平均每周至少 2 次夜间不自主排尿，并持续 3 个月以上。诊断要点包括：①患儿年龄≥5 岁(5 岁作为判断儿童夜遗尿的年龄标准虽带有一定主观性，但其却反映了儿童排尿控制能力的发育程度)；②患儿睡眠中不自主排尿，每周≥2 次，并持续 3 个月以上(疲劳或临睡前饮水过多而偶发遗尿的儿童不作病态)；③对于大年龄儿童诊断标准可适当放宽夜遗尿的次数。

临床上，需对患儿进行详细的病史采集、体格检查和必要的辅助检查，进一步明确诊断，以除外非单症状性夜遗尿及其他潜在疾病引起的夜遗尿，如泌尿系统疾病、神经系统疾病、内分泌疾病等，并指导临床治疗。

去氨加压素(desmopressin)和遗尿报警器是目前多个《国际儿童夜遗尿指南》中的推荐治疗方法，可有效治愈大部分的儿童单症状性夜遗尿。临床医师可根据儿童夜遗尿的具体类型选择适合患儿的治疗方案，并在选择时充分考虑家长和患儿的意愿。去氨加压素和遗尿报警器的选用原则：①夜间尿量增多但膀胱容量正常的患儿宜使用去氨加压素治疗；②膀胱容量偏小的患儿可能出现去氨加压素抵抗；③夜间尿量增多且膀胱容量偏小的患儿，宜联合去氨加压素和遗尿报警器治疗；④夜间尿量正常且膀胱

容量正常的患儿可给予遗尿警报器或去氨加压素治疗。

夜遗尿的基本处置流程,请参阅推荐阅读文献[3]、[4]。

该患儿临床评估存在膀胱容量小,残余尿多,抗利尿激素分泌昼夜节律失调,夜间排尿控制能力缺陷等多种复杂情况,故采取阶梯式治疗策略,具体请查阅推荐阅读文献[4]。

六、思考题

1. 遗尿可由哪些病因引起?
2. 应从哪三方面对原发性遗尿症儿童进行评估?
3. 为何对该患儿不立即应用弥凝治疗?

七、推荐阅读文献

[1] Kiddoo D. Nocturnal enuresis: non-pharmacological treatments [J]. BMJ Clin Evid, 2015 Jan 13;2015. pii: 0305.

[2] 中国儿童遗尿疾病管理协作组.中国儿童单症状性夜遗尿疾病管理专家共识[J].临床儿科杂志,2014,32(10):970-975.

[3] 徐虹,郭维.小儿单症状性夜遗尿诊断与治疗[J].中国实用儿科杂志,2015,30(4):261-265.

[4] 马骏,金星明,章依文,等.儿童原发性遗尿症阶梯治疗的远期疗效[J].上海交通大学学报(医学版),2008,28(10):1317-1319.

(马　骏　金星明)

案例 7

单纯性肥胖症

一、病历资料

1. 病史采集

患者,女,15岁,因"逐渐发胖4年"为主诉就诊。4年前开始进食量较前明显增大,尤其是晚餐,进食速度快,每餐5～10 min,正餐之余喜甜食和油炸类零食;不好运动,常边看电视或玩电脑边吃零食。体重一年内从原先49 kg增至62 kg,学习成绩如常,同伴交往逐渐减少,喜独处。3年前就诊外院,查血压、空腹血糖血脂、肝肾功能、腹部B超检查均未见异常,以饮食和运动指导,嘱门诊随访,但未严格遵医嘱。现体重逐步增加到87 kg,身高增加缓慢,伴运动吃力,无尿频、无月经量减少或闭经,为求进一步诊治就诊我院。

G_1P_1,36周顺产,BW 2 350 g,出生身长49 cm,否认抢救史。人工喂养,从小偏食,较喜欢肉食类,零食量大。学习成绩一般,不喜欢体育课。11岁月经初潮,月经量一般,无大量饮酒史,无皮质激素等特殊药物使用史,无药物食物过敏史。父母均肥胖,其父患有高血压病。

2. 体格检查

Wt 87 kg, Ht 158 cm, BMI 34.85,腰围104 cm,臀围110 cm, T 36.8℃, P 78次/min, R 20次/min, BP 116 mmHg/70 mmHg,神志清,精神可,对答好,女性外观,体型肥胖,无满月脸,皮下脂肪丰满,分布均匀,弹性好,全身皮肤未见白纹、紫纹、痤疮,无色素沉着,无黄染,无水肿,无明显多毛,乳房呈成人型,心肺听诊无异常,腹部膨隆,未触及包块,无水牛背,四肢活动无受限,无多指(趾)或并指(趾)畸形,阴毛呈成人型分布,外阴无畸形。

3. 实验室检查

血常规:WBC 8.68×10^9/L, RBC 4.52×10^{12}/L, PLT 329×10^9/L, N 70%, Hb 124 g/L。尿常规阴性。FBS 5.7 mmol/L, INS 110.6 pmol/L, FFA 0.38 mmol/L, TB 4.6 mmol/L, TG 0.72 mmol/L, HDL-C 1.05 mmol/L, LDL-C 3.19 mmol/L, ALB/GLB 38/69 g/L, ALT/AST 24/32 IU/L, Cr 70 μmol/L, BUN 3.2 mmol/L, UA 0.24 mmol/L。心电图正常。腹部B超轻度脂肪肝,胆囊、胰腺、脾脏、肾脏未见明显异常。盆腔B超检查未见明显异常。骨龄基本符合患儿年龄,骨骺中心已闭合。头颅CT平扫未见明显异常。人体成分分析显示脂肪重(fat mass, FM)39.6 kg,去脂肪体重(fat-free mass, FFM)47.4 kg,体脂百分比(percent of body fat, PBF)45.5%。

二、诊治经过

（1）初步诊断：单纯性肥胖症（中重度肥胖，中心性肥胖），轻度脂肪肝。

（2）诊治经过：通过科室自编肥胖症儿童调查表、连续 3 d 膳食问卷并导入营养软件了解患儿饮食行为、活动情况、膳食摄取情况（包括一日总热卡，三餐热卡配比，三大产能营养素配比等），患儿及照养人对肥胖的认知和态度等，予制订个性化减肥方案（包括饮食行为指导、运动处方、父母参与、体育老师监督、减肥日记），嘱每天早晨空腹称体重，每晚睡前记录一天步行数（使用计步器）并制订次日目标。1 月后门诊随访体重为 85.1 kg，较前减少 1.9 kg，FM 38.3 kg，减少 1.3 kg，FFM 46.8 kg，减少 0.6 kg，PBF 44.9%。已改掉进食速度过快、边看电视边吃零食习惯，运动量有所增加但运动后有时仍喜欢饮料，体育课较前积极能与同伴一起活动。予继续严格饮食控制、减少外出就餐次数、逐渐增加运动量并参加游泳培训班、改变不良饮食行为习惯等，门诊随访人体测量、血压、人体成分分析、肝肾功能、糖脂代谢、腹部 B 超。

三、病例分析

1. 病史特点

（1）女，15 岁，逐渐发胖 4 年，始于青春期。

（2）饮食量大好吃甜食、油炸类食物，进食速度快，喜欢边看电视边吃零食，不爱活动，学习成绩一般无波动（智商正常）。无长期酒精和皮质激素服用史，父母均肥胖。3 年前外院实验室和影像学检查无阳性发现。

（3）体格检查：Wt 87 kg，Ht 158 cm，BMI 34.85，腰围 104 cm，臀围 110 cm，肥胖外观，皮下脂肪丰满，分布均匀，无白纹、紫纹、痤疮，无色素沉着，无水肿，腹部未触及包块。

（4）实验室和影像学检查：腹部 B 超轻度脂肪肝。人体成分分析脂肪重（39.6 kg）、体脂百分比（45.5%）均很高。血尿常规、肝肾功能、糖脂代谢均正常。骨龄基本符合实际年龄，骨骺中心已闭和。盆腔 B 超检查未见异常。头颅 CT 平扫检查未见异常。

2. 诊断与诊断依据

诊断：单纯性肥胖症（中重度肥胖，中心性肥胖），轻度脂肪肝。

诊断依据：

（1）青春期开始发胖，慢性病程。

（2）饮食量大，高热卡食物摄取多，少运动，智商正常（学习成绩一般）。

（3）无长期酒精和皮质激素服用史，父母均肥胖。

（4）查体 BMI 34.85，腰围 104 cm（>88 cm），肥胖外观，无特殊面容，对答好，脂肪均匀分布。

（5）辅助检查肝功能正常，B 超检查示轻度脂肪肝。

四、治疗方案及原则

（1）患儿 3 年前外院就诊后未能遵医嘱执行膳食与运动处方，体重继续显著上升且出现脂肪肝，故予健康宣教，使父母及患儿了解肥胖与健康的相关科普知识，改变肥胖只是影响外形的片面观点；知晓膳食金字塔，正确选择健康食物。

（2）因热卡的摄入超过机体的消耗是单纯性肥胖的主要原因，故针对本患儿的饮食和习惯特点制定饮食行为处方:逐渐减少每餐进食量,晚餐量不超过一天总量 30%。控制甜食、油炸类零食。减慢进食速度,细嚼慢咽,就餐时间增加至 30 min。以汤、蔬菜、荤菜的先后顺序进食,减少荤菜量。烹调时少放油,以蒸和煮的方式为主,低脂饮食。

(3) 患儿不喜活动能量消耗小,重度肥胖运动较吃力,且父母也肥胖,故予循序渐进增加运动量和强度,父母同时参与。首先是计步器的使用,鼓励多走路,逐渐增加每天步行数,改变久坐不动和饭后马上坐下看电视的习惯,参与做家务。之后逐渐增加运动种类包括慢跑、爬楼梯、骑自行车、游泳等,规定每周运动不少于 3 次,每次不少于 40 min,运动强度逐渐增加,心率从最大心率的 50%～60% 逐渐过渡到最大心率的 60%～70%,教会患儿和父母如何触摸桡动脉数心率,如何计算最大心率(220－年龄)。

(4) 患儿日益喜欢独处,同伴交往逐渐减少,故必须同时关注心理干预,激发患儿及家长强烈的减肥欲望,克服各种心理障碍,增强自信心,消除自卑心理,树立健康的生活习惯。通过老师动员患儿积极参加体育课项目和集体活动并与同伴合作(如球类运动),鼓励她已经做出的努力,而不是责备她做得不好。父母帮助患儿建立减肥日记,让其认识自己的行为问题,制定短期和长期目标,通过短期目标的完成(如每天步行增加 500 步,一周改变一个不良习惯)逐渐树立自信心。

(5) 脂肪肝属于可逆性病变,治疗同单纯性肥胖,一般不提倡用药物。

五、要点与讨论

儿童肥胖在临床上分为单纯性肥胖症和病理性肥胖症两大类,其中单纯性肥胖症约占儿童肥胖总数的 95%。儿童单纯性肥胖是多因素共同作用的结果,包括遗传、出生及喂养方式、饮食运动习惯、家庭环境、社会因素等。

目前国际上推荐年龄<5 岁儿童肥胖的筛查采用 W/H{体重/身高(长)}进行评价,5 岁以上儿童肥胖标准采用 BMI/age 进行评价(见表 7-1)。中国肥胖工作组于 2003 年提出中国青少年筛查超重、肥胖 BMI 分类标准,如 BMI 在第 85 百分位与第 95 百分位之间为超重,超过第 95 百分位为肥胖。此外,腰围被认为是反映中心性肥胖的一个重要指标,而中心性肥胖与代谢综合征(包括原发性高血压、脂代谢异常、糖代谢紊乱等多种代谢异常在同一个体集结的一种临床综合征)的关系更为密切。

表 7-1 WHO 推荐 W/H 和 BMI/age 界值点

体重/身高(长)和 BMI/age	体重异常
≥均数＋1SD,但<均数＋2SD	超重
≥均数＋2SD,但<均数＋3SD	轻度肥胖
≥均数＋3SD	中重度肥胖

小儿单纯性肥胖症主要与遗传和神经内分泌疾病的继发性肥胖相鉴别。

(1) 皮质醇增多症:又称库欣综合征。本患儿无满月脸、多毛、痤疮、皮肤紫纹、高血压等表现,体检腹部未触及包块,目前缺乏依据。

(2) 多囊卵巢综合征:本患者为肥胖女童,须警惕,但无多毛、月经紊乱等临床表现,实验室检查无高胰岛素血症,盆腔 B 超检查正常,不支持诊断。

(3) Prader-Willi 综合征:呈周围型肥胖体态、特殊外貌(如颅盖高、眼小)、身材矮小、手足小、智能低下。于新生儿期和婴儿期严重肌张力低下及喂养困难。本案例患儿无特殊外貌,身高正常,脂肪分布均匀,智力正常,既往无特殊病史,故不考虑。

(4) Laurence-Moon-Biedl 综合征:为常染色体隐性遗传,系罕见的先天性家族性疾病。本患者学习一般,不存在智力低下表现,体格检查无周围型肥胖、多指(趾)或并指(趾)畸形等,不符合该病临床特点。

儿童和青少年肥胖在世界范围内呈现流行趋势,肥胖不仅影响心理和生理健康,并且增加了罹患代谢综合征的风险,因此儿童期的肥胖干预至关重要。因儿童处于生长发育期,故严禁使用饥饿疗法和减肥药物,仍以饮食调整、运动干预、行为矫正配合心理支持等综合性干预治疗为主。实施肥胖干预的场所有学校、家庭、社区等,因学生的大部分时间都在学校度过,故国内外目前均广泛进行以学校为基础的儿童肥胖干预项目,如美国 New Hampshire 儿童肥胖专家组推荐的 5‐2‐1‐0 模式,中国疾病预防控制中心和国际生命科学会中国办事处联合发起的"快乐 10 min"活动。

最后,对于儿童单纯性肥胖症的干预和治疗需要强调长期随访管理,以家庭为单位,以日常生活为控制场所,肥胖儿童、家长、老师和医务人员共同参与,政府不失时机的政策和行动则是遏止青少年肥胖问题发展的关键。

六、思考题

1. 临床上有哪些情况需警惕继发性肥胖的可能性?
2. 单纯性肥胖症出现哪些情况时需警惕代谢综合征的可能?
3. 处于生长发育期的肥胖儿童,经过肥胖综合干预后体重不减,哪些指标能提示减肥仍是有效的?

七、推荐阅读文献

［1］ National Clinical Guideline Centre (UK). Obesity：Identification，Assessment and Management of Overweight and Obesity in Children，Young People and Adults：Partial Update of CG43. London：National Institute for Health and Care Excellence (UK)；2014 Nov 32‐95.

［2］刘湘云,陈荣华,赵正言.儿童保健学[M].4 版.南京:江苏科学技术出版社,2011:319‐328.

［3］Lubos Sobotka.临床营养基础[M].3 版.蔡威、汤庆娅,主译.上海:复旦大学出版社.2007:1‐38.

(郑小斐　陈津津)

案例 8

惊 厥

一、病历资料

1. 现病史

患儿,女,2岁,因"发热3天伴惊厥1次"入院。入院前3天患儿因外出受凉后出现发热,体温波动在38℃左右(腋温),伴有流涕和咽痛,无咳嗽、咳痰、气促和发绀,无胸闷、无心悸,无呕吐、无腹痛、无腹泻,被家属送至外院就诊,给予物理降温联合布洛芬糖浆口服,静脉输注利巴韦林等治疗,但体温仍波动在38.1℃~38.6℃之间。入院前1天,患儿突然出现两眼上翻,脸色苍白,颜面和口角抽动,四肢强直,家属立即复测体温39.8℃,予以物理降温,按压人中约15 s后自行缓解,意识转清,然后急送至我院,急诊入院。

患儿 G_2P_1,足月顺产,BW 2.87 kg,出生时 Apgar 评分正常,生后母乳喂养至5个月大后逐步添加辅食,按时预防接种。既往有"腹泻病"和"上呼吸道感染"史,无惊厥发作史。1岁会独自行走,1岁会叫爸爸妈妈,现在会用叠词讲话。

家族中父亲幼时曾有"热性惊厥"史。

2. 体格检查

T 39.2℃, P 148 次/min, R 32 次/min, BP 90 mmHg/42 mmHg。神志清,精神萎靡,发育正常,口唇及面色红润,全身浅表淋巴结未触及肿大,咽部充血,双侧扁桃体Ⅰ度肿大,表面无脓苔,双肺呼吸音对称,未闻及明显干湿啰音,三凹征(-)。HR 148 次/min,律齐,心音有力,各瓣膜听诊区未闻及病理性杂音。全腹平软,肝脾肋下未及,未触及肿块,触诊无压痛,无反跳痛,无肌卫,移动性浊音(-),肠鸣音听诊2~3次/min,四肢肌张力正常,肢体活动对称,颈软,布氏征(-),巴氏征(-),皮肤无瘀点瘀斑。

3. 实验室检查

(1) 血常规:WBC 14.5×10^9/L, N 73%, RBC 3.58×10^{12}/L, Hb 124 g/L, PLT 214×10^9/L, CRP 12 mg/L。

(2) 动脉血气分析:pH 7.38, PaO_2 12.9 kPa, $PaCO_2$ 4.6 kPa, HCO_3^- 26.5 mmol/L, BE 2.3 mmol/L。

(3) 血电解质:Na^+ 140 mmol/L,葡萄糖 5.6 mmol/L,血钙 2.15 mmol/L。

(4) 脑脊液:WBC 0,潘氏蛋白(-),糖 3.8 mmol/L,氯化物 118 mmol/L。

(5) 头颅 CT 平扫检查:颅内未见发现明显异常。

(6) 脑电图检查:轻度异常脑电图。

二、诊治经过

初步诊断:惊厥原因待查。

诊治经过:入院后予以头孢克洛 40 mg/(kg·d)口服和利巴韦林 10 mg/(kg·d)静脉滴注,同时给予苯巴比妥 60 mg 肌注。住院观察 1 周,体温逐步恢复正常,流涕及咽痛好转,未再出现惊厥,体格检查无神经系统异常体征,复查脑电图正常,其余各项指标恢复正常,准予出院。

三、病例分析

1. 病史特点

(1)患儿女,2 岁,发热 3 天伴惊厥 1 次。既往史和出生史均无异常。生长发育史正常。

(2)体格检查:T 39.2℃, HR 148 次/min, BP 90 mmHg/42 mmHg。神志清,精神萎靡,发育正常,口唇及面色红润,全身浅表淋巴结未触及肿大,咽部充血,双侧扁桃体Ⅰ度肿大,表面无脓苔,双肺呼吸音对称,未闻及明显干湿啰音,三凹征(一)。心律齐,心音有力,各瓣膜听诊区未闻及病理性杂音,全腹平软,肝脾肋下未及,未触及肿块,触诊无压痛,肢体活动对称,颈软,布氏征(一),巴氏征(一),皮肤无瘀点、瘀斑。

(3)实验室和影像学检查:血常规 WBC 14.5×10⁹/L, N 73%, CRP 12 mg/L。脑电图轻度异常,其余指标均正常。

2. 诊断与诊断依据

(1)热性惊厥:①患儿发病年龄为 2 岁;②惊厥前有上呼吸道感染表现,起病时体温骤升至 39.8℃;③惊厥表现以全身性抽搐为主,持续时间短并能自行好转;④发作中止后意识清楚;⑤经 1 周治疗后脑电图恢复正常;⑥热性惊厥家族史阳性。

(2)上呼吸道感染:患儿有发热,流涕和咽痛表现,体格检查发现咽部充血和扁桃体肿大,肺部听诊无异常。血常规检查白细胞计数增高,CRP 略增高。

四、处理方案和理由

(1)**抗感染**:控制上呼吸道感染,防止反复发热诱发惊厥。

(2)**退热**:选择物理降温和药物降温方式,将体温控制在 38℃ 以下。

(3)**控制惊厥**:虽然患儿惊厥已经自行止住,但为防止 24 h 内反复惊厥,给予苯巴比妥肌内注射。

五、要点与讨论

惊厥是儿科常见的急症,严重者发生窒息,甚至死亡或导致神经后遗症。惊厥是多种原因所致大脑神经元暂时性功能紊乱的一种表现。一般人群中惊厥的发病率为 5‰～10‰,儿童发生率更高。惊厥发作时全身或局部肌群突然发生强直性收缩或呈松弛交替收缩。惊厥发作每次为期数秒至数分钟不等,大多在 5～10 min 内。

惊厥按病因分为:感染性疾病和非感染性疾病所致。感染性病因进一步分为颅内感染和颅外感染,前者多指各种病原体引起的脑膜炎和脑炎;后者包括热性惊厥、中毒性脑病、破伤风。非感染性病因也分为颅内病因和颅外病因,前者包括癫痫、各种颅脑损伤与颅内出血、先天脑发育畸形、颅内占位性病变等,全身性疾病包括缺氧缺血性脑病和各种代谢性疾病。

热性惊厥定义为:首次发作年龄多于生后 6 个月至 3 岁间,体温在 38℃ 以上时突然出现惊厥,排除颅内感染和其他导致惊厥的器质性和代谢性疾病,既往没有无热惊厥史。热性惊厥进一步分为单纯型和复杂型,单纯型热性惊厥特点:呈全身性发作;持续时间数秒至 10 min;24 h 内或同一热性病程中仅发作 1 次。复杂型热性惊厥具有以下特征之一:局灶性发作,持续时间长(≥15 min),24 h 内或同一热性病程中惊厥发作≥2 次。

六、思考题

1. 简述热性惊厥的定义和鉴别诊断。
2. 惊厥的常见原因是什么?

七、推荐阅读文献

[1] 王卫平. 儿科学[M]. 8 版. 北京:人民卫生出版社,2013:400 - 402.

[2] 封志纯,祝益民,肖昕. 实用儿童重症医学[M]. 北京:人民卫生出版社,2012:451 - 459.

[3] Kliegman RM, Stanton BF, ST. Geme JW, et al. Nelson Textbook of Pediatrics [M]. 19th edn. Philadelphia:ELSEVIER SAUNDERS:2011:2013 - 2039.

(谢　伟　朱晓东)

案例 9

脓毒症

一、病历资料

1. 病史采集

患儿,男,2月7天。因"发热半天"就诊。患儿于入院前半天在家中受凉后出现发热,体温最高39.9℃,伴有寒战、易惊、皮肤花纹,无呕吐,无咳嗽、喘憋,无腹胀、腹泻,无抽搐发作,无皮肤黄染,无皮疹等。家属自行予以物理降温、口服对乙酰氨基酚退热治疗,患儿体温可降至正常,间隔数小时后复升。遂来我院就诊,门诊拟"脓毒症"收住院。患儿自本次发病以来,精神差,嗜睡,奶量减少约 50%,大便次数增加,约 4 次/d,呈黄色稀糊样便,无黏液脓血便,尿色黄、尿量可,尿色清。

患儿系 G_1P_1,孕 39 周顺产,BW 3 600 g。否认孕期感染或服药史。否认围产期窒息缺氧病史。否认家族心脏病或其他遗传病史。生后混合喂养,目前尚未添加辅食。

2. 体格检查

T 37.9℃,P 200 次/min,R 40 次/min,经皮血氧饱和度(SpO_2)95%(室内空气),BP 73 mmHg/40 mmHg,Wt 7.5 kg。嗜睡,精神萎靡,反应差。发育正常,营养良好。面色稍苍白,四肢皮肤花斑,无皮疹。浅表淋巴结未及肿大。口唇无明显干燥。咽稍红。口腔黏膜完整。HR 200 次/min,心律齐,心音有力,未闻及明显心脏杂音。肺双侧呼吸音粗,未及明显干湿啰音。腹部平软,未见明显肠型,未及包块。肝脏肋下 2 cm,剑突下 1 cm,质软,边缘锐。脾脏未触及。肠鸣音 3~4 次/min。前囟门平软,1.5 cm×1.5 cm。颈软不亢,布氏征阴性,克氏征阴性。双侧巴氏征阴性。手足凉,足背动脉搏动对称、稍弱,毛细血管再充盈时间(CRT)4~5 s。

3. 实验室检查

(1) 血常规:WBC $2.0×10^9$/L,N 29.6%,LY 65.0%,Hb 107.0 g/L,PLT $179×10^9$/L。CRP 55 mg/L。

(2) 尿常规:色黄,稍浑,相对密度(比重)1.015,尿酸碱度 5.0,白细胞+++,尿亚硝酸盐阴性,尿蛋白阴性,尿糖阴性,尿酮体阴性,尿胆原阴性,尿胆红素阴性,隐血+,镜检白细胞 12~16/HP,镜检红细胞 1~3/HP。

(3) 尿培养:粪肠球菌-(D群)阳性,菌落计数 10 万。

(4) 双份血培养:阴性。

(5) PCT:39.98 ng/ml。

(6) 肝肾功能:BUN 5.0 mmol/L,Cr 22 μmol/L,ALT 50 IU/L,AST 38 IU/L,ALB 29.4 g/L。

(7) 胸部及腹部平未见明显异常。

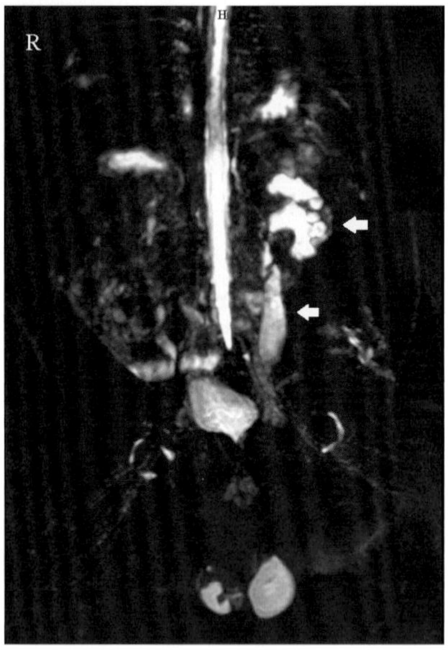

图 9-1　腹部磁共振成像检查表现

（8）泌尿系统（肾脏、输尿管、膀胱）B超检查：左肾积水，输尿管扩张，膀胱左输尿管反流。

（9）腹部磁共振成像（平扫）：左肾盂积水、左侧输尿管中下段较扩张（见图 9-1）。

二、诊治经过

（1）初步诊断：脓毒症，脓毒性休克（代偿期），泌尿系统感染，左膀胱输尿管反流可能。

（2）治疗经过：立即给予快速扩容（0.9% 氯化钠 20 ml/kg，15 min 快速推注，共 2 次），同时给予头孢他啶 50 mg/（kg·次）q 12 h，氯唑西林 30 mg/（kg·次）q 8 h 静滴抗感染。入院 2 h，心率下降至 144 次/min，皮肤花纹消失，手足暖，足背动脉有力，毛细血管充盈时间（CRT）3 s，休克纠正。患儿入院第 2 天复查尿常规转阴性，第 4 天体温降至正常，复查 PCT 明显下降。住院共 14 d，无发热，复查血常规、尿常规正常，尿培养阴性，故予出院。

出院后用药：头孢地尼 30 mg/次，bid，口服。门诊肾脏内科随访。

三、病例分析

1. 病史特点

（1）患儿，男，2 月 7 天，发热半天，伴寒战、易惊、皮肤花纹，精神差，嗜睡，纳差等伴随症状。

（2）体格检查：精神萎靡，嗜睡，反应差。T 37.9℃，脉搏和心率明显增快（200 次/min），心律齐，心音有力。四肢皮肤花斑，CRT 4～5 s，手足凉，足背动脉搏动对称、稍弱。BP 73 mmHg/40 mmHg。R 40 次/min，肺双侧呼吸音粗，未闻及明显干湿啰音。腹部平软，肝脾无肿大。神经系统检查阴性。

（3）实验室检查：血常规白 WBC $2.0×10^9$/L，LY 65.0%，N 29.6%，CRP 55 mg/L。尿常规白细胞（+++），镜检白细胞 12～16/HP。尿培养：粪肠球菌（D群）阳性。PCT 39.98 ng/ml。ALB 29.4 g/L。泌尿系统（肾脏、输尿管、膀胱）B超检查：左肾积水，输尿管扩张，膀胱左输尿管反流可能。

2. 诊断与诊断依据

（1）脓毒症：患儿主要表现为发热，查体发现 HR 200 次/min，R 40 次/min，血压正常。血象白细胞计数低下、C-反应蛋白升高，降钙素原增高，尿常规白细胞数升高，尿培养粪肠球菌（D群）阳性，菌落计数 10 万。病原学明确存在泌尿系统感染，伴全身炎症反应，故脓毒症诊断明确。

（2）脓毒性休克（代偿期）：在脓毒症基础上患儿同时存在意识改变，脉搏和心率异常增快，四肢皮肤花斑，CRT 延长，手足凉，外周动脉搏动减弱等组织灌注不足表现，存在休克，因血压在正常范围，故为休克代偿期。

（3）泌尿系统感染，左膀胱输尿管反流：患儿以发热为主要表现，尿常规白细胞数升高，尿培养粪肠球菌（D群）阳性，菌落计数 10 万。感染部位定位泌尿系统。影像学检查提示左肾积水，输尿管扩张，膀胱左输尿管反流。泌尿系统解剖异常可能为诱发因素。

3. 鉴别诊断

在诊断过程中，对于儿童脓毒症常见的感染源及病原学分类，注意分类排除。对于伴随休克的儿童，应判断休克严重程度及类型。

（1）儿童脓毒症常见感染源：呼吸系统感染、血流感染（包括感染性心内膜炎）、血管内导管相关脓毒、腹腔内感染、泌尿系统感染、中枢感染、皮肤软组织感染、创伤等是儿童脓毒症的常见感染源。因此对于感染灶不明确者，应仔细检查腹部、膈下、肠间隙、脑脊液等部位等。充分利用 B 超、X 线和 CT 等影像学检查手段防止漏诊，并尽可能在早期明确感染部位。

（2）儿童脓毒症常见病原学：如细菌、病毒、真菌、寄生虫等。

（3）休克：评估心率、体循环灌注（中央及外周脉搏，皮肤的温度、颜色、CRT，意识状态、尿量）及血压，明确是否存在休克。根据血压水平，区别代偿性或失代偿性休克。根据病史、体征及实验室检查结果，区别低血容量性休克、分布性休克、心源性休克及梗阻性休克。

四、处理方案及基本原则

1. 一般处理

保持气道通畅，给予湿化的高流量、高浓度氧气，鼻导管或面罩吸氧，如有需要随时进行无创或有创机械通气。保证患儿休息、防止躁动，休克时可在半卧位或平卧后将双足抬高于身体水平，待病情稳定时应保持最舒服的体位。保证水、电解质酸碱平衡，控制血糖。

2. 液体复苏

首选等渗晶体液（如生理盐水）20 ml/(kg·次)，5～10 min 静脉输注。液体复苏（扩容）后观察循环灌注改善情况（如意识、心率、脉搏、CRT、尿量等），如改善不明显再予第 2 或第 3 次液体（此时可应用 5% 白蛋白），可按 10～20 ml/kg，并适当减慢输注速度。扩容前静脉开放失败，则应尽快开放骨髓腔通路（IO）。液体复苏同时进行血流动力学监测，观察对液体复苏治疗反应性，如液体复苏无反应则及时给予血管活性药物（如多巴胺）支持治疗。治疗目标为血压正常、尿量>1 ml/(kg·h)、CRT、外周脉搏和意识正常，并不伴有肝大和肺部啰音增加。

3. 控制感染

诊断脓毒性休克后的 1 h 内应静脉应用抗生素，由于不可能很快获得细菌培养的结果，针对可能的感染源选择经验性抗感染治疗。并尽可能在使用抗生素之前留取生物学标本，进行细菌等培养（包括血液、尿液等）。该患儿查体心、肺、腹部未发现明显异常，尿常规检查白细胞数升高，首先考虑泌尿系统感染，故选择泌尿系统药物浓度较高的抗生素（如头孢他啶）。根据药敏结果结合临床情况，必要时更换针对性的抗生素。该患儿尿培养结果提示粪肠球菌（D 群）阳性（菌落计数 10 万）青霉素耐药，但入院抗感染治疗后发热明显好转，尿常规第 2 天恢复正常，提示临床治疗有效。

4. 外科手术治疗

该患儿本次虽然经过抗感染治疗后，泌尿系统感染控制，但影像学提示膀胱输尿管反流，可能诱发反复泌尿系统感染，影响生长发育，需进一步检查明确诊断，必要时行外科手术治疗。

五、要点和讨论

脓毒症（sepsis）是指感染（可疑或证实）引起的全身炎症反应综合征（SIRS）；严重脓毒症（severe sepsis）是指脓毒症导致的器官功能障碍或组织低灌注；脓毒性休克（septic shock）是指脓毒症诱导的组织低灌注和心血管功能障碍。严重脓毒症、脓毒性休克是儿科常见高发病率、高病死率、高治疗费用的疾病。自 2004 年首次发布《严重脓毒症和脓毒性休克管理指南》以来，对于指导临床医生早期识别严重脓毒症和脓毒性休克、及时干预治疗、降低病死率起到积极作用。

（1）发热、感染患儿查体时注重全面，尤其须注意患儿意识状态、心率、外周脉搏搏动、皮肤颜色和温度、CRT、尿量及血压情况，及早识别脓毒性休克。

（2）一旦诊断脓毒性休克，立即积极液体复苏，同时观察液体复苏反应性，如液体复苏无反应，及早应用血管活性药物。

（3）诊治过程中动态监测血流动力学和微循环灌注的指标，如中心静脉压（CVP）、心输出量（CO）、每搏量（SV）、中心静脉血氧饱和度（ScvO$_2$）、血乳酸等，可指导治疗。

（4）对于感染患儿需详细询问病史和全面体格检查，寻查可能发生感染的部位，并针对性地选择实验室或影像学检查，帮助及早明确感染病灶。

（5）脓毒性休克患儿早期尽快给予经验性抗生素治疗。根据药敏结果结合临床情况，更换针对性抗生素。同时早期积极感染源控制，包括外科清创术、引流、冲洗、修补、感染装置去除等极其重要。

（6）早期目标治疗：建议在最初复苏 6 h 内达到目标，包括 CRT 正常、肢端温暖、脉搏正常且外周、中央脉搏无差异、血压正常（同等年龄）、尿量＞1 ml/（kg·h）、意识状态正常、ScvO$_2$≥70％、心脏指数（CI）3.3～6.0 L/（min·m^2）。

六、思考题

1. 如何快速识别休克？
2. 如何鉴别不同类型休克？
3. 监测血流动力学的指标有哪些？

七、推荐阅读文献

[1] Surviving Sepsis Campaign: International Guidelines for Management of Severe Sepsis and Septic Shock: 2012 [J]. Critical Care Medicine, 2013, 2(41): 580 - 637.

[2] 中华医学会儿科学分会急救学组，中华医学会急诊医学分会儿科组，中华儿科杂志. 儿科感染性休克（脓毒性休克）诊疗推荐方案[J]. 中国小儿急救医学, 2006, 13(4): 313 - 315.

[3] 中华医学会儿科学分会急救学组，中华医学会急诊医学分会儿科学组，中国医师协会儿童重症医师分会. 儿童脓毒性休克（感染性休克）诊治专家共识（2015 版）[J]. 中华儿科杂志, 2015, 53(8): 576 - 580.

（王　莹　褚佳琳）

一、病历资料

1. 现病史

患儿,男性,2岁。因"发热、腹泻2天,精神萎靡、尿少12 h"入院。患儿于2天前发热,波动于38.5~41℃,伴有寒战。大便由黄色水样便转为黏液脓血便,每天7~8次。入院前12 h开始出现精神萎靡、尿量明显减少及四肢末端发凉。发病当天就诊于当地医院,查血常规:WBC 18.6 × 10⁹/L,N 90%,CRP 32 mg/L;大便常规:白细胞满视野,红细胞10~15/HP,隐血试验阳性。当地医院诊断为"小儿腹泻病",予"头孢他啶、静脉补液及蒙脱石散、双歧杆菌口服等"治疗2 d,未见明显好转,转至我院。

既往体健,无特殊病史。

2. 体格检查

T 38.5℃,R 50次/min,P 180次/min,BP 70 mmHg/45 mmHg,Wt 10 kg。精神萎靡,急性病面容。呼吸急促,皮肤弹性尚可,口唇无发绀,颈静脉未见怒张,眼窝无明显凹陷。两肺呼吸运动对称,双肺未闻及干湿啰音。心界叩诊无扩大,HR 180次/min,律齐,未闻及杂音。腹部膨隆,触之软,脐周部有压痛,未及反跳痛肌卫,肝肋下1.5 cm,脾肋下未及,肝颈反流征(一),腹部未及移动性浊音,肠鸣音减弱2~3次/min,未闻及气过水声。四肢末端凉,有花纹,毛细血管充盈时间(CRT)4 s。

3. 实验室检查

(1) 血常规:WBC 29.8 × 10⁹/L,N 90%,RBC 4.2 × 10¹²/L,Hb 126 g/L,PLT 109 × 10⁹/L;CRP＞160 mg/L;降钙素原(PCT)8.9 ng/L。

(2) 大便常规:白细胞满视野,红细胞15~20/HP,OB(＋),黏液(＋＋＋)。

(3) 肝肾功能及血生化:AST 42 IU/L,ALT 38 IU/L,Cr 58 umol/L,BUN 4.2 mmol/L,Glu 4.48 mmol/L,ALB 38 g/L,K⁺ 4.7 mmol/L,Na⁺ 127 mmol/L,Cl⁻ 96 mmol/L,Ca²⁺ 2.02 mmol/L。

(4) 血气分析:pH 7.019,PaO₂ 68 mmHg,PaCO₂ 30 mmHg,HCO₃⁻ 18 mmol/L,BE −10 mmol/L,乳酸(Lac)4.8 mmol/L。

(5) 胸片(CXR)检查:两肺纹理增多,心影未扩大,心胸比52%。

(6) 腹部平片及腹部B超检查:肠腔积液,肠壁增厚,未见液平,肠道充气不均匀,未见肠套及膈下游离气体。腹部超声:肠腔积液,肠壁增厚,无"同心圆"等肠套征象。

(7) 心电图检查:窦性心动过速。

(8) 心脏彩色多普勒超声心动图检查:左右心房、心室大小正常,二尖瓣轻度反流,左心室射血分数

(EF)68%。

二、诊治经过

(1) 初步诊断:休克(脓毒性),肠道感染,失代偿性代谢性酸中毒。

(2) 诊治经过:入院后立即予吸氧,建立静脉通路,于5~10 min内快速滴注生理盐水20 ml/kg,共3次,进行液体复苏。留取双份血培养标本后,静脉给予美罗培南20 mg/kg,q 8 h;万古霉素20 mg/kg,q 12 h联合抗感染,禁食、胃肠减压等综合救治。入院第1小时输入液体60 ml/kg,但患儿仍精神萎靡,尿少,四肢凉可见花纹,CRT 3~4 s,BP 68 mmHg/45 mmHg。血气分析:pH 7.19,HCO_3^- 20 mmol/L,BE −8 mmol/L,Lac 4.2 mmol/L,GLU 5.2 mmol/L。考虑液体复苏抵抗性休克。建立中心静脉及有创动脉通路,监测中心静脉压(CVP)及动脉血压(ABP)[初始值:CVP 4~5 mmHg,ABP(65~75)mmHg/(40~45)mmHg],予多巴胺[起始剂量5 μg/(kg·min)],去甲肾上腺素[起始剂量0.05 μg/(kg·min)]持续泵注,并予血浆200 ml、ALB 20 g。入院6 h液体共输入1 300 ml。患儿血压升至90 mmHg/50 mmHg,MAP 55 mmHg,尿量增加至2 ml/(kg·h),四肢转暖,CRT 2 s,血气分析:pH 7.396,HCO_3^- 24 mmol/L,BE −6 mmol/L,Lac 1.6 mmol/L。液体量减至5 ml/(kg·h)维持,逐渐降低多巴胺与去甲肾上腺素至停用。患儿入院24 h后,精神好转,体温下降,肠鸣音恢复至5~8次/min,尿量2~3 ml/(kg·h),血压正常范围,四肢暖,CRT 2 s。住PICU 48 h后,转至消化科继续治疗。

三、病例分析

1. 病史特点

(1) 患儿,男,2岁,因"发热腹泻2天,神萎尿少12 h"入院。

(2) 体格检查:精神萎靡,急性病面容。呼吸急促,HR 180次/min,腹部膨隆,脐周部有压痛,肠鸣音减弱2~3次/min。四肢末端凉,有花纹,CRT 4 s。

(3) 实验室检查:白细胞总数及中性粒细胞、CRP及PCT明显增高;大便常规:白细胞满视野,红细胞10~15/HP,OB(+);腹部X片及腹部B超检查:肠腔积液,肠壁增厚,未见梗阻及肠套征象;心电图:窦性心动过速。

2. 诊断与诊断依据

初步诊断:休克(脓毒性),肠道感染,失代偿性代谢性酸中毒。

诊断依据:

(1) 休克(脓毒性):患儿在发热、腹泻基础上,精神萎靡、尿少、收缩压<80 mmHg,心率及呼吸明显增快,四肢发凉及皮肤花纹,CRT>3 s等,说明组织灌注障碍。入院第1小时液体输入>40 ml/kg仍不能维持正常血压,结合入院时血白细胞、C-反应蛋白、降钙素原等感染指标,Lac 4.8 mmol/L,休克诊断明确,为脓毒性休克。

(2) 肠道感染:大便由黄色稀水样转为脓血便,体格检查:腹部膨隆,肠鸣音减弱至2~3次/min;外周血炎症指标明显增高,大便常规:白细胞满视野,红细胞10~15/HP,OB(+)。腹部平片及腹部B超检查示:肠腔积液,肠壁增厚,肠道充气不均匀,说明肠道感染,而且是发生休克的原因。诊断肠道感染合并胃肠功能障碍。

(3) 失代偿性代谢性酸中毒:血气分析:pH 7.019,HCO_3^- 18 mmol/L,BE −6 mmol/L。

3. 鉴别诊断

(1) 细菌性痢疾(中毒型):患儿腹泻黏液脓血便。大便常规白细胞满视野,RBC 15~20/HP。发展至休克。细菌性痢疾常有不洁饮食病史,脓血便同时伴里急后重,培养可获志贺菌生长。

(2) 急腹症:患儿有腹泻黏液血便,体检有腹胀、肠鸣音减弱等胃肠功能障碍表现,需注意排除有无肠套叠、嵌顿疝、肠坏死穿孔等外科急腹症。根据患儿体格检查未见腹部包块,腹部听诊肠鸣音减弱,无气过水声,腹部 B 超检查无"同心圆"征象。

(3) 过敏性紫癜:常以腹痛及血便等为首发症状,腹部体征轻可仅有压痛,内镜检查示胃肠道黏膜广泛充血水肿、瘀斑、糜烂及溃疡形成,皮肤紫癜一般于腹痛后数天出现。但一般无高热及感染指标明显升高等。

四、处理方案及基本原则

(1) 容量(液体)复苏及循环支持治疗:患儿入院已表现脓毒性休克,有明显组织灌注不足证据,临床已排除心源性休克。因此应尽早进行容量复苏,补充有效循环血量,维护循环功能,确保有效组织灌注。

(2) 呼吸支持:感染性休克患儿组织器官灌注不足致缺血性缺氧,需常规给予氧气吸入,以增加血液的携氧能力、缓解机体缺氧。患儿有呼吸急促,虽血气分析无低氧血症,仍予吸氧治疗。

(3) 抗感染:患儿有肠道感染证据,外周血炎症指标明显增高,已进展至脓毒性休克,故需积极联合抗感染治疗。据上海地区流行病学资料,重症肠道感染除 G 阴性杆菌外,阳性球菌也为其可能病原菌,故予美罗培南及万古霉素联合抗感染。静脉使用抗生素前,留取双份血培养标本和大便标本,进行病原菌检查。

(4) 血管活性药物:第 1 小时复苏液体已达 60 ml/kg,仍存在低血压及皮肤、肾脏、脑等器官低灌注表现,血 Lac 明显增高,考虑液体复苏抵抗性休克,血流动力学分型为冷休克型,予多巴胺＋去甲肾上腺素治疗。

(5) 血液动力学监测:儿童脓毒性休克血流动力学不同于成人,脓毒性休克时易发生心血管功能受累,而且血流动力学变化迅速。对于液体复苏抵抗休克需使用血管活性药物患儿,需动态监测有创动脉压(ABP)、中心静脉压(CVP)、混合中心静脉氧饱和度($ScvO_2$)、心输出量(CO)等指标评估,指导液体复苏和使用正性肌力药物。

五、要点与讨论

1. 脓毒性休克早期诊断

早期阶段血压可以正常。一旦血压下降,休克即已进入失代偿阶段。密切观察患者意识、皮肤颜色及温度、尿量、血乳酸、中心静脉氧饱和度($ScvO_2$)、中心静脉二氧化碳分压差($Pcv-aCO_2$)等水平有利于早期诊断脓毒性休克。

2. 容量复苏及呼吸支持

尽快启动液体复苏,每次于 5～10 min 内快速滴注 20 ml/kg 等渗晶体液(或相当量的白蛋白),第 1 小时可以达到甚至超过 60 ml/kg。每次扩容后需评估有无液体过负荷,如对液体复苏无效,应尽早应用血管活性药物。争取 6 h 内达到以下指标:①毛细血管再充盈时间≤2 s;②血压维持在同龄儿正常范围;③脉搏正常且外周脉搏与中心动脉搏动无差异;④四肢温暖;⑤尿量>1 ml/(kg·h);⑥精神状态正常。休克患儿存在组织缺血缺氧,需常规给予氧气吸入。呼吸急促或低氧血症患儿,及时行有创或无创机械通气治疗。

3. 抗感染

诊断脓毒性休克后 1 h 内即给予经验性抗微生物药物治疗。清除感染灶可以切开引流,内脏穿孔者及时手术修复及腹腔清洗。

4. 血管活性药物使用

对足够液体复苏治疗仍然组织低灌注的患者,考虑液体复苏抵抗型休克,需使用血管收缩药物提升血压、维持组织器官的灌注。去甲肾上腺素为脓毒性休克患者治疗的一线血管收缩药物。

5. 其他治疗

包括难治性脓毒性休克的体外膜肺(ECMO)支持;小剂量糖皮质激素应用;镇静镇痛;连续性血液净化(CBP);营养支持;对于具有出血风险的患者应激性溃疡的预防;控制血糖≤10～12 mmol/L 等综合治疗。

六、思考题

1. 脓毒性休克的诊断要点有哪些?

2. 脓毒性休克容量复苏的原则及具体方法有哪些?

3. 脓毒性休克血管活性药物使用原则及指征有哪些?

七、推荐阅读文献

[1] Dellinger RP，Levy MM，Rhodes A，et al. The Surviving Sepsis Campaign Guidelines Committee including the Pediatric Subgroup. Surviving Sepsis Campaign：International Guidelines for Management of Severe Sepsis and Septic Shock：2012 [J]. Crit Care Med，2013，41(2)：580－637.

[2] Rivers E，Nguyen B，Havstad S，el al. Early goal-directed therapy in the treatment of severe sepsis and septic shock [J]. N Engl J Med，2001，345(19)：1368－1377.

[3] Jansen TC，van Bommel J，Schoonderbeek FJ，et al. LACTATE study group：Early lactate-guided therapy in intensive care unit patients：A multicenter，Open-label，randomized controlled trial [J]. Am J Respir Crit Care Med，2010，182(6)：752－761.

（崔　云　张育才）

案例 11

急性呼吸衰竭

一、病历资料

1. 病史采集

患儿,女,2岁,因"间断发热1周余,咳嗽6d,气促半天"入院。1周余前患儿无明显诱因下出现反复发热,热峰39.6℃,热前有寒战,无鼻塞流涕,无呕吐腹泻,无抽搐,无皮疹,无尿频及排尿时哭吵。当地医院予"头孢呋辛"静滴2d后热退。6d前出现咳嗽,呈偶发单声咳,咳嗽无规律,无犬吠样咳,无鸡鸣样回声,并再次出现发热,热峰38.7℃,渐出现喉中痰鸣,入院前半天出现气促,伴烦躁不安,大汗淋漓,来我院急诊,体格检查患儿口周发绀,吸氧下心率、呼吸增快,血氧饱和度下降(85%~87%),拟"重症肺炎,呼吸衰竭"收入重症监护室。发病以来患儿精神、夜眠差,胃纳减,尿量可,大便黄糊状,1~2次/d。

出生史、预防接种史无特殊。否认肝炎,结核等传染病史及其密切接触史,否认手术史,外伤及输血史,否认既往慢性疾病史和食物药物过敏史。

2. 体格检查

T 37.3℃, P 180 次/min, R 53 次/min, BP 90 mmHg/51 mmHg,神志清楚,精神萎靡,营养中等,Wt 13 kg,头罩吸氧5 L/min氧流量下SpO_2 85%,口唇发绀,皮肤黏膜未见黄染,无皮疹,浅表淋巴结未及肿大,口唇略发绀,咽部充血,气管居中,两肺呼吸音粗,可闻及散在中细湿啰音和少许喘鸣音,三凹征(+)。心音有力,律齐,未闻及杂音。腹隆软,肝右肋下1 cm,剑下1 cm,质软,脾肋下未及,肠鸣音3~4次/min,四肢活动可,无水肿,神经系统体征阴性,毛细血管再充盈时间(CRT)<2 s。

3. 实验室检查

(1) 血常规:WBC 23.0×10^9/L, N 80.6%, Hb 117 g/L, PLT 335×10^9/L, CRP 19 mg/L。

(2) 动脉血气分析:pH 7.464, $PaCO_2$ 35.7 mmHg, PaO_2 55 mmHg(7.33 kPa), BE 1.8 mmol/L。

(3) 血生化:凝血功能正常;TB 5.3 μmol/L, DB 1.1 μmol/L, TP 61.0 g/L, ALB 35 g/L, ALT 32 IU/L, AST 28 IU/L; Na^+ 135 mmol/L, K^+ 4.1 mmol/L, Cl^- 92 mmol/L; BUN 3.7 mmol/L, Cr 26 μmol/L, UA 121 μmol/L, CK 100 IU/L, CK - MB 23 IU/L;心肌肌钙蛋白T(cTnT)<0.1 ng/mL, pro - BNP(心房利钠肽前体)62.1 pg/ml。

(4) 痰呼吸道病原检测:支原体DNA 7.9×10^6 拷贝/ml,痰培养提示流感嗜血杆菌生长;血培养阴性。

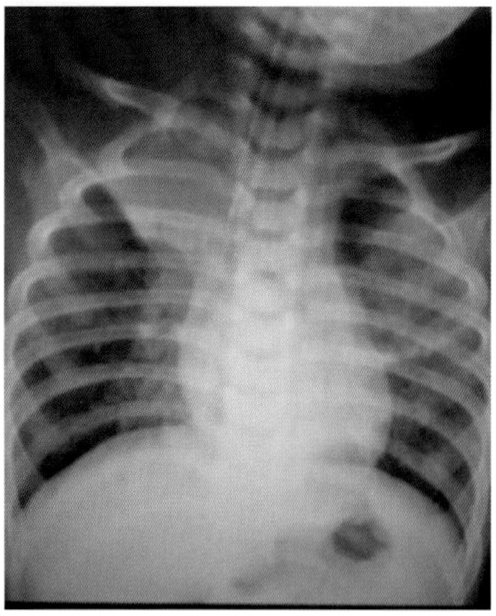

图 11-1 X 线胸片

（5）X 线胸片检查提示两肺渗出阴影，右上肺实变不张（见图 11-1）。

（6）心电图检查提示窦性心动过速。

（7）心脏超声心内结构和心功能未见异常。

（8）腹部 B 超检查提示肝轻度肿大，胰脾双肾未见异常，未见腹水。

二、诊治经过

（1）初步诊断：重症肺炎，呼吸衰竭（Ⅰ型）。

（2）诊治经过：患儿入院后予告病危，心电、血压、脉氧监护，积极氧疗（头罩吸氧，氧流量 5 L/min），呼吸道护理及雾化吸入治疗后，仍气促明显，吸凹征明显，嗜睡，SpO_2 波动于 83%~85%，予气管插管，机械通气（压力控制模式设置，FiO_2 50%，PIP 20 cmH_2O，PEEP 4 cmH_2O，RR 25 次/min，吸呼比 1:1.8）。镇痛镇静［芬太尼 1 $\mu g/(kg \cdot h)$、咪达唑仑（咪唑安定）2 $\mu g/(kg \cdot min)$］。在机械通气维持下 SpO_2 能维持>95%，HR 160 次/min 左右。选用阿奇霉素（0.13 g 静滴 qd×5 d）和头孢曲松（1.0 g qd 静滴）抗感染，琥珀酸氢化可的松（65 mg，q 12 h×3 d，静滴）抗炎，雾化吸入（硫酸特布他林 2.5 mg＋异丙托溴铵 125 μg＋普米克令舒 1 mg，q 8 h）缓解支气管痉挛，液体限制［60~80 ml/kg·d］，同时维持水电解质平衡，纤维支气管镜灌洗等综合治疗。经上述治疗，患儿入院 3 d 后体温正常，听诊细湿啰音减少，喘鸣音消失，渐下调呼吸机参数，机械通气 1 周复查胸片提示右肺复张，两肺渗出大部分吸收，患儿自主呼吸活跃，吸痰可耐受，逐撤机改鼻导管吸氧。病程第 9 天病情稳定后转入普通病房。

三、病例分析

1. 病史特点

（1）女，2 岁，间断发热 1 周余，咳嗽 6 d，气促半天。

（2）体格检查：神志清楚，精神萎靡，T 37.3℃，P 180 次/min，R 53 次/min，BP 90 mmHg/51 mmHg，头罩吸氧 5 L/min 氧流量下 SPO_2 85%，口唇发绀，咽部充血，气管居中，两肺呼吸音粗，可闻及散在中细湿啰音和少许喘鸣音，三凹征（＋）。心音有力，律齐，未及杂音。腹隆软，肝右肋下 1 cm，剑下 1 cm，质软，脾肋下未及，肠鸣音 3~4 次/min，四肢活动可，无水肿，神经系统体征阴性，CRT<2 s。

（3）实验室和影像学检查：血常规白细胞和中性粒细胞比例明显升高，CRP 升高；动脉血气分析 PaO_2 下降（头罩吸氧下，氧流量 5 L/min），痰呼吸道病原检测提示支原体 DNA 升高，痰培养提示流感嗜血杆菌生长；X 线胸片检查见两肺渗出，右上肺实变不张。

2. 诊断与诊断依据

（1）重症肺炎：①症状体征：患儿为 2 岁幼儿，以急性发热、咳喘起病，有气促、发绀，听诊两肺可闻及散在中细湿啰音和少许喘鸣音，三凹征（＋）；②胸片检查提示两肺渗出，右上肺实变不张；痰呼吸道病原检测提示支原体 DNA 升高，痰培养提示流感嗜血杆菌生长；③头罩吸氧 5 L/min 氧流量下动脉血气分析 PaO_2 下降至 55 mmHg，SpO_2 83%~85%，有呼吸衰竭表现。

（2）呼吸衰竭（Ⅰ型）：①患儿有气促、发绀、三凹征等呼吸窘迫症状；②低氧血症：患儿有发绀、精神萎软、心率增快等低氧血症临床表现，需接受机械通气治疗维持通气氧合功能；头罩吸氧（5 L/min 氧流量）下脉氧<90%，动脉血气分析 PaO_2 55 mmHg 明显降低，PCO_2 35.7 mmHg 不升高，故诊断成立。

3. 鉴别诊断

该患儿重症肺炎在病原学方面主要需与下列病原鉴别:

(1) 金黄色葡萄球菌肺炎:可起病急,有高热气促,进展快,但常有全身中毒症状明显,胸片可出现肺脓肿,脓气胸,肺大疱等,目前患儿临床表现依据不足。

(2) 铜绿假单胞菌肺炎:多发生于有基础疾病的患儿,有高热寒战,感染中毒症状重,多数肺部无明显大片实变的体征,胸片可见结节状浸润阴影及小脓肿,多伴有胸腔积液或脓胸。患儿无明显基础疾病史和长期住院史,目前依据不足。

(3) 腺病毒肺炎:是婴幼儿重症肺炎常见病原,临床可有稽留热,喘憋可于发病第 2 周渐加重,易并发呼吸衰竭,早期胸部 X 片表现为肺纹理增厚模糊,可有肺部实变,但不局限于某一肺叶。可查肺泡灌洗液病原检测,急性期和恢复期血清抗体等协助鉴别。

四、处理方案及基本原则

(1) 气道管理及保持呼吸道通畅:是恢复正常的气体交换的首要措施,予气道湿化、充分吸痰;同时给予雾化治疗解除呼吸道痉挛。

(2) 氧疗及人工呼吸支持:患儿头罩给氧,充分吸痰后呼吸窘迫仍存在,SpO_2 进行性下降,出现嗜睡,有机械通气指征,予气管插管,机械通气。

(3) 镇痛镇静治疗:机械通气压力控制模式下需镇痛镇静,可降低氧耗和有利于器官功能保护。

(4) 积极治疗原发病、控制感染:患儿呼吸衰竭的病因是肺炎、肺不张,根据痰培养药敏谱早期选用敏感抗生素足疗程治疗,进行纤维支气管镜肺泡灌洗改善肺不张。

五、要点与讨论

儿童急性呼吸衰竭按动脉血气分析结果可分为:Ⅰ型呼吸衰竭,即单纯低氧血症[$PaO_2 < 60$ mmHg (8.0 kPa)],$PaCO_2$ 正常或降低;Ⅱ型呼吸衰竭,即高碳酸血症伴低氧血症[$PaCO_2 > 50$ mmHg(6.67 kPa),$PaO_2 < 60$ mmHg(8.0 kPa)]。呼吸衰竭患儿入院时常已处于吸氧状态,此时 PaO_2 主要反映的是氧疗效果,并不一定能客观反映机体实际的呼吸功能状态,同样状态下 PaO_2 会因 FiO_2、氧疗方式不同而异,此时可用氧合指数(PaO_2/FiO_2,P/F)作为评价呼吸功能的指标,反映呼吸衰竭的严重程度。急性呼吸衰竭时一般 P/F < 250 mmHg(33.3 kPa)。

儿科急性呼吸衰竭的常见病因包括四大类:

(1) 上气道阻塞性疾病:急性喉炎、急性会厌炎、咽后壁脓肿、气道异物、喉软化、血管环/肺动脉吊带等。

(2) 下气道阻塞性疾病:哮喘、细支气管炎、异物吸入等。

(3) 肺实质疾病:肺炎、气胸、肺出血、肺含铁血黄素沉着症、肺水肿、肺栓塞、肺挫伤等。

(4) 呼吸泵功能不全:包括呼吸中枢、脊髓、神经肌肉和胸廓等部位病变所致。

该患儿属于肺炎引发的低氧性呼吸衰竭(hypoxic respiratory failure,HRF)。HRF 是指肺泡通气/血流(V/Q)比例失调为主要病理生理机制的呼吸衰竭,血气特点是明显低氧血症,$PaCO_2$ 正常或降低。常见于急性呼吸窘迫综合征(ARDS)、肺水肿、肺出血和重症肺炎等。该患儿发生 HRF 的发病机制主要是通气血流比例(V/Q)失调,气体弥散障碍和通气不足。

急性呼吸衰竭给予氧疗的目的在于提高肺泡内氧分压,增加氧弥散,缓解因缺氧所致的肺动脉收缩,降低肺动脉高压,减轻右心室负荷;解除低氧血症的异常代谢状态,减轻心肌负荷并减少为维持肺泡氧张力的呼吸肌做功。任何类型的呼吸衰竭均需积极纠正缺氧。给氧方法有鼻导管、面罩及头罩法等，严重者可采用气管插管或气管切开行人工辅助呼吸机正压通气。对常规机械通气治疗效果不佳的患者，可应用高级呼吸支持技术，如高频振荡通气及体外膜肺氧合（ECMO）。长时间高浓度（＞60％）氧疗可引起氧中毒，病情好转后需及时调低氧浓度。呼吸衰竭治疗还需要注意维持内环境稳定及肺外各脏器功能保护，液体量一般限制在 $60 \sim 80$ mL/(kg·d)。

六、思考题

1. 儿童急性呼吸衰竭的常见病因有哪些？
2. 儿童急性呼吸衰竭的诊断标准是什么？
3. 儿童急性呼吸衰竭需要机械通气的指征有哪些？

七、推荐阅读文献

［1］Robert M Kliegman，Bonita F Stanton，Joseph W St. Geme Ⅲ，et al. Nelson textbook of pediatrics ［M］. 19th ed. Philiadephs：W. B Sanders Co，2011,1041 - 1332.

［2］喻文亮，钱素云，陶建平. 小儿机械通气学［M］. 上海：上海科学技术出版社，2012：219 - 229.

［3］陈贤楠，江载芳. 实用小儿呼吸病学［M］. 北京：人民卫生出版社：2010：152 - 160.

（王一雪　　陈伟明）

急性肺水肿

一、病史资料

1. 病史采集

患儿,女性,9月,因"发热、气促、轻咳3d"入院。3d前患儿出现发热38.1℃,伴有阵发性咳嗽,喉中痰鸣,口鼻腔有较多泡沫样分泌物,以夜间为剧,伴气促。无发绀、面色苍白,无明显大汗淋漓,无呕吐腹泻,无尿频及尿时哭吵等,未予特殊诊治。入院当天气促较前明显伴有精神差,就诊于门诊,胸片检查提示:混合性肺炎,心影饱满,门诊以"肺炎、心肌病"收入院。发病以来,患儿精神反应一般,胃纳减少。大便正常,小便较少。

患儿5月龄于外院诊断为"心肌病,心源性休克,呼吸衰竭",予机械通气呼吸支持,强心利尿治疗好转后出院。出院后予地高辛0.025 mg q 12 h、螺内酯7.5 mg q 12 h、呋塞米7 mg q 12 h、氯化钾1片tid、甲泼尼龙4 mg tid 口服维持治疗。

患儿G_1P_1足月顺产,无窒息史,生长发育史正常,已接种卡介苗、乙肝疫苗。否认输血外伤手术史,否认传染病史、食物药物过敏史,父亲系乙肝病毒携带者,母亲体健,否认家族遗传病史,无兄弟姐妹。

2. 体格检查

T 38.1℃,P 150次/min,R 45次/min,BP 78 mmHg/40 mmHg,头围43 cm,Ht 66 cm,Wt 7.6 kg。神清,精神欠佳,反应可,发育可。呼吸稍急促,皮肤巩膜无黄染,无贫血貌,口唇无发绀。浅表淋巴结未及,鼻翼无扇动,吸凹(一),咽充血,两肺呼吸音粗,双下肺可闻及湿啰音。HR 150次/min,律齐,心音稍低钝,未闻及杂音。腹软,无压痛,未及包块,肝脏肋下3 cm,质软,脾肋下未及。移动性浊音(一),肠鸣音正常。四肢肌力肌张力可,双眼睑水肿,双下肢无凹陷性水肿,双侧足背搏动稍弱,神经系统查体阴性。

3. 实验室检查

(1) 血常规:WBC 11.3×10^9/L,Hb 133 g/L,PLT 358×10^9/L,N 78.4%,CRP 18 mg/L。

(2) 血生化:TB 7.1 μmol/L,DB 1.3 μmol/L,TP 66.8 g/L,ALB 42.9 g/L,ALT 16 IU/L,AST 26 IU/L。肾功能正常。CK 38 IU/L,CK - MB 37 IU/L,HBDH 570 IU/L,LDH 713 IU/L。BNP 415.9 pg/ml,肌钙蛋白(cTnt)0.010 μg/L。地高辛药物浓度0.81 ng/ml。

(3) 心电图检查:窦性心动过速,ST - T改变(肢体导联ST均低平)。

(4) 胸片(见图12-1)检查示混合性肺炎,心影饱满。入院后复查胸片示两肺透亮度弥漫减低,可见支气管充气征,肺水肿伴心影略增大(见图12-2)。

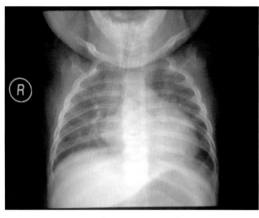 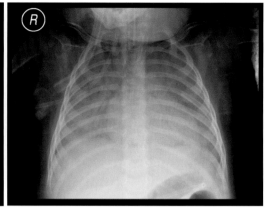

图 12-1　X 线胸片(混合性肺炎,心影饱满)　　图 12-2　X 线胸片(双肺透亮度弥漫减低,肺水肿)

(5) 心脏超声检查:室间隔及左室后壁增厚,左室射血分数 61%。

二、诊治经过

初步诊断:急性肺水肿,慢性心功能不全急性加重,心肌病,重症肺炎,急性呼吸衰竭(入院后发生)。

诊治经过:入院后收治心内科,予告病危,心电、血压、脉氧监护;头孢曲松钠(罗氏芬)(0.5 g 静滴 qd)抗感染;米力农(0.5 μg/kg·min 静脉维持)、毛花苷丙(西地兰)(0.025 mg 静滴 q 12 h)强心;螺内酯(7 mg 口服 bid)、呋塞米(7 mg 静滴 bid)利尿;卡托普利(3 mg 口服 q 8 h)扩血管;甲泼尼龙(4 mg 口服 bid)抑制免疫反应等治疗,入院第 2 天患儿出现发热,心率增快(190～220 次/min),气促加重(RR 90 次/min),鼻导管吸氧下经皮氧饱和度不能维持,转入 PICU 治疗。转入后继续原方案治疗,输注丙种球蛋白(7.5 g qd×3 d)对症支持等,复查胸片示两肺水肿(见图 11-2),先后予头罩吸氧,但患儿呼吸困难无明显缓解伴有脉氧下降<90%,心率持续增快,给予气管插管呼吸机辅助通气,经心内科会诊后加用美托洛尔(倍他洛克)减慢心率。经过积极治疗患儿病情无明显好转,表现为双肺渗出无明显吸收,炎症指标升高伴体温反复,出现呼吸机依赖,更换抗生素加强抗感染,予以万古霉素(75 mg 静滴 q 8 h)及美罗培南(150 mg 静滴 q 8 h)治疗。入院第 7 天起予高频振荡通气(平均气道压 17 cmH$_2$O、振荡频率 10 Hz、振荡压力 50 cmH$_2$O、吸入氧浓度 50%)、NO 吸入改善氧合、限液等治疗,经上述处理后患儿病情逐渐好转,入院第 10 天开始改用常频模式,入院第 17 天患儿自主呼吸活跃,肺水肿渗出吸收,给予拔管,拔管后呼吸平稳,经皮氧饱和度维持于 98%～100%,复查血气正常,心超检查示心功能较前好转,予转回心内科病房进一步治疗。

三、病例分析

1. 病史特点

(1) 女性,9 月龄,发热气促轻咳 3 d。既往有心肌病、心功能不全病史。

(2) 体格检查:神清,精神欠佳,反应可,发育可。皮肤巩膜无黄染,无贫血貌,口唇无发绀。浅表淋巴结未及,R 45 次/min,呼吸稍急促,鼻翼无扇动,吸气性凹陷(一),咽充血,两肺呼吸音粗,双下肺可闻及湿啰音。HR 150 次/min,律齐,心音稍低钝,未闻及杂音。腹软,无压痛,未及包块,肝脏肋下 3 cm。移动性浊音(一),肠鸣音正常。四肢肌力肌张力可,双下肢无凹陷性水肿,双侧足背搏动稍弱,NS(一)。

(3) 实验室检查:B 型钠尿肽前体升高;心电图检查示窦性心动过速,ST-T 改变(肢体导联 ST 均低平);胸片示两肺弥漫性透亮度降低,肺水肿伴心影增大。心超检查示室间隔及左室后壁增厚,左室射血分数 67%。

2. 诊断与诊断依据

（1）急性肺水肿：患儿存在心肌病、心功能不全基础疾病，临床上有气促、咳泡沫样痰、呼吸困难症状，体检双肺底可闻及湿啰音，胸片检查提示双肺水肿，故诊断明确。

（2）心肌病：既往有心衰及外院就诊病史，本次以气促呼吸困难起病，体检示心音低钝，足背动脉搏动减弱，双肺底啰音伴有肝肿大；均提示本次存在心力衰竭表现。心超检查表现为室间隔及左室后壁增厚，心室心房内径无明显增大，临床诊断心肌病成立。考虑肥厚性心肌病可能性较大，需继续随访观察以明确。

（3）慢性心功能不全急性加重：患儿既往有心肌病，慢性心功能不全病史，长期口服强心利尿药物维持，近 3 d 出现气促，尿少症状，体检示心率增快，双眼睑稍水肿，双肺啰音并心音稍低钝，双侧足背动脉搏动稍弱，胸片检查提示出现肺水肿伴有心影增大，属急性加重出现心功能衰竭表现，故予以诊断。

（4）重症肺炎：患儿以发热咳嗽起病，入院时胸片提示存在混合性肺炎；入院后呼吸急促加重，体温反复伴有炎症指标升高，机械通气下双肺全肺野可闻及湿啰音，结合胸片渗出加重故肺炎可诊断。因合并呼吸衰竭，故重症肺炎诊断可予成立。

（5）急性呼吸衰竭：入 PICU 后头罩吸氧下仍有呼吸急促（90 次/min），心率波动于 190～220 次/min，血氧饱和度下降至低于 90%，予呼吸机通气支持，故予诊断。

3. 鉴别诊断

肺水肿主要是针对病因进行鉴别诊断，常见引起肺水肿类型包括心源性肺水肿和非心源性肺水肿，其中非心源性肺水肿原因包括：神经源性肺水肿、肺复张性肺水肿、尿毒症性肺水肿、吸入性肺水肿、弥散性血管内凝血引起肺水肿、感染性肺水肿及药物、麻醉剂等免疫因素引起的肺水肿。在临床肺水肿诊断成立后，应注意病因的鉴别（见表 12-1）。

表 12-1　心源性肺水肿与非心源性肺水肿鉴别

项　　目	心源性肺水肿	非心源性肺水肿
病史	有基础心脏病史	有上述非心源性基础
体征	低心排体征（肢端冷） 可有奔马律、颈静脉扩张 可有心脏扩大	高心排体征（肢端温暖） 无奔马律、颈静脉扩张
X 线表现	自肺门向周围蝶状浸润 肺上野血管影增深	肺门不大，两肺周围弥漫状小斑片阴影
心电图/心肌酶谱	可有心脏病相应改变/心肌炎、心肌梗死酶谱增高	一般正常
水肿液性质	蛋白含量低	蛋白含量高
肺毛细血管楔嵌压（PCWP）	>2.4 kPa	<2.4 kPa

四、处理方案及基本原则

1. 基础病治疗

强心、利尿、扩血管、限液等治疗措施均是针对患儿慢性心功能不全急性加重而应用，患儿在使用米力农、利尿剂、卡托普利扩管药物基础上，仍有心率快且心功能不全，故有使用洋地黄类药物指征。

2. 呼吸机支持通气

患儿存在呼吸困难,吸氧下氧饱和度仍不能维持,胸片检查示肺水肿伴有双肺广泛渗出;故有进行机械通气指证;患儿在病程中应用常频通气疗效不佳时,改用高频呼吸机支持,并吸入一氧化氮(NO)改善氧合。

3. 加强抗感染治疗

患儿存在心肌病、心功能不全基础疾病,呼吸衰竭诊断明确,在接受机械通气后出现体温反复伴有血象升高,属于院内获得性的呼吸机相关性肺炎,故应用美罗培南+万古霉素为广谱抗感染治疗策略。

五、要点与讨论

急性肺水肿是一种肺血管外液体增多的病理状态,浆液从肺循环中漏出或渗出,当超过淋巴引流能力时,多余的液体即进入肺间质或肺泡腔内,形成肺水肿。其病因多种多样,传统上将急性肺水肿分为心源性肺水肿(CPE)和非心源性肺水肿(NCPE)。两者虽然病因不同,但临床表现相似,不易区别。

急性肺水肿治疗目的是改善气体交换,迅速减少液体蓄积和去除病因。CPE 患儿传统的治疗是减轻心脏前后负荷及加强心肌收缩力的治疗,近年来,主张及早使用人工辅助通气,迅速改善气体交换,缓解症状,特别是呼吸窘迫症状。对 NCPE 患儿除机械通气改善低氧血症外,主要是原发病的治疗。

及早呼吸支持治疗可以改善肺通气及换气功能、缓解缺氧,将水肿液驱回血循环。快速作用的利尿剂如呋塞米对肺水肿有良好效果,在出现利尿症状前肺水肿症状即可有好转,是由于利尿剂的肾外效应、血液重新分布从肺循环到体循环而减轻肺水肿;呼气末正压通气提高肺泡平均压,使肺毛细血管跨壁压力差减少,使水肿液回流入毛细血管。

针对病因治疗:高血容量采取限液、脱水利尿治疗;心肌病伴心功能不全一般使用作用快速的洋地黄制剂如毛花苷丙(西地兰)。β受体阻滞剂(美托洛尔)可以使血管扩张,减少周围循环阻力及肺血容量。血管紧张素转化酶(ACEI)抑制剂(卡托普利)可以舒张血管,并抑制醛固酮分泌,减少水钠潴留。

六、思考题

1. 急性肺水肿的临床表现有哪些?
2. 肺水肿的常见病因有哪些?
3. NO 吸入的治疗指征有哪些?

七、推荐阅读文献

[1] Allen SJ, Drake RE, Williams JP, et al. Recent advances in pulmonary edma [J]. Crit Care Med, 1987,15(10):963-967.

[2] 胡亚美,江载芳.褚福堂实用儿科学[M].8 版.北京:人民卫生出版社,2008:1233-1236.

（姜　茜　陈伟明）

案例 13
急性呼吸窘迫综合征

一、病历资料

1. 病史采集

患儿,男,6 岁,因"发热、咳嗽 4 d,加重伴呼吸困难半天"就诊。患儿 4 d 前自血液科出院后出现发热,热峰 39℃,伴阵发性非疼挛性咳嗽,喉部有痰,不易咳出,随后在血液科门诊随访,予"美罗培南(美平)、去甲万古、氟康唑、非格司亭(瑞白)、丙球"等药物治疗,效果不佳。今晨患儿咳嗽加重,出现气促、呼吸困难,门诊测经皮血氧饱和度 50%～70%,吸氧后改善不明显,立即给予球囊加压下转入 PICU。患儿系 G_2P_1,足月顺产,产时无窒息,BW 3.0 kg。患儿 2012 年(3 年前)因"反复发热 1 月余"起病,外周血常规异常,予以骨髓穿刺和活检检查,骨髓涂片示幼淋 96%,结合免疫分型、染色体、融合基因等相关检查明确诊断为急性淋巴细胞白血病 L2 型(ALL-L2),随后化疗正规治疗。2015.2.3 骨穿提示 ALL 复发,2015-02-09 予 PVDL 方案重新诱导治疗。2015.3.24 起开始按序行 DAEL 方案化疗,此次入院时为休疗第 6 天。

2. 体格检查

T(腋温)35℃,P 140 次/min,R 40 次/min,BP 90 mmHg/74 mmHg。Wt 22 kg。神志欠清,精神反应差,面色发绀,经皮血氧饱和度(SpO_2)84%,HR 140 次/min,心律齐,心音尚有力,未闻及明显杂音。双侧呼吸音粗,可闻及中细湿啰音,三凹征(+)。全腹软,未及包块,无明显压痛,无反跳痛。肝脾肋下未触及。四肢末梢发绀,肢端凉,毛细血管再充盈时间(CRT)4 s,外周动脉搏动可触及。

3. 实验室与影像学检查

(1) 血常规:CRP > 160 mg/L,WBC 0.7×10^9/L,N 50.7%,LY 20.5%,MO 24.7%,RBC 2.39×10^{12}/L,Hb 75.0 g/L,PLT 17×10^9/L。

(2) 血气分析:pH 7.453,$PaCO_2$ 49.30 mmHg,PaO_2 54.10 mmHg,O_2SAT 88.8%,HCO_3^- 32.30 mmol/L,SBE 9.70,AG 9.3 mmol/L,O_2Hb 88.10%,RHb 11.10%[当时吸入氧浓度(FiO_2)100%]。

(3) 血生化:Na^+ 141 mmol/L,K^+ 3.7 mmol/L,Cl^- 98 mmol/L,FreeCa(游离钙)1.16 mmol/L,GLU 7.1 mmol/L,Lac 1.70 mmol/L。

(4) X 线胸片检查:所示胸廓骨骼及胸壁软组织未见异常。纵隔及气管居中未见移位。纵隔未见增宽。心脏形态大小未见异常。两膈光整,两肋膈角锐利。两肺透亮度减低,肺纹理增多、增粗,见絮状模糊影(见图 13-1)。

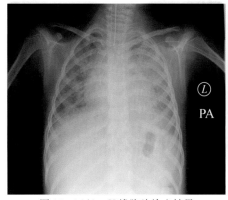 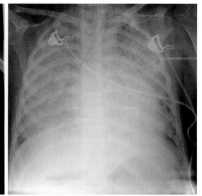

图 13-1(A)　X线胸片检查结果　　　图 13-1(B)　X线胸片检查结果(进展)

图 13-1　(A)、(B)X线胸片检查结果

(5) 胸部 CT 检查:两肺中后部见大片状致密影,呈"毛玻璃"样改变,其内可见支气管充气征(见图 13-2)。

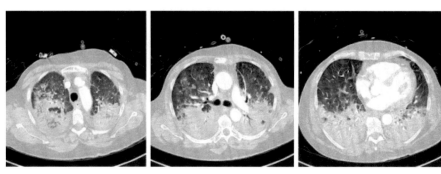

图 13-2　胸部 CT 检查结果

(6) 检查所见:两肺中后部见大片状致密影,呈"毛玻璃"样改变,其内可见支气管充气征。

(7) 结论:两肺感染伴实变。

(8) 超声心动图检查:左房、左室稍增大,左心收缩功能正常范围。

二、诊治经过

(1) 初步诊断:急性呼吸窘迫综合征(ARDS),重症肺炎,急性淋巴细胞白血病化疗后骨髓抑制。

(2) 治疗经过:患儿入院后立即给予气管插管、呼吸机正压通气(肺保护性通气策略,初始参数设置:FiO_2 100%,PEEP 0.8 kPa(8 cmH_2O),PIP 3.2 kPa(32 cmH_2O),R 30 次/min,Ti 0.8 s),并予以俯卧位;甲泼尼龙(甲基强的松龙)[2 mg/(kg·d),q 12 h]抗炎、抑制免疫反应;限液[80 ml/(kg·d)]、利尿[呋塞米 1 mg/(kg·次),q 12 h];抗感染[美罗培南 60 mg/(kg·d),q 8 h、万古霉素 40 mg/(kg·d),q 8 h,伏立康唑 10 mg/(kg·d),q 12 h];注射重组人粒细胞集落刺激因子促粒细胞生长;静脉丙种球蛋白[1 g/(kg·d)×2 d]输注支持;镇痛镇静[咪达唑仑 2 μg/(kg·min),芬太尼 0.5 μg/(kg·h)]等综合治疗。患儿入院治疗 2 周,呼吸机参数一度下调,病情有所改善,但最终因家属考虑原发疾病预后差,放弃治疗,拔除气管插管后宣告临床死亡。

三、病例分析

1. 病史特点

(1) 患儿,男,6 岁,发热、咳嗽 4 d,加重伴呼吸困难半天。

(2) 患儿化疗后休疗第 6 天出现发热、咳嗽,入院前半天咳嗽加重,出现气促、呼吸困难、氧合进行性下降。

(3) 体格检查:神志欠清,反应差,呼吸急促(RR 40 次/min),面色发绀,SpO_2 84%,脉搏、心率增快(140 次/min),双侧呼吸音粗,可闻及中细湿啰音,三凹征(+)。四肢末梢发绀,肢端凉,外周动脉搏动可,CRT 4 s,BP 90 mmHg/74 mmHg。

(4) 实验室检查:胸片显示两肺透亮度下降,肺纹理增多、增粗,见絮状模糊影。血气分析提示Ⅰ型呼吸衰竭($PaO_2 < 60$ mmHg,$PaCO_2$ 49.30 mmHg),PaO_2/FiO_2(P/F)< 100。心脏彩超心脏结构和心功能基本正常。Lac 1.70 mmol/L。血常规:CRP > 160 mg/L,WBC 0.7×10^9/L,Hb 75.0 g/L,PLT 17×10^9/L。

2. 诊断与诊断依据

(1) 急性呼吸窘迫综合征:患儿急性起病,咳嗽发热 4 d,半天前出现气促、呼吸困难,氧合难以维持,胸片检查提示两肺弥漫性病变伴有透亮度下降,血气分析 $PaO_2 < 60$ mmHg,P/F < 100,心脏彩超检查基本正常,考虑 ARDS。

(2) 重症肺炎:患儿有咳嗽、发热,两肺听诊可闻及细湿啰音,胸片可见弥漫性渗出影,血气分析 $PaO_2 < 60$ mmHg,诊断明确。

(3) 急性淋巴细胞白血病(ALL)化疗后骨髓抑制:患儿 2012 年因"反复发热 1 月余"起病,我院血液科明确诊断为 ALL。2015 - 02 - 03 骨穿提示 ALL 复发,2015 - 02 - 09 予 PVDL 方案重新诱导。2015 - 03 - 24 起开始按序行 DAEL 方案化疗,此次入院为休疗第 6 天,三系下降明显,处于骨髓抑制期,诊断明确。

3. 鉴别诊断

在诊断过程中,应注意排除下列疾病。

(1) 心源性肺水肿:见于各种原因引起的急性左心功能不全,既往有心脏病病史(如心肌病、心脏瓣膜病变)或心肌炎病史等。其病理基础是由于左心功能衰竭,导致肺循环流体静压升高,液体漏出肺毛细血管,故水肿液蛋白含量不高,不易形成透明膜,心脏彩超检查可予以鉴别。该患儿虽然胸片示两肺透亮度减低,肺纹理增多、增粗,见絮状模糊影(提示肺水肿),但既往无心脏病史,心脏超声检查左心收缩功能正常范围,所以不考虑此诊断。

(2) 其他原因所致的非心源性肺水肿:如神经源性肺水肿、大量输液、抽胸腔积液或气体过多或过快所致肺水肿等,因患儿病史不符,不考虑此诊断。

(3) 急性肺栓塞(PE):具有多种临床表现,重者表现为低血压、休克,甚至猝死。常见的临床症状有呼吸困难、胸痛、咯血、晕厥等,可单独出现或共同表现。既往无心肺疾患的 PE 患者中 97% 有呼吸困难、呼吸急促、晕厥或胸痛。血气分析可有 PaO_2 和 $PaCO_2$ 偏低,与急性呼吸窘迫综合征(ARDS)颇为相似。但急性肺栓塞多有深静脉血栓形成、肿瘤等病史,胸片结合肺核素扫描及选择性肺动脉造影有助本病诊断。

(4) 张力性自发性气胸:因起病急,有呼吸困难、气促严重、烦躁不安、发绀甚至休克表现。临床症状与 ARDS 相似,但典型气胸的体征及 X 线特征有助诊断。

四、处理方案及基本原则

（1）原发病治疗：全身性感染、创伤、休克、烧伤、急性重症胰腺炎等是导致 ARDS 的常见病因。严重感染患者发生 ARDS 达 25%～50%，而且在感染、创伤等导致的多器官功能障碍（MODS）中，肺往往是最早发生衰竭的器官。目前认为，感染、创伤后的全身炎症反应是导致 ARDS 的根本病因。控制原发病，遏制其诱导的全身失控性炎症反应，是预防和治疗 ARDS 的必要措施。

（2）呼吸支持治疗：ARDS 患者氧疗目的是改善低氧血症，使动脉氧分压（PaO_2）达到 60～80 mmHg。可根据低氧血症改善的程度和治疗反应调整氧疗方式。ARDS 患者往往低氧血症严重，大多数患者一旦诊断明确，常规氧疗常常难以奏效，机械通气仍然是最主要的呼吸支持手段。肺保护性通气策略是主要的呼吸支持措施，即小潮气量、限制平台压、允许性高碳酸血症，并使用合适的呼气末正压。由于 ARDS 患者大量肺泡塌陷，肺容积明显减少，常规或大潮气量通气易导致肺泡过度膨胀和气道平台压过高，加重肺及肺外器官的损伤。ARDS 广泛肺泡塌陷不但可导致顽固的低氧血症，而且部分可复张的肺泡周期性塌陷、开放而产生剪切力，会导致或加重呼吸机相关肺损伤。充分复张塌陷肺泡后应用适当水平 PEEP 防止呼气末肺泡塌陷，可明显改善低氧血症，并避免剪切力，防治呼吸机相关肺损伤。因此，ARDS 应采用能防止肺泡塌陷的最低 PEEP。

（3）俯卧位通气：俯卧位通气通过降低胸腔内压力梯度、促进分泌物引流和促进肺内液体移动，明显改善氧合。严重的低血压、室性心律失常、颜面部创伤及未处理的不稳定性骨折为俯卧位通气的相对禁忌证。当然，体位改变过程中可能发生如气管插管及中心静脉导管以外脱落等并发症，需要予以预防，但严重并发症并不常见。

（4）镇痛镇静与肌松：机械通气患者应考虑使用镇痛镇静治疗，以缓解焦虑、躁动、疼痛，减少过度的氧耗。合适的镇静状态，适当的镇痛是保证患者安全和舒适的基本环节。严重低氧血症经呼吸机正压通气、并给予合适镇痛镇静后仍有人机对抗、影响氧合改善时可应用肌松剂，以改善人机对抗、有助于辅助通气。

（5）液体管理：高通透性肺水肿是 ARDS 的病理生理特征，肺水肿的程度与 ARDS 的预后呈正相关，因此，通过积极的液体管理，改善 ARDS 患者的肺水肿具有重要的临床意义。在保证组织器官灌注前提下，循环稳定，应实施限制性的液体管理策略，有助于改善 ARDS 患者的氧合和肺损伤。存在低蛋白血症的 ARDS 患者，可通过补充白蛋白等胶体溶液和应用利尿剂，有助于实现液体负平衡，并改善氧合。

（6）糖皮质激素：大量基础和临床研究证实糖皮质激素在细胞和分子水平发挥着抗炎作用，从 ARDS 发病机制的主要环节，阻断和减少各种致病因素导致的肺部炎症反应；并通过减少 T 细胞、单核-巨噬细胞数目和抑制肺泡巨噬细胞分泌促纤维化细胞因子，抑制毛细血管和成纤维细胞的增生，抑制纤维原细胞的生长、胶原蛋白沉积、黏多糖的合成及肉芽组织增生，防止粘连及瘢痕形成，延缓肺纤维化的进程；糖皮质激素还可提高机体应激能力、稳定循环和改善休克的作用。目前推荐早期严重 ARDS（$PaO_2/FiO_2 < 200$ mmHg）以及病程 < 14 d 未控制的 ARDS 患者可考虑小剂量糖皮质激素治疗（氢化考的松或甲泼尼龙）。

（7）肺表面活性物质：ARDS 患者存在肺泡表面活性物质减少或功能丧失，易引起肺泡塌陷。肺泡表面活性物质能降低肺泡表面张力，减轻肺炎症反应，阻止氧自由基对细胞膜的氧化损伤。因此，补充肺泡表面活性物质可能改善氧合。

五、要点和讨论

急性呼吸窘迫综合征是儿科危重症常见疾病之一,病死率高,救治难度大。近年来,ARDS 的诊治取得较大进展。ARDS 的诊疗经过通常包括以下环节:

(1) 详细询问患儿病史,获悉引起儿童 ARDS 的病因。儿童 ARDS 常见原因:①直接肺损伤:严重肺部感染(细菌、病毒、真菌及肺囊虫等)、胃内容物吸入、有毒气体吸入、烟雾、肺挫伤、淹溺、氧中毒等;②间接肺损伤:休克、急性重症胰腺炎、大量输注血制品、体外循环、弥漫性血管内凝血、血液透析、药物(水杨酸盐类、巴比妥类等)。

其中肺炎和脓毒症最多见,其次是误吸、淹溺等。

(2) 查体时重点关注呼吸窘迫、氧合情况(动脉血气分析)、肺部体征等,低氧血症时尽早呼吸支持治疗,早期可给予无创正压通气,无创正压通气不能维持氧合尽早有创常频正压通气,采用肺保护通气策略。

(3) 及时进行 X 线胸片、胸部 CT、超声心动图、动脉血气分析等重要的辅助检查,以评估病情严重程度。

(4) 根据评估结果,决定治疗方案,包括呼吸支持方式、液体管理、糖皮质激素应用等。

(5) 因 ARDS 患儿常伴有 MODS,因此需要同时评估全身各个脏器功能状况,并给予各脏器功能保护和支持治疗。

(6) ARDS 患儿治愈出院后,较长时间肺功能的随访。

六、思考题

1. ARDS 的柏林诊断标准有哪些?
2. ARDS 的治疗策略有哪些?
3. 何谓肺保护通气策略? 如何选择最佳 PEEP?

七、推荐阅读文献

[1] Randolph AG. Management of acute lung injuryand acute respiratory distress syndrome in children [J]. Crit Care Med,2009,37(8):2448 - 2454.

[2] The ARDS Definition Task Force. Acute respiratorydistress syndrome: the Berlin definition [J]. JAMA,2012,307(23):2526 - 2533.

(王　莹　史柳红)

案例 14

多器官功能障碍综合征

一、病历资料

1. 病史采集

患儿，男性，11 岁。因"左拇趾肿痛、发热 6 d、肤黄、水肿、尿少 2 d"入院。患儿于 6 天前左侧拇趾皮肤因不慎剪趾甲伤后出现局部肿痛，当地医院予以局部消毒及口服"阿莫西林克拉维酸钾"处理。当日出现发热，38～39.2℃，局部肿痛进行性加重。第 4 天再次就诊于当地医院，查血常规示两系下降(红系、血小板)、CRP 增高(78 mg/L)，诊断为"左拇趾软组织感染，两系下降原因待查"收住入儿科。先后予"万古霉素、头孢哌酮舒巴坦、输注红细胞悬液 2 IU、静脉丙球及口服布洛芬"等治疗。患儿病情进一步加重，高热不退，2 天前患儿开始出现皮肤巩膜黄染逐渐加深、水肿及少尿，尿量减少(约为平时的 50%)，伴有精神萎靡、轻度嗜睡及纳差。今日复查血常规进展为全血细胞进行性减少、CRP 129 mg/L，转至我院 PICU。

患儿既往体健，无特殊病史，出生史及生长发育史无异常。

2. 体格检查

T 39.8℃，R 22 次/min，P 140 次/min，BP 110 mmHg/65 mmHg，Wt 41 kg。急性病面容，精神萎靡，贫血貌。呼吸稍促，口唇无发绀，皮肤巩膜可见黄染，皮肤可见散在瘀点、瘀斑。颈部、颌下、腋窝、腹股沟均触及多个大小不等肿大淋巴结，最大 2.5 cm×3.5 cm，质中，活动度可，无明显触痛。两肺呼吸运动对称，未闻及干湿啰音。心界叩诊无扩大，搏动有力，HR 140 次/min，律齐，未闻及杂音。腹部无压痛、反跳痛及肌卫，肝肋下 5 cm，脾肋下 4 cm，肝颈反流征(－)，未及移动性浊音，肠鸣音正常。全身可及非指凹性水肿，双下肢明显，四肢暖，毛细血管充盈时间(CRT) 2 s。左拇趾皮肤可见 0.3 cm× 0.5 cm 破溃，局部红肿，有脓性分泌物。

3. 实验室检查

1) 血常规　WBC 2.6×10⁹/L，N 65%，Hb 63 g/L，RBC 2.5×10¹²/L，PLT 14×10⁹/L；CRP 220 mg/L。PCT 10.2 ng/L。

2) 肝肾功能及血生化　TB 271.9 μmol/L，DB 158.2 μmol/L，ALT 105 IU/L，TP 56 g/L，AST 76 IU/L，LDH 5 800 IU/L，ALB 25 g/L，Cr 220 umol/L，BUN 8.9 mmol/L，血糖 6.34 mmol/L，TG 3.44 mmol/L，血 K⁺ 4.2 mmol/L，Na⁺ 131 mmol/L。血清铁蛋白:12 000 ng/L。

3) 免疫学指标

(1) 细胞免疫(FCM):CD3(＋) 53%，CD4(＋) 21%，CD8(＋) 42%，CD16(＋)/56(＋)(NK 细胞) 0，CD19(＋) 8.00%，CD4(＋)/CD8(＋) 0.5。

（2）体液免疫：IgG 5.50 IU/ml，IgA 2.40 IU/ml，IgM 3.48 IU/ml，IgE 139.00 IU/ml。

（3）自身免疫：抗核抗体（ANA）（—），抗酸性核蛋白抗体（SM）（—），抗双链脱氧桉糖核（ds-DNA）（—），抗干燥综合征-B抗体（抗 SS-B）（—），抗核糖核蛋白抗体（RNP）（—）。

4）凝血指标　PT18.6 s，INR 1.26，活化部分凝血活酶时间（APTT）82 s，血浆 Fib 0.62 g/L，血浆凝血酶时间（TT）42.2 s，血浆 D-D 二聚体 55 μg/ml。

5）骨髓细胞学检查　骨髓增生活跃，粒细胞：红细胞为 1.38：1，巨核细胞及血小板计数减少，吞噬细胞易见，易见吞噬现象。

6）心脏彩色多普勒超声心动图检查　心脏各腔室内径大小在正常范围，心室壁厚度及运动未见明显异常、房间隔、室间隔未见明显中断，大动脉关系正常，左心室射血分数（EF）72%，左室短轴缩短率（FS）34%，心输出量（CO）8.9 L/min，心脏指数（CI）3.5 L/(min·m²)。

7）腹部 B 超检查　肝、脾中度肿大。

二、诊治经过

（1）初步诊断：多器官功能障碍综合征（急性肾损伤，急性肝功能障碍，凝血功能障碍），感染相关性噬血细胞综合征，严重脓毒症，软组织感染（左拇趾）。

（2）诊治经过：入院后予吸氧，监测心电、脉氧、有创动脉压及中心静脉压［初始值 CVP 6～8 mmHg，BP (100～115)mmHg/(60～65)mmHg］；留取双份血培养及骨髓培养标本后予达托霉素＋美罗培南联合抗感染，甲泼尼龙（甲基强的松龙）40 mg，q 12 h(1 mg/kg)。保肝、补充血小板、红细胞悬液、纤维蛋白原及床旁持续血液净化（HVHF 模式）等综合救治。入 PICU 第 2 天开始出现进行性气促、青紫、高流量面罩吸氧下 SpO₂ 降至 85% 左右，PaO₂/FiO₂ = 105 mmHg。胸片两肺透亮度下降，广泛渗出，心影正常，考虑并发急性呼吸窘迫综合征（ARDS），予机械通气（PRVC 模式，Vt 270 ml，PEEP 1.0 kPa(10 cmH₂O)，FiO₂ 55%，RR 15 次/min)及限液(1 200～1 400 ml/m²)等处理。入 PICU 第 3 天血培养报告：缓症链球菌生长。药敏：万古霉素及达托霉素敏感。血 EB 病毒抗体阴性。停美罗培南治疗。入 PICU 第 4 天体温开始下降，尿量增多；入院第 6 天体温恢复正常，肝功能改善，CRP 及 PCT 开始下降，复查胸片透亮度逐渐好转，肺部渗出有吸收趋势，HVHF 48 h 后停用，呼吸机参数开始下调。入院第 10 天撤离呼吸机，改为鼻导管吸氧治疗，血常规 Hb 及 PLT 上升。入院第 15 天，患儿病情稳定，停鼻导管吸氧，转至感染科。

三、病例分析

1. 病史特点

（1）患儿，男，12 岁，因"左拇趾肿痛、发热 6 d，肤黄、水肿尿少 2 d"入院。

（2）入院后患儿开始出现呼吸窘迫，进行性低氧血症。病程第 7 天胸片出现两肺透亮度下降及大片状渗出。

（3）体格检查：T 39.8℃，精神萎靡，急性病面容，贫血貌，呼吸稍促，皮肤巩膜黄染。肝脾大，左拇趾皮肤可见 0.3 cm×0.5 cm 破溃，局部红肿。

（4）实验室和影像学检查：血常规三系下降；铁蛋白、三酰甘油、CRP、PCT 明显增高；凝血时间明显延长；低纤维蛋白原。细胞免疫中 NK 细胞 0；骨髓细胞学检查噬血现象。血培养及骨髓培养：缓症链球菌。

2. 诊断与诊断依据

（1）多器官功能障碍综合征（肝、肾、呼吸、血液系统）：患儿在软组织感染 24 h 后出现黄疸，少尿，入

PICU 后进行性呼吸困难;血生化:TB 271.9 μmol/L, DB 158.2 μmol/L, ALT 105 IU/L, ALB 25 g/L, Cr 220 μmol/L, BUN 8.9 mmol/L;凝血功能:PT 18 s, APTT 82 s, Fib 0.62 g/L,血浆 D-二聚体 55 μg/mL;动脉血气存在低氧血症;胸片检查:两肺透亮度下降及大片状渗出,P/F 105 mmHg,机械通气 PEEP 10 cmH$_2$O,根据器官功能障碍诊断标准,合并急性肝功能障碍、急性肾损伤、ARDS 和凝血功能障碍,故多器官功能障碍综合征(MODS)诊断明确。

(2) 感染相关性噬血细胞综合征:患儿感染基础上出现高热不退,肝脾淋巴结肿大,外周血三系下降,铁蛋白显著增高,高三酰甘油及低纤维蛋白原血证,合并肝功能障碍,骨穿细胞学检查可见噬血现象,按照《2004-HLH 国际诊断指南》诊断标准。诊断噬血细胞综合征(感染相关性)。

(3) 严重脓毒症:患儿有明确软组织感染证据,临床有高热、CRP 及 PCT 明显增高,且已合并 MODS 及 ARDS,据《2012 国际脓毒症诊断及治疗指南》,诊断明确。

3. 鉴别诊断

(1) 重症 EB 病毒感染:患儿急性起病,临床以高热、肝脾淋巴结肿大,外周血三系下降,合并肝功能障碍等表现,临床需注意排除重症 EB 病毒感染,尤其是 EB 病毒相关性噬血细胞综合征。但根据患儿有明显软组织外伤后感染史,血培养为缓症链球菌,查 EB-DNA 及 EB 病毒相关抗体均为阴性,临床不支持。

(2) 急性白血病:患儿有高热、全身肝脾淋巴结肿大、贫血及血小板降低等表现,需注意排除急性白血病基础上继发重症感染。根据患儿急性起病,有明确外伤后感染史后出现外周血三系下降,白细胞分类中未见幼稚细胞,骨髓细胞学检查未见原始细胞异常增多等表现,临床可排除。

四、处理方案及基本原则

1. 一般处理

针对严重感染及合并症,给予生命体征监测,包括心率、呼吸、血压、体温、尿量、经皮氧饱和度(SpO$_2$)等。使用利尿剂,吸氧,物理和药物降温,给予维生素,清淡易消化食物等。

2. 积极抗感染

根据患儿局部软组织感染合并严重肝、肾功能障碍和凝血功能障碍等严重脓毒症状态,需积极联合抗感染治疗,患者可以选择针对革兰阳性感染为主抗生素,根据院血、骨髓培养结果后,根据药敏及抗生素的药效学和药代动力学,调整使用敏感抗生素。同时针对感染部位进行清创引流。

3. 器官功能支持治疗

根据累及器官及数目,进行器官功能保护性支持策略,选择如下措施:

(1) 床旁连续性血液净化:患儿在重症感染的基础上肝、肾功能障碍、ARDS、凝血功能障碍,合并严重的噬血细胞综合征,血液净化可以替代和保护受损器官功能,稳定机体内环境,调控炎症反应(包括免疫炎症反应),调节水、电解质平衡等。

(2) 呼吸支持:患儿入院后表现为进行性呼吸困难,发展至 ARDS,需要机械通气。ARDS 通气以小潮气量(6~8 ml/kg)及相对高 PEEP[0.8 kPa(8 cmH$_2$O 以上,一般可以 1.0~1.6 kPa(10~16 cmH$_2$O),特别严重者可以人于 2.0 kPa(20 cmH$_2$O)]。

(3) 糖皮质激素:目前主张使用小剂量,如甲泼尼龙(甲基强的松龙)1~2 mg/(kg·d)。合并噬血细胞综合征可以适当提高糖皮质激素剂量。

(4) 液体及电解质平衡治疗:脓毒症患儿如果无循环功能障碍及休克时,可以给予一般性液体治疗。如合并脓毒性休克,需要积极容量复苏治疗。合并急性肾损伤及 ARDS 时,则需适当控制液体输入量。

（5）其他对症支持治疗：包括补充血小板、浓缩红细胞、纤维蛋白原、血浆、静脉丙球及保肝等。

五、要点和讨论

MODS 是儿科重症医学常见危重病症，是指在严重感染、创伤或大手术等急性疾病过程中，同时或相继并发一个以上系统或（和）器官的急性功能障碍或衰竭，持续时间超过 24 h 以上。严重脓毒症发展至 MODS 过程中，部分患者过度炎症反应和高细胞因子血症，并发噬血细胞综合征，病情危重程度陡增。MODS 诊断治疗要点如下：

1. 一般措施

（1）评估器官功能：注意有可能发生功能衰竭的器官系统。

（2）监护：观察项目包括体温、呼吸、脉搏、心率、血压、尿量、血小板计数、电解质、血气分析、中心静脉压、肝肾功能和凝血及纤溶系统指标等，根据病情变化，随时调整治疗方案，有条件和必要时可作血流动力学监测。

（3）对症治疗：迅速建立静脉通道，维持有效血容量，保持电解质平衡，纠正贫血及低蛋白血症等。

2. 控制感染

控制感染是治疗 MODS 的关键。根据感染的途径，选用对革兰阴性或阳性细菌有杀菌能力的抗生素，一般两种联合应用。然后根据致病菌培养结果及药敏试验，选用敏感抗生素。如发现脓肿或脓胸应立即切开或穿刺排脓。

3. 控制休克

休克是 MODS 常见病因，及早发现代偿期休克。一旦休克发生要注意休克的分型，及时液体治疗（心源性休克应在改善心功能基础上，慎重补充血容量，不能迅速扩容），在液体复苏基础上应用血管活性药物。

4. 早期脏器功能支持

根据器官功能选择体外生命支持措施，包括呼吸机、血液净化、体外膜肺（ECMO）等。

5. 防止医源性疾病

输液不宜过多过快，以防产生心衰、肺水肿；避免过多应用碳酸氢钠。不要不适当地输注人血白蛋白或其他血液制品，避免使用对器官毒性大的药物，机械通气时注意避免气压伤及肺部感染。控制输用库存陈旧血液制品等。

六、思考题

1. 多器官功能障碍综合征概念和病因是什么？
2. 多器官功能障碍综合征的治疗原则有哪些？

七、推荐阅读文献

［1］赵祥文. 儿科急诊医学［M］. 3 版. 北京：人民卫生出版社，2012：228 - 234.

［2］Ramírez M. Multiple organ dysfunction syndrome ［J］. Curr Probl Pediatr Adolesc Health Care，2013，43（10）：273 - 277.

（崔　云　张育才）

案例 15

急性颅内高压

一、病历资料

1. 病史采集

患儿,男,10岁,因"头痛呕吐半天,伴神志不清1 h"入院。患儿于入院当日上午起突然出现持续性头痛,以前额、颞部明显,继而出现喷射状呕吐3次,呕吐物为胃内容物,无咖啡渣样物,伴精神萎靡。病程中无发热、无咳嗽,无腹痛,无腹泻等。否认头部外伤史。因自行口服"芬必得"1粒,头痛无缓解,到当地诊所给予头孢类抗生素抗感染及止吐、补液治疗,患儿头痛稍好转。入院前1 h患儿突然神志不清,呼之不应,无抽搐,被送来我院就诊,急诊拟"昏迷待查"收入院。否认肝炎、结核等传染病史;否认药物、食物过敏史;否认手术外伤史及输血史。

2. 体格检查

T 36.5℃, P 60次/min, R 20次/min, BP 125 mmHg/76 mmHg,意识不清,呼之不应,刺激足底有退缩反应,右侧瞳孔直径0.3 cm,对光反射迟钝,左侧瞳孔直径0.4 cm,对光反应消失。口唇无发绀,呼吸平稳,双肺呼吸音粗,未闻及干湿啰音,HR 60次/min,心律齐,心音有力。腹软,无压痛,无反跳痛,无肌卫,未及包块,肝脾肋下未及。四肢肌张力轻度下降,右侧肢体肌力0级,左侧肢体肌力3级。右侧Babinski征阳性,颈亢,布氏征(+)。眼底检查:视乳盘水肿。

3. 实验室和影像学检查

(1) 血常规:WBC 17.59×10^9/L, N 90.9%, LY 4.70%, RBC 3.96×10^{12}/L, Hb 109 g/L, Hct 33.3%, PLT 247×10^9/L。CRP<8 mg/L。

(2) 血生化:血氨<9.00 μmol/L, Na$^+$ 129 mmol/L, K$^+$ 3.1 mmol/L, Cl$^-$ 93.0 mmol/L, Ca^{2+} 2.26 mmol/L,磷1.80 mmol/L, Mg^{2+} 0.74 mmol/L,葡萄糖13.3 mmol/L。BUN 4.2 mmol/L, Cr 38.5 μmol/L, UA 330.10 μmol/L,胆汁酸1.2 μmol/L, ALT 27 IU/L, AST 26 IU/L, ALP 202 IU/L, TB 8 μmol/L, TP 57 g/L, ALB 34.2 g/L,肌红蛋白9.60 ng/ml。CK-MB 1.2 ng/ml, PT 13.60 s, APTT 34.3 s, Fib 1.91 g/L, TT 14.90 s, D-D二聚体4.79 mg/L,抗凝血酶活性测定84%, FDP 18.82 mg/L,纤溶酶原63.00%。

(3) 心电图检查:正常。

(4) 头颅CT检查:左额部大片脑出血,蛛网膜下腔出血。

二、诊治经过

（1）初步诊断：急性颅内高压症；脑疝；脑出血。

（2）诊治经过：入院后行头颅 CT 明确颅内出血，给予止血、降颅压、吸氧等对症治疗，完善术前准备后，急症行开颅血肿清除术，术后留置外引流。术后患儿意识转清，生命体征平稳，继续营养脑神经等治疗，症状明显改善，住院 2 周后病情稳定，予带药出院随访。

三、病例分析

1. 病史特点

（1）男，10 岁，急性起病，头痛伴呕吐症状明显，迅速出现昏迷。

（2）体检发现：缓脉、高血压、意识障碍、左侧瞳孔偏大、左侧对光反射消失、右侧肢体偏瘫、右侧病理征阳性，眼底检查：视乳盘水肿。

（3）实验室和影像学检查：轻度贫血，白细胞计数增高，低钠，纤维蛋白原减少。头颅 CT 检查示左额部大片脑出血。

2. 诊断与诊断依据

1）诊断：颅内高压；脑疝；颅内出血。

2）诊断依据

（1）颅内高压症，脑疝：①急性起病，头痛伴呕吐症状明显，迅速出现昏迷。②体检：缓脉、高血压、意识障碍、瞳孔不等大、单侧肢体偏瘫、病理征阳性，眼底检查发现视乳盘水肿。

（2）颅内出血：①辅助检查：轻度贫血。②头颅 CT 检查示左额部大片脑出血。

3. 鉴别诊断

（1）颅高压病因分析。引起颅高压症的病因为：①脑组织体积增加，最常见原因为脑水肿，如脑炎、缺血缺氧性脑病、脑挫伤、颅内出血、颅脑手术后等。②颅内血容量增加，二氧化碳蓄积，如丘脑下部或脑干部位手术刺激血管运动中枢。③脑脊液量增加，如脑脊液吸收障碍和（或）脑脊液分泌过多引起的脑积水。④颅内占位性病变，颅内肿瘤、脓肿等，病变本身占有一定体积，同时病变周围脑水肿或阻塞脑脊液循环通路，致梗阻性脑积水。

本例患者因颅内出血脑组织体积增加，左额局部脑血肿引起病变组织脑水肿和阻塞脑脊液循环通路，造成颅高压及颞叶沟回疝。

（2）与其他原因引起昏迷或颅高压的疾病鉴别：患儿急性头痛呕吐伴意识障碍，体检发现瞳孔不等大，左侧瞳孔对光反射消失，右侧肢体偏瘫，病理征阳性。需要与急性病毒性脑炎、急性播散性脑脊髓炎、线粒体脑病、颅内占位性病变等鉴别，但头颅影像学检查显示病变性质，手术也已证实了影像学诊断。

四、处理方案及基本原则

（1）一般处理：绝对卧床休息，抬高床头 15°～30°；吸氧：氧气吸入有助于降低颅内压。

（2）降低颅内压：脱水剂快速静脉滴注（如 20% 甘露醇，甘油果糖）、利尿剂静脉注射［如呋塞米（速尿）］、白蛋白提高胶体渗透压、皮质激素（如地塞米松）减轻脑水肿；积极手术清除颅内血肿并置管引流，降低颅内压，使嵌顿的脑组织复位，降低病死率，改善预后。

（3）对症支持治疗：止血、控制补液、保持呼吸道通畅，必要时机械通气等。

（4）急性期加强监测心率、呼吸、血压、意识、瞳孔、血氧饱和度等生命体征变化，及时对症处理。

五、要点与讨论

急性颅内高压是儿科常见危重症，当颅内压过高发生脑疝时患儿可突然死亡。引起急性颅内高压的常见因素有脑脊液增多、颅内血容量增多、脑组织容积增加、颅内占位性病变等。颅高压三联征为头痛、呕吐和视乳盘水肿，视乳盘水肿是颅内高压的最重要的客观体征，在颅内高压早期一般不出现。血压升高，脉搏慢而洪大，呼吸慢而深称 Cushing 三联症，为颅内高压危象，常为脑疝的前兆。脑疝常见的是小脑幕切迹疝和枕骨大孔疝，小脑幕切迹疝(颞叶沟回疝)时，同侧动眼神经麻痹，表现为眼睑下垂，瞳孔扩大，对光反射迟钝或消失，不同程度的意识障碍，生命体征变化，对侧肢体瘫痪和出现病理反射。枕骨大孔疝(小脑扁桃体疝)时，颈背部及枕部疼痛，颈肌强直，强迫头位嗜睡，意识障碍，大、小便失禁甚至深昏迷，双侧瞳孔散大，对光反射迟钝或消失，呼吸深慢或突然停止。

小儿颅内高压如能早期消除病因，积极降低颅内压，病情往往可逆。治疗目的在于保证脑灌注和充分能量供应；防止脑组织在颅内空间移动；采用直接减少颅腔内容物容积的方法，常可维持脑的正常代谢。

六、思考题

1. 不同年龄儿童的颅内压范围是什么？
2. 影响脑灌注压的因素有哪些？
3. 肾上腺皮质激素减轻脑水肿的机制是什么？

七、推荐阅读文献

[1] 赵祥文.儿科急诊医学[M].3 版.北京:人民卫生出版社,2010:177－190.

[2] 沈晓明.临床儿科学[M].北京:人民卫生出版社,2005:1285－1289.

（张明军　朱晓东）

案例 *16*

中毒(误服药物)

一、病历资料

1. 病史采集

患儿,女性,4 岁。因"发现误服药物 4 h"入院。患儿家属于入院前 4 h 发现患儿误服家中储存"盐酸地芬尼多片"25 mg/粒×19 粒,当时患儿自诉腹痛,呕吐 1 次,为胃内容物,非喷射性,家属未带患儿就诊,未予处理。半小时后家属发现患儿入睡后突然觉醒,随后出现呼之不应、胡言乱语、摇头及四肢乱动,无抽搐,无青紫,无气促,无口吐白沫,无呕吐,无发热。立即至当地医院就诊,给予补液及洗胃处理(洗胃时距服药约间隔 3 h),洗胃时出现小便失禁。因症状无改善,即转至我院急诊,为进一步诊治收入重症监护室。

2 岁龄时曾有 2 次头部外伤史,头颅 CT 检查提示"脑出血",保守治疗后好转。患儿无手术外伤史。否认传染病史。出生史正常。平素无肢体活动障碍、智力异常史,生长发育同其他正常同龄儿。否认药物食物过敏史。否认家族遗传性疾病史。否认不洁饮食史。

2. 体格检查

T 37.6℃,P 115 次/min,R 23 次/min,BP 129 mmHg/73 mmHg,经皮血氧饱和度(SpO$_2$)96%。Wt12.5 kg。神志不清,反应欠佳,语言刺激无应答,疼痛刺激有哭吵及肢体回缩反应。浅表淋巴结未触及。HR 115 次/min,心律齐,心音有力,未闻及明显杂音。呼吸节律规则,双侧呼吸音清,未闻及明显干湿啰音。全腹软,未见肠型,未摸及包块。肝脾肋下未触及。无移动性浊音。听诊肠鸣音 4 次/min。神经系统专科检查:无头颅畸形,无特殊气味散发。脑神经检查:Ⅰ、Ⅱ、Ⅷ:不配合检查;Ⅲ、Ⅳ、Ⅵ:双侧眼裂大小一致,无眼睑下垂,无眼球震颤,双瞳孔等大等圆、直径 5 mm,对光反射迟钝;Ⅴ:面部表情自然;面部痛温触觉未查;Ⅶ:额纹对称,眼裂无增宽,鼻唇沟无变浅,口角无歪斜,闭眼正常;Ⅸ、Ⅹ:咽反射存在,无声嘶,腭垂居中,软腭对称;Ⅺ:转颈动作不配合;Ⅻ:无舌肌萎缩,无舌肌震颤。运动系统:四肢肌容积正常,四肢肌张力正常,肌力检查不配合。感觉系统:不配合检查。角膜反射正常,腹壁反射存在,膝腱反射、跟腱反射存在。病理反射:巴氏征(一),奥本哈征(一)。脑膜刺激征(一)。Glasgow 评分 10 分。

3. 实验室检查

(1) 血常规检查:CRP < 1 mg/L,WBC 6.0×10^9/L,N 44.2%,LY 50.1%,RBC 4.29×10^{12}/L,Hb 116.0 g/L,PLT 245×10^9/L。

(2) 血气分析:pH 7.40,PaO$_2$ 100 mmHg,PaCO$_2$ 40 mmHg,HCO$_3^-$ 25 mmol/L,BE 3 mmol/L。

(3) 血电解质系列:Na$^+$ 140 mmol/L,K$^+$ 4.1 mmol/L,Cl$^-$ 110 mmol/L,Ca^{2+} 2.4 mmol/L,

Mg^{2+} 0.9 mmol/L。血糖:4.5 mmol/L。

（4）肝肾功能检查:BUN 2.9 mmol/L，Cr 13 μmol/L；ALT 19 IU/L，AST 36 IU/L。

（5）心肌酶学检查:肌钙蛋白-T<50.00 ng/L,肌钙蛋白-I<0.01 μg/L；CK 41 IU/L，CK-MB 1 IU/L。

（6）凝血功能:PT 13.6 s，APTT 36.6 s，TT 17.6 s，Fib 1.81 g/L，D-二聚体 0.2 mg/L，INR 1.01。

（7）心电图属正常范围。

（8）胸片示两肺纹理增多。

（9）心脏超声检查示心内结构大致正常,左心收缩功能正常范围。

（10）毒物鉴定:血液样本检出地芬尼多成分。

二、诊治经过

（1）初步诊断:药物中毒(盐酸地芬尼多)。

（2）诊治经过:患儿入监护室后密切监测生命体征,予洗胃、补液、利尿等对症支持以促进药物排泄。入院第 2 天患儿神志渐恢复,对答切题,无不适主诉。生命体征稳定,查体未及异常,监测肝肾功能等未见明显异常,住院 3 d 遂予出院,门诊随访。

三、病例分析

1. 病史特点

（1）患儿,女,4 岁,发现误服药物 4 h。

（2）患儿误服药物(盐酸地芬尼多)后出现腹痛,呕吐 1 次,半小时后患儿入睡后突然觉醒,随后出现呼之不应、胡言乱语,摇头及四肢乱动。

（3）体格检查:神志不清,反应欠佳,语言刺激无应答,疼痛刺激有哭吵及肢体回缩反应。HR 115 次/min,心律齐,心音有力。呼吸节律规则,肺双侧呼吸音清。全腹软,肝脾肋下未触及。神经系统检查:双瞳孔等大等圆、直径 5 mm,对光反射迟钝,脑膜刺激征及病理反射阴性。Glasgow 评分 10 分。

（4）实验室检查:肝肾功能正常,血液样本送毒物鉴定:检出地芬尼多成分。

2. 诊断与诊断依据

（1）诊断:药物中毒(盐酸地芬尼多)。

（2）诊断依据:患儿入院前 4 h 有误服药物史,误服药物后即出现腹痛、呕吐,半小时后患儿入睡后突然觉醒,随后出现呼之不应、胡言乱语,摇头及四肢乱动。体格检查:神志不清,双瞳孔等大等圆、直径 5 mm,对光反射迟钝;反应欠佳,语言刺激无应答,疼痛刺激有哭吵及肢体回缩反应;心肺无殊,腹软,肝脾肋下未及,实验室检查:肝肾功能正常,血液样本送毒物鉴定:检出地芬尼多成分。因此,药物中毒(盐酸地芬尼多)诊断成立。

盐酸地芬尼多为抗眩晕类非处方药品,中毒者可出现头昏、头痛、嗜睡、腹痛、呕吐、定向力障碍、精神错乱等。

3. 鉴别诊断

需要与以下疾病鉴别:

（1）中枢神经系统感染:患儿突发起病,病前无感染表现,脑膜刺激征及病理反射均(一),有明确中毒依据,不支持本诊断。

（2）颅内出血:患儿突发起病,有意识改变但无外伤史。无神经系统阳性体征,呼吸循环功能稳定,且有明确中毒病史,可排除本诊断。

(3) 癫痫:出生史无异常,无窒息抢救病史,既往无抽搐史,生长发育正常,有中毒病史。不支持本诊断。

(4) 电解质紊乱:患儿呕吐腹痛、神志改变等病史,但入院血电解质系列和血糖等均正常,可排除本诊断。

(5) 急性胃炎:患儿急性发病,有腹痛及呕吐症状,但无不当饮食史,体检:腹部平软,结合误服药物史,可以排除。

四、处理方案及基本原则

中毒处理的基本原则:维持患者生命体征的平稳,及时脱离中毒环境,减少毒物的吸收,清除或拮抗体内毒物(毒物有拮抗剂者),保护重要脏器功能及积极的对症支持治疗。

1. 生命支持

患儿神志不清,反应欠佳,密切监测神志、HR、BP、RR、SpO$_2$ 和 Glasgow 评分变化,保持气道开放,防止误吸,面罩供氧 5 L/min,如果神志改变、呼吸不稳定或血氧饱和度下降及 Glasgow 评分<8 分时,给予球囊面罩加压通气及气管插管等处理。

2. 减少毒物吸收

尽量插入大号的洗胃管,6 h 内可选用生理盐水洗胃(洗胃液温度 30℃～35℃;患儿应侧卧,头低位,以防误吸,每次注入洗胃液量为 10～20 ml/kg),回流液尽量抽出,须重复洗胃直至洗出液变清无味。

3. 促进毒物排出

静脉补液增加尿量以促进药物的排泄,补液后选用强效利尿剂利尿(呋塞米 1 mg/kg)。

4. 保护重要脏器功能

患儿目前肝肾功能正常,治疗过程中随访肝肾功能。

5. 使用拮抗剂

盐酸地芬尼多无特殊拮抗剂。

6. 对症支持治疗

选用配方奶鼻饲喂养,保证热卡供应。

五、要点和讨论

中毒是小儿时期常见的意外伤害性疾病,小儿中毒多发生在乳幼儿至学龄前期,中毒的途径可为摄入中毒、接触中毒、吸入中毒、注入中毒或直肠吸收,其中以摄入中毒最为多见;肝脏是毒物在人体内转化的主要场所;毒物的排泄主要经肾脏,少数经胆道或汗腺、唾液腺等排泄。中毒的诊疗主要包括以下环节:

1. 详细询问病史

尽可能明确中毒或毒物接触史(包括病前饮食情况,生活情况,活动范围,家长是否从事接触有毒物质的职业,环境中有无杀虫、灭鼠等有毒药物,家中有无常备药物等)。如无明确中毒病史但健康儿童突然起病,症状/体征难以用一种疾病解释;集体或先后有数人同时发病且临床表现相似时要高度怀疑中毒可能。中毒患儿的首发症状常为呕吐、腹泻、腹痛、惊厥、昏迷。

2. 仔细的体格检查

体检中重点关注肤色、瞳孔大小及对光反应、呼出气有无特殊气味或口腔黏膜等改变。

3. 进行必要的实验室评估

以确定诊断和判定毒物类型。将患者的呕吐物(洗胃液)、血液、尿液做毒物分析。某些特异性化验有助于毒物的鉴别,如血液胆碱酯酶(有机磷农药中毒);碳氧血红蛋白(一氧化碳中毒);高铁血红蛋白(亚硝酸盐中毒)。非特异性化验用于评估毒物对脏器功能的影响(肝肾功能、心肌酶谱、心电图等)。

4. 综合病情评估,制订治疗方案

对生命体征不稳定者予积极的基础和高级生命支持(开放气道、保证氧合与通气,必要时球囊加压供氧、气管插管;开放静脉或骨内通路,液体疗法或血管活性药物应用);脱离中毒环境、催吐、洗胃(6 h内)、导泻、灌肠、补液、利尿、正确选用拮抗剂等以减少毒物的吸收促进排泄;如中毒严重、血液中毒物浓度明显增高、昏迷时间长、有并发症,经积极支持治疗而病情日趋恶化者可选择腹膜透析、血液净化、换血等特殊治疗。

5. 出院时对患儿监护人进行意外伤害预防的宣教

六、思考题

1. 中毒处理的原则有哪些?

2. 当患儿家属未能提供给您明确的中毒病史时,哪些临床症状与体征可以帮助您判断患儿可能发生了中毒?

3. 正确的洗胃方法是什么?

七、推荐阅读文献

[1] 胡亚美,江载芳.诸福棠实用儿科学[M].7 版.北京:人民卫生出版社,2005:2414-2477.

[2] Kliegman RM, Stanton BF, ST. Geme JW, et al. Nelson Textbook of Pediatrics [M]. 19th edn. Philadelphia, 2011:8719-8849.

(李璧如　王　莹)

新生儿高胆红素血症

一、病历资料

1. 病史采集

患儿,男,18 d,因"发现皮肤黄染 16 d"就诊。患儿于出生后第 3 天(即入院前 16 d)开始出现皮肤黄染,生后 5～7 d 皮肤黄染尤为明显,此后略有减轻,但仍持续存在,近 1 周皮肤黄染无加重也无消退。患儿为纯母乳、按需喂养,具体量不详,大便金黄色,6～8 次/d。自出生以来患儿无发热、咳涕、无抽搐、无哭吵不安、睡眠好,哭声响亮。

患儿系 G_1P_1,孕龄 39 周自然分娩。BW 3 200 g,Apgar 评分 10 分,羊水清、脐带、胎盘无异常。母亲否认孕期感染、服药史和肝炎病史。否认家族其他成员生后早期重度皮肤黄染或其他遗传病史。母亲血型为 O 型 Rh(＋)。母亲祖籍上海,父亲祖籍浙江。新生儿筛查已做,未收到异常回报。

2. 体格检查

T 37℃,P 140 次/min,R 42 次/min,BP 70 mmHg/45 mmHg,Wt 4.0 kg,Hc 35 cm。神志清,无激惹,哭声响亮婉转。头面部、躯干、四肢和手足心明显黄染,巩膜黄染(＋)。心肺无殊。腹部软,肝脏肋下 1.5 cm,质软缘锐,脾脏肋下未扪及。颅骨完整,前囟 2 cm×2 cm,平软,无头皮血肿。四肢肌张力好,生理反射正常引出。

3. 实验室检查

(1) 血常规检查:WBC 12.0×10^9/L,N 30.5%,Hb 140 g/L,PLT 350×10^9/L,Ret 4%,CRP＜1 mg/L。尿、粪常规检查正常。

(2) 肝功能检查:ALT 10 IU/L,AST 40 IU/L,TB 305 μmol/L,DB 10 μmol/L,ALB 40 g/L。

(3) 抗人球蛋白试验:直接抗人球蛋白试验、抗 C 3 d、抗 IgG、间接抗人球蛋白试验、抗体筛查均阴性。

(4) 血型:O 型 Rh(＋)。

(5) 外周血涂片:外周血红细胞形态、白细胞分类未见异常。

(6) 肝胆 B 超:肝脏未见明显肿大,实质回声分布均匀,未见明显占位性病灶。门静脉、肝静脉等走向正常。彩色多普勒血流影像检查(CDFI)未见明显异常。胆囊大小正常,囊壁光滑,透声佳,胆囊内未见明显占位性病变,肝内外胆管未见明显扩张。

二、诊治经过

(1) 初步诊断:新生儿高胆红素血症,母乳性黄疸。

（2）治疗经过：患儿入院后停母乳予配方乳喂养，同时给予口服益生菌。患儿皮肤黄染明显减轻，入院第 5 天黄疸基本消退，病情平稳，予出院。

三、病例分析

1. 病史特点

（1）患儿，男，18 d，发现皮肤黄染 16 d。

（2）一般情况良好，纯母乳喂养，母亲血型 O 型 Rh（＋），家族史（－）。

（3）体格检查：营养发育良好，全身皮肤明显黄染，巩膜黄染（＋）。肝脏肋下 1.5 cm，质软缘锐，脾脏肋下未及。四肢肌张力好，生理反射引出。

（4）实验室检查：血常规正常。TB 305 μmol/L，DB 10 μmol/L。血型 O 型 Rh（＋）。肝胆 B 超检查无异常。

2. 诊断与诊断依据

（1）新生儿高胆红素血症：患儿表现为生后第 3 天开始出现的全身皮肤明显黄染，黄疸持续＞2 周，血清总胆红素为 305 μmol/L（17.8 mg/dl），＞220 μmol/L，符合新生儿高胆红素血症的诊断，属于病理性黄疸。根据其黄疸以未结合胆红素升高为主的特点，主要考虑引起胆红素生成过多或肝脏胆红素代谢障碍所致高胆红素血症的疾病。

该患儿为足月儿，病程中无精神萎软、无抽搐、嗜睡等表现，神经系统检查无异常，血清总胆红素值为 305 μmol/L（未达光疗指征），因此不考虑存在新生儿胆红素脑病的可能。

（2）母乳性黄疸：为排除性诊断。具体机制尚不明确，可能与母乳中 β-葡萄糖醛酸酐酶水平较高，使结合胆红素在肠道重新分离进而导致胆红素肠肝循环增加有关。本例患儿为纯母乳喂养，体重增长良好（18 d 内体重增加 800 g），入院停母乳改配方乳喂养后黄疸消退明显。结合患儿的症状、体征和诸项实验室检查结果，考虑母乳性黄疸（早发型）诊断。出院后需进一步随访观察黄疸情况。

3. 鉴别诊断

在诊断过程中，以未结合胆红素增高为线索，该患儿应注意排除下列疾病。

（1）新生儿溶血病：包括母子血型不合溶血、红细胞酶缺陷、红细胞形态异常和血红蛋白病等。该类疾病以急性溶血为主要特点，可表现为贫血、肝脾大等。该患儿生后第 3 天出现皮肤黄染，查体无肝脾肿大，外周血象中白细胞计数和分类、血红蛋白水平及网织红细胞计数均在正常范围，结合血型鉴定、外周血涂片和抗人球蛋白试验结果，新生儿溶血病不予考虑。

（2）新生儿感染：因感染引起红细胞破坏增加和胆红素排泄减少而致高胆红素血症。除黄疸外，还可出现发热、纳差、精神萎软等全身症状，查体可伴有肝脾大，实验室检查显示外周血象的异常，病原菌检查为有效的抗感染治疗提供依据。

（3）Crigler-Narjjar 综合征：因先天性二磷酸尿核苷葡萄糖醛氨酰转移酶（UDPGT）缺乏导致未结合胆红素升高，分为Ⅰ型和Ⅱ型，Ⅱ型较Ⅰ型症状轻，发病率高，且对苯巴比妥治疗有效。基因检测可帮助确诊。

（4）Gilbert 综合征：一种慢性的轻度的高未结合胆红素血症，属常染色体显性遗传。因肝脏摄取胆红素和 UDPGT 活性降低所致。通常于青春期才有表现。基因检测和长期随访有助鉴别。

（5）内分泌和代谢性疾病：如先天性甲状腺功能减退、半乳糖血症等。这些疾病分别有其特殊的病史经过。新生儿疾病筛查和必要时的代谢病筛查有助明确。

（6）其他：如新生儿肝炎、胆道闭锁等疾病，系胆汁排泄障碍所致，主要是以结合胆红素明显增高为主，大便颜色逐渐变淡呈灰白色样，肝胆 B 超检查往往可见形态异常。

四、处理方案及基本原则

（1）一般处理：积极完善各项实验室检查如外周血常规、血涂片、网织红细胞计数、肝功能、血型鉴定、抗人球蛋白试验、病原学检测和培养等。密切观察黄疸变化，警惕胆红素脑病的发生。必要时行基因检测和代谢病筛查。

（2）合理喂养：暂停母乳，改为配方乳喂养。

（3）光疗：动态监测黄疸指数，根据不同日龄各类婴儿光疗指征表及时给予光疗退黄。本例患儿胎龄 39 周，日龄 > 7 d，一般情况良好，其光疗指标为血清胆红素 ≥ 360 μmol/L（21 mg/dl）。

（4）换血疗法：密切监测黄疸指数，按照不同日龄各类婴儿换血指征表及时进行换血疗法，本例患儿换血指标为血清胆红素 ≥ 428 μmol/L（25 mg/dl）。

（5）药物治疗：①抗感染：如存在感染，可根据病原菌选择有效的抗生素治疗；②肝酶诱导剂：诱导 UDPGT 活性，予苯巴比妥每天 5 mg/kg，分 2～3 次，共 5 d；③白蛋白：如果存在低蛋白血症，补充人白蛋白 1 g/kg。

五、要点和讨论

新生儿高胆红素血症是新生儿期的常见疾病，诊疗经过通常包括以下环节：

（1）详细询问病史：患儿出生史，黄疸首次出现的时间和变化、病程中有无胆红素脑病的表现（如食欲缺乏和精神萎软、抽搐等）、家族史、母亲血型、籍贯、疾病和药物应用史等。

（2）查体时重点关注患儿的精神反应、黄疸范围、肝脾肿大、神经系统表现及有无先天发育畸形等情况。

（3）及时完善各项相关检查：外周血常规、网织红细胞计数、血涂片、肝功能、血型鉴定、抗人球蛋白试验等。必要时进行病原学检查、基因检测和代谢病筛查等帮助明确病因诊断。动态监测血清胆红素水平或经皮测胆红素值。

（4）治疗方面：病因治疗包括补充酐酶诱导剂、白蛋白、大剂量丙种球蛋白和抗感染治疗等。根据血清胆红素水平和是否存在胆红素脑病症状，决定是否进行光疗和（或）换血疗法。

（5）患者的随访和管理。

六、思考题

1. 如何对未结合胆红素增高为主的新生儿高胆红素血症进行鉴别诊断？

2. 简述新生儿胆红素脑病的分期和临床表现

3. 新生儿高胆红素血症的治疗措施主要有哪些？

七、推荐阅读文献

[1] 薛辛东. 儿科学[M]. 2 版. 北京：人民卫生出版社，2013：133 - 137.

[2] 邵肖梅，叶鸿瑁，邱小汕. 实用新生儿学[M]. 4 版. 北京：人民卫生出版社，2011：272 - 279.

[3] Janet M. Rennie MA. Roberton's Textbook of Neonatology [M]. Fourth edition. London: Churchill Livingstone. 2005：661 - 678.

（孙建华　贠　斐）

案例 18

新生儿缺氧缺血性脑病

一、病历资料

1. 病史采集

患儿，男，20 min，因"重度窒息复苏后"入院。患儿为 G_3P_2，孕 38^{+4} 周顺产娩出，BW 2 940 g，生后见全身皮肤紫，无呼吸，HR＜100 次/min，四肢松弛，刺激后无反应，1 min Apgar 评分 2 分，即予清理呼吸道后，气管插管球囊加压给氧，辅以胸外心脏按压后患儿皮肤转红，心率上升，无自主呼吸，四肢松弛，5 min、10 min 及 20 min Apgar 评分均为 4 分，气管插管下带管入新生儿科，予人工呼吸机应用，经皮氧稳定，血气示代谢性酸中毒，拟"新生儿重度窒息，代谢性酸中毒，窒息后多脏器功能损伤？"收入院。

母孕期及产时情况：母孕期定期产检，否认孕期感染或服药史，实验室检查未见明显异常，唐氏筛查低风险，B 超畸形筛查未见异常，GBS 阴性。孕 33 周发现高血压，控制好。孕 38^{+3} 周门诊拟"G_3P_1，高年孕妇，瘢痕子宫（前次剖宫产），妊娠期高血压"收入院，入院第 2 天顺产分娩，BW 2 940 g，Apgar 评分 2 分—4 分—4 分，羊水血性，脐带正常，胎盘边缘见 5 cm×5 cm 大小压迹，产程中母子宫破裂，行全子宫切除术。

家族史：否认家族性遗传病史。

2. 体格检查

T 36℃，HR 150 次/min，R 40 次/min（人工呼吸机应用下），BP 73 mmHg/40（50）mmHg，Ht 50 cm，头围 33 cm，昏迷，刺激无反应，皮肤红，头颅外形正常，无水肿及血肿，前囟 1.5 cm×1.5 cm，平软，双侧瞳孔等大等圆，直径 4 mm，无对光反射，颈软，无自主呼吸，人工呼吸机应用下，R 40 次/min，两肺呼吸音粗，无啰音，HR 150 次/min，心律齐，心音有力，未闻及杂音，腹平软，肠鸣音 2 次/min，肝肋下 2.0 cm，质软，四肢无活动，肌张力低，末梢暖，拥抱反射、吸吮反射消失。

3. 实验室检查

1）血气分析

（1）生后第 1 天 09：40：pH 6.993，$PaCO_2$ 46.2 mmHg，HCO_3^- 11.2 mmol/L，BE －20 mmol/L，Na^+ 138 mmol/L，K^+ 5.9 mmol/L，iCa^{2+} 1.41 mmol/L。

（2）生后第 1 天 11：20：pH 7.320，$PaCO_2$ 35.5 mmHg，HCO_3^- 18.3 mmol/L，BE －8 mmol/L，Na^+ 138 mmol/L，K^+ 6.0 mmol/L，iCa^{2+} 1.21 mmol/L。

（3）生后第 2 天：pH 7.475，$PaCO_2$ 34.6 mmHg，HCO_3^- 25.5 mmol/L，BE －2 mmol/L，Na^+ 137 mmol/L，K^+ 4.7 mmol/L，iCa^{2+} 0.74 mmol/L。

2）血糖、肝肾功能、电解质、心肌酶谱

（1）血糖：5.1、7.4、7.0、5.4、4.4、4.6 mmol/L；

（2）凝血功能：

i）生后第 1 天：INR 1.54，APTT 68.0 s，TT 20.7 s，PT 18.4 s，Fib 1.18 g/L。3P（一），D-二聚体（一），FDP（＋）；

ii）生后第 4 天：INR 1.23，APTT 61.2 s，TT 17.3 s，PT 15.3 s，Fib 2.68 g/L，3P（一），D-二聚体（一），FDP（一）；

iii）生后第 10 天：INR 1.26，APTT 56.1 s，TT 19.2 s，PT 15.6 s。

（3）肝肾功能、血生化：

i）生后第 1 天：TB 27.10 μmol/L，DB 5.59 μmol/L，ALT 14 IU/L，AST 56 IU/L，BUN 2.5 mmol/L，UA 385 μmol/L，Cr 45 μmol/L，TP 51.1 g/L，ALB 34 g/L，GLB 17 g/L，ALB/GLB 2.0，TBA 10.20 μmol/L，TG 0.15 mmol/L，Ca^{2+} 2.35 mmol/L，Mg^{2+} 1.03 mmol/L，K^+ 4.70 mmol/L，Na^+ 139 mmol/L，Cl^- 102 mmol/L，LDH 298 IU/L，CK 244 IU/L，ALP 469 IU/L。

ii）生后第 4 天：TB 166.01 μmol/L，DB 9.29 μmol/L，ALT 9 IU/L，AST 100 IU/L，BUN 2.4 mmol/L，UA 227 μmol/L，Cr 52 μmol/L，TP 56.2 g/L，ALB 28 g/L，GLB 28 g/L，ALB/GLB 1.0，TBA 2.70 μmol/L，TG 0.57 mmol/L，Ca^{2+} 1.9 mmol/L，Mg^{2+} 0.66 mmol/L，K^+ 3.66 mmol/L，Na^+ 134 mmol/L，Cl^- 93 mmol/L，LDH 833 IU/L，CK 772 IU/L，ALP 512 IU/L。

iii）生后第 10 天：TB 28.08 μmol/L，DB 13.43 μmol/L，ALT 3 IU/L，AST 25 IU/L，BUN 5.2 mmol/L，UA 108 μmol/L，Cr 35 μmol/L，TP 47.4 g/L，ALB 27.1 g/L，GLB 20 g/L，ALB/GLB 1.3，TBA 2.50 μmol/L，TG 0.23 mmol/L，Ca^{2+} 2.31 mmol/L，Mg^{2+} 0.88 mmol/L，K^+ 4.62 mmol/L，Na^+ 144 mmol/L，Cl^- 113 mmol/L，LDH 314 IU/L，CK 95 IU/L，ALP 539 IU/L。

i）生后第 1 天血常规检查：RBC 6.02×10^{12}/L，Hb 196.1 g/L，WBC 17.2×10^9/L，N 50.4％，PLT 164.4×10^9/L，CRP＜1 mg/L。

ii）生后第 4 天 PCT 0.354 ng/ml。

3）影像学检查

（1）生后第 1 天胸腹片检查：肺液运转过程，肠道充气少。

（2）生后第 2 天胸片检查：两肺纹理稍增多，右下肺见少许渗出影。

（3）生后第 3 天头颅 B 超检查：①颅内点状高回声；②大脑中动脉 RI 降低。

（4）生后第 12 天头颅 MR 平扫：右侧侧脑室后角旁见斑片状异常信号影，T_1W 稍高信号，T_2W、FLAIR 等信号，DWI 呈高信号，余颅脑内两侧大脑实质和小脑未见异常信号。各脑池及脑室未见扩大和闭塞。脑沟脑裂无增宽，中线结构无移位。右侧侧脑室后角旁异常信号，缺血缺氧性病变可能。

二、诊治经过

（1）出院诊断：新生儿缺氧缺血性脑病（重度），重度窒息，代谢性酸中毒，低钙血症，凝血功能异常，新生儿肺炎。

（2）治疗经过：予以护理、监护，完善各项检查，生后 55 min 出现肌张力增高，肢体节律性抽搐，早期予三项支持治疗：气管插管人工呼吸机应用呼吸支持，维持内环境稳定，纠正代谢性酸中毒及低钙；维持血糖稳定；维持血压稳定，维持各脏器灌注，多巴胺改善循环，磷酸肌酸钠营养心肌，查凝血时间延长，予新鲜冷冻血浆、血凝酶补充凝血因子。三项对症处理：生后 55 min 出现肌张力增高，肢体抽搐，予止痉〔苯巴比妥（鲁米那）负荷量 40 mg/kg，间断应用地西泮（安定），12 h 后苯巴比妥维持量 5 mg/（kg·d），共 6 天〕；甘露醇降颅压，呋塞米（速尿）利尿。对症治疗肺炎。生后第 8 天起予单唾液酸四己糖神经节苷酯（2 ml/20 mg，静滴 qd×10 d）营养神经治疗。生后第 10 天起少量肠道喂养，奶量增加顺利，吸吮力欠佳，予加强锻炼后吸吮力好转。生后第 36 天，病情稳定，予以出院。

（3）出院建议：门诊随访。

三、病例分析

1. 病史特点

（1）患儿，男，20 min，因"重度窒息复苏后"入院。

（2）出生前有母子宫破裂造成胎儿宫内窘迫的产科病史，出生时重度窒息，生后 55 min 出现抽搐。

（3）体格检查：昏迷，刺激无反应，皮肤红，前囟 1.5 cm × 1.5 cm，平软，双侧瞳孔等大等圆，直径 4 mm，无对光反射，颈软，无自主呼吸，人工呼吸机应用下，R 40 次/min，两肺呼吸音粗，无啰音，HR 150 次/min，心律齐，心音有力，未闻及杂音，四肢无活动，肌张力低，拥抱反射、吸吮反射消失。

（4）实验室检查：血气分析提示代谢性酸中毒。生化检查提示低钙血症。腹片检查提示肠道动力性改变。头颅 B 超检查：颅内点状高回声、大脑中动脉 RI 降低。头颅 MRI 平扫：右侧侧脑室后角旁异常信号，缺血缺氧性病变可能。

2. 诊断与诊断依据

（1）缺氧缺血性脑病（重度）：患儿出生前有母子宫破裂造成胎儿宫内窘迫的产科病史，出生时重度窒息，1 min Apgar 评分 ≤ 3 分，并延续至 5 min 时仍 ≤ 5 分，生后出现意识改变（昏迷）、肌张力松软、原始反射异常（吸吮、拥抱反射消失）、脑干症状（呼吸节律改变、瞳孔改变、对光反应消失）、生后 55 min 惊厥、前囟张力增高等神经系统症状，并持续至 24 h 以上，无电解质紊乱、低血糖、颅内出血、产伤、宫内感染及遗传代谢病等依据，故缺氧缺血性脑病诊断明确。目前对新生儿缺氧缺血性脑病（HIE）的临床诊断主要是在围产期缺氧的病史基础上，根据是否发生意识障碍、肌张力和原始反射异常、惊厥和脑干症状等症状体征予以确诊并分度（见表 18 - 1）。根据表 18 - 1，考虑该儿为重度缺氧缺血性脑病。

表 18 - 1　HIE 的临床分度

项 目	轻 度	中 度	重 度
意识	过度兴奋	嗜睡、迟钝	昏迷
肌张力	正常	减低	松软或肌张力增加
原始反射	稍活跃	减弱	消失
惊厥	无	通常伴有	多见或持续
中枢呼吸衰竭	无	无或轻度	常有
瞳孔改变	无	无或缩小	不对称、扩大或光反应消失
前囟张力	正常	正常或稍饱满	饱满、紧张
病程及预后	兴奋症状在 24 h 内最明显，3 d 内逐渐消失，预后好	大多在 1 周末症状消失，10 d 后仍不消失者可能有后遗症	病死率高，多在 1 周内死亡，存活者症状可持续数周，多有后遗症

（2）重度窒息：该儿生后 1 min Apgar 2 分，HR < 100 次/min，肌张力松弛，无自主呼吸，反应无，体出肤紫，故诊断成立。

（3）代谢性酸中毒：小儿生后随访血气分析示：pH 6.993，$PaCO_2$ 46.2 mmHg，BE −20 mmol/L，HCO_3^- 11.2 mmol/L，故诊断成立。

（4）低钙血症：iCa^{2+} 0.74 mmol/L < 0.9 mmol/L，诊断明确。

（5）凝血功能异常：APTT 68.0 s，Fib 1.18 g/L，诊断明确。

（6）新生儿肺炎：该儿出生后气管插管呼吸机支持，上机过程中呼吸道分泌物较多，随访胸片示肺部感染存在，予逐步升级抗生素，丙球支持，并予超声雾化、沐舒坦化痰、加强拍背吸痰护理后治愈，故新生儿肺炎明确。

3. 鉴别诊断

在诊断过程中，以神经系统异常表现为线索，该患儿应注意排除下列疾病。

（1）电解质紊乱：严重的低钙血症、低钠血症、高钠血症及严重的低血糖症等均可以惊厥，该儿生后 55 min 出现抽搐，完善生化检查及血糖均正常，可排除。

（2）产伤和颅内出血：足月难产儿多见。可造成硬膜外、硬膜下、蛛网膜下腔及脑实质等部位的出血，出血量较大时可表现出明显的神经系统症状，影像学检查可确诊，该儿无影像学依据。

（3）宫内感染：不同病原造成的宫内感染和孕期不同时间发生的宫内感染在新生儿的表现不同，需与 HIE 所鉴别的是分娩前后感染急性发病阶段，可有不同程度的意识障碍、惊厥等表现。孕中期或更早发生的宫内感染如累及中枢神经系统，新生儿生后可无意识障碍，但可存在肌张力异常，有时影像学检查见脑室周围、丘脑、基底核区域存在钙化点。最终需病毒学检查确诊。该儿母孕期正规产检，弓形体病、其他病毒、风疹巨细胞病毒、单纯疱疹病毒（TORCH）均阴性，小儿肝脾不大，无明显黄疸，头颅 MRI 扫描未见明显钙化点，无感染依据。

（4）遗传代谢性疾病和其他先天性脑发育异常：此类疾病为少见，最值得与 HIE 鉴别的早期症状是惊厥。这些疾病时往往惊厥频繁发作，难以控制，常规的实验室检查常见低血糖，高血氨，酸中毒，乳酸、丙酮酸水平增高等，经代谢相关检查确诊。新生儿早期以惊厥为突出表现的脑发育异常最多见于灰质病，如巨脑回、多小脑回、灰质异位等。这些患儿惊厥严重，却难以追寻到缺氧病史。该儿不符合。

四、处理方案及基本原则

（1）三项支持治疗：①维持良好的通气、换气功能，使血气和 pH 保持在正常范围：予人工呼吸机呼吸支持，维持内环境稳定，因该儿存在代谢性酸中毒予 5% 碳酸氢钠纠酸，因低钙，予补钙；②维持血糖稳定，以保持神经细胞代谢所需能量：予静脉补液，监测血糖，维持血糖水平在正常高值（5.0 mmol/L），一般 6～8 mg/(kg·min)，必要时可 8～10 mg/(kg·min)，该儿血糖基本维持稳定，曾出现一过性血糖升高，予调整后好转；③维持心率、血压稳定，维持各脏器灌注：予多巴胺应用，剂量为 2～5 μg/(kg·min)；予磷酸肌酸钠营养心肌；查凝血时间延长，予新鲜冷冻血浆、血凝酶补充凝血因子。

（2）三项对症处理：①控制惊厥：首选苯巴比妥，负荷量 40 mg/kg，先给予负荷量 20 mg/kg，因惊厥控制欠佳，2 次追加剂量各 10 mg/kg，以及间断应用地西泮，12 h 后苯巴比妥维持量 5 mg/(kg·d)；②降颅压：该儿有颅内压增高表现，予甘露醇降颅压，0.25～0.5 g/kg，静脉推注，q 6～12 h；适当限制液体摄入量，60 ml/kg，控制脑水肿。血凝酶防出血。③消除脑干症状：当重度 HIE 临床出现呼吸节律异常、瞳孔改变时，可应用纳洛酮，计量 0.05～0.1 mg/(d·kg)，静脉注射，无效应及时予以恰当的呼吸支持措施。

（3）亚低温治疗：亚低温是指采用人工诱导方法将体温下降 2℃～6℃，以达到治疗目的。其在动物实验中已证实对新生儿缺氧缺血损害具有显著的神经保护作用，我国及国际上的多中心临床研究也显示了亚低温治疗的安全性，证实了亚低温治疗对 HIE 具有神经保护作用。在有治疗条件的单位，对中-重度 HIE 患儿，可在发病 6 h 内开始亚低温治疗，持续 48～72 h。

（4）神经营养/生长因子：实验证实在 HIE 的高兴奋阶段后，有内源性神经营养、生长因子的表达增加，这可能是一种内源性的神经保护机制。因此应用外源性神经营养/生长因子改善神经细胞周围环境，抑制细胞凋亡、维持细胞成活、促进受损细胞的修复和再生的研究已日益受到重视。然而就其能否通过血脑屏障到达病变部位及其确切的疗效尚待深入研究。目前尚无确切临床证据证实神经营养/生长因子的疗效。

（5）其他支持对症治疗：该儿生后呼吸机应用，予抗生素应用预防感染，上机过程中呼吸道分泌物较多，随访胸片示肺部感染存在，予逐步升级抗生素、丙球支持，并予超声雾化、沐舒坦化痰、加强拍背吸痰护理，呼吸道分泌物逐渐减少，生后第8天撤呼吸机。生后积极给予静脉营养支持，第10天起少量肠道喂养，奶量增加顺利，吸吮力欠佳，予加强锻炼后吸吮力好转。

五、要点和讨论

新生儿缺氧缺血性脑病（HIE）是由围产期缺氧窒息所致的脑缺氧缺血性损害，包括特征性的神经病理及病理生理过程，并在临床上出现一系列脑病的表现，部分小儿可留有不同程度神经系统后遗症，是新生儿死亡和婴幼儿神经系统功能障碍的主要原因，因此近年来引起了国内外学者的广泛关注。HIE的诊疗需要注意以下几点：

（1）临床医生需严格掌握HIE诊断标准，避免造成HIE的过度诊断。由中华医学会儿科学会新生儿学组制定的足月儿HIE诊断标准如下：①有明确的可导致胎儿宫内窘迫的异常产科病史，以及严重的胎儿宫内窘迫表现（胎心率<100次/min，持续5 min以上和（或）羊水Ⅲ度污染），或在分娩过程中有明显窒息史；②出生时有重度窒息，指1 min Apgar评分≤3分，并延续至5 min时仍≤5分；或出生时脐动脉血气pH≤7；③出生后不久出现神经系统症状，并持续24 h以上；④排除电解质紊乱、颅内出血和产伤等原因引起的抽搐，以及宫内感染、遗传代谢性疾病和其他先天性疾病所引起的脑损伤。同时具备以上4条可确诊，第4条暂时不能确定者可作为拟诊病例。

（2）查体时重点关注意识改变（过度兴奋、抑制）、肌张力增高/降低、原始反射异常（吸吮、拥抱反射减弱或消失）、有无惊厥、脑干症状（呼吸节律改变、瞳孔改变、对光反应迟钝或消失）、前囟张力是否增高等神经系统症状。根据以上临床症状体征进行临床分度。

（3）及时进行血糖、血气、肝肾功能、生化、心肌酶谱、脑电生理及脑影像学等重要的辅助检查，以全面评估病情。

（4）早期予"三项支持、三项对症"治疗，在有亚低温治疗条件的单位，对中-重度HIE患儿，可在发病6 h内开始亚低温治疗。可酌情选用营养脑细胞、促进神经细胞生长的药物。同时注意对症处理各种合并症和并发症。

（5）患儿的随访和管理及早期康复干预。中重度HIE可能会导致后期的感觉功能和行为障碍，而多种的环境刺激可影响脑的形态和功能，对脑的发育具有重要作用。0～2岁的小儿脑处于快速发育的关键期，可塑性极强，因此对中重度HIE患儿及早开始感知刺激和动作训练可促进脑结构和功能代偿，有利于患儿恢复和减轻后遗症。

六、思考题

1. 新生儿缺氧缺血性脑病的诊断标准是什么？
2. 新生儿缺氧缺血性脑病如何进行临床分度？
3. 新生儿缺氧缺血性脑病的治疗措施有哪些？

七、推荐阅读文献

［1］邵肖梅、叶鸿瑁、丘晓汕. 实用新生儿学［M］. 4版. 北京：人民卫生出版社，2011：699－706.

［2］沈晓明，王卫平. 儿科学［M］. 7版. 北京：人民卫生出版社，2009：102－105.

（刘志伟）

案例 19

新生儿颅内出血

一、病历资料

1. 病史采集

患儿,男,40 h,因"生后 40 h 出现尖叫伴四肢抽搐"由产科母婴同室转入新生儿病房。患儿分娩后因"哭声欠佳"入新生儿病房观察,随访血糖血气及胸片正常,哭声可,呼吸平稳予回母婴同室。生后 40 h 出现尖叫伴四肢节律性抽搐,双下肢为主。无发热,无呼吸停止,无口吐白沫,无呕吐。

患儿母孕期正规产检,各项实验室检查无异常。孕后期出现血压升高,予柳胺苄心安(拉贝洛尔)降压,硫酸镁解痉治疗。否认孕期感染史。

患儿 1 胎 1 产,因母妊高症剖宫产分娩,BW 3 345 g,羊水Ⅱ度,10 min Apgar 评分-10 分,脐带正常,胎盘球拍状。

2. 体格检查

T 37℃, P 140 次/min, R 50 次/min, BP 80 mmHg/50 mmHg, Hc 34 cm, Ht 50 cm。皮肤红,无出血点,无水肿,无黄疸,花纹无。安静,易激惹,头颅外形正常,前囟 2 cm×2 cm,无水肿,无血肿,骨缝无分离,无颅骨软化。双侧瞳孔等大,对光反射存在。HR 140 次/min,心音有力,心率规则,未及明显杂音。R 50 次/min,无三凹症,无呻吟,两肺呼吸音清。腹部平软,肝脏肋下 1.5 cm,质地软。脾未触及。四肢肌张力正常。肛门外生殖器无异常。拥抱反射(＋)。

3. 实验室检查

（1）血糖：3.6 mmol/L。血气分析：pH 7.439, $PaCO_2$ 36.9 mmHg, HCO_3^- 25 mmol/L, BE 1 mmol/L, Na^+ 140 mmol/L, K^+ 7.4 mmol/L, iCa^{2+} 1 mmol/L。

（2）X 线胸片检查:骨性胸廓未见显著异常。两肺野透亮度正常,两肺纹理增多,呈放射状,两肺内未见明显异常阴影。两肺门影不大,心影形态大小正常范围内。两膈面光整,两侧肋膈角锐利。结论:两肺纹理增多,请结合临床,随访。

（3）头颅 MR 平扫:右侧后颅窝、颞枕顶部颅板下、大脑镰及小脑幕周围见片。状异常信号灶,T_1W 呈稍高信号,T_2W 及 flair 呈低或等信号,第四脑室及脑干、右侧小脑半球受压向左移位,右侧脑室后角受压,余各脑池无明显扩大。脑沟脑裂未见明显增宽。

检查结论:双侧枕部、右侧后颅窝及颞顶部、大脑镰及小脑幕周围硬膜下血肿,压迫第四脑室及脑干、右侧小脑半球。请结合临床,随访。

二、诊治经过

（1）初步诊断：新生儿惊厥、新生儿颅内出血。

（2）治疗经过：入新生儿病房后即予苯巴比妥（鲁米那）镇静。予保暖、吸氧，加强监护。维生素 K_1 及血凝酶应用，抗生素预防感染。完善相关辅助检查，头颅 MRI 扫描提示右侧硬膜下血肿，压迫脑室及脑干，中线移位。即予转儿外科治疗。

三、病例分析

1. 病史特点

（1）患儿，男，40 h，生后 40 h 出现尖叫伴四肢抽搐。

（2）生后 40 h 出现尖叫伴四肢抽搐，双下肢为主。无发热，无屏气，无口吐白沫，无呕吐。

（3）体格检查：T 37℃，P 140 次/min，R 50 次/min，BP 80 mmHg/50 mmHg，Hc 34 cm，前囟 2 cm×2 cm，无水肿，无血肿，骨缝无分离，无颅骨软化。双侧瞳孔等大，对光反射存在。腹部平软，肝脏肋下 1.5 cm，质地软。四肢肌张力正常。拥抱反射（＋）。

（4）实验室检查：头颅 MRI 平扫：双侧枕部、右侧后颅窝及颞顶部、大脑镰及小脑幕周围硬膜下血肿，压迫第四脑室及脑干、右侧小脑半球。请结合临床，随访。

2. 诊断与诊断依据

（1）新生儿颅内出血：该儿生后 40 h 出现尖叫，抽搐等神经系统症状。头颅 MRI 平扫显示双侧枕部、右侧后颅窝及颞顶部、大脑镰及小脑幕周围硬膜下血肿，压迫第四脑室及脑干、右侧小脑半球，诊断明确。

（2）新生儿惊厥：该儿生后 40 h 出现尖叫，四肢节律性抽搐，双下肢为主，诊断明确。

3. 鉴别诊断

在诊断过程中，以惊厥等神经系统症状为线索，该患儿应注意排除下列疾病。

（1）中枢神经系统感染：新生儿期以化脓性脑膜炎最常见，神经系统表现为意识障碍、肌张力异常、前囟张力高及惊厥。临床有体温异常、反应差、面色欠佳等感染症状，脑脊液检查异常。

（2）新生儿破伤风：有不洁断脐史，常在生后 7 d 左右发病，全身骨骼肌强直性痉挛，牙关紧闭、"苦笑面容"。声、光、轻触、饮水等刺激常诱发痉挛发作。呼吸机与喉肌痉挛引起呼吸困难、青紫和窒息，可因缺氧窒息或继发感染死亡。

（3）缺氧缺血性脑病 HIE：是足月新生儿惊厥最常见的原因。一般有宫内窘迫、出生窒息缺氧史，生后具有神经系统症状，临床表现为意识障碍、肌张力异常和惊厥及颅内压增高。惊厥多在生后 1～2 d 出现，多为微小型和限局型发作。该诊断需除外可引起惊厥的其他原因。

（4）代谢异常：低糖、低钙、低镁等代谢异常也可引起新生儿惊厥。低血糖常见于小于胎龄儿、早产儿、窒息新生儿及糖尿病母亲的婴儿。主要表现反应差、阵发性青紫、呼吸暂停和惊厥等，根据病史及辅助检查易诊断。低钙血症主要为神经肌肉的兴奋性增高，表现惊跳、手足搐搦、震颤、惊厥等。低镁血症常伴有低钙血症，症状无特异性，常与低钙血症临床上难以区分，因此低钙血症经钙剂治疗无效时应考虑低镁血症，常同时用镁剂治疗。

四、处理方案及基本原则

（1）一般处理：对颅内出血的新生儿，常规采用止血药物，多用维生素 K_1 3～5 mg，肌内或静脉注射,或应用巴曲酶(立止血)等其他止血药物。有惊厥时可给予苯巴比妥等对症治疗,按需采用不同形式氧疗,及时纠正缺氧和酸中毒,维持体内代谢平衡。为防止感染,可选用适当抗生素。

（2）特殊针对性治疗

外科治疗:对于危及生命的较大血肿,包括严重的硬膜下血肿、蛛网膜下腔出血(SAH)、脑实质出血、小脑出血等,可能出现脑干压迫症状,需由神经外科紧急处理,刻不容缓,此时一般的药物难以挽救生命。

出血后梗阻性脑积水的治疗:进行颅脑超声的动态监测,观察脑室变化,早期发现脑积水,及时予以治疗。除全面的体格检查外,重要的是通过影像学方法观察脑室的大小,如处于静止状态,可以暂不处理,一旦有进行性加重趋势,应采取适当措施积极治疗。

对出血后脑室质损伤的治疗:新生儿颅内出血除急剧出血短时内危及生命,遗留后遗症的根本原因是出血造成的脑实质损伤,包括前述的脑积水脑室扩张对脑组织的挤压。因此,在对这些小儿采取止血等恰当的医疗护理措施的同时,应对脑实质损伤予以积极的治疗,如适当脱水,选用营养脑细胞药物等。

五、要点和讨论

新生儿颅内出血是新生儿期常见病,与这一阶段自身的解剖生理特点和多种围产期高危因素有关,严重者可有神经系统后遗症。依出血部位的不同,颅内出血可分为硬膜外(EDH)、硬膜下(SDH)、蛛网膜下腔(SAH)、脑实质(IPH)及室管膜-脑室周围出血(GMH/IVH)等部位的出血。出血部位与胎龄相关。

近几年来,围产新生儿医学技术不断提高,但新生儿颅内出血的发生率并无大幅度的降低。新生儿颅内出血的诊疗经过通常包括以下环节:

（1）详细询问患儿有无围生期窒息缺氧史,有无难产史,结合病史和临床特征,可做出初步诊断。

（2）查体时重点关注患儿头颅有无变形,神经系统的症状,有无反复的惊厥,肌张力增高或低下,中枢性呼吸暂停等。

（3）及时进行颅脑超声、CT、头颅 MRI 等重要的辅助检查,全面评估病情。影像学检查对判断有无颅内出血极为重要。颅脑超声技术以其无创、简便、易行、可床边操作等突出优势,成为新生儿颅内疾病筛查及诊断的重要检查手段,超声对脑室周围-脑室内出血具有特异性的诊断价值。头颅 CT 检查具有很高的密度分辨力,较颅脑超声更精确,另外在新生儿蛛网膜下腔出血方面,弥补了 B 超检查的不足。头颅 MRI 对不同类型的颅内出血显示出不同的优势与劣势,如室管膜下出血的分辨率远不及超声,诊断率仅有 50% 左右;然而由于 MRI 可多轴向检查,对硬膜下出血、蛛网膜下腔出血却能清晰地显示。

（4）根据病情评估,决定选择治疗方案,包括内科治疗及及时外科手术。

（5）患儿的定期随访。

六、思考题

1. 新生儿颅内出血的常见类型有哪些?
2. 新生儿颅内出血的预防和治疗措施有哪些?

七、推荐阅读文献

[1] 邵肖梅、叶鸿瑁、丘晓汕. 实用新生儿学[M]. 4 版. 北京:人民卫生出版社,2011:699－706.
[2] 沈晓明、王卫平. 儿科学[M]7 版. 北京:人民卫生出版社,2009:102－105.

（刘志伟）

案例 20

新生儿肺炎

一、病历资料

1. 病史采集

患儿，男，7 d，因"发热 2 d，吃奶时呛奶"就诊。患儿出生后第 5 天（即入院前 2 d）开始发热，体温波动于 37.5℃～38.3℃（颈部），精神反应可，食欲较好，吃奶时易呛奶，曾伴有呕吐 3～4 次，为胃内容物（混合喂养），每天大便 4～5 次，黄糊状稍稀。发病以来患儿无咳涕、无烦躁或抽搐。

患儿系 G_2P_2，足月顺产，BW 3 700 g，Apgar 评分 10 分，羊水清，脐带、胎盘无异常。母亲本次妊娠无殊，否认孕期感染包括阴道炎史。

否认家族或遗传病史。其胞兄 1 周前咳嗽，拟诊"支气管炎"。

2. 体格检查

T 38℃（腋下），P 146 次/min，R 52 次/min，BP 68 mmHg/46 mmHg，Wt 3 700 g，Hc 34.5 cm。经皮测氧饱和度 89%（未吸氧）。神志清，反应好，哭声响亮，皮肤及巩膜轻度黄染，唇周发绀。前囟 1.5 cm×1.5 cm，平坦。呼吸稍急促，间歇见鼻翼扇动，吸凹征（一），两肺呼吸音对称、粗糙，未闻及干湿性啰音。心音有力，心律齐，未闻及杂音。腹部软，肝脏肋下 2.0 cm，剑突下 1.5 cm，质地软、边缘锐，脾脏肋下未扪及。CRT 2′，四肢肌张力好，拥抱反射（＋）。

3. 实验室检查

（1）血常规＋CRP（入院日）：CRP 5 mg/L，WBC $16.0×10^9$/L，LY 27.5%，N 66.1%，Hb 152 g/L，PLT $180×10^9$/L。

（2）血气分析（毛细血管动脉化）：pH 7.30，$PaCO_2$ 37 mmHg，PaO_2 78 mmHg，Lac 2.6 mmol/L，HCO_3^- 23 mmol/L，SBE −2.5 mmol/L，SO_2 87%。

（3）尿、粪常规：无异常。

（4）降钙素原（PCT）：5.8 ng/ml。

（5）外周血涂片：中性粒细胞杆状核 18%，中性粒细胞分叶核 49%，LY 30%，有核红细胞5/100只。

（6）血培养（双份）：血培养 5 d，无细菌生长。

（7）胸部 X 线摄片：两肺纹理增多模糊，左肺透亮度降低，心影未见明显异常。

（8）痰培养：呼吸道正常菌群，金黄色葡萄球菌少量。药敏试验：青霉素 R，苯唑青霉素 S，万古霉素 S。

（9）血常规＋CRP（住院第 7 天复查）：CRP 3 mg/L，WBC $9.0×10^9$/L，LY 65.0%，N 30.1%，E 3%，Hb 148 g/L，PLT $235×10^9$/L。

二、诊治经过

(1) 初步诊断:新生儿肺炎,低氧血症。

(2) 治疗经过:患儿入院后给予物理降温,鼻导管吸氧,头孢噻肟钠 175 mg+0.9% NaCl 20 ml 静滴 Q 8 h。入院次日患儿体温正常,出现咳嗽、咳痰,停氧疗呼吸较平稳,面色红,氧饱和度维持在 93%~95%,配方奶喂养完成好。予加用雾化吸入、拍背吸痰,每天 2 次;继续给予头孢噻肟钠静滴。入院第 6 天起咳嗽、咳痰明显减少,心肺听诊尤殊,复查外周血象、PCT 基本正常,住院第 8 天停静脉抗生素改用头孢地尼 20 mg 口服每天 2 次,患儿一般情况稳定,予出院门诊随访。

三、病例分析

1. 病史特点

(1) 患儿男 7 d,发热 2 d,吃奶时呛奶。

(2) 系足月儿,自然分娩,无窒息史及母亲妊娠期感染史。存在呼吸道感染密切接触史。

(3) 体检:T 38℃(腋下),R 52 次/min,可见鼻翼扇动,吸凹征(一),氧饱和度 89%。神志清,反应好,两肺呼吸音粗糙,心音有力,腹软,肝脾不大。

(4) 实验室检查:外周血象白细胞计数总数偏高,分类以中性粒细胞为主,血 PCT、I/T 均明显增高,胸片检查提示两肺纹理增多模糊。血气示氧饱和度低,二氧化碳分压无增高。

2. 诊断与诊断依据

(1) 新生儿肺炎:患儿于生后第 5 天开始出现发热,吃奶时呛奶,伴有呕吐。出生史无殊,起病前有呼吸道感染接触史。体检:呼吸较急促,可见鼻翼扇动,SpO_2 89%(未吸氧),两肺呼吸音粗糙。辅助检查:外周血象白细胞计数总数偏高,分类以中性粒细胞为主,PCT 5.8 ng/ml,血涂片 I/T 0.27,均明显增高,胸片检查提示两肺纹理增多模糊。支持新生儿肺炎(产后感染)的诊断。

该患儿病程中精神可、食欲好,无烦躁或抽搐等其他系统受累表现,目前无重症肺炎的诊断依据。

(2) 低氧血症:患儿入院时呼吸较急促,唇周发绀,可见鼻翼扇动,SpO_2 89%;血气分析示 pH 7.30,$PaCO_2$ 37 mmHg,PaO_2 78 mmHg。给予鼻导管吸氧后青紫、呼吸情况较快改善,SpO_2 维持在 93%~95%。故不支持呼吸衰竭的诊断,考虑为新生儿肺炎合并低氧血症。

3. 鉴别诊断

(1) 新生儿肺炎的病原学:一般社区性呼吸道感染病原中病毒性感染较多。但该患儿出生后 5 d 起病,辅助检查中非特异性感染指标包括血白细胞总数、中性粒细胞比例、PCT 和 I/T 均增高,提示为细菌性感染,虽血培养阴性,仍然考虑细菌感染导致新生儿肺炎。

(2) 新生儿产时感染性肺炎:该患儿于生后第 5 天起病,表现为发热、吃奶时呛奶,需要排除产时感染导致的新生儿肺炎。患儿为足月儿,顺产,母亲孕期无感染如阴道炎病史,羊水清无异嗅,无产时窒息复苏等感染高危因素。故暂无产时感染导致新生儿肺炎的诊断依据。

(3) 新生儿宫内感染性肺炎:该患儿为足月适于胎龄儿,无胎膜早破史,母亲本次妊娠期无殊。出生后第 5 天起病,实验室检查结果提示细菌性感染,故暂不考虑宫内感染包括宫内特殊病原(支原体、衣原体等)引起的新生儿肺炎。

四、处理方案及基本原则

1) 一般及对症处理

(1) 保持合适的环境温度,新生儿发热可首选物理降温、必要时应用退热剂;

（2）氧疗及呼吸支持：选择恰当的氧疗方式包括鼻导管、面罩、头罩等进行氧疗以纠正低氧血症；如果一般氧疗无效，或者伴发通气功能障碍等呼吸衰竭情况，须及时进行人工通气和呼吸支持治疗；

（3）保持呼吸道通畅，包括体位、雾化吸入、吸痰及胸部物理治疗；

2）抗感染治疗

可先经验性使用抗生素，根据临床疗效和病原学检测结果及时调整抗生素方案；本病例痰培养阳性-金黄色葡萄球菌少量生长，但治疗中未更换抗生素，主要结合临床三代头孢菌素治疗有效，故不考虑加强阳性菌方面的抗生素。

3）支持治疗

（1）合理营养。

（2）补液、维持酸碱平衡及内环境稳定。

（3）感染严重，或者患儿存在免疫功能低下的情况，可考虑静脉丙球等免疫支持。

五、要点和讨论

新生儿肺炎是新生儿期的常见疾病，重症患儿可能合并呼吸衰竭，其他系统脏器受累导致预后不良。其诊疗经过通常包括以下环节：

（1）详细询问病史：患儿发病时间、主要症状和伴随症状，结合出生史、母孕史等围产期相关情况，分析新生儿肺炎可能为宫内感染、产时感染或者出生后感染所致。了解病程中患儿吃奶、面色、精神情况（如精神萎软、烦躁或抽搐等），判断是否存在肺部以外系统脏器受累和肺炎的严重程度。

（2）体格检查时重点关注患儿的精神反应、是否有发绀、呼吸频率和节律、呼吸困难（鼻翼扇动、吸凹征阳性）征象，肺部体征，心律增快、心音低钝、肝脾大及神经系统表现等。

（3）及时完善各项辅助检查：外周血常规、CRP、PCT、血涂片、动脉（或毛细血管动脉化）血气分析、血培养、呼吸道病毒分离、呼吸道分泌物培养（必要时行纤维支气管镜检查）、EKG、胸部X线和胸部CT等检查。

（4）治疗方面：病因治疗重点是有效的抗生素治疗，特殊病原如解脲支原体、衣原体抗生素选择红霉素、阿奇霉素，如巨细胞病毒感染应用更昔洛韦抗病毒治疗。呼吸管理包括合理氧疗，以及人工辅助呼吸治疗。如患儿感染严重，或者存在免疫功能低下的情况，可考虑静脉丙球等免疫支持治疗。

（5）患儿的随访和管理。

六、思考题

1. 如何鉴别新生儿肺炎不同感染途径的临床特征和病原学？

2. 新生儿感染性肺炎的主要合并症及其处理？

3. 新生儿呼吸支持治疗的主要方法和应用指征？

七、推荐阅读文献

［1］薛辛东. 儿科学［M］. 2版. 北京：人民卫生出版社，2013：129-130.

［2］邵肖梅，叶鸿瑁，邱小汕. 实用新生儿学［M］. 4版. 北京：人民卫生出版社，2011：401-405.

（孙建华　贝　斐）

新生儿呼吸窘迫综合征

一、病历资料

1. 病史采集

现病史:患儿 G_2P_1,胎龄 25 周$^{+3}$天早产,于 2013 年 2 月 8 日顺产娩出,双绒毛膜双羊膜囊双胎之大,羊水 Ⅱ°混浊,Apgar 评分 5—8—8,BW 800 g。患儿母亲因"继发不孕"行 IVF - ET 术,自述"IVF - ET 术后少量阴道见红",予口服药保胎,产前已用地塞米松。患儿生后无呼吸,气道吸出黏液 1 ml,气管插管加压给氧 2 min,自主呼吸恢复,拔管后给予吸氧,但呼吸、心率、经皮氧饱和度不能维持,再次气管插管加压给氧后呼吸、心率及经皮氧饱和度好转。生后 1 h 给予肺表面活性物质 1 次,生后已应用维生素 K_1。因考虑患儿病情危重,为超早产儿,转入我院。

母亲 34 岁,2005 年因"多囊卵巢综合征"行腹腔下卵巢手术。母亲孕产史:0—1—1—1。

2. 体格检查

早产儿外貌,反应欠佳,呼吸浅促,吸凹征阳性,前囟平,皮肤红,双下肢可见水肿淤青,两肺呼吸音低,未闻及明显啰音,HR 140 次/min,律齐,心音可,未闻及杂音,腹软,肠鸣音可,原始反射较弱。毛细血管再充盈时间小于 3 s。

3. 影像学检查与实验室检查

（1）X 线检查

2 月 8 日入院后立即摄胸腹正位片,两肺透亮度明显下降,肺不张,可见较明显的支气管充气征,诊断新生儿呼吸窘迫综合征（RDS）。

2 月 9 日入院第 2 天胸腹正位片,两肺情况较前稍有改善,肠道充气不良。

2 月 18 日胸腹平片随访:两肺病变基本吸收,肠道动力性改变。

3 月 9 日胸腹部平片:两肺网格状改变伴渗出,考虑良性肺疾病（BPD）。

3 月 18 日肺部平片:BPD 随访,右肺渗出较前显著。

3 月 24 日肺部平片:两肺渗出基本吸收,继续随访。

4 月 19 日胸腹片随访,目前两肺渗出较前增多,肠曲普遍充气,较前略改善。

4 月 26 日胸腹片随访,两肺渗出吸收中,肠道动力性改变。

（2）血常规及生化检查

2 月 9 日血常规:Hct 56.9%, Hb 176.1 g/l, N 68.0%, PLT 154×10^9/L, RBC 4.38×10^{12}/L, WBC 14.5×10^9/L。CRP＜8 mg/L。

3 月 1 日血常规:Hct 37.4%, Hb 123.0 g/L, N 37.3%, PLT 169×10^9/L, RBC 4.17×10^{12}/L,

WBC 9.4×10^9/L，CRP 9 mg/L。

2月9日生化报告：TP 30.3 g/L，ALB 24.6 g/L，GLB 5.7 g/L，ALB/GLB 4.3，前白蛋白 35 mg/L，ALP 291 IU/L，ALT 7.00 IU/L，AST 60 IU/L，胆碱酯酶 83 IU/L，磷酸肌酸激酶 544 IU/L，肌酸激酶同功酶 500.0 IU/L，Na^+ 142.0 mmol/l，K^+ 4.30 mmol/l，Cl^- 110.0 mmol/l，TB 56.7 μmol/l，DB 8.3 μmol/l，γ-GT 127 IU/L，α-羟丁酸脱氢酶 816 IU/L，LDH 1 146 IU/L，单胺氧化酶8.9 IU/L，Ca^{2+} 2.00 mmol/L，Mg^{2+} 0.80 mmol/L，磷 2.02 mmol/L，总胆汁酸 9.3 μmol/L，UA 301 μmol/L，Cr 35.0 μmol/L，BUN 2.30 mmol/L。

4月22日生化报告：TP 49.4 g/L，ALB 29.1 g/L，GLB 20.3 g/L，ALB/GLB 1.4，前白蛋白 95 mg/L，ALP 588 IU/L，ALT 28 IU/L，AST 67 IU/L，胆碱脂酶 116 IU/L，Na^+ 145.0 mmol/L，K^+ 4.00 mmol/L，Cl^- 113.0 mmol/L，TB 105.1 μmol/L，DB 69.5 μmol/L，γ-GT 159 IU/L，单胺氧化酶 4.5 IU/L，Ca^{2+} 2.43 mmol/L，磷 0.96 mmol/L，Mg^{2+} 0.80 mmol/L，总胆汁酸 56.4 μmol/L，TC 2.55 mmol/L，TG 1.81 mmol/L，Cr 20.0 μmol/L，BUN 1.70 mmol/L。

（3）凝血功能报告：2月9日，凝血功能报告：APTT 89.9 s，D-二聚体 6.98 mg/L，Fib 3.35 g/L，INR 2.05，PT 22.8 s，凝血酶原活度 38.0%，TT 20.3 s。

3月18日凝血功能报告：APTT 50.6 s，D-二聚体 0.62 mg/L，Fib 3.40 g/L，INR 1.02，PT 13.4 s，凝血酶原活度 96.0%，TT 22.5 s。

3月29日凝血功能报告：APTT 74.6 s，D-二聚体 0.69 mg/L，Fib 2.51 g/L，INR 1.35，PT 16.5 s，凝血酶原活度 63.0%，TT 20.9 s。

（4）病原学检查：

2月15日血培养报告：5天普通培养无细菌生长。

2月27日痰呼吸道病原体检查：呼吸道合胞病毒测定（-），流感病毒（-），偏肺病毒（-），衣原体 DNA＜500 拷贝/ml，支原体 DNA＜2 500 拷贝/ml，腺病毒（-），副流感病毒（-）。

3月18日 PICC 管端培养：3天普通培养无细菌生长。

4月1日气管插管管端培养：鲍曼不动杆菌（aba）（＋＋＋）。

4月4日真菌葡聚糖＜10 pg/ml，内毒素（LPS）＜5 pg/ml。

4月10日血培养：5天普通培养无细菌生长。

4月14日真菌葡聚糖＜10 pg/ml，内毒素（LPS）＜5 pg/ml。

4月16日尿培养：普通培养无细菌生长。

2月16日 TORCH 系列检查报告：巨细胞病毒抗体（IgG）48.02 IU/ml，巨细胞病毒抗体（IgM）（-），单纯疱疹病毒1型（IgG）108.90 arbu/ml，单纯疱疹病毒1型（IgM）（-），单纯疱疹2型 IgG 0.08 arbu/ml，单纯疱疹2型 IgM（-），风疹病毒抗体（IgM）（-），风疹病毒抗体（IgG）105.30 IU/ml，弓形虫抗体测定（IgM）（-），弓形虫抗体测定（IgG）＜1.0 IU/ml。

2月26日降钙素原测定 0.44 ng/ml。

3月19日 17α-羟孕酮测定 96.300 nmol/l。

4月13日降钙素原测定 2.40 ng/ml。

4月22日同位素 FT_3 游离三碘甲状腺原氨酸 1.34 pg/ml，FT_4 游离甲状腺素 0.91 ng/dl，TSH 高灵敏促甲状腺激素 2.46 μIU/ml，TT_3 三碘甲状腺原氨酸 64.2 ng/dl，TT_4 甲状腺素 8.98 μg/dl，随访。

（5）超声检查

心超检查（2月11日）：新生儿动脉导管未闭，卵圆孔未闭，肺动脉高压。

心超检查（2月16日）：动脉导管未闭，卵圆孔未闭，肺动脉高压。

心超检查（2月22日）：动脉导管未闭，卵圆孔未闭。

心超检查（3月4日）：动脉导管未闭，卵圆孔未闭。

心超检查(3 月 25 日):动脉导管无分流,卵圆孔未闭。

B 超检查(3 月 28 日):左侧硬膜下少量积液,双侧脑室偏宽,第三脑室未见扩张积液,肝脾双肾膀胱,双侧肾上腺未见明显局灶性占位,双侧输尿管未见明显扩张。

(6)早产儿视网膜病(ROP)筛查

ROP 筛查(3 月 13 日):右眼颞上方网膜下片状出血×2,约 1.5 个 pd 大小。

ROP 筛查(3 月 27 日):未见异常,2 周后复查。

ROP 筛查(4 月 10 日):未见异常,2 周后复查。

ROP 筛查(4 月 24 日):双眼 2 区 2 期,病变范围 12 个钟点,颞嵴上见出血。

ROP 筛查(4 月 30 日):右眼 2 区 2 期,病变范围 12 个钟点,左眼 2 区 3 期,病变范围 12 个钟点,眼科激光手术治疗。

心电图检查(3 月 26 日,心电图号:13-05063)正常心电图。

二、诊疗经过

入院后立即住 NICU,置暖箱,心电血氧监测,血糖监测,静脉补液,气管插管机械通气,多巴胺和多巴酚丁胺改善循环,因气管插管内有出血巴曲酶(巴曲亭)气管内给药止血,输冷冻血浆支持治疗,2 月 10 日晨给予固尔苏气管内给药,监测黄疸,光疗退黄;监测血糖调整糖速。入院时予氨苄西林钠/舒巴坦钠(优立新)抗感染(2 月 9 日～2 月 25 日),2 月 17 日加用氟康唑(大扶康)防治感染,2 月 25 日出现频繁经皮氧饱和度波动,胸片检查提示肺部感染,抗生素改用头孢哌酮钠/舒巴坦钠(舒普深)抗感染(2 月 25 日～2 月 28 日),4 月 1 日,痰培养为鲍氏部动杆菌,停舒普深,改为美罗培南(美平)加优立新抗感染;培养阴性后停用氨苄西林钠/舒巴坦钠及美平。4 余额 2 日查真菌葡聚糖(-),但潜伏真菌感染不除外,加用氟康唑(4 月 3 日～4 月 16 日);4 月 16 日血培养报告示表皮葡萄球菌生长,尿培养及脑脊液阴性,复查血培养阴性。患儿于 2 月 17 日以纽太特试开奶,期间因出现腹胀及感染情况予暂禁食,病情稳定后重新开奶,奶量渐增 4 月 3 日渐转早产儿奶因有腹胀又禁食,4 月 20 日禁食满 1 周后重新纽肽特开奶加奶,大便培养阴性,腹片无 nec 表现,考虑喂养不耐受可能,于 4 月 30 日改纽康特奶喂养,后大便好转,现纽康特加量至 14 ml q2h 喂养尚耐受。

入院后心超检查提示动脉导管未闭,后随访未关闭,结合临床有血流动力学改变及呼吸机撤机困难,胸外科会诊后考虑有手术指征,完善术前检查后于 3 月 22 日全麻下行动脉导管未闭(PDA)结扎手术。患儿入院后高频通气(2 月 10 日～3 月 14 日),参数下降后试改常频通气(3 月 14 日～3 月 22 日),3 月 22 日动脉导管结扎术术后因血氧不佳再次高频通气(3 月 22 日～3 月 29 日),稳定后撤机拔气管插管改鼻双相气道正压力(nBiPAP)辅助呼吸后改普通气道恒定正压(CPAP),曾试停鼻持续气道正压(通气)(NCPAP)改鼻导管吸氧,患儿有呼吸暂停恢复 CPAP,患儿长期依赖呼吸支持,诊断早产儿支气管肺发育不良,曾于螺内酯(安体舒通)及氢氯噻嗪(双克)利尿(3 月 15 日～3 月 22 日),病程中予氨茶碱兴奋呼吸中枢。因高血糖给予降低糖速及胰岛素静滴治疗并监测血糖。

4 月 24 日 ROP 筛查示颞侧嵴上见出血,双眼 ROP2 区 2 期病变,4 月 30 日 ROP 筛查示右眼 2 区 2 期,3 月 13 日起患儿定期 ROP 筛查,4 月 24 日 ROP 阳性,4 月 30 日随访,右眼 2 区 2 期,左眼 2 区 3 期,病变范围 12 个钟点,有 ROP 激光手术指征,与五官科医院联系,向家属告知病情及手术必要性及手术风险,家属表示理解,前往五官科医院眼科门诊行激光手术治疗。

出院诊断:超早产儿,超低出生体重儿,新生儿呼吸窘迫综合征,试管婴儿,糖尿病母亲婴儿,新生儿高胆红素血症,动脉导管未闭,肺动脉高压,高血糖,支气管肺发育不良,败血症(表皮葡萄球菌),胆汁淤积,早产儿贫血,呼吸暂停,早产儿视网膜病变

三、病例分析

1. 病史特点

患儿为胎龄 25 周$^{+3}$天早产儿,生后即发生呼吸困难,呼吸暂停,给予机械通气。

2. 诊断与诊断依据

患儿主要疾病为新生儿呼吸窘迫综合征,主要依据为:

(1) 病史:患儿为胎龄 25 周$^{+3}$天早产儿,RDS 发生率非常高。

(2) 临床表现:患儿生后很快出现呻吟、呼吸增快,发生进行性呼吸困难和呼吸衰竭。

(3) 肺部 X 线检查:是诊断 RDS 的主要手段,患儿胸片显示:两肺野普遍透亮度显著降低,可见较明显的支气管充气征,符合 RDS 表现。

3. 鉴别诊断

(1) B 族溶血性链球菌(GBS)感染:产前或分娩过程中发生的 B 族溶血性链球菌肺炎或败血症,临床表现和肺部早期 X 线表现极似 RDS,但 GBS 感染常有孕妇羊膜早破史或感染表现,肺部 X 线改变有不同程度的融合趋势,病程经过与 RDS 不同,与该患儿不符合。

(2) 湿肺:重症湿肺两肺病变比较严重,需与 RDS 进行鉴别,但湿肺病程相对较短,X 线表现以肺泡、间质、叶间胸膜积液为主。

(3) 吸入性肺炎:生后即呼吸困难、呻吟,但不呈进行性发展,X 线表现肺气肿较明显。

四、处理方案及基本原则

新生儿呼吸窘迫综合征主要治疗措施有以下几方面:

1) 无创通气

近年提倡使用无创呼吸支持治疗新生儿 RDS,包括经鼻持续气道正压通气(CPAP)、双水平气道正压通气(BiPAP 和 SiPAP)和经鼻间隙正压通气(NIPPV)等。CPAP 能使肺泡在呼气末保持正压,防止肺泡萎陷,并有助于萎陷的肺泡重新张开。及时使用无创呼吸支持可减少机械通气的使用,降低良性肺疾病(BPD)发生率。无创正压通气(NIPPV)的治疗效果比 CPAP 好。如使用无创呼吸支持后出现反复呼吸暂停、$PaCO_2$ 升高、PaO_2 下降,应改用机械通气。

2) 肺表面活性物质(PS)治疗

对诊断 RDS 者应尽快使用 PS 治疗,使用 PS 治疗 RDS 需注意以下问题。

(1) 给药时机:PS 给药时机分为产房预防、早期治疗和抢救性治疗。产房预防:是指在产房复苏后立即给药,一般为生后 15~30 min,给 1 次。预防指征不同国家不一样,《欧洲新生儿 RDS 防治指南》建议:对胎龄<26 周,产前未使用激素者考虑在产房使用 PS 预防,预防给药可使 RDS 发生率减少 1/3。早期治疗:是指生后 2 h 内,出现呼吸困难、呻吟,胸片检查显示两肺透亮度下降,颗粒网状影,立即给药。根据疗效-成本分析,应该提倡早期治疗。抢救性治疗:是指病情非常严重,X 线出现典型 RDS 改变才给药。

(2) 给药剂量:PS 剂量范围比较宽,迄今为止国际报道最大剂量范围为每次 50~200 mg/kg。但每种 PS 药品各自有推荐剂量,且各不相同,多数为每次 100~200 mg/kg,也有用 50~100 mg/kg。一般认为,重症病例需用较大剂量,剂量大效果好,而轻症病例和预防用药不需要大剂量,使用推荐剂量的下限。

(3) 给药次数:对轻症病例一般给 1 次即可,对重症病例需要多次给药,现主张按需给药,如呼吸机参数吸入氧浓度(FiO_2)>0.4 或平均气道压(MAP)>0.8 kPa(8 cmH_2O),应重复给药。根据国内外经验总结,严重病例需给 2～3 次,但一般最多给 4 次,间隔时间根据需要而定,一般为 6～12 h。

3）常频机械通气

对严重 RDS 需用机械通气,一般先使用常频机械通气,可以采用压力限制模式,也可采用容量限制模式,如常频机械通气疗效不理想,可采用高频机械通气(HFV)。

(1) 应用指征:严重病例应早期应用机械通气治疗,应用指征为:①无创通气治疗无效,$PaCO_2 >$ 60 mmHg;②无创通气 $FiO_2 > 0.4$ 才能维持;③反复呼吸暂停发作者。

(2) 通气模式的选择:对 RDS 患儿可以选择压力限制和时间切换型通气模式,呼吸机送气时气道压力恒定,通常采用间歇正压通气(IPPV)或间歇指令通气(IMV)和呼气末正压(PEEP)。但潮气量随肺顺应性和气道阻力变化而不稳定,如果肺顺应性好、气道阻力低,则潮气量明显增加,发生肺过度膨胀,导致肺容量性损伤。也可以选择容量型通气模式,呼吸机送气时潮气量恒定,可减少肺容量损伤。通常采用压力调节的容量控制模式(PRVC)和容量保证通气模式(VG)。

(3) 参数调节:初调参数:R 30～40 次/min,吸气峰压(PIP)1.5～18 kPa(15～18 cmH$_2$O),呼气末正压(PEEP)0.4～0.5 kPa(4～5 cmH$_2$O),吸气时间(Ti)0.3～0.4 s,吸入氧浓度(FiO$_2$)30%～40%,对于超低出生体重儿各项参数要低一些。

然后根据病情变化和血气分析及时调整呼吸机参数,给予机械通气 30 min 后测血气分析。如仅经皮血氧饱和度低于 90%,可先调高 FiO$_2$,然后调高 PIP 和 RR;如仅 $PaCO_2 > 60$ mmHg,应先调快呼吸频率,然后调高 PIP。PEEP 的调节要根据肺部 X 线检查结果,如两肺广泛颗粒影,肺透亮度明显降低,可调高 PEEP,如肺透亮度增加,通气明显改善,应调低 PEEP,以免发生气漏。

(4) 机械通气的撤离:在机械通气过程中要不断地对病情进行评价,如患儿一般状况好转,X 线检查显示肺部病变明显改善,血气分析正常,呼吸力学指标明显好转,应逐渐降低通气参数,准备撤离机械通气。如呼吸机频率低于 30 次/min,可改为同步间歇指令通气(SIMV),锻炼患儿的自主呼吸,随着病情的改善,可进一步调低呼吸机参数。如 SIMV 频率减到 8～10 次/min,血气分析维持正常,肺部病变基本消失,可考虑拔除气管插管,撤离机械通气。对于机械通气时间比较长、自主呼吸较弱的患儿,在撤离机械通气后可以改用鼻塞 CPAP 维持。

4）高频机械通气

高频机械通气(HFOV)能迅速改善氧合及气体交换,使气漏发生率降低,肺水肿渗出、炎症变化及组织改变减轻。应用肺复张策略使肺容量处于最佳状态,可减少肺损伤的发生。故高频通气可用于常频通气治疗效果欠佳或无效的患儿,或出现并发症如气漏、肺动脉高压等,表现为用高浓度氧气、高通气方式治疗后仍不能维持适当氧分压的患儿。

(1) HFOV 治疗指征:在常频通气条件下,$FiO_2 > 0.6$,MAP > 1.2 kPa(12 cmH$_2$O),PIP > 2.2 kPa(22 cmH$_2$O),PEEP > 0.7 kPa(7 cmH$_2$O),患儿 PaO_2 仍持续低于 50 mmHg 达 4 h 以上。

(2) HFOV 初始参数选择:振荡频率(f)8～10 Hz,振荡压力幅度(ΔP)4.0 kPa(40 cmH$_2$O),偏置气流(bias flow)6 L/min,平均气道压(paw)1.5 kPa(15 cmH$_2$O)或在常频通气基础上增加 0.2 kPa(2 cmH$_2$O),FiO$_2$ 为 0.4,吸气时间(T^i)33%。

(3) HFOV 参数的调整:根据血气分析和经皮血氧饱和度监测结果调整 HFOV 参数,如需提高 PaO$_2$,可调节以下参数:将 FiO$_2$ 调高 0.1～0.2;提高 ΔP 0.5～1.0 kPa(5～10 cmH$_2$O);增加 T^i 5%～10%;增加偏置气流 1～2 L/min。如需降低 $PaCO_2$,可调节以下参数:提高 ΔP 0.5～1.0 kPa(5～10 cmH$_2$O);降低 MAP 0.2～0.3 kPa(2～3 cmH$_2$O);降低 T^i 5%～10%。参数调整以经皮血氧饱和度维持在 0.9～0.95。

5）对症支持治疗

RDS 因缺氧、高碳酸血症导致酸碱、水电解质、循环功能失衡,应予及时纠正,使患儿度过疾病极期。液体量不宜过多,以免造成肺水肿,生后第 1、2 天控制在 60～80 ml/kg,第 3～5 天 80～100 ml/kg;代谢性酸中毒可给 5％碳酸氢钠,所需量(ml)＝BE×体重(kg)×0.5,先给半量,稀释 2 倍,静脉滴注;血压低可用多巴胺 3～5 μg/(kg・min)。

6) 合并症治疗

合并动脉导管未闭(PDA)的治疗:可用布洛芬静脉滴注或口服治疗,首剂 10 mg/kg,第 2、3 剂 5 mg/kg。布洛芬治疗 PDA 的疗效与吲哚美辛(消炎痛)相似,对肾脏的不良反应较吲哚美辛少。若药物不能关闭动脉导管,并严重影响心肺功能时,应行手术结扎。

五、要点和讨论

新生儿呼吸窘迫综合征(RDS)为肺表面活性物质缺乏所致,多见于早产儿和剖宫产新生儿,生后数小时出现进行性呼吸困难、青紫和呼吸衰竭。

该患儿为早产儿,与早产儿肺未成熟合成分泌肺表面活性物质(PS)量不足直接有关,并且胎龄越小 RDS 发生率越高。早产儿 RDS 的典型临床表现为生后不久(1～2 h)出现呼吸急促,继而出现呼气性呻吟,吸气时三凹征,病情呈进行性加重。然后出现呼吸不规则、呼吸暂停、青紫、呼吸衰竭。体检两肺呼吸音减弱。血气分析 $PaCO_2$ 升高,PaO_2 下降,BE 负值增加,生后 24～48 h 病情最重,病死率较高。轻型病例可仅有呼吸困难、呻吟,而青紫不明显,经持续气道正压呼吸(CPAP)治疗后可恢复。近年由于肺表面活性物质的预防和早期使用,RDS 的典型临床表现已比较少见。

六、思考题

1. 新生儿呼吸窘迫综合征的主要病因及发病机制是什么?
2. 新生儿呼吸窘迫综合征的临床表现及诊断依据有哪些?
3. 新生儿呼吸窘迫综合征的治疗如何进行?
4. 新生儿呼吸窘迫综合征的常见并发症及治疗是什么?

七、推荐阅读文献

[1] Sweet D, Carnielli V, Greisen G, et al. European consensus guidelines on the management of NRDS in Preterm Infants — 2013 Update [J]. Neonatology,2013,103(5):353 - 368.

[2] 王敏婕,袁琳,陈超. 欧洲早产儿呼吸窘迫综合征防治指南 2013 版[J]. 中华儿科杂志,2014,52(10):749 - 755.

[3] American Academy of Pediatrics Committee on Fetus and Newborn. Policy statement: Respiratory support in preterm infants at birth [J]. Pediatrics. 2014,133(1):171 - 174.

[4] 陈超,袁琳. 早产儿出生时和生后早期呼吸支持指南解读[J]. 中国实用儿科杂志,2015,30(2):108 - 111.

(陈　超)

案例 22

新生儿坏死性小肠结肠炎

一、病历资料

1. 病史采集

患儿王某某之女，女性，12 d。因"吃奶欠佳、呕吐及便血 3 d"入院。患儿系 G_2P_1，胎龄 38 周，因"胎膜早破"行剖宫产后娩出，BW 2 850 g，羊水清，胎盘、脐带无殊，Apgar 评分 8 分—9 分/1—5 min，无抢救史，生后即转入产院新生儿科治疗，诊断为"新生儿肺炎"，予鼻导管吸氧，予头孢噻肟钠(凯福隆)针抗感染，维生素 K_1 及输注静脉营养等治疗，其于生后第 2 天开奶，5 d 后达全肠道喂养。入院前 3 d 无明显诱因出现吃奶较前减少，呕吐及便血，每天呕吐 3～5 次，吐胃内容物，无血丝，明显腹胀，大便带血，在家未做任何处理，遂来院就诊。

患儿病程中精神反应欠佳，纳差，大便带血，小便正常。

患儿系 G_2P_1，胎龄 38 周，BW 2.85 kg，剖宫产娩出，有胎膜早破史，具体时间不详。否认母亲服药史，否认出生时围生期窒息抢救病史。否认家族性高血压病史、心脏病或其他遗传病史。

2. 体格检查

T 36.4℃，R 40 次/min，HR 146 次/min，Wt 2.91 kg，BP 68 mmHg/42 mmHg。神志清，反应稍差，唇周及三角区无发绀，前囟平软，颈软无抵抗，气稍促，吸凹(一)，两肺呼吸音粗，未闻及干湿啰音，心律齐，心音有力，心前区未闻及病理性杂音，腹部膨隆，腹壁静脉稍显露，右侧中下腹壁僵硬，可扪及僵硬肠管，肠鸣音细弱，肝脾触诊不满意，四肢活动尚可，双下肢稍水肿，原始反射减弱，病理反射未引出，CRT 约 3 s。

3. 实验室检查

(1) 血常规：WBC 18.86×10^9/L，RBC 4.86×10^{12}/L，Hb 144.00 g/L，PLT 411.00×10^9/L，N 48%，CRP 18 mg/L，Ret 3.90%。生化检验：DB 10.44 μmol/L，TB 23.16 μmol/L，ALT 6 IU/L，AST 14 IU/L，γ - GT 23 IU/L，Na^+ 139 mmol/L，K^+ 4.3 mmol/L，Cl^- 106 mmol/L。血凝功能检验：PT 20.4 s，APTT 41.1 s，TT 17.6 s。血气分析：标准碳酸氢根 24.90，pH 7.355，$PaCO_2$ 49.20 mmHg，PaO_2 5.90 mmHg，BE 2.30 mmol/L，HCO_3^- 27.70 mmol/L，SO_2% 4.10%。PCT 2.71 ng/ml。微量血糖：4.50 mmol/L。粪便常规检验报告：红细胞未见，白细胞 7～9/HP，隐血阳性。痰培养：无细菌生长。血培养：无细菌生长。血常规(复查)：WBC 12.35×10^9/L，RBC 5.16×10^{12}/L，Hb 142.00 g/L，PLT 412.00×10^9/L，N 42%，LY 47%，CRP 4 mg/L。

(2) X 线胸片：两肺少许炎症。心脏超声：心脏各腔室连接结构正常。多次腹部 X 线片：肠腔形态不规则，部分肠曲充气欠佳，见少许散在不规则透亮影，考虑坏死性小肠结肠炎(NEC)；肠壁积气；气腹征。头颅超声:未扫及明显异常。腹部超声:部分肠管扩张,未见明显肠套及先天性肠旋转不良。肝、胆囊、胆管、胰、脾未见明显异常。泌尿系统超声检查:双肾、肾上腺、输尿管及膀胱未见明显异常。

二、诊治经过

(1) 初步诊断:新生儿坏死性小肠结肠炎,新生儿肺炎。

(2) 诊治经过:入院后完善相关检查,置入暖箱,予 NICU 特级常规,告病危,心电监护,鼻导管吸氧,胃肠减压,禁食、纠正水电解质酸碱平衡及补液支持,先后予美罗培南注射液 60 mg/(kg·d),q8h,氨苄西林钠/舒巴坦钠注射液(优立新)100 mg/(kg·d),q12h 等抗感染,丙氨酰谷氨酰胺注射液。

入院后 4 d 积极完善术前检查及准备行剖腹探查术+广泛肠粘连松解+回肠襻式造瘘术,术中分离出距离曲氏(Treitz)韧带约 70 cm 的小肠,行襻式造瘘,期间予以血浆 100 ml 及白蛋白注射液等支持治疗。

术后 3 d 患儿体温正常,精神反应尚可,造瘘通畅,大小便畅,无呕吐、腹泻,无惊厥、抽搐;造瘘术后禁食 10 d 逐步糖水-纽康特奶粉喂养及静脉营养支持等。复查血常规正常;造瘘伤口愈合并感染控制后转入普外科病房。

三、病例分析

1. 病史特点

(1) 患儿,女性,12 d。因"吃奶欠佳、呕吐及便血 3 d"入院。

(2) 患儿 G2P1,胎龄 38 周,BW 2.85 kg,剖宫产娩出,有胎膜早破史,具体时间不详。否认母亲服药史,否认出生时围生期窒息抢救病史。

(3) 体格检查:T 36.4℃,R 40 次/min,HR 146 次/min,BW 2.91 kg,BP 68 mmHg/42 mmHg。神志清,反应稍差,唇周及三角区无发绀,前囟平软,颈软无抵抗,呼吸稍促,吸凹征(—),两肺呼吸音粗,未闻及干湿啰音,心律齐,心音有力,心前区未闻及病理性杂音,腹部膨隆,腹壁静脉稍显露,右侧中下腹壁僵硬,可扪及僵硬肠管,肠鸣音细弱,肝脾触诊不满意,四肢活动尚可,双下肢稍水肿,原始反射减弱,病理反射未引出,CRT 约 3 s。

(4) 实验室检查:血常规:WBC 18.86×10⁹/L,RBC 4.86×10¹²/L,Hb 144.00 g/L,PLT 411.00×10⁹/L,N 48%,CRP 18 mg/L,Ret 3.90%。PCT 2.71 ng/ml。微量血糖:4.50 mmol/L。粪便常规:红细胞未见,白细胞 7～9/HP,隐血阳性。痰培养:无细菌生长。血培养:无细菌生长。X 线胸片:两肺少许炎症。腹部床旁卧位 X 线片:肠腔形态不规则,部分肠曲充气欠佳,见少许散在不规则透亮影,考虑 NEC。

2. 诊断与诊断依据

新生儿坏死性小肠结肠炎:患儿因"吃奶欠佳、呕吐及便血 3 d"入院。吃奶较前减少,呕吐及便血,每天呕吐 3～5 次,吐胃内容物,无血丝,明显腹胀,大便带血。体格检查:T 36.4℃,R 40 次/min,HR 146 次/min。反应稍差,呼吸稍促,两肺呼吸音粗,未闻及干湿性啰音,心律齐,心音有力,腹部膨隆,腹壁静脉稍显露,右侧中下腹壁僵硬,可扪及僵硬肠管,肠鸣音细弱,双下肢稍水肿,原始反射减弱。血常规:WBC 18.86×10⁹/L,RBC 4.86×10¹²/L,PLT 411.00×10⁹/L,CRP 18 mg/L。PCT 2.71 ng/ml。粪便常规:白细胞 7～9/HP,隐血阳性。血培养:无细菌生长。腹部床旁卧位 X 线片:肠腔形态不规则,部分肠曲充气欠佳,见少许散在不规则透亮影,考虑 NEC。

新生儿肺炎:患儿反应稍差,入院后需要鼻导管吸氧,查体:呼吸稍促,两肺呼吸音粗,未闻及干湿性啰音,X 线胸片:两肺少许炎症。

3. 鉴别诊断

(1) 中毒性肠麻痹:如原发病为腹泻或败血症时,易将 NEC 误诊为中毒性肠麻痹。中毒性肠麻痹无便血,X 线腹部片无肠壁积气。

(2) 先天性巨结肠。

(3) 胎粪性腹膜炎。

(4) 自发性胃穿孔。

四、处理方案及基本原则

(1) 绝对禁食:用鼻胃管持续抽吸排空胃内容物。由静脉供应液体,电解质和营养物质。禁食时间视病情发展而定,一般 8~12 d。轻症有时禁食 5~6 d 即可,重症有时需禁食 10~15 d 或更长。

(2) 营养支持:禁食期间,营养和液体不足部分由全肠外营养液或部分营养液补充,补充丙氨酰谷氨酰胺。

(3) 抗生素治疗:选择针对肠道细菌者,目前推荐氨苄西林与三代头孢菌素合用,若病程进展至 II 期或 III 期,推荐加用克林霉素或甲硝唑,以覆盖厌氧菌。

(4) 加强护理:如保温,保持口腔、皮肤清洁卫生,做好消毒隔离措施,防止交叉感染,做好出入量及胃肠减压抽吸记录,保证氧气供给等。

(5) 治疗多器官功能不全:伴有全身性炎症反应综合征(SIRS)的 NEC,关键在于纠正多器官功能不全综合征(MODS)。这需要密切监测心、肺和血流功能,以避免重要脏器供血不足,保证肠道供血,阻止小肠结肠坏死,通过液体复苏(包括晶体液体或胶体液体)和血管活性药的使用改善脏器灌注。所有心血管功能状态极不稳定及出现呼吸暂停、高碳酸血症或低氧血症的患儿,都需要气管插管连呼吸机辅助通气。

(6) 外科治疗:外科治疗指征为,①发生气腹(穿孔病例中只有 63% 有放射影像特征);②腹膜炎症状体征明显,腹壁明显红肿,有肌卫等多示有肠坏死或有脓肿;③经内科积极治疗临床情况继续恶化。

外科手术通常包括腹腔穿刺引流,切除坏死或穿孔的肠段,再做肠造瘘或吻合术,手术有可能发生回肠结肠连接处狭窄,或由于切除肠段过多,发生短肠综合征。术后需继续随访。

五、要点与讨论

新生儿坏死性小肠结肠炎(necrotizing enterocolitis, NEC)是一种严重的新生儿肠道炎性疾病,多见于早产儿和低出生体重儿。长期以来,NEC 一直是新生儿病死率增加的主要因素,也是 NICU 最常见的胃肠道急症。有研究显示,国内本病占新生儿住院病例 4%,III 期 NEC 预后不良率达 86.7%,可能对患儿造成短肠综合征、神经发育损害等严重后遗症。

1964 年,Person 首次报道 NEC,但至今 NEC 病因及发病机制仍未完全明了,当诸多有害因素单独或联合作用,其中涉及多个"I",包括早产(immaturity)、感染(infection)、摄食(ingestion)、缺血(ischemia)、氧合不足(insufficient oxygenation)、损伤(injury)、血管内置管(intravascular catheter)和免疫因素(immunological factor),其损伤性超过功能可能耐受的某一阈值足以引发肠道坏死时,就形成 NEC。NEC 的发病相关因素,如早产、感染及其炎症反应、缺氧缺血、喂养不当及其他因素(足月儿高危因素有羊膜早破、绒毛膜羊膜炎、产前子痫、妊娠糖尿病、先天性心脏病、围生期窒息、低血糖、红细胞增多症、呼吸衰竭及换血治疗)。

目前 NEC 的诊断主要依靠临床表现和腹部 X 线,但是,NEC 早期临床表现和腹部 X 线表现都是非特异性,且病程进展很快,通常很难早期诊断,能够明确诊断者,病情已非常严重。足月儿 NEC 的主要临床表现是腹胀、呕吐、血便,症状比较明显,一般可以早期诊断。而早产儿 NEC 则完全不同,早期临床表现主要是非特异性的喂养不耐受、胃潴留、反应差、精神萎靡、呼吸暂停等,而腹胀、呕吐、血便不明显,一旦腹胀比较明显,病情已非常严重,常发生肠穿孔。早产儿 NEC 肠穿孔发生率高达 30%,呕吐和血便发生率较低。

1978 年,Bell 根据全身表现、腹部表现及 X 线平片结果,将 NEC 的诊断分为 3 期:Ⅰ期为疑似病例;Ⅱ期为确诊;Ⅲ期为重型。Bell 分级诊断有助于 NEC 的早期诊断及判断严重程度。国外开展腹部超声检查,观察肠壁厚度、血流灌注状况、是否存在腹水、门静脉积气。超声比 X 线平片更有优势,可将腹部超声检查作为 X 线平片检查的补充。

近年来,国内外开展 NEC 生物学标记物的研究,试图通过检测外周血或粪便中的生物标记物,达到早期发现和诊断 NEC。

(1) 炎症级联反应的非特异性生物分子标记物,如急性期蛋白、细胞因子、细胞表面抗原,但不利于全身感染和 NEC 的鉴别。

(2) 肠道相关蛋白可以作为肠损伤和鉴别需要外科干预的 NEC 危重患儿的特异性的分子生物学标记物。

(3) 粪便及尿液生物标记物监测具备无创性的特点,因而受到广泛关注,标志物包括尿液源性的肠源性脂肪酸结合蛋白、血清淀粉样蛋白 A、补体 C3a 和 C5a;粪便源性的乳铁蛋白、肠道菌群谱变化、钙卫蛋白、S100A12 蛋白及高迁移率族蛋白 B1 等。

(4) 新的分子诊断技术(如蛋白质组学和微阵列芯片)可以在将来帮助新生儿科医生发现特异器官损伤或疾病的独特的分子生物标记物。

六、思考题

1. NEC 的诊断及鉴别诊断是什么?
2. NEC 早期诊断生物标记物的研究进展有哪些?
3. NEC 的外科手术干预时机及手术指征是什么?

七、推荐阅读文献

[1] 邵肖梅,叶鸿瑁,丘小汕. 实用新生儿学[M]. 4 版. 北京:人民卫生出版社,2011:477 - 483.

[2] 陈超. 新生儿坏死性小肠结肠炎的临床问题及防治策略[J]. 中华儿科杂志,2013,51(5):321 - 325.

[3] Ducey J, Owen A, Coombs R, et al. Vasculitis as part of the fetal response to acute chorioamnionitis likely plays a role in the development of necrotizing enterocolitis and spontaneous intestinal perforation in premature neonates [J]. Eur J Pediatr Surg,2015,25(3):284 - 291.

(桑 刚)

一、病历资料

1. 病史采集

患儿,女性,7 d,因"发热 3 d,反应差、纳差 2 d"入院。于前 3 d 无明显诱因下出现发热,体温最高 38.4℃(耳温),发热时无寒战及抽搐,无明显咳嗽,无腹泻,无呕吐,无嗜睡,无拒奶等。患儿家长在家予温水口服及物理降温后,患儿体温可恢复平稳,遂未予特别重视,未予任何处理;入院前 2 d 患儿出现反应差,吃奶减少,少哭少动等表现,至外院就诊,实验室血常规检查示:WBC 18.78×10^9/L,N 75.7%,LY 17.1%,Hb 157 g/L,PLT 148×10^9/L,CRP 56 mg/L。

患儿起病以来,精神萎靡,纳差,生后大便 3 d 胎便排完,后为黄色成型便,近两天大便及小便量少。

患儿系 G_1P_1,胎龄 39 周,BW 3.2 kg,自然分娩。否认母亲孕期感染或服药史,否认出生时围生期窒息缺氧及抢救病史。否认家族性高血压病史、心脏病或其他遗传病史。

2. 体格检查

T 38.2℃,HR 135 次/min,R 45 次/min,Wt 3 250 g,BP 82 mmHg/41 mmHg。精神萎靡,反应欠佳,面色微苍黄,全身皮肤未见明显皮疹,无出血点,全身皮肤黄染(+),前囟平软,颈软,口唇尚红润,呼吸稍促,未见吸凹征,两肺呼吸音粗,未闻及明显干湿性啰音,心律齐,心音有力,心前区未闻及病理性杂音,腹软,腹壁静脉无显露,未及任何包块,肝肋下 1.0 cm,质软,脾肋下未及,四肢活动可,肌张力可,生理反射存在,病理反射未引出,CRT<3 s。

3. 实验室检查

血常规:WBC 19.73×10^9/L,RBC 5.73×10^{12}/L,Hb 141.00 g/L,PLT 411.00×10^9/L,N 63%,LY 24%,CRP 89 mg/L。生化检验:DB 10.11 μmol/L,TB 40.05 μmol/L,ALT 5 IU/L,AST 25 IU/L,γ-GT 338 IU/L,ALP 228 IU/L,CK-MB 36 IU/L,CK 132 IU/L,LDH 286 IU/L,BUN 3.9 mmol/L,Cr 69 μmol/L,UA 453 μmol/L,TP 45.73 g/L,ALB 32.91 g/L,GLB 13 g/L,ALB/GLB 2.6,Na^+ 143 mmol/L,K^+ 4.9 mmol/L,Cl^- 113 mmol/L,Ca^{2+} 2.09 mmol/L,磷 1.99 mmol/L,Mg^{2+} 1.01 mmol/L。微量血糖:4.90 mmol/L;6.00 mmol/L。痰培养:草绿色链球菌:(++)。PCT 2.71 ng/ml。血培养:肺炎克雷伯杆菌。脑脊液临检:潘氏试验(++),WBC 8×10^6/L,RBC 5×10^6/L。脑脊液生化检验:AST 27 IU/L,CK 2 IU/L,LDH 50 IU/L,GLU 1.7 mmol/L,蛋白 1 950.00 mg/L。血常规(复查):WBC 11.47×10^9/L,RBC 5.26×10^9/L,Hb 143.00 g/L,PLT 422.00×10^9/L,N 39%,LY 49%,CRP 6 mg/L。

X 线胸片检查:两肺纹理增多。心脏超声检查:卵圆孔未闭(0.1 cm)。头颅超声检查:未扫及明显异常。腹部超声检查:未见明显肠套及先天性肠旋转不良。肝、胆囊、胆管、胰、脾未见明显异常。泌尿系统超声检查:双肾、肾上腺、输尿管及膀胱未见明显异常。

二、诊治经过

(1) 初步诊断:新生儿败血症,卵圆孔未闭。

(2) 诊治经过:入院后完善相关检查,置入暖箱,生命体征监护,脐部护理;先后以头孢噻肟钠注射液(凯福隆)100 mg/(kg·d),q12h,美罗培南注射液 60 mg/(kg·d),q8h,氨苄西林钠/舒巴坦钠注射液(优立新)100 mg/(kg·d),q12h 等抗感染。出现黄疸后,予蓝光退黄治疗。住院期间予逐渐开放饮食,未达全肠道喂养前予静脉营养支持,并予以开塞露通便促进肠道蠕动。

入院后 3 d 患儿体温正常,生命体征平稳,无呕吐、腹泻,无惊厥、抽搐;入院后 7 d 复查血培养:阴性,复查血常规正常;于入院后 15 d 出院。

出院带药:头孢克肟颗粒 5 mg/(kg·d),q12h,口服,5 d,1 周后新生儿专家门诊随访。

三、病例分析

1. 病史特点

(1) 患儿,女,7 d,发热 3 d,反应差、纳差 2 d。

(2) 患儿系 G_1P_1,胎龄 39 周,BW 3.2 kg,自然分娩。否认母亲孕期感染或服药史,否认出生时围产期窒息缺氧及抢救病史。

(3) 体格检查:T 38.2℃,HR 135 次/min,R 45 次/min。精神萎靡,反应欠佳,面色微苍黄,全身皮肤未见明显皮疹,无出血点,全身皮肤黄染(+),前囟平软,颈软,口唇红润,呼吸稍促,吸凹征(−),两肺呼吸音粗,未闻及干湿啰音,心律齐,心音有力,腹软,肝肋下 1.0 cm,质软,脾肋下未及,CRT<3 s。

(4) 实验室检查:血常规:WBC $19.73×10^9/L$, RBC $5.73×10^9/L$, Hb 141.00 g/L, PLT $411.00×10^9/L$, N 63%, LY 24%, CRP 89 mg/L。痰培养:草绿色链球菌(++)。PCT 2.71 ng/ml。血培养:肺炎克雷伯杆菌。X 线胸片:两肺纹理增多。心脏超声:卵圆孔未闭(0.1 cm)。

2. 诊断与诊断依据

新生儿败血症:患儿因"发热 3 d,反应差、纳差 2 d"入院。精神萎靡,反应差,吃奶减少,少哭、少动等表现。查体:T 38.2℃,HR 135 次/min,R 45 次/min。精神萎靡,反应欠佳,面色微苍黄,全身皮肤未见明显皮疹,无出血点,全身皮肤黄染(+)。辅助检查:血常规:WBC $19.73×10^9/L$, Hb 141.00 g/L, PLT $411.00×10^9/L$, N 63%, CRP 89 mg/L。痰培养:草绿色链球菌:(++)。PCT 2.71 ng/ml。血培养:肺炎克雷伯杆菌。

卵圆孔未闭:心脏超声报告:卵圆孔未闭(0.1 cm)。

3. 鉴别诊断

(1) 新生儿颅内出血。

(2) 呼吸道疾病:如新生儿呼吸窘迫综合征(NRDS)、肺炎、气胸等鉴别,必要时可摄胸部 X 线片以协助诊断。

(3) 消化道疾病:对肠菌类引起的败血症应警惕鉴别。

(4) 血液系统疾病:如新生儿溶血病、新生儿出血症、特发性血小板减少性紫癜和先天性白血病应与败血症鉴别,可由血常规检查协助诊断。

四、处理方案及基本原则

（1）抗生素治疗：依据细菌培养结果和药物敏感试验选用抗生素。用药原则：早用药，合理用药，联合用药，静脉给药。疗程足，注意药物毒不良反应。

（2）处理严重并发症：监测血氧饱和度和血气分析，及时纠正酸中毒和低氧血症，及时纠正休克，积极处理脑水肿和弥散性血管内凝血（DIC）。有抽搐时用镇静止痉药；有黄疸予蓝光治疗；有脑水肿及时降颅压处理；有多器官功能障碍综合征（MODS）时可考虑行连续性血液净化（CBP）治疗。

（3）一般治疗：注意保暖，维持水、电解质平衡及供给足够热卡，局部感染灶如脐部及皮肤的处理等。

（4）支持疗法：必要时少量多次输血或输血浆以增加机体的抵抗力。

（5）免疫疗法：静脉注射免疫球蛋白，白细胞的输入等。

五、要点与讨论

新生儿败血症（neonatal septicemia）是指新生儿期细菌侵入血液循环，并在其中繁殖和产生毒素所造成的全身性感染，有时还在体内产生迁移病灶。其发生率占活产婴儿的 1‰～10‰，早产儿中发病率更高，出生体重越轻，发病率越高，极低体重儿可高达 164‰，长期住院者可更高达 300‰。败血症与菌血症（bacteriemia）两个名词常混用，但两者之间应有区别。菌血症应指细菌短暂侵入血循环，并无毒血症（toxemia）等任何临床表现。

新生儿败血症的易感因素复杂，包括母亲妊娠及分娩时的感染史（如绒毛膜羊膜炎、泌尿道感染），母亲产道特殊菌群的定植如 B 组链球菌（GBS）等；产科因素如胎膜早破、产程延长、羊水混浊或发臭、分娩环境不清洁或接生时消毒不严、产前或产时侵入性检查等，胎儿窘迫、新生儿窒息、母有发热等病史；长期动静脉置管、气管插管、外科手术、挑“马牙”、挤乳头等，应仔细检查全身尤其是非暴露部位有无局部感染表现，有无臀红、脐炎，有无皮肤或黏膜损伤史。

新生儿败血症的一般表现，如精神食欲欠佳，哭声减弱，体温不稳定等常出现较早，且发展较快、较重，不需很长时间即可进入不吃、不哭、不动、面色不好、精神萎靡、嗜睡，常伴发热或体温不升。如出现以下较特殊的表现时，常提示败血症可能。黄疸，可为败血症的唯一表现；肝脾大；出血倾向；休克表现：如面色苍白，四肢冰凉，皮肤出现大理石样花纹，脉细而速，肌张力低下，尿少、尿闭，毛细血管充盈时间延长，血压降低，严重时可有 DIC。其他表现：可出现中毒性肠麻痹（腹胀、肠鸣音消失）、脓尿、深部脓肿、化脓性关节炎、骨髓炎、脑膜炎。此外，可有呼吸增快、暂停、青紫（产时感染由于吸入，常肺部受累），也可有呕吐、腹泻、便秘、腹胀、心律不齐、水肿、硬肿等表现。

实验室检查：

（1）细菌培养，血培养仍然是诊断的“金标准”。

（2）病原菌抗原及 DNA 监测。

（3）外周血象检查，如白细胞计数、白细胞分类、血小板计数。

（4）C-反应蛋白为急性蛋白中较敏感的指标，炎症发生 6～8 h 后即可升高，不低于 8 μg/ml（外周血方法）。

（5）血清降钙素原（PCT）或白细胞介素 6（IL-6）测定。

（6）白细胞层涂片检查。

（7）其他：培养及涂片镜检。暴露感染灶或脐部涂片、培养出的细菌与血培养的结果常不一致，深部脓液、穿刺液涂片和培养更加可靠。

(8) 其他检查:用血浆、浓缩尿做对流免疫电泳、乳胶凝集试验来诊断 GBS、大肠埃希菌败血症很敏感,可即报告。16Sr DNA PCR 可快速诊断败血症。

确诊标准为具有临床表现并合并下列任 1 条:

(1) 血培养或无菌体腔内培养出致病菌。

(2) 如果血培养出条件致病菌,则必须与另份血,或无菌体腔,或导管头培养出同种菌。

临床诊断败血症具有临床表现且具备下列任 1 条:

(1) 非特异检查≥2 条。

(2) 血标本病原菌抗原或 DNA 监测阳性。

六、思考题

1. 新生儿败血症的诊断及鉴别诊断有哪些?

2. 新生儿败血症治疗中抗生素使用原则是什么?

3. 新生儿败血症的致病菌发生耐药机制是什么?

七、推荐阅读文献

[1] 邵肖梅,叶鸿瑁,丘小汕. 实用新生儿学[M]. 4 版. 北京:人民卫生出版社,2011:340 - 347.

[2] Koch L, Bosk A, Sasse M, et al. Managing neonatal severe sepsis in Germany:a preliminary survey of current practices [J]. Klin Padiatr. 2015,227(1):23 - 27.

[3] Caffrey Osvald E, Prentice P. NICE clinical guideline:antibiotics for the prevention and treatment of early-onset neonatal infection [J]. Arch Dis Child Educ Pract Ed,2014,99(3):98 - 100.

(裘　刚)

新生儿低血糖症

一、病历资料

1. 病史采集

患儿,男,5 d,因"生后发现反复血糖低 5 d"就诊。患儿为 G_1P_1,胎龄 36 周,因"早产不可避免"于外院顺产娩出,BW 2 600 g,Apgar 评分 7 分(肤色、心率、肌张力各扣 1 分)—9 分(肤色扣 1 分)—10 分,羊水清,胎盘、脐带无殊,生后即予复苏,予保暖、清理呼吸道、鼻导管给氧、球囊加压给氧、气管插管、脐静脉推注 5%GS 3 ml+维生素 C 5 mg+维生素 K_1 5 mg+酚磺乙胺(止血敏)0.125 g 等,复苏后新生儿生命体征平稳,鼻导管给氧下转入外院 NICU 诊治。患儿生后 6 h 测血糖 2.1 mmol/L,经喂养、静滴葡萄糖液等治疗后,患儿仍有反复发作的低血糖,血糖最低时达 1.7 mmol/L。病程中患儿无呼吸暂停,无气促、青紫,无发热,无呕吐,无嗜睡、反应低下,无惊厥发作。外院治疗后仍有反复低血糖发作,遂转至我院。自出生以来,患儿精神一般,哭声较响,大小便无殊。

母孕史及家族史:母孕期有妊娠期糖尿病,饮食控制后血糖控制尚可。否认孕期服药史。否认家族遗传病史。

2. 体格检查

T 36.9℃,P 106 次/min,R 44 次/min,BP 65 mmHg/40 mmHg。早产儿貌。神清,反应可,呼吸平稳。双眼巩膜、颜面部及躯干四肢皮肤黄染,未见明显出血点或瘀点、瘀斑。前囟平软,大小约 1.5 cm×1.5 cm。两肺呼吸音清,未闻及明显干湿啰音。HR 106 次/min,律齐,心音尚有力,各瓣膜区未及病理性杂音。腹部平软,肝脏肋下 1.0 cm,质地柔软。脾未触及。双下肢无水肿。吸吮反射(+),觅食、握持、拥抱反射稍减弱。

3. 实验室检查

(1) WBC $10.2×10^9$/L,Hb 156 g/L,Hct 0.50,PLT $215×10^9$/L。

(2) 血糖 2.0 mmol/L,Na^+ 138 mmol/L,K^+ 4.0 mmol/L,Ca^{2+} 2.30 mmol/L。TB 236 μmol/L,DB 36 μmol/L,ALT 10 IU/L,AST 6 IU/L。

(3) 空腹时血清胰岛素 14 pmol/L,C 肽 1.1 ng/ml。餐后 2 h 血清胰岛素 66 pmol/L,C 肽 4.4 ng/ml。

(4) TT_3 2.2 nmol/L,TT_4 80 nmol/L,FT_3 6.0 pmol/L,FT_4 16.2 pmol/L,TSH 2.6 μIU/ml。

(5) 胸片检查提示双肺未见明显异常。

(6) 头颅 B 超检查提示未见明显异常。

(7) 听力检查双耳通过。

二、诊治经过

(1) 初步诊断:早产儿(36周,2 600 g,AGA),新生儿轻度窒息,新生儿低血糖,新生儿黄疸。

(2) 治疗经过:患儿为早产儿、AGA,其母孕期有妊娠期糖尿病,生后有轻度窒息复苏史及反复低血糖发作史,入院后即密切监测血糖。第1次测定患儿血糖为2.0 mmol/L,新生儿暂无低血糖相关表现,故予10%葡萄糖液2 ml/kg静推,推注速度为1 ml/min,继而10%葡萄糖液6 mg/(kg·min)静脉维持,监测微量血糖,血糖不能维持正常水平,随后按2 mg/(kg·min)速度逐渐提高葡萄糖液输注量,直至12 mg/(kg·min),血糖仍不能维持,并伴精神萎,喂养困难表现。遂加用氢化可的松5 mg/kg每12 h静脉注射1次,患儿血糖逐渐恢复正常,持续治疗5 d。按2 mg/(kg·min)速度逐渐降低葡萄糖液输注量,每6~8 h监测微量血糖1次(维持在3.9~6.1 mmol/L),患儿经口喂养完成好,症状消失,停止葡萄糖液输注。此外,住院期间予保暖、补液、营养支持等一般治疗,光疗退黄治疗,注意维持酸碱平衡及水电解质平衡等。

出院后建议及用药:出院1周后新生儿科门诊随访。注意喂养,定期随访。

三、病例分析

1. 病史特点

(1) 患儿,男,5 d,生后发现反复血糖低5 d。

(2) 患儿为G_1P_1,胎龄36周,因"早产不可避免"于外院顺产娩出,BW 2 600 g,Apgar评分7分(肤色、心率、肌张力各扣1分)—9分(肤色扣1分)—10分,有生后复苏史。患儿生后有反复低血糖发作史,外院治疗未见好转后转至我院。母孕期有妊娠期糖尿病,饮食控制后血糖控制尚可。

(3) 体格检查:早产儿貌。神清,反应可,呼吸平稳。颜面部皮肤及双眼巩膜轻度黄染。全身未见明显出血点或瘀点、瘀斑。全身淋巴结未及明显肿大。前囟平软,大小约1.0 cm×1.0 cm。咽不红。双肺呼吸音清,未闻及明显干湿啰音。HR 106次/min,律齐,心音有力,各瓣膜区未及病理性杂音。腹部平软,肝脏肋下1.0 cm,质地中等。脾未触及。双下肢无水肿。拥抱反射(+),觅食反射(+),吸吮反射(+),握持反射(+)。

(4) 实验室检查:血糖<2.2 mmol/L。TB 236 μmol/L,以间接胆红素增高为主。血常规、肝肾功能、电解质、胰岛素、C肽及甲状腺功能等各项指标均在正常范围内。胸片、头颅B超、听力检查均未见明显异常。

2. 诊断与诊断依据

(1) 早产儿(34周,2 600 g,AGA),低出生体重儿:早产儿指胎龄<37周的新生儿,适于胎龄(AGA)儿指新生儿的出生体重在同龄儿平均出生体重的第10~90百分位之间。

该患儿胎龄36周,<37周,故为早产儿。该患儿的出生体重在同龄儿平均出生体重的第10~90百分位之间,故诊断为适于胎龄(AGA)。

(2) 新生儿轻度窒息:患儿为G1P1,胎龄36周,因"早产不可避免"于外院顺产娩出,Apgar评分7分(肤色、心率、肌张力各扣1分)—9分(肤色扣1分)—10分,有生后复苏史。故诊断。

(3) 新生儿低血糖:新生儿低血糖是指不论胎龄和日龄,新生儿血糖<2.2 mmol/L即诊断为低血糖症,而<2.6 mmol/L则为临床需要处理的界限值。该患儿为胎龄36周的早产儿,生后有窒息复苏史,其母有妊娠期糖尿病,患儿生后有反复发作的低血糖(血糖<2.2 mmol/L),血糖最低时达1.7 mmol/L,入我院时查血糖2.0 mmol/L。符合新生儿低血糖的诊断标准。

(4) 新生儿黄疸:患儿胎龄36周,BW 2 600 g,现生后5 d。入院时查体见颜面部皮肤及双眼巩膜轻度黄染,入院后查 TB 236 μmol/L,以间接胆红素增高为主。故诊断。

3. 鉴别诊断

新生儿低血糖分为不同类型:

(1) 早期过渡型低血糖症:多发生在窒息、重度溶血病、母亲患糖尿病和延迟开奶者,80%的患儿仅血糖低而无症状。有症状者多发生于生后 6～12 h 内,低血糖持续时间不长,只需补充少量葡萄糖(<6 mg/min))即可纠正,血糖常于 12 h 内达正常水平。

(2) 继发型低血糖症:此型由某些原发病如窒息、硬肿症、败血症、低钙血症、低镁血症、中枢神经系统缺陷、先天性心脏病或突然中断静脉滴注高浓度葡萄糖液等引起。低血糖症状和原发病症状常不易区别,如不监测血糖则易漏诊。

(3) 经典型或暂时性低血糖症:发生于母亲患妊娠高血压疾病或双胎儿,多为 SGA 儿,80%出现症状,可发生在刚出生时或生后 2～3 d,还可伴发于红细胞增多症、低钙血症、中枢神经系统病变或先天性心脏病,需积极治疗,在新生儿期可多次发生低血糖症。

(4) 严重反复发作型低血糖症:多由于先天性内分泌或代谢性疾病引起,可伴有原发病如脑垂体发育不良、胰岛腺瘤、甲状腺功能亢进、亮氨酸过敏、半乳糖血症、糖原贮积症等的临床表现。患儿对治疗的反应差。

对于反复发作型低血糖,需鉴别以下几种疾病:

(1) 弥漫性胰岛细胞增生症:胰岛细胞增生症是婴儿和儿童时期高胰岛素性低血糖症的最常见原因。从病理角度,可分为局限型和弥漫型。常因诊断不明而延误治疗,导致严重的脑损害和智力发育障碍。临床特点为功能性分泌过量胰岛素,而导致反复发作的低血糖,尤其是空腹时易发作,还可表现为因低血糖所致的意识障碍、精神异常、癫痫等。诊断主要依靠血糖监测、血浆胰岛素水平测定,另可行 ^{18}F 左旋多巴 PET/CT 等影像学检查以鉴别。

(2) 甲状腺功能低下:可由于甲状腺先天缺如、发育不良(原位和异位)或甲状腺激素合成途径缺陷而引起,也可因母孕期饮食中缺碘而引起。患儿出生时症状和体征缺乏特异性,大多数轻微,甚至缺如。多数先天性甲状腺功能减退症患儿在出生时并无症状,因为母体甲状腺素(T_4)可通过胎盘,维持胎儿出生时正常 T_4 浓度中的 25%～75%。新生儿期症状出现的早晚及轻重与甲减的强度和持续时间有关,约有 1/3 患儿出生时头围大、囟门及颅缝明显增宽,可有暂时性低体温、低心率、少哭、少动、喂养困难、睡多、淡漠、胎便排出延迟、生理性黄疸期延长等表现。新生儿生后可早期发现筛查,甲状腺功能检查为确诊的主要方法。

(3) 糖原贮积症:是一组遗传性疾病。任何一种参与糖原合成、分解和调节的蛋白缺陷均可造成不同类型的糖原贮积症。发生在肝脏内的糖原代谢酶缺陷所造成的糖原贮积症主要以肝大和低血糖为首发症状。发生在肌肉中的糖原代谢酶缺陷时主要表现为肌肉痉挛、运动不耐受、易疲劳和进行性肌无力等。行基因分析检查及相应酶水平测定以明确诊断。

(4) 先天性肾上腺皮质增生症:是指由于肾上腺皮质激素合成过程中所需酶的先天性缺陷所导致的一组疾病,为常染色体隐性遗传病,临床表现取决于酶的阻断部位及严重程度,大多数患儿有不同程度的皮肤色素沉着和性征异常,可有低血糖表现,实验室检查有肾上腺皮质功能减退变化,包括血浆低钠高钾,尿 17-羟孕酮升高,血浆皮质醇水平降低,促肾上腺皮质激素(ACTH)不同程度升高等。

四、处理方案及基本原则

1) 一般治疗

针对早产儿、应注意保暖,供给足够热能和液体,尽早开奶,宜少量多次喂奶,监测血糖,维持血糖和血电解质在正常水平,维持酸碱平衡,必要时予吸氧纠正低氧血症。

2) 纠正低血糖

(1) 对可能发生低血糖者应从生后 1 h 即开始喂奶(或鼻饲),可喂母乳或婴儿(或早产儿)配方奶,24 h 内每 2 小时喂 1 次。

(2) 如血糖低于需要处理的临界值 2.6 mmol/L,患儿无症状,应静脉点滴葡萄糖液 6~8 mg/(kg·min),每小时监测微量血糖 1 次,直至血糖正常后逐渐减少至停止输注葡萄糖。

(3) 如血糖低于界限值,患儿有症状,应立即静脉注入 10% 葡萄糖液 2 ml/kg,推注速度为 1 ml/min。随后继续静脉滴入葡萄糖液 6~8 mg/(kg·min)。如经上述处理,低血糖仍不缓解,则按 2 mg/(kg·min)速度逐渐增加输注葡萄糖量至 10~12 mg/(kg·min)。

(4) 治疗期间监测血糖,待症状消失、血糖正常 12~24 h,逐渐减少至停止输注葡萄糖,并及时喂奶。

(5) 如上述方法补充葡萄糖仍不能维持血糖水平,可加用氢化可的松 5~10 mg/(kg·d)静脉滴注,至症状消失、血糖恢复后 24~48 h 停止,激素疗法可持续数日至 1 周。

(6) 对于持续性低血糖可用胰高血糖素 0.1~0.3 mg/kg 肌注,必要时 6 h 后重复应用。同时进一步检查以明确是否存在高胰岛素血症等先天性内分泌或遗传代谢性疾病,必要时应用二氮嗪和生长抑素,积极治疗原发病。

五、要点和讨论

新生儿低血糖症是指不论胎龄和日龄,新生儿血糖低于 2.2 mmol/L 即诊断为低血糖症,而低于 2.6 mmol/L 则为临床需要处理的界限值。新生儿低血糖症的诊疗经过通常包括以下环节:

(1) 详细询问患儿出生史、母孕史。

(2) 详细询问患儿出生后表现,是否为早产儿、SGA、双胎儿、低出生体重儿、大于胎龄儿等,有无喂养困难、嗜睡、青紫、哭声异常、惊厥等非特异性症状等。

(3) 查体时注意有无发绀、有无肌张力低下等。

(4) 对于易发生低血糖的高危儿应于生后定期监测血糖,做好记录,并及时完善血常规、肝肾功能、电解质等检查,以全面评估病情。

(5) 由于并不能确定引起脑损伤的低血糖阈值,因此不管有无症状,低血糖者均应及时治疗。对于血糖低于需要处理的临界值 2.6 mmol/L 的患儿,均需根据其血糖水平给予相应的治疗方案,并密切监测血糖变化。

(6) 患儿的随访及管理。

六、思考题

1. 新生儿低血糖症的病因和发病机制有哪些?

2. 新生儿低血糖如何处理?

3. 顽固性低血糖的鉴别诊断有哪些?

七、推荐阅读文献

[1] 邵肖梅,叶鸿瑁、邱小汕.实用新生儿学[M].4 版.北京:人民卫生出版社,2011:307-365.

[2] 沈晓明,王卫平.儿科学[M].7 版.北京:人民卫生出版社,2008:127-131.

[3] Committee on Fetus and Newborn, Adamkin DH. Postnatal glucose homeostasis in late-preterm and term infants [J]. Pediatrics, 2011,127(3):575-579.

(何振娟)

案例 25

新生儿母婴血型不合溶血病

一、病历资料

1. 病史采集

患儿,女,36 h,因"发现皮肤黄染半天余"就诊。患儿于出生后 24 h 内出现皮肤黄染,并进行性加重,由颜面部黄染逐渐扩展至四肢。

患儿系 G_1P_1,胎龄 40 周,自然娩出。BW 3 000 g,Apgar 评分 10 分,羊水清,脐带、胎盘无异常。已开奶,20 ml/次,胃纳可,无呕吐。已排胎粪和胎尿。出生后无发热,无抽搐。

母亲血型为 O 型 Rh(+),父亲为 A 型 Rh(+)。母亲体健,否认输血史、肝炎病史,孕期无感染、服药史。孕期未接受血液抗体监测。否认家族其他成员生后早期重度皮肤黄染或其他遗传病史。

2. 体格检查

T 36.8℃,P 162 次/min,R 45 次/min,BP 65 mmHg/40 mmHg,Wt 3.0 kg,Hc 34 cm,Ht 50 cm。神志清,哭声响亮。外观无畸形。全身皮肤苍黄,头面部、躯干、四肢皮肤明显黄染,手心足底微黄。心音有力,新律齐,心前区闻及 Ⅰ—Ⅱ/Ⅵ级收缩期杂音。双肺呼吸音清,未闻及啰音。腹部软,肝脏肋下 3.0 cm,质地软,边缘锐,脾脏肋下 1.5 cm,质软。前囟 2 cm×2 cm,平坦,四肢肌张力正常,生理反射均引出。

3. 实验室检查

(1) 血常规:WBC $18.0×10^9$/L,N 55%,Hb 108 g/L,PLT $300×10^9$/L,Ret 10%,CRP<1 mg/L。尿、粪常规检查正常。

(2) 肝功能:ALT 8 IU/L,TB 240 μmol/L,DB 0 μmol/L,ALB 35 g/L。

(3) 溶血三项:抗体释放试验(+),游离抗体试验(+),直接抗人球蛋白试验(+)。

(4) 血型:A 型 Rh(+)。

(5) 外周血涂片:有核红细胞 15/100 个白细胞。

(6) 肝胆B超检查:肝脏轻度肿大,实质回声分布均匀,未见明显占位性病灶。门静脉、肝静脉等走向正常。彩色多普勒血流影像(CDFI)未见明显异常。胆囊大小正常,囊壁光滑,透声佳,胆囊内未见明显占位性病变,肝内外胆管未见明显扩张。脾脏轻度肿大。

(7) 心脏超声检查:心内结构无异常,心功能正常。

二、诊治经过

（1）初步诊断：新生儿高胆红素血症，母子血型不合溶血病（ABO 溶血），新生儿贫血。

（2）治疗经过：患儿入院后立即予以光疗 16 h 退黄，并给予人血免疫球蛋白静脉输注 1 g/kg 抑制红细胞破坏。此后动态监测血清胆红素水平，每天光疗 8～12 h，连续 5 天后患儿血清总胆红素值明显下降，继续观察 3 d，患儿皮肤黄染无反复。输注 O 型 Rh（＋）红细胞悬液 15 ml/kg 纠正贫血。红细胞输注后心脏杂音消失，心率下降至 140 次/min。治疗过程中患儿一般情况良好，奶量逐步增加至 50～60 ml/次，无呕吐，无抽搐，病情平稳，予出院。

三、病例分析

1. 病史特点

（1）患儿，女，36 h，发现皮肤黄染半天余。

（2）G1P1，出生史无异常，母亲血型 O 型 Rh(＋)，父亲血型 A 型 Rh(＋)，母孕期未做抗体检测。

（3）体格检查：营养发育正常，全身皮肤苍黄，HR 162 次/min，心前区闻及Ⅰ～Ⅱ/Ⅵ级收缩期杂音。肝脏肋下 3.0 cm，脾脏肋下 1.5 cm，质软。四肢肌张力好，生理反射引出。

（4）实验室检查：Hb 108 g/L，Ret 10%，外周血涂片示有核红细胞 15/100 个白细胞。血清 TB 240 μmol/L，DB 0 μmol/L。血型 A 型 Rh(＋)。溶血三项试验(＋)。腹部 B 超检查肝脾轻度肿大。

2. 诊断与诊断依据

（1）新生儿高胆红素血症：患儿于生后 24 h 内出现黄疸，考虑为病理性黄疸。日龄 36 h 血清总胆红素值达 240 μmol/L(14 mg/dl)，大于 220 μmol/L，并且处于该日龄段黄疸的高危区域，符合新生儿高胆红素血症的诊断。

该患儿系足月儿，病程和治疗过程中无吃奶差、无抽搐、嗜睡和精神萎软等表现，神经系统检查无异常，暂不考虑存在新生儿胆红素脑病。

（2）母子血型不合溶血病（ABO 溶血）：本例患儿黄疸不仅出现早（日龄 24 h 内）并进行性加重，同时伴有贫血和肝脾大。外周血血红蛋白水平明显降低（＜145 g/L）、网织红细胞增高（＞6%）、外周血涂片有核红细胞血型增加（＞10/100 个白细胞）、鉴定母子 ABO 血型分别为 O 型和 A 型、抗体释放试验(＋)。因此，明确诊断为母子血型不合溶血病（ABO 溶血）。

（3）新生儿贫血：患儿皮肤苍黄，外周血常规示 Hb 108 g/L，低于 145 g/L，故诊断为新生儿贫血。根据其病史、体征和相关实验室检查结果，考虑为母子血型不合（ABO）溶血引起的新生儿贫血。由于存在贫血，患儿心率较快，并可闻及心脏杂音，贫血纠正后杂音消失、心率恢复正常。

3. 鉴别诊断

在诊断过程中，以溶血引起的高未结合胆红素血症为线索，该患儿应注意排除下列疾病。

（1）新生儿 Rh 溶血：Rh 溶血病中以 RhD 溶血病最为常见，其次为 RhE。对于无输血史的产妇来说，本病一般不发生在第 1 胎。Rh 溶血症状较重，可造成胎儿重度贫血、心力衰竭和水肿，严重者为死胎。Rh 溶血的临床表现较 ABO 溶血更为严重。针对 Rh 血型系统的血型鉴定和特殊抗体筛查试验可帮助诊断。

（2）新生儿感染：重症感染可致溶血，其中以金黄色葡萄球菌、大肠埃希菌引起的败血症多见。生后早期因感染导致的高胆红素血症，往往有母产前或产时感染史、患儿产时窒息史可循。患儿一般情况较差，出现发热、精神萎软、喂养不耐受和出凝血功能异常等全身症状，实验室检查显示外周血象异常如白细胞总数、中性粒细胞比例增高，血小板计数下降，明显的中性粒细胞核左移等现象。病原菌检查阳性可为有效的抗感染治疗提供依据。

（3）红细胞酶缺陷：如 G-6-PD 缺陷病，主要见于我国华南地区，有可疑或阳性的家族史。常有诱发因素存在，如感染、窒息、大量出血或特殊用药史，抗球蛋白（Coomb）试验阴性。G-6-PD 测定可明确诊断。应注意 G-6-PD 缺陷病者可与新生儿 ABO 血型不合溶血病并存。

（4）红细胞形态异常：如遗传性球形红细胞增多症、遗传性椭圆形红细胞增多症等，外周血涂片可见特征性的异常形态红细胞明显增多，红细胞脆性明显增高，而 Coomb 试验阴性。

（5）血红蛋白病：如地中海贫血等，有明确的高发地区，常表现为黄疸、贫血和水肿。Coomb 试验阴性，血红蛋白电泳可明确诊断。

（6）其他免疫性溶血：如疫苗注射、代谢紊乱、新生儿红斑狼疮、药物等引起的免疫性溶血，也可造成新生儿期的高胆红素血症。这些疾病分别有其特殊的病史经过。

四、处理方案及基本原则

1）一般处理

（1）保暖、维持内环境稳定，纠正水电解质紊乱，合理喂养；

（2）积极完善各项实验室检查：如外周血常规、网织红细胞计数、外周血涂片、血清胆红素及肝功能、血型鉴定（ABO 和 Rh 系统）、Coomb 试验或 3 项实验、病原菌检测和培养等。

（3）密切监测贫血演进和心功能状况，动态观察黄疸变化，警惕胆红素脑病的发生。

2）静脉丙种球蛋白　一旦明确诊断为新生儿溶血病可给予静脉滴注丙种球蛋白以抑制溶血，剂量 0.5～1 g/kg，于 2 h 内滴入。

3）光疗　根据不同日龄各类婴儿光疗指征表及时进行光疗。本例患儿胎龄 40 周、存在 ABO 溶血这一危险因素，故应采用中危线图。其日龄 36 h 血清总胆红素值为 240 μmol/L，光疗指标为血清总胆红素≥197 μmol/L（11.5 mg/dl），故予光疗退黄。光疗中注意眼睛和生殖器的保护，并适当补充水分和核黄素。

4）换血疗法　符合下列条件之一者有换血指征：

（1）胎儿期已受累者，出生时脐血胆红素＞68 μmol/L（4 mg/dl），血红蛋白＜120 g/L，伴有水肿、肝脾大和心力衰竭者；

（2）生后 12 h 内胆红素每小时上升＞12 μmol/L（0.7 mg/dl）者；

（3）光疗失败，光疗 4～6 h 后血清总胆红素仍上升 8.6 μmol/L·h［0.5 mg/(dl·h)］；

（4）出现胆红素脑病症的早期表现者。

换血方法如下：①血源：Rh 溶血病选用 Rh 系统与母亲同型、ABO 系统与患儿同型的血液；ABO 溶血病选用 O 型红细胞、AB 型血浆的混合血；有明显贫血和心力衰竭者可用血浆减半的浓缩血；②换血量：2 倍血容量，150～180 ml/kg；③途径：脐动、静脉同步换血，单独脐静脉或其他较大静脉换血。换血过程中须监测血糖、电解质和心功能。

5）纠正贫血　因贫血出现心率增快或气促、体重不增等症状时需输血，ABO 溶血者输注 O 型红细胞悬液，所需红细胞悬液量＝体重（kg）×（预期血红蛋白值—实际血红蛋白值）×3。

6）其他治疗

（1）抗感染：如存在感染，可根据病原菌选择合适的抗生素治疗。

（2）白蛋白：如存在低蛋白血症，补充人白蛋白 1 g/kg。

（3）纠正代谢性酸中毒：5％碳酸氢钠。

五、要点和讨论

新生儿母子血型不合引起的同族免疫性溶血中 ABO 血型不合最常见,诊疗经过通常包括以下环节:

(1) 详细病史询问:父母血型、母产前诊断史、患儿出生史、黄疸首次出现的时间和进展、病程中有无胆红素脑病的表现、家族史、籍贯、母亲疾病和药物服用史等。

(2) 查体时重点关注患儿的精神反应、黄疸范围、肝脾大、神经系统表现等。

(3) 及时完善各项相关检查:外周血常规、网织红细胞计数、血涂片、血清胆红素及肝功能、血型鉴定、溶血 3 项试验等。必要时进行病原菌、G-6-PD 检测。动态监测血清胆红素水平或经皮测胆红素值。

(4) 治疗方面:主要包括静脉输注大剂量丙种球蛋白,根据血清胆红素水平和是否存在胆红素脑病症状选择光疗和或换血疗法,并酌情补充红细胞悬液和白蛋白等。此外,还需注意保暖、纠正低血糖和水电解质紊乱,维持内环境稳定。

(5) 患者的随访和管理。

六、思考题

1. 如何诊断新生儿 ABO 溶血病?
2. 新生儿 ABO 溶血病需与哪些疾病相鉴别?
3. 新生儿换血疗法的指征以及如何进行血源选择?

七、推荐阅读文献

[1] 薛辛东. 儿科学[M]. 2 版. 北京:人民卫生出版社,2013:137-140.

[2] 邵肖梅,叶鸿瑁,邱小汕. 实用新生儿学[M]. 4 版. 北京:人民卫生出版社,2011:605-621.

[3] Janet M. Rennie MA. Roberton's Textbook of Neonatology [M]. Fourth edition. London: Churchill Livingstone, 2005:741-748.

(孙建华　贝　斐)

案例 26

新生儿红细胞增多症

一、病历资料

1. 病史采集

患儿,男,生后因"肤色暗红伴气促呻吟"由产房转入新生儿科病房。患儿系 G1P1,胎龄 33^{+6} 周,急症剖腹产娩出,BW 2 050 g,Apgar 评分 10 分—10 分,羊水清,脐带水肿,胎盘正常。患儿为单卵双胎大子,生后约 10 min 见皮肤暗红,呼吸略促伴呻吟,即予头罩吸氧,经皮血氧饱和度稳定于 90%～94%。另一双胎小子,BW 1 635 g,Apgar 评分 7 分—8 分,生后全身皮肤苍白。

母亲孕期病史:此次妊娠为自然受孕,孕期规则产检,各项实验室检查未见明显异常。孕 33^{+6} 周双胎之一 NST 见一减速,最低 95～100 次/min,持续 2 min,急诊 B 超检查示右侧壁部分胎盘增厚 69 mm,回声增高,母因"单绒毛膜双羊膜囊双胎,胎盘早剥可能"急症剖宫产终止妊娠。

2. 体格检查

T 36.5℃,HR 150 次/min,RR 60 次/min,皮肤暗红,反应好,R 60 次/min,双肺呼吸音粗,肋下轻度吸凹,呻吟(+),HR 150 次/min,齐,心音有力,未及杂音,腹平,触诊软,肠鸣音 2～3 次/min,肝右肋下 1 cm,质软,四肢活动可。

3. 实验室检查

(1) 静脉血常规:出生第 1 天血常规:RBC 6.42 × 10^{12}/L,Hb 232.1 g/L,WBC 11.61 g/^{9}/L,N 22.8%,PLT 171.0 × 10^9/L,Hct 66.5%,CRP<1 mg/L。

出生第 2 天血常规:RBC 5.93 × 10^{12}/L,Hb 215.1 g/L,WBC 17.0 × 10^9/L,N 61.0%,PLT 215.0 × 10^9/L,Hct 65.2%,CRP<1 mg/L,RC 4.58%。

(2) 血糖/血气分析:生后 2 h:血糖 5.9 mmol/L。血气分析:pH 7.172,PaCO$_2$ 61.9 mmHg,HCO$_3^-$ 22.7 mmol/L,BE −6 mmol/L

生后 4 h:血糖 7.0 mmol/L。血气分析:pH 7.266,PaCO$_2$ 46.3 mmHg,HCO$_3^-$ 21.1 mmol/L,BE −6 mmol/L。

(3) 胸片检查:两肺纹理增多。

二、诊治经过

(1) 初步诊断:早产儿,低出生体重儿,双胎大子,新生儿湿肺,呼吸性酸中毒,新生儿红细胞增多症,双胎贫血-多血序列征。

（2）治疗经过：入院后加强保暖、监护，早产儿特级护理。予禁食、静脉补液支持。患儿呼吸略促伴呻吟，予头罩开盖给氧，经皮氧稳定。查体见肤色暗红，完善静脉血常规示 Hb 232.1 g/L 及 Hct 66.5%，考虑红细胞增多症存在，予部分换血治疗，经桡动脉换出 15 ml 血，同时外周静脉生理盐水 15 ml 静脉输注。生后 10 h，小儿气促基本缓解，复查静脉血常规示 Hb 215.1 g/L 及 Hct 65.2%，予再次部分换血治疗，换出 10 ml 血，同时生理盐水 10 ml 静脉输注。患儿生后 3 d 起肠道喂养，奶量渐增。小儿病情稳定，一般情况可，生后 18 d 出院。

三、病例分析

1. 病史特点

（1）患儿，胎龄 33^{+6} 周，生后见肤色暗红，伴气促呻吟。

（2）血常规：RBC 6.42×10^{12}/L, Hb 232.1 g/L, WBC 11.6×10^9/L, N 22.8%, PLT 171.0×10^9/L, Hct 66.5%, CRP＜1 mg/L。

2. 诊断及诊断依据

（1）新生儿红细胞增多症：患儿主要表现为肤色暗红，伴气促呻吟，根据患儿多血貌特点，首先需考虑红细胞增多症，明确该诊断可通过完善静脉血 Hct。红细胞增多症诊断标准不一，目前大部分学者认为静脉血 Hct 胞增多症可确定诊断。

（2）湿肺：患儿系早产剖宫产儿，存在肺液吸收延迟可能，生后有气促呻吟等呼吸困难表现，伴轻度呼吸性酸中毒，予头罩用氧下经皮氧稳定，生后 10 h 呼吸困难自行缓解，摄胸片提示两肺纹理增多，故考虑湿肺诊断明确。

（3）双胎贫血-多血序列征（TAPS）：TAPS 是一种单绒毛膜双胎的并发症，与双胎输血综合征不同的是，TAPS 没有羊水量的显著差异，是以两个胎儿之间血红蛋白含量的差异为主要表现。研究发现本病胎盘都含有少量细小的动脉-静脉吻合血管，而无代偿性的动脉-动脉吻合血管，两胎儿之间存在慢性输血。该病生后诊断标准是双胎间的血红蛋白浓度差值＞80 g/L 及双胎间网织红细胞比值＞1.7。本例双胎为单绒毛膜双羊膜囊双胎，母产前 B 超检查未提示两胎羊水量有显著差异，生后其双胎小子静脉血 Hb 32.2 g/L, Ret 14.89%，两者血红蛋白浓度差值 200 g/L，网织红细胞比值为 3.2，故双胎贫血-多血序列征诊断明确。

四、处理方案及基本原则

1. 对症治疗

红细胞增多症者多伴有低血糖症，因此对本病高危儿如小于胎龄儿、过期产儿、糖尿病母亲婴儿等在出生情况稳定后要动态检测血糖并及时治疗。呼吸窘迫者应吸氧；胃纳欠佳及拒食者应适当补液和鼻饲喂养。此外可能并发心肺、中枢神经系统（CNS）、肾脏等问题，应注意观察并给予相应处理。

2. 部分换血疗法

（1）适应证：无症状者，周围静脉 Hct 在 0.65～0.70，仅需观察，大部分经静脉补液治疗后血 Hct 可恢复正常；对于有高危因素和临床症状的患儿，一经诊断应及早进行部分换血；当静脉血 Hct≥0.70 时，即使无临床表现，也有脏器受累的危险，应尽早采取措施降低 Hct，减轻血黏滞度，防止组织器官栓塞。

（2）换血方法：选桡动脉进行放血，外周浅静脉同步输入等量生理盐水。可选用生理盐水或 5%白蛋白，不推荐使用血浆或新鲜冷冻血浆，后者可能传播人类免疫缺陷病毒（HIV）等疾病，还可能引起坏死性小肠结肠炎。白蛋白相对于生理盐水疗效上无明显差异，生理盐水价廉易得，故首选生理盐水。换血量按照《实用新生儿学》推荐公式计算。换血量(ml) = (实际 Hct－预期 Hct)/实际 Hct × 血容量 (ml/kg) × 体重(kg)。操作过程中注意监测经皮氧饱和度、呼吸、心率、血压、皮肤颜色、四肢末梢循环等。

五、要点与讨论

新生儿红细胞增多症是新生儿早期较常见的疾病之一，其临床症状缺乏特异性，且部分患儿无症状。临床表现除多血貌外，常有多器官受累，以心、脑、肾及胃肠道等器官受累多见。红细胞增多症的诊疗经过通常包括以下环节：

(1) 新生儿红细胞增多症根据病因分为主动型和被动型两类。前者为宫内急慢性缺氧导致胎儿 RBC 生成增多，后者为 RBC 经胎盘灌注过多，继发于胎-母、胎-胎输血或脐带结扎延迟等。内分泌及代谢性疾病也是该病的发病原因，故对具有这些高危因素的患儿应警惕该病的发生，及时完善相关检查。

(2) 完善检查了解静脉 Hct 水平，对具有高危因素和临床症状者，及时进行部分换血治疗。

(3) 对于除了多血貌以外的相关临床表现，均予以积极对症处理。

六、思考题

1. 新生儿红细胞增多症的治疗措施有哪些？
2. 新生儿红细胞增多症的常见并发症及其临床表现有哪些？

七、推荐阅读文献

[1] 邵肖梅、叶鸿瑁、丘小汕. 实用新生儿学[M]. 4 版. 北京：人民卫生出版社，2011：646 - 649.

[2] 新华，袁琳，陈超，等. 新生儿红细胞增多症 247 例临床分析[J]. 中国新生儿科杂志，2010，25：238 - 239.

（刘志伟）

案例 27

新生儿先天性梅毒

一、病历资料

1. 病史采集

患儿陈某某之女,女性,4 h。因"梅毒母亲分娩新生儿生后 4 h"入院。患儿系 G_3P_2,胎龄 37^{+2} 周,BW 2 550 g,因"妊娠期高血压、双胎、臀位"行剖宫产娩出,出生时 Apgar 评分(8~9)分/(1~5)min,羊水清,脐带、胎盘情况无殊。生后无气促、呻吟、青紫,无抽搐,全身皮肤无皮疹,产院查血糖 3.6 mmol/L,予以保暖、心电监护、补液,因母亲有梅毒感染史,拟诊"先天性梅毒"转运到我院进一步诊疗。

患儿生后精神反应尚可,未开奶,小便已排,胎便未解。

患儿系 G_3P_2,胎龄 37^{+2} 周,BW 2.55 kg,剖宫产娩出。其母有妊娠期高血压病史,孕期发现梅毒螺旋体特异性抗体阳性,甲苯胺红不加热血清试验(TRUST)1:32 阳性,予头孢曲松治疗 2 周,治疗结束 1 月后 TRUST 滴度为 1:2。否认出生时围生期窒息缺氧及抢救病史。否认家族性高血压病史、心脏病或其他遗传病史。

2. 体格检查

T 36.5℃,HR 141 次/min,R 35 次/min,Wt 2 550 g,BP 72 mmHg/40 mmHg。神清,反应可,全身皮肤无皮疹,唇周及三角区无发绀,前囟平软,颈软无抵抗,吸凹征(−),呼吸平稳,两肺呼吸音粗,未闻及干湿性啰音,心律齐,心音有力,心前区未闻及病理性杂音,腹平软,未见胃肠型,未触及包块,肝肋下 1.0 cm,质软,脾肋下未及,四肢活动尚可,肌张力正常,原始反射引出,病理反射未引出,CRT 约3 s。

3. 实验室检查

(1)血常规:WBC 14.87×10^9/L,RBC 4.70×10^{12}/L,Hb 171.00 g/L,PLT 212.00×10^9/L,N 56%,LY 36%,CRP 8 mg/L,Ret 3.00%。

(2)生化检验:DB 9.70 μmol/L,TB 37.37 μmol/L,ALT 5 IU/L,AST 24 IU/L,γ-GT 156 IU/L,ALP 229 IU/L,BUN 3.7 mmol/L,Cr 54 mmol/L,UA 405 mmol/L,TP 46.78 g/L,ALB 33.08 g/L,GLB 14 g/L,白球蛋白比例 2.4,Na^+ 139 mmol/L,K^+ 6.2 mmol/L,Cl^- 105 mmol/L,Ca^{2+} 2.10 mmol/L,磷 2.03 mmol/L,Mg^{2+} 0.82 mmol/L。

(3)血气分析:标准碳酸氢根 21.30,pH 7.338,$PaCO_2$ 39.50 mmHg,PaO_2 54.40 mmHg,BE −3.50 mmol/L,HCO_3^- 21.40 mmol/L,SO_2% 85.90%,TCO_2 22.60 mmol/L。微量血糖 3.40 mmol/L。

(4)尿液分析:相对密度(比重)1.010,pH 8.000,余可。

(5)粪便常规:无殊。

(6) 免疫检验:乙肝表面抗原(－),乙肝表面抗体(＋),乙肝 e 抗原(－),乙肝 e 抗体(－),乙肝核心抗体(＋),乙肝核心 IgM(－),丙肝病毒抗体(－),艾滋病抗体(－),梅毒螺旋体特异性抗体(＋),梅毒初筛实验1∶16(＋)。

(7) 胸片检查:肺液转运中,心影饱满,随访。

(8) 腹片检查:腹部床旁卧位,肠腔形态不规则,小肠肠曲充气欠佳。

二、诊治经过

(1) 初步诊断:新生儿先天性梅毒。

(2) 诊治经过:以完善相关检查,入住暖箱,严格隔离,生命体征监护,维生素 K_1 补充凝血因子,青霉素 5 万 IU/(kg·次),Q 12 h×7 d,1 周后改为 5 万 IU/(kg·次),Q 8 h×7 d,疗程 14 d。住院期间予逐渐开放饮食,未达全肠道喂养前予静脉营养支持。患儿病程中生命体征平稳,无屏气发作,无呕吐、腹泻,无抽搐。住院治疗 2 周后出院。

出院时告知门诊定期随访。

三、病例分析

1. 病史特点

1) 患儿,女,4 h,梅毒母亲分娩新生儿生后 4 h。

2) 母亲孕期发现梅毒螺旋体特异性抗体阳性,TRUST 试验 1∶32 阳性,予头孢曲松治疗 2 周,治疗结束 1 月后 TRUST 滴度为 1∶2。

3) 体格检查　T 36.5℃,HR 141 次/min,R 35 次/min,Wt 2 550 g,BP 72 mmHg/40 mmHg。神志清,反应可,全身皮肤无皮疹,唇周及三角区无发绀,前囟平软,颈软无抵抗,吸凹征(－),呼吸平稳,两肺呼吸音粗,未闻及干湿性啰音,心律齐,心音有力,心前区未闻及病理性杂音,腹平软,未见胃肠型,未触及包块,肝肋下 1.0 cm,质软,脾肋下未及,四肢活动尚可,肌张力正常,原始反射引出,病理反射未引出,CRT 约 3 s。

4) 实验室检查　WBC 14.87×10^9/L,RBC 4.70×10^{12}/L,Hb 171.00 g/L,PLT 212.00×10^9/L,N 56%,LY 36%,CRP 8 mg/L,Ret 3.00%。

(1) 生化检验:DB 9.70 μmol/L,TB 37.37 μmol/L,ALT 5 IU/L,BUN 3.7 mmol/L,Cr 54 mmol/L,TP 46.78 g/L,ALB 33.08 g/L,GLB 14 g/L。微量血糖 3.40 mmol/L。

(2) 免疫学检验:梅毒螺旋体特异性抗体阳性,梅毒初筛实验 1∶16 阳性。

2. 诊断与诊断依据

新生儿先天性梅毒(congenital syphilis,CS):母亲孕期发现梅毒螺旋体特异性抗体阳性,TRUST 试验 1∶32 阳性,予以头孢曲松针治疗 2 周,治疗结束 1 月后 TRUST 滴度为 1∶2,患儿梅毒螺旋体特异性抗体阳性,梅毒初筛实验 1∶16 阳性,是其母亲 TRUST 滴度的 4 倍。

3. 鉴别诊断

(1) 弓形虫感染。

(2) CMV 感染。

(3) 风疹病毒感染。

(4) 疱疹病毒感染。

四、处理方案及基本原则

（1）一般措施：严格隔离,母亲孕期一经确诊应正规治疗。

（2）治疗：青霉素 G(PG)10～15 万 IU/(kg·d),头 7 d 10 万 IU/(kg·d),分 2 次,肌注或静滴,后 15 万 IU/(kg·d),分 3 次,共 10～14 d。或普鲁卡因青霉素 5 万 IU/(kg·d),每天肌注 1 次,共 10 次。或苄星青霉素 5 万 IU/(kg·d),单次肌注。

（3）随访：治疗后 2、4、6、9、12 月复出血清学实验;神经梅毒 6 月后复查脑脊液;6 月内血清滴度未 4 倍下降,未治疗失败或再感染,重新治疗。

五、要点与讨论

新生儿先天性梅毒诊断目前尚无统一标准,可参考邵肖梅等主编《实用新生儿学》《中华人民共和国国家卫生和计划生育委员会行业标准》《欧洲疾病控制中心梅毒控制指南》《WHO 性传播疾病感染控制指南》《美国疾病控制中心性传播疾病控制指南》。现简述美国疾病控制预防中心(CDC)标准供参考,如下：

（1）高度可能(证实)病例：①或梅毒异常体检;②或非梅毒螺旋体(TP)是生母 4 倍或以上;③或皮损或体液暗视野或 PCR 阳性。注：非 TP<生母 4 倍不能排除先天性梅毒(CS)。

（2）可能病例：体检正常＋非 TP≤4 倍生母＋,①或生母没有、不正规或无法证实接受过治疗;②或生母红霉素或非指南推荐治疗(非 PGA);③或生母分娩前接受推荐治疗<4 周。注：接受推荐以外的药物视为未治疗。

（3）低度可能病例：体检正常＋非 TP≤4 倍生母＋,①且生母正规治疗>4 周;②且生母无再感染或复发证据;

（4）不可能病例：体检正常＋非 TP≤4 倍生母＋,①且生母怀孕前正规治疗;②且生母孕前、孕中和分娩时非 TP 低且稳定(VDRL<1：2,梅毒血浆反应素快速试验(RPR)<1：4)。

1）进一步评估

（1）高度可能(证实)病例：①脑脊液(CSF)查 VDRL,细胞($<5×10^6$/L 为阴性,$≥5×10^6$/L 为阳性),蛋白(<40 mg/dl 为阴性,≥40 mg/dl 为阳性);②白细胞计数,分类,BPC 计数;③其他：长骨摄片,胸片,肝功能,头颅影像,眼科检查,听力脑干诱发电位。

（2）可能病例：体检正常＋非 TP≤4 倍生母＋,①CSF 查 VDRL,细胞($<5×10^6$/L 为阴性,$≥5×10^6$/L 为阳性),蛋白(<40 mg/dl 为阴性,≥40 mg/dl 为阳性);②白细胞计数,分类,血小板计数(BPC)计数;③长骨摄片。注：已行 10 d 肠外治疗可不评估,但仍建议。

（3）低度可能病例：体检正常＋非 TP≤4 倍生母＋,无须评估。

（4）不可能病例：体检正常＋非 TP≤4 倍生母＋,无须评估。

2）CS 治疗

（1）高度可能(证实)病例：

i）或青霉素(PG)10‐15 万 IU/(kg·d), iv, 5 万 IU/(kg·次),7 d 内每 12 h 1 次,后每 8 h 1 次,总疗程 10 d;

ii）或普鲁卡因青毒素 5 万 IU/(kg·次),im, qd×10 d。注：治疗中断 1 d,重新开始。用其他抗生素证据不足。

（2）可能病例：体检正常＋非 TP≤4 倍生母＋

i）或 PG 10～15 万 IU/(kg·d),iv,5 万 IU/(kg·次),7 d 内每 12 h 1 次,后每 8 h 1 次,总疗程

10 d。

ⅱ) 或普鲁卡因 PG5 万 IU/(kg·次),im, qd×10 d。

ⅲ) 或苄星青霉素 5 万 IU/(kg·次),im, 1 次,①需全面评估均正常,且随访有保证;②评估异常或未做,脑脊液(CSF)损伤,随访无保证,10 d PG;③非 TP(-),生母未治梅毒低危,可单剂;④分娩时生母早期梅毒,即使评估正常,随访保证,10 d PG。

(3) 低度可能病例:体检正常+非 TP≤4 倍生母+

ⅰ) 或苄星青霉素 5 万 IU/(kg·次),im,1 次。

ⅱ) 或不治疗:①血清学随访 2~3 月 1 次至 6 月;②生母非 TP 治疗后下降至少 4 倍,或稳定在低水平(VDRL<1∶2, RPR<1∶4)。

(4) 不可能病例:体检正常+非 TP≤4 倍生母+

ⅰ) 或无须治疗,但非 TP 需随访至阴性。

ⅱ) 或苄星青霉素 5 万 IU/(kg·次),肌内注射,1 次,特别是非 TP 阳性而随访不能保证。

六、思考题

(1) 新生儿神经梅毒如何诊断? 如何治疗?

(2) 美国 CDC 对新生儿梅毒的随访时如何规定的?

(3) 19S - IgM 在新生儿梅毒的诊断价值?

七、推荐阅读文献

[1] Workowski KA, Bolan GA. Sexually Transmitted Diseases Treatment Guidelines [J]. 2015. MMWR Recomm Rep, 2015;64(RR - 03):1 - 137.

[2] French P, Gomberg M, Janier M, et al. IUSTI: 2008 European Guidelines on the Management of Syphilis [J]. Int J STD AIDS. 2009;20(5):300 - 309.

[3] 邵肖梅,叶鸿瑁,丘小汕.实用新生儿学[M].4 版.北京:人民卫生出版社,2011:355 - 357.

(裘　刚)

案例 28

新生儿持续肺动脉高压

一、病历资料

1. 病史采集

患儿,女,生后 4 h 因"生后气急伴青紫 3 h 余"入院。患儿系 G_3P_2,孕 37 周,因"瘢痕子宫"于 2014 年 11 月 10 日 11:00 剖宫产出生,无胎膜早破史,生时羊水清,脐带、胎盘无异常,BW 3 890 g,生后 Apgar 评分 1 min 8 分,5 min 9 分,生后 1 h 出现气急、青紫,测 SpO_2 61%,予吸氧后急症至我院,急诊拟"新生儿呼吸窘迫综合征"收入院。

2. 体格检查

足月儿貌,神志清,反应差,哭声弱。头面及四肢末端青紫,前囟平。双侧瞳孔等大等圆,对光反应灵敏。HR 160 次/min,心律齐,心音有力,未及杂音。呼吸急促,吸凹(+),双肺呼吸音粗,未闻及啰音。腹部平软,肝脾肋下未及。肠鸣音 3~4 次/min。四肢肌张力偏低,拥抱反射、觅食反射、握持反射、吞咽反射较弱。

3. 实验室检查

11 月 10 日胸腹部平片检查:两肺纹理增粗,有少许渗出,肠道充气少。

11 月 11 日胸部平片检查:肺部渗出较前吸收,心影饱满。

1 月 12 日胸部平片检查:肺部渗出吸收。

11 月 10 日心超检查:动脉导管开放,向主动脉方向分流,三尖瓣重度反流,压差 82 mmHg,诊断新生儿持续肺动脉高压(PPHN)。

11 月 10 日血常规检查:RBC 4.56×10^{12}/L, Hb 172.0 g/L, WBC 16.1×10^9/L, LY 46.1%, N 52.3%, PLT 224×10^9/L, CRP < 8 mg/L。

11 月 10 日血气分析:pH 7.135, $PaCO_2$ 41.3 mmHg, PaO_2 45.2 mmHg, BE −8.2 mmol/l。

11 月 10 日尿常规检查:尿潜血—,蛋白质—,红细胞镜检 1~2 个/HP。

11 月 11 日心超检查:动脉导管开放,仍有较多分流,三尖瓣压差 73 mmHg。

11 月 12 日心超检查:动脉导管开放,双向分流,三尖瓣压差 41 mmHg。

11 月 13 日心超检查:动脉导管开放,双向分流,三尖瓣压差 36 mmHg。

11 月 15 日血培养:阴性。

11 月 12 日血气分析:pH 7.363, $PaCO_2$ 52.1 mmHg, PaO_2 57.3 mmHg, BE 1.6 mmol/l。

11 月 21 日血常规检查:RBC 4.68×10^{12}/L, Hb 152.0 g/L, WBC 12.4×10^9/L, LY 39.7%, N 45.2%, PLT 238×10^9/L, CRP < 8 mg/L。

11 月 19 日胸腹正侧位片:两肺未见渗出。

二、诊疗经过

患儿入院后立即住 NICU,给予高频机械通气,心电血氧监护,并完善相关检查,但经皮氧饱和度不稳定,心超检查提示有肺动脉高压,动脉导管开放,立即给予 NO 吸入,流量 25×10^{-6}。同时给多巴胺、多巴酚丁胺、米力农等治疗,11 月 11 日下午起患儿血压不能维持,SPO_2 下降,加用肾上腺素,复查血气分析有酸中毒,予纠酸,扩容治疗,复查胸片示肺部渗出改善,SPO_2 可上升至 90% 左右,11 月 11 日晚上20:30 左右患儿经皮氧饱和度下降至 82%,加大吸入 NO 流量 30×10^{-6},1 h 后 SPO_2 升到 93%,以后经皮氧饱和度基本维持在 90%,11 月 12 日吸入 NO 流量逐渐下调 20×10^{-6},11 月 13 日吸入 NO 下调 15×10^{-6},患儿病情逐渐改善,改为常频机械通气。11 月 19 日撤离呼吸机。

出院诊断:新生儿持续肺动脉高压(PPHN)。

三、病例分析

1. 病史特点

患儿胎龄 37 周,因"瘢痕子宫"剖宫产出生,BW 3 890 g,生后 1 h 出现气急、青紫,测 SpO_2 61%,予吸氧后急诊至我院。

2. 诊断与诊断依据

患儿主要疾病为新生儿持续肺动脉高压(PPHN),诊断依据如下:

(1) 病史:患儿胎龄 37 周,因"瘢痕子宫"择期剖宫产出生,BW 3 890 g,生后 1 h 出现气急、青紫,测SpO_2 61%。

(2) 临床特点:生后早期出现严重青紫、低氧血症,给予积极通气仍不能缓解。

(3) 胸片:对青紫新生儿应立即摄 X 线胸片,观察肺部病变。肺部病变不严重,与青紫程度不相称,考虑 PPHN。

(4) 心脏超声检查:因考虑 PPHN,立即做心脏多普勒超声检查,排除先心病,测定三尖瓣返流和肺动脉瓣返流压差达 82 mmHg,诊断 PPHN。

3. 鉴别诊断

主要应与青紫型先天性心脏病鉴别,做心超检查可以鉴别。

四、处理方案及基本原则

尽快降低肺血管阻力,降低肺动脉压力,维持体循环血压,纠正右向左分流,改善氧合。

1) 维持内环境稳定　根据血气分析结果纠正酸中毒,使 pH 维持在 7.35～7.45 即可。过去常通过碱化血液、过度通气,使血气 pH 增高达 7.45～7.55,达到缓解肺动脉高压,但由于碱中毒会导致脑血管收缩,脑血供减少,现在不主张这种治疗方法。

2) 维持正常血压　当有血容量丢失或因应用血管扩张剂后血压降低时,可使用 0.9% NaCl 扩容。同时可使用多巴胺 2～10 $\mu g/(kg \cdot min)$ 和(或)多巴酚丁胺 2～10 $\mu g/(kg \cdot min)$。

3) 机械通气　应保持良好的氧合,使 PaO_2 维持在 60～80 mmHg 左右,$PaCO_2$ 35～45 mmHg,氧饱和度维持在 90%～95%。为尽量减少肺气压伤,可允许 $PaCO_2$ 稍升高。如患儿无明显肺实质性疾病,呼吸机参数尽可能调低。如严重肺部疾病,调高呼吸机参数,呼吸频率可设置 40～60 次/min,吸气峰压 2.0 kPa(20 cmH$_2$O)左右,呼气末正压 0.5~0.6 kPa(5~6 cmH$_2$O),吸气时间 0.3~0.4 s。如氧合改善不明显,使用高频呼吸机。

4) 吸入一氧化氮(iNO)　自 1990 年代中期开始,吸入一氧化氮成为 PPHN 最有效的治疗方法。对 iNO 治疗 PPHN 的 RCT 研究进行 Meta 分析显示,iNO 治疗组 30~60 min 后肺动脉压明显下降,血氧饱和度和动脉血氧分压显著改善,降低对氧的需求。iNO 治疗组对体外膜肺氧合(ECMO)治疗的需求减少(OR = 0.30,95% CI 0.21~0.42)。

(1) 适应证:主要用于足月儿或晚期早产儿 PPHN,如 FiO$_2$＞60%,PaO$_2$＜50 mmHg,SpO$_2$＜85%,氧合指数(OI)＞25,心超示心输出量正常,存在右向左分流,可以使用 iNO。

(2) 剂量:iNO 起始剂量常用 15~20×10^{-6}(ppm),一般 30~60 min 起效,如效果不明显,可调高至 20~30×10^{-6}(ppm),如病情改善逐渐下调,可在 3~5 d 后降至 5×10^{-6}维持。

(3) 持续时间:一般需要 3~5 d,多数少于 5 d,先天性膈疝需要用更长时间。

(4) 撤离减量方法:iNO 不可骤停,会导致缺氧加重、病情反跳,故需逐渐减量。根据 SpO$_2$ 和 FiO$_2$ 监测结果调节 iNO 剂量,如 SpO$_2$ 维持在 90%~95%,FiO$_2$ 降至 40%~50%时,逐渐下调 iNO 剂量,减至 10×10^{-6}后每 6~12 h 减 1×10^{-6},直至停用。

(5) 不良反应:常见不良反应有高铁血红蛋白血症、凝血功能障碍。监测血高铁血红蛋白水平,每 12 小时测定一次,使其水平不超过 3%;观察有无出血倾向,监测血小板和凝血功能。

吸入一氧化氮是 PPHN 的首选治疗方法,然而 20%~30%的 PPHN 患儿对 iNO 反应不佳,少数病例停用 iNO 后出现反跳,iNO 的费用比较高。需要考虑这些不利因素。

5) 使用降低肺动脉压药物　可使用药物治疗使肺血管平滑肌舒张,缓解肺动脉高压。但不同病因所致的 PPHN 对药物有不同的反应,扩血管药物往往不能选择性扩张肺动脉,同时还扩张体循环动脉,不良反应比较多,需注意监测体循环血压。常用药物有以下几类。

(1) 西地那非(sildenafil):西地那非则抑制磷酸二酯酶对环磷鸟苷(cGMP)的降解作用,从而增加 cGMP 水平,促进肺血管舒张、抑制血管平滑肌生长,可显著减少停用 iNO 引起的反跳性血管痉挛。《美国新生儿药物手册(NEOFAX)》已收录该药,是目前治疗新生儿 PPHN 的常用药物,没有 iNO 的单位或对 iNO 和其他常规治疗无效时,可使用该药。剂量 1~2 mg/kg,每 6~12 小时 1 次,口服。但新生儿使用西地那非的药代动力学及安全性需要进一步研究。

(2) 米力农(milrinone):可改善心肌收缩力、降低血管阻力。近年报道米力农治疗 PPHN,可明显改善氧合。

(3) 体外膜肺:对重症 PPHN 可以使用体外膜肺氧合(ECMO)。

五、要点和讨论

新生儿持续肺动脉高压(PPHN)是指生后肺血管阻力持续性增高,肺动脉压超过体循环动脉压,使由胎儿型循环过渡至正常"成人"型循环发生障碍,而引起的心房及(或)动脉导管水平血液的右向左分流,临床上出现严重低氧血症等症状。PPHN 是一个由多种因素引起的综合征,多见于足月儿或晚期早产儿。

PPHN 的病因和危险因素非常多,在美国 PPHN 最常见的病因是胎粪吸入综合征(42%),其次是病因未明确(27%),其他病因为呼吸窘迫综合征(RDS)、败血症、窒息、先天性膈疝、剖宫产等。缺氧是 PPHN 最常见的病因,包括各种原因所致的缺氧,如宫内慢性缺氧或围产期窒息、许多肺部疾病等。肺部疾病中胎粪吸入综合征(MAS)和 RDS 是 PPHN 的重要病因,尤其是重度 MAS 和择期剖宫产所致的足月儿 RDS,常伴有非常严重的 PPHN,病死率比较高。研究显示,剖宫产明显增加新生儿 PPHN 发生率。该例患儿为择期剖宫产,生后即发生青紫。

　　PPHN 主要表现为严重青紫,一般在生后 12 h 内青紫就很严重。常表现为差异性青紫:动脉导管开口前(右手)与动脉导管开口后(左手和下肢)的经皮血氧饱和度差>10%,提示患儿有 PPHN 并存在动脉导管水平的右向左分流。生后短期内可有呼吸困难,但一般气急不明显,常无呼吸暂停、三凹征或呻吟。继发于胎粪吸入综合征和 RDS 者,生后短期内呼吸困难比较严重。胸骨左缘或右下可闻及三尖瓣反流所致的心脏收缩期杂音,但体循环血压正常。

六、思考题

　　1. 新生儿持续肺动脉高压的病因及危险因素有哪些?
　　2. 新生儿持续肺动脉高压的临床特点及诊断依据是什么?
　　3. 新生儿持续肺动脉高压的治疗措施有哪些?

七、推荐阅读文献

　　[1] Stormea L, Aubrya E, Rakza T, et al. Pathophysiology of persistent pulmonary hypertension of the newborn: Impact of the perinatal environment [J]. Archives of Cardiovascular Disease, 2013, 106:169-177.

　　[2] Van Marter LJ, Hernandez-Diaz S, Werler MM, et al. Nonsteroidal Antiinflammatory Drugs in Late Pregnancy and Persistent Pulmonary Hypertension of the Newborn [J]. Pediatrics, 2013,131(1):79-87.

　　[3] Shah PS, Ohlsson A. Sildenafil for pulmonary hypertension in neonates. Cochrane Database of Systematic Reviews. 2011, Issue 8. No.:CD005494. DOI:10. 1002/14651858. CD005494. pub3.

（陈　超）

案例 29

新生儿胎粪吸入综合征

一、病例资料

1. 病史采集

主诉:窒息复苏后 1 h。

现病史:患儿 G_1P_1,胎龄 41^{+1} 周,有宫内窘迫史,于 2014 年 6 月 8 日阴道产娩出,BW 4 055 g,Apgar 评分 1 min 4 分,5 min 6 分,羊水 3 度污染,胎盘脐带无殊,生后哭声不畅,予吸呼吸道黏液,加压吸氧等治疗,仍发绀,考虑有新生儿窒息、胎粪吸入,故转我院进一步治疗。患儿生后未开奶,未排便,未解尿,未用维生素 K_1。母亲体健,无高血压、糖尿病、妊高症。

母亲孕产史:1—0—0—1。

2. 入院体格检查

足月儿貌,神志清,反应差,哭声弱。颜面及四肢末端青紫,头皮广泛肿胀,头顶部可见一 6 cm × 6 cm 大小血肿,前囟平软,张力可。双侧瞳孔等大等圆,对光反应灵敏。HR 140 次/min,心律齐,心音有力,未闻及杂音。呼吸急促,吸凹(+),双肺呼吸音粗,未闻及啰音。腹部平软,未见胃肠形、胃肠蠕动波。肝脾肋下未及。肠鸣音 3~5 次/min。皮肤、脐带、指趾甲被胎粪染成黄绿色。拥抱反射、觅食反射、握持反射、吞咽反射能引出,较弱。

3. 实验室检查

6 月 8 日胸腹部平片检查:两肺广泛渗出,密度比较高,间隙可见高透亮影,提示胎粪吸入性肺炎,肠道充气少,建议随访胸腹部平片。

6 月 9 日胸部平片检查:吸入性肺炎随访,两肺渗出略有吸收。

6 月 11 日胸部平片检查:吸入性肺炎随访,肺部渗出较前吸收,心影饱满。

6 月 8 日心超检查:提示 PPHN,三尖瓣反流压差 61 mmHg。

6 月 10 日心超检查:PPHN 较前好转。

6 月 23 日胸部平片检查:吸入性肺炎随访,肺部渗出吸收。

6 月 8 日血常规检查:RBC 4.44×10^{12}/L, Hb 168.0 g/L, WBC 26.1×10^9/L, LY 39.2%,N 56.4%, PLT 297×10^9/L, CRP < 8 mg/L。

6 月 9 日血气分析:pH 7.278, $PaCO_2$ 42.6 mmHg, PaO_2 50.6 mmHg, BE −6.3 mmol/L。

6 月 9 日血生化:ALP 805 IU/L, ALT 15 IU/L, AST 59 IU/L, Na^+ 138.0 mmol/L, K^+ 4.20 mmol/L,Cl^- 98.0 mmol/L, TB 33.3 μmol/L, DB 12.1 μmol/L, γ-GT 44 IU/L, Ca^{2+} 2.19 mmol/L, Mg^{2+} 0.90 mmol/L,磷 1.83 mmol/L,总胆汁酸 5.9 μmol/L, Cr 69.0 μmol/L, BUN 4.30 mmol/L。

6 月 10 日尿常规:尿潜血(+),蛋白质(+),红细胞镜检 3~4 个/HP。

6 月 14 日血培养:(一)。

6 月 16 日血气分析:pH 7.372,$PaCO_2$ 47.1 mmHg,PaO_2 58.4 mmHg,BE 2.0 mmol/l。

6 月 16 日痰培养:草绿色链球菌。

6 月 18 日插管末端培养:鲍氏不动杆菌,吸痰管末端培养:鲍氏不动杆菌,动脉留置针末端培养:阴性。

6 月 22 日血常规:RBC 4.37×10^{12}/L,Hb 147.0 g/L,WBC 13.7×10^9/L,LY 38.4%,N 44.7%,PLT 618×10^9/L,CRP < 8 mg/L。

6 月 25 日便常规:正常。

6 月 25 日痰培养:草绿色链球菌,凝固酶阴性葡萄球菌。

6 月 9 日胸腹正侧位片检查:吸入性肺炎,胎粪吸入可能。

二、诊疗经过

入院后予头罩吸氧后仍发绀,胸片检查提示胎粪吸入综合征,先给予常频机械通气,但病情改善不明显,血氧饱和度不稳定,改为高频机械通气(6 月 9 日~6 月 19 日),同时给芬太尼(6 月 9 日~6 月 19 日)镇静。由于合并感染先后给予氨苄西林钠/舒巴坦钠(优立新)(6 月 9 日~6 月 25 日)、头孢噻肟钠(凯福隆)(6 月 9 日~6 月 18 日)、头孢哌酮钠/舒巴坦钠(舒普深)(6 月 20 日~6 月 25 日)抗感染治疗。同时给予多巴胺、多巴酚丁胺改善循环等治疗,心超检查显示 PPHN 予吸入 NO(6 月 8 日~6 月 13 日),流量 21×10^{-6},吸入 NO 后血氧饱和度逐渐稳定,吸入 NO 维持 4 d。6 月 21 日停吸氧后呼吸平稳,无气促,但奶量尚不能自行完成,住院观察。

出院诊断:胎粪吸入综合征,持续性肺动脉高压,呼吸衰竭,新生儿窒息,巨大儿。

三、病例分析

1. 病史特点

患儿胎龄 41^{+1} 周,有宫内窘迫史,BW 4 055 g,Apgar 评分 1 min 4 分,5 min 6 分,羊水 3 度污染,有明显的缺氧病史。生后哭声不畅,予吸呼吸道黏液,加压吸氧等治疗,仍发绀。

2. 诊断与诊断依据

胎粪吸入综合征:生后即出现呼吸困难,先发生呼吸浅促,然后呼吸困难。呼吸困难比较严重,伴呻吟、三凹征、青紫,发展至呼吸衰竭。由于肺气肿患儿胸廓隆起较明显,两肺呼吸音减低。皮肤、脐带、指趾甲被胎粪染成黄绿色。重症患儿因严重缺氧和酸中毒,发生持续肺动脉高压,经动脉导管或卵圆孔右向左分流,青紫严重,吸氧不能改善。

X 线表现:主要表现为肺气肿和肺泡渗出,可见颗粒状、片状阴影,渗出影密度较高,有些病例见节段性肺不张,肺透亮度明显增高。

3. 鉴别诊断

(1) 新生儿呼吸窘迫综合征:该患儿为足月儿,阴道产,不容易发生 RDS。有明显的缺氧病史,胎粪 3 度污染,有明显的胎粪吸入病史。胸片表现为严重渗出,密度高,不均匀。

(2) 新生儿感染性肺炎:患儿有明显的胎粪吸入病史,胸片表现为胎粪吸入。

(3) 新生儿湿肺:患儿为足月儿阴道产,有明显的胎粪吸入病史,病情非常严重,合并症严重 PPHN。

四、处理方案及基本原则

（1）清理呼吸道：是否及时彻底清理呼吸道直接关系到病情轻重和预后，对羊水被胎粪污染者，应在新生儿娩出后，迅速吸净口腔、鼻咽部分泌物，必要时气管插管吸清气管内分泌物。在气道未清理之前，不行正压通气。

（2）吸氧：轻者在清理呼吸道后给头罩吸氧即可恢复。重者须采取进一步措施。

（3）机械通气：头罩吸氧不能改善者，应改为机械通气，对没有严重合并症者可先使用常频机械通气，呼吸机参数调节要根据病情不同个体化，如胸片以肺气肿为主或血气分析 $PaCO_2$ 较高时，则吸气峰压较低，1.5～2.0 kPa（15～20 cmH_2O）即可，PEEP 0.3～0.4 kPa（3～4 cmH_2O），频率宜快，吸气时间宜短，有利于 CO_2 排出。如胸片以渗出、肺不张为主，可用较高的吸气峰压，2.0～2.5 kPa（20～25 cmH_2O），PEEP 0.5 kPa（5 cmH_2O）左右。如合并气漏、RDS、PPHN 或常频机械通气疗效不理想应改用高频机械通气。

（4）肺表面活性物质的应用：胎粪吸入可破坏肺泡内肺表面活性物质，对以肺泡渗出为主的中重度病例，可使用肺表面活性物质治疗，剂量每次 100～200 mg/kg，对合并严重 RDS 病例需重复给药。

（5）体外膜肺：对少数重症病例，高频机械通气治疗效果不理想者，可使用体外膜肺（ECMO）治疗。

（6）其他治疗：抗感染，维持血压稳定，保持水电解质平衡，纠正酸中毒。发生持续肺动脉高压时，使用吸入一氧化氮（NO）治疗。

五、要点和讨论

胎粪吸入综合征（MAS）是指由于胎儿缺氧排出胎粪，污染羊水被吸入引起的病症。常见于足月儿和过期产儿。在基层医院，该病发生率和病死率仍较高。

主要原因为胎儿窘迫和出生时窒息，常见于胎盘早剥、脐带脱垂、臀位产等异常分娩。胎儿因缺氧发生肠壁痉挛、肛门括约肌松弛，使胎粪排出，羊水被胎粪污染。低氧血症又刺激胎儿呼吸中枢，出现喘息样呼吸而吸入被胎粪污染的羊水。胎粪吸入主要发生在分娩过程中胎儿喘息或深吸气时。

胎粪吸入后肺及全身各脏器发生一系列病理与病理生理变化：

（1）气道阻塞：胎粪吸入使气道发生机械性阻塞，气道炎症发生充血水肿，加重气道阻塞，不完全性阻塞时胎粪呈活瓣样，发生肺气肿，严重者发生气漏。完全阻塞则发生肺不张。

（2）炎症反应：胎粪含有脂肪酸、胆固醇、脱落细胞等，可刺激气道和肺泡发生炎症反应，胎粪吸入后 24～48 h 炎症反应最为严重。在炎症反应过程中，炎症细胞大量浸润，释放大量炎性介质，如白细胞介素 1、6、8、肿瘤坏死因子、血小板活化因子等，炎症反应破坏气道和肺泡上皮细胞，使肺泡毛细血管通透性增加，造成肺水肿，血浆物质如白蛋白、纤维蛋白原、蛋白溶解酶等大量渗出，2～3 d 后，这些物质可形成肺透明膜，加重肺损伤。同时肺血管广泛性坏死、出血、微血栓形成。

（3）肺表面活性物质被破坏：由于胎粪的直接损害作用、炎症介质和血浆渗出物的抑制作用，使肺表面活性物质的合成、分泌及活性严重受损，导致肺泡萎陷和肺透明膜形成，进一步加重肺损伤。

（4）合并呼吸窘迫综合征（RDS）：由于气道和肺泡严重炎症反应、炎症介质的作用、肺表面活性物质受损伤、肺水肿、渗出等，重症胎粪吸入综合征易并发 RDS。

（5）合并持续肺动脉高压（PPHN）：由于低氧血症、酸中毒导致肺血管痉挛，容易发生持续肺动脉高压，右向左分流，加重缺氧。

六、思考题

1. 如何预防胎粪吸入综合征的发生？
2. 胎粪吸入综合征如何治疗？

七、推荐阅读文献

［1］Ivanov VA，Gewolb IH，Uhal AB. A New Look at the Pathogenesis of the Meconium Aspiration Syndrome：A Role for Fetal Pancreatic Proteolytic Enzymes in Epithelial Cell Detachment ［J］. Pediatr Res，2010，68(3)：221 - 224.

［2］Xu H，Hofmeyr J，Roy C，et al. Intrapartum amnioinfusion for meconium-stained amniotic fluid：a systematic review of randomised controlled trials ［J］. BJOG，2007，114：383 - 390.

［3］Dargaville PA. Respiratory Support in Meconium Aspiration Syndrome：A Practical Guide ［J］. International Journal of Pediatrics. Volume 2012，Article ID 965159，9 pages doi：10. 1155/ 2012/965159.

（陈　超）

案例 30

新生儿寒冷损伤综合征

一、病历资料

1. 病史采集

患儿,女,6 d,因"气促 3 d,皮肤硬肿 2 d"就诊。患儿为 G_1P_1,胎龄 34 周,因"早产不可避免"于外院顺产娩出,BW 2 020 g,Apgar 评分 $10'—10'$,羊水清,胎盘、脐带无殊,生后予保暖、清理呼吸道等处理后,转入外院 NICU 诊治。患儿生后 3 d 出现气促,伴呻吟、反应欠佳,生后 4 d 出现双下肢外侧及会阴部皮肤硬肿,体温波动于 36℃ 左右,纳乳差,哭声较弱,无呕吐、腹泻,无抽搐,现为进一步诊治遂转至我院。

母孕史及家族史:母孕期定期常规产检,否认妊娠期高血压、妊娠期糖尿病等,否认孕期服药史。否认家族遗传病史。

2. 体格检查

T 36.2℃,P 116 次/min,R 60 次/min,SpO_2 86%,BP 68 mmHg/35 mmHg。早产儿貌。神清,反应欠佳,呼吸促,吸凹征(+)。颜面部皮肤及双眼巩膜轻度黄染。双下肢外侧及会阴部皮肤硬肿,触之似橡皮样感,不能移动。全身未见明显出血点或瘀点瘀斑。前囟平软,大小约 1.5 cm × 1.5 cm。咽不红。两肺呼吸音粗,未闻及干湿啰音。HR 116 次/min,律齐,心音有力,各瓣膜区未闻及病理性杂音。腹部平软,肝脏肋下 1.5 cm,质地柔软。脾肋下未触及。双下肢无水肿。拥抱反射(+),觅食反射(+),吸吮反射(+),握持反射(+)。

3. 实验室检查

(1) 血常规+CRP:CRP 12 mg/L,WBC 16.3 × 10^9/L,N 55%,Hb 152 g/L,Hct 0.20,PLT 202 × 10^9/L。

(2) 血糖 4.2 mmol/L,Na^+ 143 mmol/L,K^+ 4.1 mmol/L,Ca^{2+} 2.36 mmol/L。TB 218 μmol/L,DB 15 μmol/L,ALT 9 IU/L,AST 55 IU/L,BUN 6.25 mmol/L,Cr 53 μmol/L(0.6 mg/dl)。血气分析 pH 7.32,PCO_2 46 mmHg,BE -5.1 mmol/L

(3) 胸片检查提示双肺纹理增多,可见小片状模糊影。

二、诊治经过

(1) 初步诊断:早产儿[34 周,2 020 g,适于胎龄(AGA)],低出生体重儿,新生儿肺炎,新生儿寒冷损伤综合征,新生儿黄疸。

（2）治疗经过：患儿为早产儿，有新生儿肺炎，纳乳差，哭声较弱，生后 4 d 出现双下肢外侧及会阴部皮肤硬肿，触之似橡皮样感，不能移动，故新生儿寒冷损伤综合征诊断明确。予置暖箱，供给足够的热量，肠内营养外再予以部分静脉营养支持治疗。对于原发病新生儿肺炎的治疗，予抗生素抗感染、鼻导管吸氧、拍背、翻身，及时清理口鼻分泌物，纠正酸中毒，限制每日输液总量及输液速率。患儿存在黄疸，予光疗等退黄治疗。经治疗 1 周后，患儿能够施行全肠道喂养，精神反应佳，体温正常，双下肢外侧及会阴部皮肤硬肿消退，四肢红润、温暖，呼吸平稳，皮肤黄染较前减退，疾病治愈，予出院。

（3）出院后建议及用药：出院 1 周后新生儿科门诊随访。注意保暖及喂养，定期随访生长发育。

三、病例分析

1. 病史特点

（1）患儿，女，6 d，气促 3 d，皮肤硬肿 2 d。

（2）患儿为 G_1P_1，胎龄 34 周，因"早产不可避免"于外院顺产娩出，BW 2 020 g，出生史无特殊。生后 3 d 出现气促，伴呻吟、反应欠佳，生后 4 d 出现双下肢外侧及会阴部皮肤硬肿，触之似橡皮样感，纳乳差，哭声较弱，无呼吸困难。母孕史及家族史无殊。

（3）体格检查：T 36.2℃，P 116 次/min，R 60 次/min，SpO_2 86%，BP 68 mmHg/35 mmHg。早产儿貌。神清，反应欠佳，呼吸促，吸凹征（＋）。颜面部皮肤及双眼巩膜轻度黄染。双下肢外侧及会阴部皮肤硬肿，触之似橡皮样感，不能移动。全身未见明显出血点或瘀点、瘀斑。前囟平软，大小约 1.5 cm×1.5 cm。咽不红。双肺呼吸音粗，未闻及明显干湿啰音。HR 116 次/min，律齐，心音有力，各瓣膜区未及病理性杂音。腹部平软，肝脏肋下 1.5 cm，质地柔软。脾肋下未触及。双下肢无水肿。拥抱反射（＋），觅食反射（＋），吸吮反射（＋），握持反射（＋）。

（4）实验室检查：血气分析提示呼吸性酸中毒合并代谢性酸中毒。血常规＋CRP 提示白细胞计数及 CRP 升高。胸片提示双肺纹理增多、模糊。血总胆红素升高，以间接胆红素增高为主。

肝功能、电解质等各项指标均在正常范围内。

2. 诊断与诊断依据

（1）早产儿（36 周，2 400 g，AGA），低出生体重儿：早产儿指胎龄＜37 周的新生儿。低出生体重儿指 BW＜2 500 g 的新生儿。适于胎龄（AGA）儿指新生儿的出生体重在同龄儿平均出生体重的第 10 至 90 百分位之间。该患儿胎龄 36 周，小于 37 周，故为早产儿。BW 2 400 g，＜2 500 g，故为低出生体重儿。该患儿的出生体重在同龄儿平均出生体重的第 10 至 90 百分位之间，故诊断为适于胎龄（AGA）。

（2）新生儿肺炎：该患儿女，现生后 6 d，因"气促 3 d，皮肤硬肿 2 d"入院，患儿生后 3 d 出现气促，伴呻吟，反应欠佳，哭声较弱，体温不升，入院查体呼吸促，60 次/min，SpO_2 86%，双肺呼吸音粗，未闻及明显干湿啰音。查胸片提示双肺纹理增多、模糊。故诊断。

（3）新生儿寒冷损伤综合征：新生儿寒冷损伤综合征是由寒冷和（或）多种疾病所致，以低体温和皮肤硬肿为主要临床表现，重者可并发多器官功能衰竭。该患儿女，现生后 6 d，因"气促 3 d，皮肤硬肿 2 d"入院，患儿为胎龄 36 周的早产儿，存在新生儿肺炎，生后 4 d 出现双下肢外侧及会阴部皮肤硬肿，触之似橡皮样感，呈青紫色，不能移动，体温波动于 35℃左右，纳乳差，哭声较弱。故诊断。

（4）新生儿黄疸：患儿胎龄 36 周，BW 2 400 g，现生后 6 d。入院时查体见颜面部皮肤及双眼巩膜轻度黄染，入院后查 TB 180 μmol/L，以间接胆红素增高为主。故诊断。

3. 鉴别诊断

（1）新生儿水肿：①局限性水肿：常发生于女婴会阴部，数天内可自愈；②早产儿水肿：下肢常见凹陷性水肿，有时延及手背、眼睑或头皮，大多数可自行消退；③新生儿 Rh 溶血病：出生后除可有水肿外，迅速出现黄疸加重，贫血，血中游离胆红素升高显著，网织红细胞升高，母亲血型 Rh 阴性，患儿 Rh 阳性。

（2）新生儿皮下坏疽：常由金黄色葡萄球菌感染所致。多见于寒冷季节。有难产或产钳分娩史。常发生于身体受压部位（枕、背、臀部等）或受损（如产钳）部位。表现为局部皮肤变硬、略肿、发红、边界不清楚并迅速蔓延，病变中央初期较硬以后软化，先呈暗红色逐渐变为黑色，重者可伴有出血和溃疡，也可融合成大片坏疽。

（3）先天性肾病：水肿较严重，伴有低蛋白血症，大量蛋白尿等。

四、处理方案及基本原则

1）复温

（1）复温时监护：生命体征（血压、心率、呼吸等），监测肛温、腋温等，摄入与输入的热量、液量及尿量。

（2）复温方法：①轻、中度（直肠温＞30℃）：用暖箱复温。无条件的医院可用热水袋、热炕等取暖方法。②重度（直肠温＜30℃）或产热衰竭（腋-肛温差为负值）：用远红外线抢救台快速复温（必要时可用塑料薄膜覆盖患儿），床面温度从30℃开始，每15～30 min体温升高1℃，随体温升高逐渐提高远红外线床的温度（最高35℃），恢复正常体温后置于预热至适中环境温度的暖箱中。

（2）热量和液体供给：供给足够的热量有助于复温和维持正常体温。热量开始每天210 kJ/kg（50 kcal/kg），逐渐增加至每天419～502 kJ/kg（100～120 kcal/kg），早产儿或伴产热衰竭患儿适当增加热量。给予经口、部分或完全肠外营养。液体量按0.24 ml/kJ（1 ml/kcal）计算。重症伴少尿、无尿或明显心肾功能损害者，应严格限制输液速度和液量。

2）控制感染　根据感染性质或血培养药敏结果应用青霉素、头孢菌素等，

3）纠正器官功能紊乱　对并发的心力衰竭、休克、凝血机制障碍、弥散性血管内凝血、肾衰竭和肺出血等，应给予相应治疗。

4）其他　有缺氧表现或重症应进行氧疗法。维生素E每次5 mg，每天3次口服。

五、要点和讨论

新生儿寒冷损伤综合征是由寒冷和（或）多种疾病所致，以低体温和皮肤硬肿为主要临床表现，重者可并发多器官功能衰竭。新生儿寒冷损伤综合征的诊疗经过通常包括以下环节：

（1）详细询问患儿出生史、母孕史。

（2）详细询问患儿出生后表现，是否为早产儿，是否有严重感染、缺氧、心力衰竭、休克等疾病，有无反应低下、纳乳差或拒乳、哭声低弱或不哭，活动减少、呼吸暂停等。

（3）查体时注意监测体温，注意有无皮肤硬肿。即皮肤紧贴皮下组织，不能移动，按之似橡皮样感，呈暗红色或青紫色，常呈对称性，其发生顺序依次为：下肢→臀部→面颊→上肢→全身。

（4）注意患儿是否存在休克、DIC、急性肾衰竭和肺出血等多器官功能衰竭。

（5）根据病情需要检测血常规＋CRP、血气分析、血糖、肝肾功能、凝血功能、胸片等。

（6）患儿的随访及管理。

六、思考题

1. 新生儿寒冷损伤综合征的病因和病理生理是什么？

2. 新生儿寒冷损伤综合征有哪些临床表现？临床如何分度？

3. 新生儿寒冷损伤综合征如何治疗？

七、推荐阅读文献

[1] 邵肖梅,叶鸿瑁、邱小汕. 实用新生儿学[M].4 版. 北京:人民卫生出版社,2011:307 - 365.

[2] 沈晓明,王卫平. 儿科学[M].7 版. 北京:人民卫生出版社,2008:127 - 131.

（何振娟）

案例 31
先天性巨细胞病毒感染

一、病历资料

1. 病史采集

患儿，男，3天，因"生后24 h出现皮肤黄染至今"入院。患儿为G1P1，胎龄38周，顺产娩出，BW 2 300 g，Apgar评分10'—10'，羊水、胎盘、脐带无殊。患儿生后24 h即出现颜面及躯干皮肤轻度黄染，经皮测胆红素（TCB）103—85—25.6 μmol/L（6.0—4.8—1.5 mg/dl），查TB 285 μmol/L，DB 105 μmol/L，IB 180 μmol/L。病程中，患儿无呼吸暂停，无发热，无呕吐，无嗜睡、反应低下，无双眼凝视或惊厥发作。病程中患儿睡眠、胃纳稍差，胎便尚未排尽，每天3~4次，小便深黄色，量中等。

母孕史及家族史：母孕25周查出巨细胞病毒（CMV）感染。否认孕期服药史。否认家族遗传病史。

2. 体格检查

T 36.8℃，P 140次/min，R 32次/min，BP 70 mmHg/45 mmHg。神志清楚，反应稍差，呼吸平稳。颜面及躯干皮肤黄染，四肢可见少许散在瘀点。双眼巩膜黄染。全身淋巴结未及明显肿大。头围32.5 cm，前囟平软，大小约1.5 cm×1.5 cm。咽不红。两肺呼吸音清，未及明显干湿啰音。HR 140次/min，律齐，心音有力，各瓣膜区未闻及病理性杂音。腹部平软，肝脏肋下3.5 cm，边缘较钝，质地中等。脾肋下0.5 cm，边缘较钝，质地中等。双下肢无水肿。拥抱、觅食、吸吮、握持反射均可引出。

3. 实验室检查

（1）WBC 13×10⁹/L，N 28.5%，LY 60.2%，MO 10.5%，Hb 102 g/L，PLT 91×10⁹/L。

（2）尿常规：尿胆原（＋），尿胆红素（＋）。

（3）TB 285 μmol/L，DB 105 μmol/L，IB 180 μmol/L，ALT 112 IU/L，AST 82 IU/L。血清CMV-IgM阳性，IgG阳性，血清CMV-DNA扩增>10³拷贝/ml，尿液CMV-DNA扩增>10³拷贝/ml。

（4）胸片检查提示两肺未见明显异常。

（5）头颅B超检查提示未见明显异常。

（6）眼部及听力检查均未见明显异常。

二、诊治经过

（1）初步诊断：小于胎龄儿（足月小样儿），先天性CMV感染。

（2）治疗经过：给予保暖、补液、营养支持等一般治疗。更昔洛韦7.5 mg/kg，每12 h 1次，静脉滴注。谷胱甘肽保肝等治疗。每周复查血 CMV - IgM、IgG 水平及血尿 DNA 扩增等指标,监测血红蛋白、血小板水平和血胆红素水平、肝肾功能,监测患儿视力、听力、神经系统发育及生长发育等。该患儿使用更昔洛韦治疗 3～4 周后,血谷丙氨酸氨基转移酶恢复正常,血清、尿液 CMV - DNA 扩增均转阴,更昔洛韦治疗总疗程 6 周后出院。

出院后建议及用药:出院 1～2 周后新生儿科门诊随访,监测体格生长,神经心理发育,听力和视力发育等情况。

三、病例分析

1. 病史特点

(1) 患儿,男,1 天,生后 24 h 出现皮肤黄染至今。

(2) 胎龄 38 周顺产娩出,BW 2 300 g。母孕 25 周查出 CMV 感染。

(3) 体格检查:T 36.8℃。神清,反应一般,呼吸平稳。颜面及躯干皮肤轻度黄染,四肢可见少许散在瘀点。双眼巩膜轻度黄染。全身淋巴结未及明显肿大。头围 31.5 cm,前囟平软,大小约 1.5 cm×1.5 cm。咽不红。两肺呼吸音清,未及明显干湿啰音。HR 140 次/min,律齐,心音有力,各瓣膜区未闻及病理性杂音。腹部平软,肝脏肋下 3.5 cm,边缘较钝,质地中等。脾肋下 0.5 cm,边缘较钝,质地中等。双下肢无水肿。拥抱、觅食、吸吮、握持反射均可引出。

(4) 实验室检查:血清 CMV - IgM 阳性,IgG 阳性,血清 CMV - DNA 扩增>10^3 拷贝/ml,尿液 CMV - DNA 扩增>10^3 拷贝/ml。血总胆红素升高,以直接胆红素升高为主。丙氨酸氨基转移酶升高。血常规提示存在贫血,血小板计数减少。胸片、头颅 B 超、眼部及听力检查均未见明显异常。

2. 诊断与诊断依据

(1) 小于胎龄儿(足月小样儿):该患儿胎龄 38 周,BW 2 300 g,低于同胎龄儿平均出生体重的第 10 百分位以下,故诊断为小于胎龄(SGA)儿。

(2) 先天性 CMV 感染:该患儿母亲孕期曾有 CMV 感染史,患儿出生后 14 d 内查血清 CMV - IgM 阳性,IgG 阳性,血清 CMV - DNA 扩增>10^3 拷贝/ml,尿液 CMV - DNA 扩增>10^3 拷贝/ml。出现肝脏损害(黄疸出现早,肝脏肿大,血结合胆红素增高为主,转氨酶增高)、血液系统损害(贫血,血小板计数减少)。符合先天性 CMV 感染的诊断。

3. 鉴别诊断

先天性 CMV 感染与其他先天性感染极其相似,常需鉴别如下疾病:

(1) 先天性梅毒:又称胎传梅毒,是梅毒螺旋体由母体经过胎盘进入胎儿血液循环中所致的疾病。多数出生时症状和体征不明显,可为早产儿、低出生体重儿或小于胎龄儿,营养障碍、消瘦,可有发热、贫血、肝脾大、黄疸、肝功能异常等,部分患儿还可有皮肤黏膜损害、骨损害、鼻炎、中枢神经系统梅毒等。X 线检查可早期发现长骨骨软骨膜炎。梅毒螺旋体荧光抗体吸收试验(FTA - ABS)或梅毒螺旋体乳胶凝集试验(TPPA)或梅毒螺旋体特异性 IgM(19SIgM)阳性有确诊价值。

(2) 乙型肝炎病毒感染:是由乙型肝炎病毒(HBV)感染所致,新生儿 HBV 感染主要来源于母婴传播,出生时多无症状,常在 1～6 个月间有慢性抗原血症及转氨酶的持续性轻度增高,部分病例出现临床症状如黄疸、发热、肝大、粪色变浅、纳差等。实验室检查可有轻度肝功能异常或仅有转氨酶升高,血清胆红素增高,以结合胆红素增高明显。极少数病例呈爆发型,黄疸出现后迅速加重,短期内发展到肝性脑病、出血等肝功能衰竭症状,死亡发生快,预后差。结合病史及临床表现,查血清肝酶、胆红素增高,并进行 HBV 感染标志物及 HBV - DNA 的检测可诊断。

(3) 先天性结核:先天性结核在新生儿很少见,预后很差。先天性结核主要发生在患有胎盘结核或结核性子宫内膜炎的母亲,其发生有以下两种途径:血行性和非血行性。出生时即可有症状,但也可几天至几周后出现症状。是全身性血行播散性结核病,其病情凶险,发展迅猛,常缺乏特殊表现。可表现为发热、咳嗽、气促、腹胀、发绀、黄疸、拒奶、抽搐、呕吐、肝大及淋巴结肿大等。多次抽胃液找抗酸杆菌是最好最快的诊断方法,可做结核分枝杆菌培养,但需时太久,可做聚合酶联反应(PCR)扩增结核分枝杆菌 DNA 等检查以早期诊断。

(4) 先天性代谢性缺陷病:如酪氨酸血症、半乳糖血症、糖原累积病Ⅳ型等,均可有肝细胞损害,临床表现有黄疸、肝脾大、出血倾向、呕吐、腹泻、发热、低血糖等,可查血酪氨酸、蛋氨酸、1-磷酸半乳糖尿苷转移酶活性测定或肝活检等以明确诊断。该患儿生后 24 h 出现皮肤黄染,以血结合胆红素增高为主,伴肝脾大、肝功能损害、贫血、血小板计数减少,有 CMV 感染证据,否认家族遗传性代谢性疾病史,故不考虑。

(5) 胆管阻塞:先天性胆道闭锁和先天性胆总管囊肿,使肝内或肝外胆管阻塞,结合胆红素排泄障碍,是新生儿期阻塞性黄疸的常见原因;胆汁黏稠综合征是指由于胆汁淤积在小胆管中,使结合胆红素排泄障碍;肝和胆道的肿瘤也可压迫胆管造成阻塞。可有呕吐、腹胀、灰白色粪便,查体可有肝脾大,有时可触及腹部肿块,腹部 B 超及磁共振成像检测可辅助诊断。该患儿生后 24 h 出现皮肤黄染,以血结合胆红素增高为主,伴肝脾大、肝功能损害、贫血、血小板计数减少,无明显烦躁不安、哭吵,无呕吐,有 CMV 感染证据,故不考虑。

四、处理方案及基本原则

(1) 一般治疗:针对小于胎龄儿,应保证患儿休息,注意保暖,供给足够热能和液体,宜少量多次喂奶,维持血糖和血电解质在正常水平,维持酸碱平衡。

(2) 抗病毒治疗:更昔洛韦有一定疗效。剂量为每次 7.5 mg/kg,每 12 h 1 次,疗程 6～12 周。用药期间应密切监测血常规和肝肾功能。

(3) 保肝治疗:予谷胱甘肽保肝治疗,注意监测肝功能。

(4) 纠正贫血、血小板计数减少:病程中密切监测血红蛋白及血小板水平,如血红蛋白<70 g/L 或血小板计数<15×10^9/L 时予输注血红蛋白或血小板以纠正。

五、要点和讨论

巨细胞病毒(CMV)是人类先天性病毒感染最常见的病原体,是造成儿童听力丧失和神经系统发育伤残的主要原因。先天性 CMV 感染是指由 CMV 感染的母亲所生育的子女于生后 14 d 内证实有 CMV 感染,为宫内感染所致。先天性 CMV 感染的诊疗经过通常包括以下环节:

(1) 详细询问患儿母孕史,明确母亲孕期感染情况。

(2) 详细询问患儿出生史及生后表现,是否为早产儿,是否有宫内生长发育受限,有无黄疸及黄疸出现、持续时间及程度,有无皮肤黏膜瘀点瘀斑,有无气促、呼吸暂停,是否纳差、腹胀,有无反应欠佳、抽搐等。

(3) 查体时注意皮肤颜色、有无瘀点、瘀斑、有无肝脾大、有无发绀或肺部啰音、有无前囟饱满、肌张力低下等。

(4) 及时完善血常规、肝肾功能、CMV 病毒学检查和血清、尿液 DNA 扩增检查,完善胸片、头颅 B 超、眼部及听力检查,必要时完善头颅 CT、脑脊液检查,以全面评估病情。

(5) 根据患儿病情,制订治疗方案,包括一般治疗、抗病毒治疗、保肝治疗等。注意监测药物不良反应。

（6）患儿的随访及管理。

六、思考题

1. 如何定义先天性 CMV 感染？

2. 先天性 CMV 感染临床表现有哪些？实验室检查有哪些？如何诊断？

3. 更昔洛韦用法用量是什么？可能出现哪些不良反应？

七、推荐阅读文献

［1］邵肖梅,叶鸿瑁、邱小汕.实用新生儿学［M］.4 版.北京:人民卫生出版社,2011:307－365.

［2］沈晓明,王卫平.儿科学［M］.7 版.北京:人民卫生出版社,2008:127－131.

［3］ Lombardi，F. Garofoli，M. Stronati. Congenital cytomegalovirus infection：treatment，sequelae and follow-up ［J］. J Matern Fetal Neonatal Med，2010,23:45－48.

（何振娟）

案例 32
新生儿支气管肺发育不良

一、病历资料

1. 病史采集

现病史:患儿系第 2 胎第 1 产,胎龄 27^{+2} 周,因"早产生后气促 7 h 余"入院。2015 年 3 月 31 日 9:40 无明显诱因经阴道娩出,羊水清,脐带及胎盘均无异常,BW 1 160 g,否认宫内窘迫史,Apgar 评分均 10 分,于生后 15 min 出现气促,经皮氧饱和度 95%~100%,未予特殊处理,下午测血糖 2.1 mmol/L,予试喂糖水 3 ml,为求进一步治疗由我科医师出诊转运至我院,转运途中予面罩吸氧,患儿经皮氧饱和度维持正常,以"早产儿,极低出生体重儿,新生儿低血糖症,新生儿感染?"收入 NICU。孕期正规围产保健,分娩前已使用地塞米松(10 mg)。

2. 入院查体

早产儿貌,神志清,精神反应尚可。吸氧下全身皮肤红润,无皮疹及出血点。手足温,足跟毛细血管再充盈时间 1 s。前囟平软,口周无发绀。颈软无抵抗。呼吸稍促,三凹征阴性,双肺呼吸音粗,未闻及干湿性啰音。心律齐,心音有力,未闻及病理性杂音。腹部平软,未见胃肠型及蠕动波,肝脾肋下未触及肿大,肠鸣音正常。四肢肌张力符合胎龄。觅食、吸吮、握持反射、拥抱反射未引出。

3. 实验室检查

3 月 31 日　血气分析:pH 7.374,PaO_2 85.3 mmHg,$PaCO_2$ 32.2 mmHg,GLU 6.3 mmol/L,Lac 5.5 mmol/L,BE −5.9 mmol/L。

3 月 31 日　血常规:Hb 140.0 g/L,WBC 23.2×10^9/L,LY 22.6%,N 58.7%,PLT 244×10^9/L,CRP < 8 mg/L。

3 月 31 日　血生化:ALB 28.8 g/L,ALT 1 IU/L,AST 23 IU/L,TB 54.1 μmol/L,UA 483 μmol/L,BUN 5.20 mmol/L。

3 月 31 日　血凝报告:APTT 72.2 s,Fib 2.03 g/L,INR 1.71,纤维蛋白降解产物 2.68 μg/ml,PT 20.0 s,TT 19.6 s。

4 月 1 日　血气分析:Lac 1.1 mmol/L,pH 7.370,PaO_2 85.1 mmHg,$PaCO_2$ 40.5 mmHg,SpO_2 98.0%。

4 月 3 日　生化:ALB 32.7 g/L,ALT 4 IU/L,AST 14 IU/L,TB 105.0 μmol/L,DB 15.5 μmol/L,总胆汁酸 24.7 μmol/L,UA 244 μmol/L,BUN 9.80 mmol/L。

4 月 4 日　血常规:Hb 171.1 g/L,WBC 29.0×10^9/L,LY 21.9%,N 55.9%,PLT 336×10^9/L,CRP < 8 mg/L。

4月4日 生化:Na^+ 146.0 mmol/L, K^+ 4.60 mmol/L, Cl^- 110.0 mmol/L, Ca^{2+} 2.16 mmol/L, Mg^{2+} 0.90 mmol/L,磷 1.70 mmol/L。

4月6日 呼吸道病原体:呼吸道合胞病毒测定(一),流感病毒(一),偏肺病毒(一),DNA 测定(衣原体)<500 拷贝/ml,DNA 测定(支原体)3.88E+03 拷贝/ml,腺病毒(一),副流感病毒(一)。

4月6日 痰培养:草绿色链球菌 1(+),无嗜血杆菌生长。

4月9日 血气分析:Lac 1.1 mmol/L, pH 7.292;PaO_2 66.4 mmHg, $PaCO_2$ 42.7 mmHg; BE -5.5 mmol/L。

4月9日 血常规:Hb 123.0 g/L, WBC 18.8×10^9/L,淋巴细胞数 5.9×10^9/L, N 50.3%, PLT 389×10^9/L, CRP<8 mg/L。

4月10日 血气分析:Lac 1.3 mmol/L, pH 7.258, PaO_2 69.9 mmHg, $PaCO_2$ 45.7 mmHg, BE -6.2 mmol/L。

4月10日 生化:ALB 37.9 g/L, ALP 626 IU/L, ALT 1 IU/L, AST 19 IU/L,肌酸激酶同功酶 32.0 IU/L, γ-GT 193 IU/L, UA 151 μmol/L, BUN 8.50 mmol/L。

4月10日 血培养:普通培养无细菌生长。

4月13日 甲状腺功能:游离三碘甲状腺原氨酸(FT_3)1.29 pg/ml,甲状腺素(TT_4)3.58 μg/dl。

4月10日 呼吸道病原体:各种病原体测定(解脲支原体)小于1 000 拷贝/ml。

4月14日 血常规:Hb 128.0 g/L, WBC 21.6×10^9/L, LY 19.6%, N 65.1%, PLT 464×10^9/L, CRP<8 mg/L。

4月10日 血培养:5 d 普通培养无细菌生长。

4月15日 血气分析:FiO_2 21.0%, pH 7.446, PaO_2 51.7 mmHg, $PaCO_2$ 36.2 mmHg, BE -0.9 mmol/L。

4月16日 血常规:Hb 101.2 g/L, WBC 15.0×10^9/L, N 77.8%, PLT 559×10^9/L, RBC 2.98×10^{12}/L, CRP<8 mg/L。

4月16日 生化:ALB 36.6 g/L, ALT 3 IU/L, AST 12 IU/L, CK-Mb 36.0 IU/L, TB 68.5 μmol/L, DB 10.2 μmol/L,前白蛋白 120 mg/L, UA 133 μmol/L, BUN 3.80 mmol/L。

4月17日 血气分析:FiO_2 21.0%, pH 7.062, PaO_2 31.6 mmHg, $PaCO_2$ 95.4 mmHg, SpO_2 65.1%。

4月16日 呼吸道病原体:呼吸道合胞病毒测定(一),流感病毒(一),偏肺病毒(一),DNA 测定(衣原体)<500 拷贝/ml,DNA 测定(支原体)<2 500 拷贝/ml,腺病毒(一),副流感病毒(一)。

4月17日 血气分析:Lac 1.6 mmol/L, $PaCO_2$ 72.4 mmHg, pH 7.189, PaO_2 54.9 mmHg, BE -0.8 mmol/L。

4月18日 血常规:Hb 93.2 g/L, WBC 22.3×10^9/L, N 46.5%, PLT 485×10^9/L, CRP<8 mg/L。

4月17日 痰培养:肺炎克雷伯菌(kpn)泛耐药(++), ESBL(一)。

4月16日 血培养:5 d 普通培养无细菌生长。

4月21日 血常规:Hb 99.2 g/L, WBC 24.4×10^9/L, N 68.6%, PLT 862×10^9/L, CRP 25 mg/L。

4月19日 PICC 末端培养:3 d 普通培养无细菌生长。

4月22日 痰培养:肺炎克雷伯菌(kpn)泛耐约(++), ESBL(一)。

4月1日 心脏彩超检查:动脉导管未闭,卵圆孔未闭,肺动脉高压。

4月2日 胸片随访:两肺间质性改变,心尖稍向左下延伸考虑心脏或大血管连接异常,进一步检查。PICC 管内置中。

4月9日 胸腹正位片:两肺间质性改变,左下肺渗出影较前吸收。

4月12日 胸部正位片:两肺实质性改变较前大致相仿,左下肺渗出影。

4月12日　头颅B超检查:双侧脑室及第三脑室未见扩张积液,颅腔内未见明显占位。

4月13日　心脏彩超检查:动脉导管未闭,卵圆孔未闭(请结合临床进一步检查及随访)。

4月16日　胸腹正位片:两下肺渗出伴间质改变,局部较前进展。腹部正位片未见明显异常。

4月20日　胸部正位片:两肺双侧较前部分吸收。

二、诊疗经过

患儿入院后完善相关检查,给予保暖,咖啡因兴奋呼吸中枢(4月1日~4月10日),因呼吸困难给予持续性气道正压(CPAP)辅助呼吸(4月2日~4月7日),患儿血氧仍有波动,伴呼吸暂停,改为Biphasic辅助呼吸,于4月10日患儿反复呼吸暂停不易恢复,反应差,皮肤灰暗,立即给予气管插管呼吸机辅助呼吸,同时给予氨苄西林钠/舒巴坦钠(优立新)抗感染(3月31日~4月8日),后加用哌拉西林/三唑巴坦(邦达)抗感染(4月10日~4月17日)。4月8日呼吸道病原体检查提示支原体感染,给予口服红霉素混悬剂治疗(4月8日~4月22日)。于4月17日试停呼吸机改Biphasic辅助呼吸,但患儿血氧维持不稳定,再次给予呼吸机辅助通气,4月21日患儿气管导管末端培养提示泛耐药肺炎克雷伯菌,患儿呼吸机参数逐步升高,考虑肺炎加重,给予美罗培南(美平)20 mg/kg,q12h抗感染,胸片提示两肺纹理增多增粗,考虑支气管肺发育不良。患儿肤色苍白,有贫血,但喂养奶量已足,口服补铁治疗中,复查外周血常规示贫血改变,输红细胞支持。

出院诊断:新生儿支气管肺发育不良、新生儿肺炎、呼吸衰竭、早产儿、极低出生体重儿、新生儿低血糖症、支原体感染、贫血。

三、病例分析

1. 病史特点

患儿胎龄 27^{+2} 周,BW 1 160 g,因生后气促7 h入院。入院后先后给予无创通气和机械通气。后因反复肺部感染,长时间吸氧。

2. 诊断与诊断依据

患儿主要疾病为支气管肺发育不良(BPD):主要依据早产儿有机械通气和吸氧的病史,长时间依赖氧,超过28 d,两肺纹理增粗,渗出,可以诊断为BPD。

3. 鉴别诊断

(1) Wilson-Mikity综合征:该病也属慢性肺病,X线检查可见两肺蜂窝样囊性变,与BPD相似,但该病出生时常无呼吸困难,常在生后2~3周起病,没有机械通气和吸高浓度氧的病史。

(2) 早产儿慢性肺功能不全(CPIP):该病常发生在 BW<1 000 g 的早产儿,生后数天无症状,多在第2周后出现呼吸衰竭,X线检查可见肺部分布不均匀的气囊肿。

四、处理方案及基本原则

目前还没有某一项治疗对BPD有显著疗效,应采取综合征治疗措施。

(1) 呼吸支持:由于BPD患儿对和吸氧或呼吸机产生依赖,呼吸支持既要维持正常或接近正常的血气指标,又要注意减少气道压力、潮气量和氧浓度对肺的进一步损伤,原则是以尽可能低的呼吸机参数,尽可能低吸入氧浓度,使 PaO_2 维持在 50~70 mmHg, $PaCO_2$ 维持在 40~50 mmHg。病情改善时应及时调低各项参数,尽早撤离呼吸机。拔管后仍需给氧,解除吸氧宜缓慢进行。

（2）抗感染治疗：许多 BPD 患儿合并肺部感染，并且多为耐药菌感染，分泌物多，致使不容易撤离吸氧或机械通气。因此，积极控制感染至关重要，只有感染控制得比较好，才能撤离吸氧或机械通气。经常做痰培养，有针对性使用抗生素，同时积极进行肺部物理治疗，清除气道分泌物。

（3）营养支持：BPD 是消耗性疾病，加强营养支持非常重要，良好的营养状态可增强抗病能力和机体恢复能力。

（4）适当限制液体量和使用利尿剂：BPD 患儿多有肺水肿、肺间质肿胀，应适当限制液体入量，一般每天 $80\sim100$ ml/kg。同时使用利尿剂，减轻肺水肿，改善肺功能。但利尿剂易引起电解质紊乱，使用最小剂量，可采用隔日疗法。

（5）糖皮质激素的应用：炎症反应在 BPD 发病中起重要作用，激素具有抗炎、降低肺毛细血管通透性等作用，对 BPD 有一定的治疗作用。但激素不良反应较多，抑制神经系统发育，增加脑瘫发生率，是否使用激素存在争议。2010 年美国儿科学会建议，临床医生应慎重掌握激素的疗效与不良反应的利弊平衡，对严重 BPD 患儿可使用小剂量短疗程激素，氢化可的松 5 mg/（kg·d），用 3 d，并在 $7\sim10$ d 内减量撤离。近年主张局部使用激素，可减少全身不良反应，但雾化吸入很难进入下呼吸道。激素通过肺表面活性物质作载体可以进入下呼吸道，但有待多中心研究证据。

（6）其他治疗：吸入一氧化氮（NO）具有抑制 BPD 肺部炎症反应，国际上开展了多中心随机对照研究，但效果不理想。维生素 A 可促进气道损伤的修复，但多中心研究显示效果不显著。

五、要点和讨论

新生儿支气管肺发育不良（bronchopulmonary dysplasia，BPD）是指出生不久需机械通气和高浓度氧治疗后，在生后 28 d 仍依赖吸氧，并有肺功能异常。近年，由于早产儿存活率显著提高，BPD 发生率也呈增加趋势，在 BW $500\sim1\,500$ g 早产儿，BPD 发生率达 $20\%\sim30\%$，重症 BPD 病死率达 25%。BPD 已成为 NICU 最棘手的问题之一。

BPD 绝大多数发生在早产儿，常因 RDS、肺炎、吸入性综合征等疾病需要机械通气和高浓度吸氧。并发 BPD 后，虽原发病已改善，但患儿仍需要机械通气和吸氧，并产生依赖，反复发生肺部感染，不易控制，气道分泌物很多，呼吸困难明显，有三凹征，易发生 CO_2 潴留和低氧血症。部分病例并发肺动脉高压和心力衰竭。轻症病例可在 3 个月脱离呼吸机，以后病情逐渐恢复正常。重症病例常需要机械通气或吸氧数月，甚至数年，病死率较高，存活者生长发育受到严重影响。

"经典型"或"老型"BPD 的主要临床特点是：发生在较大的早产儿，平均胎龄 34 周，生后有 RDS 等严重原发疾病，需要机械通气和高浓度氧疗，日龄超过 28 d 仍依赖氧疗，肺部病变比较严重。目前，经典型 BPD 越来越少见。

新型 BPD 的主要临床特点是：发生在较小的早产儿，胎龄<26 周，Wt<1 000 g，肺部原发疾病较轻或没有，生后不需要高浓度氧疗，但数日或数周后逐渐发生进行呼吸困难，需要提高吸入氧浓度或机械通气，到纠正胎龄 36 周仍依赖氧疗，肺部病变不是很严重。

六、思考题

1. 新生儿支气管肺繁育不良的病因和危险因素有哪些？
2. 新生儿支气管肺发育不良的临床特点及诊断是什么？
3. 新生儿支气管肺发育不良的治疗措施有哪些？
4. 新生儿支气管肺发育不良的远期预后是什么？

七、推荐阅读文献

［1］常立文.早产儿支气管肺发育不良的定义演变及其诊断［J］.中国实用儿科杂志.2014,29(1):1-4.

［2］陈超,袁琳.早产儿支气管肺发育不良的病因及危险因素［J］.中国实用儿科杂志,2014,29(1):5-7.

［3］Bhandari A，Bhandari V.“New”Bronchopulmonary Dysplasia. A Clinical Review［J］. Clin Pulm Med，2011,18:137-143.

（陈 超）

早产儿视网膜病

一、病历资料

1. 病史采集

患儿,男,1月,因"生后4周筛查出早产儿视网膜病(ROP)"就诊。患儿为G1P1,胎龄28周,因"早产不可避免"于外院顺产娩出,BW 1 100 g,Apgar评分$4'—7'—9'$,羊水清,胎盘、脐带无殊,生后即予复苏,予保暖、清理呼吸道、鼻导管给氧、球囊加压给氧、气管插管、气管内依普黄酮(固苏桉)120 mg滴入,脐静脉推注5% GS 3 ml+维生素K_1 5 mg等,复苏后新生儿生命体征基本平稳,气管插管下转入外院NICU诊治。病程中患儿曾使用呼吸机辅助通气2周余(期间曾有$FiO_2 > 60\%$),继而改为头罩、鼻导管吸氧1周,期间有数次呼吸暂停,后患儿生命体征逐渐平稳。于生后4周行眼底镜筛查时发现双眼均有ROP改变。为进一步诊治收入我院。

母孕史及家族史:母孕期定期常规产检,否认妊娠期高血压、妊娠期糖尿病等,否认孕期服药史。否认家族遗传病史。

2. 体格检查

T 36.5℃,P 132次/min,HR 32次/min,SpO_2 99$\%$,BP 66 mmHg/41 mmHg。早产儿貌。神清,反应一般,呼吸平稳。全身皮肤未及黄染,未见明显出血点或瘀点、瘀斑。全身淋巴结未及明显肿大。前囟平软,大小约1.0 cm×1.0 cm。咽不红。两肺呼吸音粗,未闻及明显干湿啰音。HR 132次/min,律齐,心音有力,各瓣膜区未及病理性杂音。腹部平软,肝脏肋下1.5 cm,质地中等。脾未触及。双下肢无水肿。拥抱反射(+),觅食反射(+),吸吮反射(+),握持反射(+)。

3. 实验室检查

(1) 血常规+CRP:CRP < 8 mg/L,WBC 9.8×10^9/L,N 45$\%$,Hb 146 g/L,Hct 0.22,PLT 198×10^9/L。

(2) 血糖 4.5 mmol/L,Na^+ 140 mmol/L,K^+ 4.2 mmol/L,Ca^{2+} 2.39 mmol/L。TB 36 μmol/L,DB 2 μmol/L,ALT 10 IU/L,AST 4 IU/L。血气分析:pH 7.36,$PaCO_2$ 43 mmHg,BE −0.2 mmol/L。

(3) 眼底镜检查:双眼ROP Ⅲ期。

(4) 听力检查双耳通过。

二、诊治经过

(1) 初步诊断:早产儿(胎龄28周,1 100 g,AGA),极低出生体重儿,早产儿视网膜病。

（2）治疗经过：患儿为胎龄 28 周早产儿，BW 1 100 g，生后有较长时间和较高浓度（曾有 $FiO_2 >$ 60%）吸氧史，有反复呼吸暂停史。生后 4 周行眼底筛查时发现双眼均为 ROP Ⅲ期，入院后行激光光凝治疗，病情好转出院。

出院后建议及用药：出院 1 周后新生儿科门诊、眼科门诊随访。注意保暖及喂养，定期随访生长发育。

三、病例分析

1. 病史特点

（1）患儿，男，1 月。生后 4 周筛查出 ROP。

（2）患儿为 G1P1，胎龄 28 周，BW 1 100 g，Apgar 评分 $4'—7'—9'$，羊水清，胎盘、脐带无殊，生后即予复苏，予保暖、清理呼吸道、鼻导管给氧、球囊加压给氧、气管插管、气管内依普黄酮（固苏桉）120 mg 滴入，脐静脉推注 5% GS 3 ml＋维生素 K_1 5 mg 等，气管插管下转入外院 NICU 诊治。使用呼吸机辅助通气 2 周余（期间曾有 $FiO_2 > 60\%$），继而改为头罩、鼻导管吸氧 1 周，期间有数次呼吸暂停，后患儿生命体征逐渐平稳。于生后 4 周行眼底筛查时发现双眼均为 ROP Ⅲ期。

（3）体格检查：早产儿貌。神清，反应一般，呼吸平稳。全身皮肤未及黄染，未见明显出血点或瘀点、瘀斑。全身淋巴结未及明显肿大。前囟平软，大小约 1.0 cm×1.0 cm。两肺呼吸音粗，未闻及明显干湿性啰音。HR 132 次/min，律齐，心音有力，各瓣膜区未闻及病理性杂音。腹部平软，肝脏肋下 1.5 cm，质地中等。脾未触及。双下肢无水肿。拥抱反射（＋），觅食反射（＋），吸吮反射（＋），握持反射（＋）。

（4）实验室检查：眼底镜筛查：双眼 ROP Ⅲ期。血常规＋CRP、血电解质、血糖、肝肾功能、血气分析、胸片等均未见明显异常。

2. 诊断与诊断依据

（1）早产儿（胎龄 28 周，1 100 g，AGA），极低出生体重儿：该患儿胎龄 28 周，<37 周，故为早产儿。BW 1 100 g，低于 1 500 g，故为极低出生体重儿。该患儿的出生体重在同龄儿平均出生体重的第 10 至 90 百分位之间，故诊断为适于胎龄（AGA）。

（2）早产儿视网膜病：早产儿视网膜病变（ROP）是指在胎龄 36 周以下、低出生体重、长时间吸氧的早产儿，其未血管化的视网膜发生纤维血管瘤增生、收缩，并进一步引起牵拉性视网膜脱离和失明。该患儿为胎龄 28 周早产儿，出生体重 1 100 g，生后有吸氧史，且患儿曾有较长时间和较高浓度用氧史。生后 4 周行眼底镜筛查时发现双眼均为 ROP Ⅲ期，故诊断。

四、处理方案及基本原则

（1）如双眼无病变，可隔周复查 1 次，直到矫正胎龄 42 周，视网膜血管长到锯齿缘为止。

（2）如有Ⅰ、Ⅱ期病变，应每周复查 1 次，随访过程中若 ROP 程度下降，可每 2 周检查 1 次，直至病变完全退行。

（3）如出现Ⅲ期病变，应考虑治疗，如达到阈值水平，应在诊断后 72 h 内进行激光或冷凝治疗。主要采用以下治疗方法：激光光凝治疗、冷凝治疗、巩膜环扎术、玻璃体切除手术等。

五、要点和讨论

早产儿视网膜病(ROP)多发于早产儿、低出生体重儿,且胎龄越小、出生体重越轻,ROP 的发生率越高,病情越重。目前认为,ROP 的发生可能与遗传基因、生后长时间高浓度吸氧史、贫血和多次输血史、酸中毒持续时间长、反复发作呼吸暂停、真菌性败血症、动脉血二氧化碳分压过低等有关。早产儿视网膜病(ROP)的诊疗经过通常包括以下环节:

(1) 详细询问患儿出生史(胎龄、出生体重、窒息史)。

(2) 详细询问患儿生后是否有长期高浓度吸氧史,是否有反复发作的呼吸暂停、严重感染、缺氧、酸中毒、贫血等疾病,有无输血史等。

(3) 建立筛查制度,在合适的时机进行眼底检查。

(4) 根据 ROP 眼底病变的分区和严重程度分期制订进一步随访计划及治疗方案。

六、思考题

1. 早产儿视网膜病的病因是什么?

2. 早产儿视网膜病眼底病变如何分区? 如何依照严重程度分期?

3. 早产儿视网膜病的治疗方法和随访原则是什么?

七、推荐阅读文献

[1] 邵肖梅,叶鸿瑁、邱小汕. 实用新生儿学[M]. 4 版. 北京:人民卫生出版社,2011:307 - 365.

[2] 沈晓明,王卫平. 儿科学[M]. 7 版. 北京:人民卫生出版社,2008:127 - 131.

[3] 中华医学会眼科学分会眼底病学组. 中国早产儿视网膜病变筛查指南(2014). 中华眼科杂志,2014,50(12).

(何振娟)

案例 *34*

麻 疹

一、病历资料

1. 病史采集

患儿男性,7个月。因"发热,咳嗽,流涕4 d,皮疹1 d"来诊。4 d前始发热,体温39℃左右。伴有咳嗽,流涕,喷嚏,流泪。1 d前出现皮疹,从耳后、面部皮肤开始很快遍及全身。出疹后体温＞39℃。门诊曾用利巴韦林气雾剂喷口腔,艾畅口服液,布洛芬糖浆退热。无明显效果。发病后患儿精神稍差,食欲缺乏,无呕吐,尿量略少,大便正常。

否认传染病接触史,按时进行预防接种,麻疹疫苗已预约到8个月时接种。无药物过敏史。

2. 体格检查

T 39.5℃,神志清,呼吸稍促。全身红色斑丘疹,面部、颈部、躯干皮疹较密集,四肢皮疹略稀疏,疹间皮肤正常。眼结膜充血,有少量分泌物。口腔颊黏膜充血,散布白色针尖样斑点。咽部充血,扁桃腺无肿大。颈软。两肺呼吸音粗,未闻及啰音。HR 140 次/min,心音有力,律齐,无杂音。腹软,肝肋下1.5 cm,质软,脾肋下未及。神经系统体征阴性。

3. 实验室检查

（1）血常规检查:WBC 7.6×10^9/L, N 38.5%,LY 60.8%, Hb 120 g/L, RBC 4.54×10^{12}/L, PLT 179×10^9/L, CRP 10 mg/L;血清抗麻疹病毒 IgM 抗体(＋)。

（2）胸片检查:两肺纹理增多。

二、诊治经过

（1）初步诊断:麻疹。

（2）诊治经过:一般处理及对症治疗:隔离,居室保持空气新鲜、整洁温暖。口腔、鼻、眼、皮肤保持清洁;多饮水,给予易消化和营养丰富饮食。补充维生素 A 200 000 IU PO, 2 d。高热时给予对乙酰氨基酚或布洛芬,或物理降温,咳嗽给予祛痰止咳剂。入院4 d后体温正常,咳嗽流涕等分泌(卡他)症状减轻,皮疹渐隐退,呈褐色。

三、病例分析

1. 病史特点

(1) 患儿男性,7月。麻疹疫苗尚未接种。

(2) 发热3d后出现皮疹,出疹秩序从耳后、面部皮肤开始很快遍及全身;伴有咳嗽流涕流泪等分泌(卡他)症状。

(3) 体格检查:全身皮肤红色斑丘疹,颈面部躯干皮疹密集。口腔见麻疹黏膜斑(Koplik Spots)。

(4) 实验室检查:外周血白细胞计数总数正常,以淋巴细胞为主。血清抗麻疹病毒IgM抗体阳性。

2. 诊断与诊断依据

1) 诊断:麻疹。

2) 麻疹诊断依据

(1) 临床表现:患儿7个月,发热伴上呼吸道分泌(卡他)症状,发热第3~4天出疹,出疹秩序从上到下(全身)。

(2) 体格检查:全身皮肤红色斑丘疹,口腔黏膜见麻疹黏膜斑(Koplik Spots)有诊断价值。

(3) 实验室检查:①血象:白细胞计数及分类正常;②血清抗麻疹病毒IgM抗体阳性。

四、处理方案及基本原则

(1) 一般治疗:隔离、居室保持空气新鲜、整洁温暖。口腔、鼻、眼、皮肤应保持清洁。多饮水,给予易消化和营养丰富饮食,注意补充维生素,尤其是维生素A。

(2) 对症治疗:高热时使用退热剂,烦躁适当给予镇静剂,咳嗽剧用祛痰止咳剂或雾化吸入。

(3) 并发症的治疗:根据并发症,予以相应处理。继发细菌感染者可用抗生素。

五、要点与讨论

麻疹是由麻疹病毒引起的急性呼吸道传染病。麻疹病毒属于副黏病毒,为RNA病毒。主要通过前驱期或出疹期早期鼻腔、咽喉和口腔的分泌物或者空气飞沫进行传播。从接触麻疹后7d至出疹后5d均有传染性。一旦开始脱屑麻疹就不再具有传染性。麻疹患者是唯一的传染源,在暴露后的易感人群中被感染率>90%。感染后可以获得终身免疫。

1. 临床表现

1) 典型麻疹

(1) 潜伏期:为6~21d,平均8~12d,典型麻疹的临床经过可分以下几期:前驱期:发热3~4d,体温达39~40℃。上呼吸道分泌(卡他)症状,患儿流涕、喷嚏、咳嗽、流泪、畏光,结膜炎等。发热2~3d后,口腔颊黏膜粗糙充血0.5~1mm灰白色小点,称为柯氏斑(Koplik斑),是早期诊断麻疹的标志。黏膜斑2~3d内消失。

(2) 出疹期:多在发热3~4d后出现,自耳后、发际、前额、面、颈部开始自上而下波及躯干和四肢手掌足底,疹间皮肤正常。皮疹初为淡红色斑丘疹,以后部分融合成暗红色。出疹时体温达到高峰,全身症状加重。出疹持续3~5d。

(3) 恢复期:若无并发症,皮疹出齐后体温开始下降,进入恢复期。皮疹依出疹顺序逐渐隐退,色变暗,有色素沉着及糠皮样脱屑,1~2周消退。疹退同时体温也下降到正常,病情自愈。

2）不典型麻疹

（1）重型麻疹：持续高热在 40℃以上，皮疹融合成片，深红色，可见出血性皮疹，病情重且病程长，常伴肺炎、喉炎或有惊厥、昏迷等脑炎表现。

（2）轻型麻疹：临床表现为发热相对轻，发热多＜39℃，热程短于 7 d，轻度上呼吸道分泌（卡他）症状，及少量皮疹，不留色素沉着或脱屑，口腔麻疹黏膜斑仅见 1～2 个或无，全身状况良好。无并发症，病程约 1 周。

（3）异型麻疹：多为年长儿，典型症状是急起高热，伴头痛和全身肌肉疼痛；无麻疹黏膜斑；发热 2～3 d 后出疹，出疹顺序为先四肢渐自下向上发展，波及全身，皮疹为多形性，有斑疹、丘疹、紫癜和荨麻疹。常伴有手、足背水肿和肺炎。见于接种灭活麻疹疫苗后 6 个月～6 年，再接种麻疹疫苗或再次感染麻疹野病毒株后。

2. 常见并发症

（1）肺炎：是麻疹最常见的并发症，发病率 10％左右，多见于出疹期；也是引起麻疹死亡的主要原因。由麻疹病毒引起的肺炎多不严重，继发性肺炎较为严重，常见的肺炎病原体为葡萄球菌、流感杆菌、肺炎链球菌；或病毒，如腺病毒。

（2）喉炎：发生率为 1％～4％，可以是麻疹病毒本身感染所致，多见于 2～3 岁以下幼儿，程度轻者预后较好，若继发细菌感染则病情加重。

（3）中耳炎：多见于婴幼儿，是继发细菌感染所致，与麻疹病毒无关。

（4）脑炎：在免疫功能正常的患者，麻疹脑炎的发病率约为麻疹病人的千分之一。多见于 2 岁以上儿童，病死率约为 15％，病程 1～2 周，脑脊液和血中可查到麻疹 IgM 抗体。

（5）亚急性硬化性全脑炎：发病率一般在十万～百万分之一。是一种大脑慢性进行性病变的疾病。大多在患麻疹 2～17 年后发病，临床表现进行性脑功能障碍，智力低下，痴呆，肌阵挛，癫痫，晚期昏迷，患者于发病后 1～3 年内死亡。

3. 隔离与预防

对患者实行呼吸道隔离至出疹后 5 d，合并肺炎者隔离至出疹后 10 d。对未发病的易感人群，在接触后 3 d 内可实施麻疹减毒活疫苗的应急接种。与患者密切接触者中年幼、体弱或具有麻疹减毒活疫苗接种禁忌证者的易感人群，可注射含有高价麻疹抗体的人丙种球蛋白制剂做被动免疫。

六、思考题

1. 麻疹的分期及表现有哪些？
2. 患儿的隔离期是多少天？
3. 有无麻疹的免疫预防？是什么？

七、推荐阅读文献

[1] 麻疹诊断标准 WS 296—2008. 中华人民共和国国家卫生和计划生育委员会（2008.12.11 发布，2009.6.15 实施）. EB/OL. http://www.nhfpc.gov.cn/zwgkzt/s9491/200908/42158.shtml.

[2] Poul G Auwaentr, MD 麻疹病毒. 马小军，徐英春，刘正印. 感染性疾病的诊断与治疗[M]. 2 版. 北京：北京科学技术出版社，2012，514－516.

（王希华　曹　清）

案例 35

水 痘

一、病例资料

1. 病史采集

患者男 1 岁 7 月,因"发热 4 d,皮疹 3 d"入院。患儿入院前 4 d 开始发热,T 38.5℃左右,近 3 d 自面部出现散在分布的斑疹、丘疹,伴瘙痒,继而发展成水疱疹,并逐渐向躯干及四肢蔓延。无呕吐、无抽搐,精神稍差。10 d 前妈妈患水痘与其密切接触。

既往体健,无慢性疾病史,无麻疹、水痘、腮腺炎等传染病史;无手术、外伤史;无血制品应用史,未接种水痘疫苗。

2. 体格检查

神志清,反应可,浅表淋巴结无肿大,头面部、躯干、四肢密集红斑、丘疹、米粒至绿豆大水疱,疱周有红晕,少数结痂,躯干部数个水疱破溃周围红肿明显,有渗液。皮疹以头面、躯干分布为主,四肢远端皮损较少,会阴部黏膜见水疱。咽红,双扁桃体 Ⅱ 度肿大,无脓点,上颚黏膜见溃疡。HR 105 次/min,律齐,未闻及杂音;双肺呼吸音粗,未闻及啰音。腹软,无压痛,肝脾不大,双下肢无水肿;颈软,克氏征、布氏征阴性,巴宾斯基征阴性。

3. 实验室检查

(1) 血常规:WBC 14.0×10^9/L, N 65%, RBC 4.1×10^{12}/L, Hb 122 g/L, CRP 38 mg/L, TB 11.8 μmmol/L, DB 3.1 μmmol/L, ALB 37 g/L, TP 65 g/L, ALT 15 IU/L, AST 25 IU/L, Na^+ 137 mmol/L, K^+ 4.0 mmol/L, Na^+ 138 mmol/L, Cl^- 132 mmol/L, BUN 5.2 mmol/L, Cr 21 μmol/L, TC 3.8 mmol/L, TG 1.17 mmol/L, CK 430 IU/L, LDH 540 IU/L, CK - Mb 75 IU/L, 心肌肌钙蛋白 1.0 ng/ml。

(2) 血培养:阴性。

(3) 前降钙素原(PCT)0.86 ng/ml。

(4) 心电图检查:Ⅱ、Ⅲ、Ⅴ导联 T 波低下,ST - T 段压低。

(5) 胸片检查:两肺纹理显著。

二、诊治经过

(1) 初步诊断:水痘继发皮肤细菌感染,心肌损害。

(2) 诊治经过:入院后给予隔离病房隔离治疗,加强皮肤护理:保持皮肤清洁,剪短指甲,防止抓破水疱对症处理,高热时给予布洛芬混悬液 1.25 ml 口服降温,口服氯雷他定(开瑞坦)2.5 ml,每天 1 次,炉甘石洗剂外用,止痒;阿昔洛韦注射液抗病毒 5 mg/kg 次,每 8 h 一次;疱疹破溃处给予莫匹罗星(百多邦)外涂,头孢唑啉 50 mg/kg,一天 2 次,维生素 C 200 mg/(kg·d)静滴,磷酸肌酸 1 g/d 静滴营养心肌,入院后第 3 天体温降至正常,疱疹周围红肿明显好转,第 7 天患儿无发热,皮疹大部分结痂,48 h 无新发皮疹,复查血常规白细胞及 C-反应蛋白正常,肌酸激酶、肌酸激酶同工酶、心肌肌钙蛋白正常予以出院。

出院带药匹多莫星(百多邦)软膏外用,每天 3 次,阿昔洛韦 80 mg/(kg·d),分 3 次口服,用 2～3 d,嘱出院后居家隔离至发病后 2 周。

三、病例分析

1. 病史特点

(1) 患儿,男,1 岁 5 月,发热 4 d,皮疹 3 d。

(2) 既往未接种水痘疫苗,无水痘病史,母亲 10 d 前患水痘,与其密切接触。

(3) 神志清,反应可,头面部、躯干、四肢密集红斑、丘疹、米粒至绿豆大水疱,疱周有红晕,少数结痂,躯干部数个水疱破溃周围红肿明显,有渗液。皮疹以头面、躯干分布为主,四肢远端皮损较少,会阴部黏膜见水疱。咽红,双扁桃体Ⅱ度肿大,无脓点,上颚黏膜见溃疡。心肺体格检查未见异常,神经系统检查阴性。

(4) 辅助检查:实验室检查血常规白细胞计数升高,中性粒细胞为主,C-反应蛋白升高,肝肾功能正常,心肌酶升高,心电图 ST-T 改变;胸片检查未见异常,血培养阴性。

2. 诊断及诊断依据

(1) 诊断:水痘,继发皮肤细菌感染,心肌损害。

(2) 诊断依据:患儿既往无水痘病史,未接种过水痘疫苗,是水痘的好发人群;本次发病前 10 d 有水痘患者密切接触史。病程中有发热皮疹,皮疹分批出现,瘙痒,体格检查见皮疹呈斑疹、丘疹、疱疹、痂疹共存,皮疹主要分布头面部、躯干,四肢皮疹较少。临床诊断水痘。体格检查见患儿部分破溃的疱疹周围红肿明显,部分有渗液,血白细胞计数升高,中性粒细胞为主,血 CRP 升高,因此考虑水痘继发皮肤细菌感染。患儿血生化肌酸激酶、乳酸脱氢酶、肌酸激酶同工酶(CK-Mb)均高于正常,心肌肌钙蛋白升高,心电图提示 ST-T 改变,故诊断,考虑水痘带状疱疹病毒感染后造成的心肌损害。

四、处理方案及基本原则

(1) 加强皮肤护理:保持皮肤清洁,剪短指甲,防止抓破水疱引起继发感染,水疱合并皮肤感染可予百多邦外涂防治皮肤感染。

(2) 水痘患者皮肤瘙痒明显,可予氯苯那敏(扑尔敏)或氯雷他定(开瑞坦)或盐酸西替利嗪(仙特敏)口服,外用炉甘石洗剂。

(3) 抗病毒治疗阿昔洛韦、伐昔洛韦是有效的抗水痘带状疱疹病毒药物,可以选用。

(4) 继发皮肤细菌感染(最常见化脓性链球菌感染,也可继发金黄色葡萄球菌感染,可给予阿莫西林或第 1 代头孢菌素抗菌治疗。

(5) 患儿存在心肌损害,给予维生素 C 静滴和静脉注射磷酸肌酸。

五、要点与讨论

水痘-带状疱疹病毒属疱疹病毒科，为 DNA 病毒，只有一个血清型。人是该病毒唯一的已知自然宿主。在小儿时期，该病毒原发感染为水痘，恢复后病毒可长期潜伏在脊髓后根神经节或脑神经的感觉神经节内，少数人在青春期或成年后，病毒可以被激活，再次发病，表现为带状疱疹。

任何年龄均可感染水痘带状疱疹病毒，主要为儿童，2～6 岁为发病高峰。水痘的传染性极强，主要通过飞沫传播，但直接接触破裂的水疱也可以感染，密切接触可使易感人群约 90% 发病。因此做好水痘带状疱疹患者的隔离及易感人群的防护工作十分重要。水痘患者采取呼吸道及接触隔离，直至水痘全部干燥结痂。建议隔离不少于病程 2 周。

对于易感人群可采用水痘减毒活疫苗进行预防接种。12 月～12 岁，接种 2 剂，间隔 4～8 周；年龄≥13 岁，接种 1 剂。免疫缺陷/抑制患者不推荐预防接种。

水痘患者高热可给予退热药如对乙酰氨基酚，但避免使用水杨酸类药如阿司匹林，以免发生 Reye 综合征。

阿昔洛韦是治疗水痘的首选抗病毒药物，但对无并发症的水痘儿童病例不推荐常规使用。对重症或有并发症或免疫受损的病例应注射给药，30 mg/(kg·d)，分 3 次给药，疗程为 7 d 或无新发皮疹出现达 48 h 以上。

水痘常见并发症有继发皮肤细菌感染，脑炎，心肌炎等。其中继发皮肤细菌感染是水痘最常见的并发症，最常见化脓性链球菌感染，也可继发金黄色葡萄球菌感染，可用抗菌药阿莫西林或第 1 代头孢菌素。并发心肌损害时给予营养心肌治疗，有心律失常时应用相应的药物。

六、思考题

1. 水痘的鉴别诊断有哪些？
2. 水痘的免疫预防方法是什么？
3. 水痘的并发症及处理方法是什么？

七、推荐阅读文献

[1] 胡亚美，江载芳.诸福棠实用儿科学[M].7 版.北京：人民卫生出版社，2002：746-749.

[2] Kim SR，Khan F，Ramirez-Fort MK，et al. Varicella zoster：an update on current treatment options and future perspectives [J]. Expert Opin Pharmacother，2014，15(1)：61-71.

[3] SarahS Long，Larry K. Pickering，Charles G Prober. Pediatric Infectious Diseases [M]. 2nd edi. 2003，1041-1050.

（谢新宅）

案例 36

风 疹

一、病历资料

1. 病史采集

患儿，女5岁，因"发热3d伴皮疹2d"来院。3d前患儿出现发热，测体温37.8℃，伴有轻微腹痛及呕吐，在家口服"鸡内金、午时茶颗粒"治疗，体温上升至38.5℃，口服"清热解毒口服液"。当天晚上发现面部有几处红色丘疹，未在意。1d前体温持续上升至40.3℃，并出现面部大面积皮疹，为3～5mm大小红色充血性斑丘疹，压之褪色，疹间皮肤正常。皮疹逐渐增多，1d之内皮疹遍布全身。出现皮疹顺序由面部至躯干至四肢。伴有眼结膜充血，全身乏力不适。口服"布洛芬""利巴韦林"等治疗后体温高峰下降，体温波动在38.5～39.0℃。病程中患儿无畏光流泪、流涕、咳嗽等症状。精神一般、睡眠差。大小便基本正常。

既往体健。居住在城市郊区，当地有风疹流行，亦有少量麻疹病例。患儿曾接种过麻疹疫苗，其他疫苗接种情况不详（爷爷代为照顾，有疫苗漏种情况）。

2. 体格检查

T 38.2℃，HR 130次/min，R 25次/min，Wt 18 kg。营养中等，神志清楚，体格检查合作。全身皮肤均可见红色充血性斑丘疹，疹间可有正常皮肤，也有很多皮疹融合成片状，未见帕氏线，未见皮肤疱疹及渗液。枕后及耳后可扪及4枚0.5 cm×0.7 cm浅表淋巴结，质软可活动，无明显触痛，颈部、腋下及腹股沟区浅表淋巴结无肿大。眼睑稍水肿，双眼结膜稍充血，巩膜无黄染。口腔未见麻疹黏膜斑，咽部充血，扁桃体未见分泌物。心率有力，节律整齐，心前区未闻及杂音。两肺呼吸音清，未闻及干湿啰音。腹部平坦，无压痛及反跳痛，双侧肾区无叩击痛，肝脾肋下未扪及，肠鸣音正常。脊柱、四肢无畸形。颈软，克氏征、布氏征及双侧巴氏征阴性。

3. 实验室检查

（1）血常规检查：RBC 4.02×10^{12}/L，Hb 120 g/L，WBC 7.23×10^9/L，N 38%，LY 60%，E 2%，PLT 317×10^9/L，CRP 8 mg/L。

（2）快速链球菌检测：正常。

（3）血电解质、心肌酶谱、血糖、肝功能检查：均正常。

（4）心电图检查：示窦性心律。

二、诊治经过

（1）初步诊断：风疹。

（2）诊治经过：经布洛芬降温对症处理后患儿在病程第4天时体温降至正常，皮疹明显消褪，瘙痒减轻。病程第5天皮疹基本消退，皮疹消退后没有色素斑，稍有痕迹，无脱屑。经检测风疹特异性抗体IgM阳性。鼻咽部分泌物用斑点杂交法检测风疹病毒RNA阳性，结合临床确宰诊断为风疹。继续观察至出疹后5 d，患儿无并发症出现，临床治愈。

三、病例分析

1. 病史特点

1）女性患儿，5岁，郊区留守儿童。

2）因"发热3 d伴皮疹2 d"来院就诊。发热后1 d左右出现面部红色丘疹、斑丘疹，疹间皮肤正常。皮疹逐渐增多，1 d之内皮疹遍布全身。出现皮疹顺序由面部至躯干至四肢。无畏光流泪、流涕、咳嗽等症状。经对症处理后体温高峰迅速下降，皮疹迅速消退，无遗留色素斑，无脱屑。

3）当地有风疹流行，曾接种过麻疹疫苗。

4）体格检查：一般情况良好。全身皮肤均可见红色充血性斑丘疹，疹间可有正常皮肤，也有很多皮疹融合成片状，未见帕氏线，未见皮肤疱疹及渗液。枕后及耳后可扪及4枚0.5 cm×0.7 cm浅表淋巴结，质软可活动，无明显触痛，颈部、腋下及腹股沟区浅表淋巴结无肿大。双眼结膜稍充血。口腔未见麻疹黏膜斑，咽部充血，扁桃体未见分泌物。心率有力，心前区未闻及杂音。两肺呼吸音清，未闻及干湿啰音。腹部平坦，肝脾肋下未扪及。脊柱、四肢无畸形。颈阻阴性，克氏征、布氏征及双侧巴氏征阴性。

5）实验室及影像学检查：

（1）血常规检查：WBC 7.23×10⁹/L，LY 60%，CRP 8 mg/L。

（2）快速链球菌检测：正常。

（3）血生化检查：正常。

（4）心电图检查：未见异常。

2. 诊断与诊断依据

1）诊断

风疹。

2）诊断依据

（1）当地有风疹流行，患儿已经接种卡介苗，风疹疫苗接种情况不详（留守儿童可能漏种）。

（2）有典型发热与出疹关系：发热1 d就开始出现红色充血性斑丘疹；一天之内从头而始渐累及躯干、四肢；退热快，皮疹消褪快；发热即出疹，热退疹也褪；皮疹褪后无色素沉着及脱屑。

（3）无明显上呼吸道分泌（卡他）症状，无麻疹黏膜斑。

四、处理方案及基本原则

由于风疹是由风疹病毒引起的急性出疹性传染疾病，发病前5～7 d和发病后3～5 d都有传染性，所以风疹诊断明确后需要隔离。风疹无须特殊治疗，在家观察，做好皮肤、口腔的清洁护理，给以易消化富有营养的流食或半流食，注意安静休息。

五、要点与讨论

风疹是世界范围流行很广的一种较轻的急性传染病。由于风疹的皮疹来得快去得快,如同一阵风似的,因而得名风疹。风疹在儿童时期较常见,尤其是 5 岁以下患儿最多。由于风疹病毒属于 RNA 病毒,不耐热,所以冬春两季流行或发病较多。风疹唯一传染源是风疹患者。接触风疹的易感儿约有30%发生显形感染,皮疹出现 5 d 后无传染性。

风疹临床特点表现为发热不久就开始出现红色斑丘疹,通常一天之内出齐皮疹,皮疹一般消褪较快,不留色素沉着和脱屑,以及伴有枕后、颈、耳后淋巴结肿大,全身症状轻微为其特征。由于风疹早期疹型与麻疹皮疹相似,而后期又容易与猩红热皮疹混淆,容易引起临床上误诊,需要结合流行病学史及血清风疹 IgM 抗体检测进行诊断。

临床上还有少见的先天性风疹综合征。母体在孕早期感染风疹病毒,可引起胎儿流产、早产、死胎及胎儿各种畸形等多系统的出生缺陷。感染发生越早,对胎儿损伤越严重。风疹视网膜炎往往为诊断先天性风疹的重要体征。视网膜上常出现棕褐或黑褐色的大小不一的,点状或斑纹状色素斑点,重症患者除斑点粗大外并伴有黄色晶状体,需要早期眼科处理。另外,早期和定期进行听觉脑干诱发电位检查,以期望尽可能早期诊断耳聋而及时干预。

六、思考题

1. 风疹的临床表现有哪些?
2. 风疹有哪些临床特征可与麻疹相鉴别?
3. 如何预防先天性风疹?

七、推荐文献

[1] 彭文伟.传染病学[M].6 版.北京:人民卫生出版社,2004:58-60.
[2] 李梦东.实用传染病学[M].3 版.北京:人民卫生出版社,2005:67-72.

(张 婷)

案例 37

幼儿急疹

一、病历资料

1. 病史采集

患儿,男,14月,因"发热1d惊厥1次"入院。患儿入院前1d无明显诱因出现发热,最高体温39.3℃,今晨突然出现双眼上翻,牙关紧闭,四肢强制性抽搐,呼之不应,持续约1min左右缓解,遂来本院门诊就诊,查血常规示 WBC 8.17×10^9/L, N 40.1%, Hb 116 g/L, PLT 148×10^9/L, CRP<1 mg/L,病程中无畏寒、寒战,无咳嗽、气喘,无鼻塞、流涕,无嗜睡、昏迷,无呕吐、腹泻,无排尿哭吵,无皮疹,为进一步诊治,门诊拟"急性上呼吸道感染,热性惊厥"收治入院。患病以来睡眠可,精神正常,食欲尚可,大小便正常,体重无明显减轻。

一般健康状况良好。无惊厥史;否认肝炎、结核及其他传染病史;否认食物、药物过敏史;否认手术、外伤史;否认输血史。

2. 体格检查

神志清,反应可,面色红润,无发绀,无气急,无呻吟,无三凹症。皮肤红润,无皮疹,浅表淋巴结无肿大。咽部有充血,扁桃体Ⅰ度肿大,无渗出。颈部无抵抗感,R 30次/min,双肺呼吸音粗,未闻及干湿啰音。HR 110次/min,心音有力,心律齐,无杂音。腹软,不胀,肠鸣音正常,四肢肌力及肌张力正常。巴氏征、布氏征、克氏征双侧阴性。

3. 实验室检查

(1) 血常规检查:WBC 7.24×10^9/L, N 66.1%, LY 23.1%, Hb 104 g/L, RBC 4.51×10^{12}/L, PLT 258×10^9/L, CRP 2 mg/L。

(2) 血生化:血清钾4.6 mmol/L,血清钠137 mmol/L,血清氯101 mmol/L,血清总二氧化碳18.4 mmol/L,血清钙2.46 mmol/L, ALT 13 IU/L, TB 2.5 μmol/L, DB 0.9 μmol/L, TP 63.8 g/L, ALB 41.7 g/L, ALP 154 IU/L, CK 254 IU/L, CK-Mb 23 IU/L, LDH 275 IU/L, BUN 3.6 mmol/L, Cr 22 μmol/L, UA 277 μmol/L。

(3) 血气分析:AB 23.2 mmol/L, SB 22.7 mmol/L, PHNR 7.366, BE -2.1 mmol/L, PaO_2 37 mmHg, $PaCO_2$ 42 mmHg, pH 7.35。

(4) 粪、尿常规检查:均正常。

(5) 外周血 HHV-6(人类疱疹病毒6型)抗体 IgM:阳性。

二、诊治经过

（1）初步诊断：急性上呼吸道感染，热性惊厥。

（2）诊治经过：患儿入院后完善相关实验室检查，予柴桂颗粒对症，美林退热治疗，先后予口服头孢克洛（希刻劳）及头孢呋辛静滴抗感染治疗，入院第4天患儿热退，全身出现散在红色丘疹，躯干部为甚，考虑幼儿急疹，遂行外周血 HHV-6 抗体检测，次日外周血 HHV-6 抗体 IgM：阳性，考虑幼儿急疹诊断，停用抗生素，对症支持治疗，入院第7天，皮疹基本消退，予出院。

三、病例分析

1. 病史特点

（1）患儿，男，14 月，起病急，病程短。

（2）以热退疹出为主要表现。

（3）体格检查：患儿热退后全身可见散在红色丘疹，压之褪色。

（4）外周血 HHV-6 抗体 IgM 阳性。

2. 诊断及诊断依据

诊断：

（1）幼儿急疹。

（2）高热惊厥。

幼儿急疹诊断依据：患儿有发热，4 d 后热退，全身可见散在红色丘疹，压之褪色，符合热退疹出表现，且外周血 HHV-6 抗体 IgM 检测阳性，故诊断明确。

高热惊厥诊断依据：体温 39.3℃，出现抽搐，表现为双眼上翻，牙关紧闭，四肢强制性抽搐，呼之不应，持续约 1 min 缓解。缓解后精神状态好。神经系统体格检查未发现异常。基本考虑高热原因引起的惊厥，必要时可作脑电图检查和（或）脑脊液检查，排除其他引起热性惊厥的原因。

四、处理方案及基本原则

对症处理：美林退热，适当增加水分和营养供给。

五、要点与讨论

（1）HHV-6 是该病的主要病因，但不是唯一的病原。

（2）该病 90% 发生在 2 岁以内，7～13 月龄为发病高峰年龄段，大多为散在发病。

（3）潜伏期一般为 5～15 d，按临床表现分为发热期及出疹期。①发热期：常突起高热，持续 3～5 d。但高热与轻微的症状及体征不相称，仅有咽部和扁桃体轻度充血和浅表部淋巴结轻度肿大。②出疹期：起病 3～5 d 后患儿热退，同时或稍后出现皮疹。皮疹散在，为玫瑰红色斑疹或斑丘疹，压之褪色，很少融合。首现于躯干，然后迅速波及颈、上肢、脸和下肢。皮疹持续 24～48 h 很快消退，无色素沉着，也不脱皮。

（4）感染后可获持久免疫，偶见第 2 次发病。

六、思考题

1. 幼儿急疹的病原学及流行病学特征是什么？
2. 幼儿急疹的并发症有哪些？
3. 幼儿急疹出疹后的注意事项有哪些？

七、推荐阅读文献

［1］Simmons T L. Rash and fever in a school-aged child［J］. Pediatr Nurs，2012,38(5):289－290.

［2］Helwig H，Cremer H.［Exanthema subitum－3 day fever－HHV 6 infection-roseola infantum－6 th disease］［J］. Kinderkrankenschwester，2011,30(4):164－165.

［3］沈晓明，桂永浩.临床儿科学［M］.2 版.北京:人民卫生出版社,2013:302.

（王晓明）

案例 38

手足口病

一、病历资料

1. 病史采集

患儿,女,2岁,以"发热1天惊厥1次"入院。患儿昨夜无明显诱因出现发热,体温38℃左右,予其柴桂口服治疗,患儿热不退,今晨突然出现双眼上翻,牙关紧闭,四肢强制性抽搐,呼之不应,持续约1 min缓解,遂急来我院门诊就诊,查血常规示 WBC 12.77 × 10^9/L, N 69.4%, Hb 128 g/L, PLT 217 × 10^9/L, CRP < 1 mg/L,为进一步诊治,门诊拟"急性上呼吸道感染,热性惊厥"收治入院。患儿患病以来无咳嗽、流涕,无嗜睡、昏迷,无呕吐、腹泻,无排尿哭吵,无皮疹。患儿发病以来睡眠良好,精神正常,食欲良好,大小便正常,体重无明显减轻。

既往健康状况良好。否认重大疾病史;其哥哥4岁,1周前曾患手足口病,否认肝炎、结核及其他传染病史;否认食物、药物过敏史;否认手术、外伤史;否认输血史。

2. 体格检查

神志清,反应可,面色红润,无发绀,无气急,无呻吟,无三凹症。皮肤红润,无皮疹,浅表淋巴结无肿大。咽部有充血,扁桃体Ⅰ度肿大,无渗出。颈部无抵抗感,R 26次/min,双肺呼吸音粗,未闻及干湿啰音。HR 106次/min,心音有力,心律齐,无杂音。腹软,不胀,肠鸣音正常,四肢肌力及肌张力正常。巴氏征、布氏征、克氏征双侧阴性。

3. 实验室检查

(1) 血常规:WBC 12.6 × 10^9/L, N 78.3%, Hb 123 g/L, RBC 4.17 × 10^{12}/L, PLT 281 × 10^9/L, CRP 4 mg/L。

(2) 粪及尿常规:正常。

(3) 神经元烯醇化酶:25.35 ng/ml。

(4) 血生化:血糖5.6 mmol/L,血清钾4.7 mmol/L,血清钠136 mmol/L,血清氯96 mmol/L,血清总二氧化碳12.7 mmol/L,血清钙2.4 mmol/L,葡萄糖5.8 mmol/L, ALT 21 IU/L, TB 3.4 μmol/L, DB 0.8 μmol/L, TP 70.8 g/L, ALB 46.5 g/L, ALP 298 IU/L, CK 161 IU/L, CK - Mb 40 IU/L, LDH 397 IU/L, BUN 5 mmol/L, Cr 26 μmol/L, UA 321 μmol/L。

(5) 血气分析:pH 7.39, AB 18.7 mmol/L, SB 19.9 mmol/L, BE −4.5 mmol/L, PaO$_2$ 76 mmHg, PaCO$_2$ 42 mmHg。

(6) 肠道病毒 EV71 - IgM 抗体:阳性。

(7) 鼻咽拭子肠道病毒:阳性。

（8）胸片检查:两肺未见异常。

二、诊治经过

1) 入院诊断
(1) 急性上呼吸道感染。
(2) 热性惊厥。
2) 诊治经过

患儿入院后完善相关实验室检查,予头孢呋辛静滴抗感染,美林退热治疗,患儿体温逐渐下降,入院第 3 天口腔、手掌和足底出现散在疱疹,查血肠道病毒 EV71 - IgM 抗体阳性,手足口病诊断明确,予停抗生素,隔离处理,对症支持,注意口腔和皮肤护理,入院第 4 天患儿热退,入院第 7 天口腔及手足疱疹基本消退,故予出院。

三、病例分析

1. 病史特点
(1) 患儿,女,2 岁,起病急,病程短。
(2) 以发热,口腔、手掌和足底的疱疹为主要表现。
(3) 体格检查:口腔、手掌和足底均可见散在疱疹
(4) 鼻咽拭子肠道病毒及 EV71 - IgM 抗体:阳性。
2. 诊断及诊断依据

手足口病:患儿有手足口病接触史,以发热起病,起病第 3 天出现口腔、手掌和足底散在疱疹,且肠道病毒 EV71 - IgM 抗体阳性,故诊断明确。

四、处理方案及基本原则

主要是对症治疗。注意隔离,避免交叉感染。适当休息,清淡饮食,做好口腔和皮肤护理。因患儿起病后有抽搐,要当心重症手足口病可能,注意观察神经系统症状、体征以及实验室指标变化。

五、要点与讨论

手足口病由肠道病毒感染引起,好发于夏秋季节,以 3 岁以下年龄组发病率最高。常在婴幼儿集聚的场所发生,呈流行趋势。主要通过消化道、呼吸道和密切接触等途径传播。临床表现复杂多样,根据病情轻重,分为普通病例和重症病例。

（1）普通病例:临床主要表现为初起发热,白细胞计数总数轻度升高,继之口腔、手、足等部位黏膜、皮肤出现斑丘疹及疱疹样损害。病程经过较短,多在 1 周内痊愈。散在发生时,须与口蹄疫、疱疹性咽颊炎、风疹等鉴别。

（2）重症病例:病情进展迅速,发病 1～5 d 出现脑膜炎、脑炎、脑脊髓炎、肺水肿、循环障碍等,可留有后遗症,甚至死亡。应早期识别,及时转专科医院进行诊治。如出现:①持续高热:体温(腋温)＞39℃,常规退热效果不佳。②神经系统表现:出现精神萎靡、呕吐、易惊、肢体抖动、无力、站立或坐立不稳等。③呼吸异常:呼吸增快、减慢或节律不整。若安静状态下呼吸频率超过 30～40 次/min(按年龄),

需警惕神经源性肺水肿。④循环功能障碍：出冷汗、四肢发凉、皮肤花纹。心率增快（>140～150次/min，按年龄）、血压升高、毛细血管再充盈时间延长（>2 s）。⑤外周血白细胞计数升高：外周血白细胞超过15×10⁹/L，除外其他感染因素。⑥血糖升高：出现应激性高血糖，血糖>8.3 mmol/L。应予以高度重视。

手足口病的主要预防措施是做好患者粪便等排泄物的处理，一般不需对接触者采取医学措施。幼托机构做好晨间体检，发现疑似患者，及时隔离治疗。对被污染的日常用品、食具、玩具等应消毒处理，衣物置阳光下暴晒，室内保持通风换气。在手足口病流行时，应做好环境卫生、食品卫生和个人卫生，饭前便后要洗手，预防病从口入。

六、思考题

1. 手足口病的流行病学特征是什么？
2. 重症手足口病的危险因素有哪些？
3. 如何预防手足口病的发生？

七、推荐阅读文献

［1］Zhang W，Huang B，She C，et al. An epidemic analysis of hand，foot，and mouth disease in Zunyi，China between 2012 and 2014［J］. Saudi Med J，2015，36(5)：593－598.

［2］Yang Q，Ding J，Cao J，et al. Epidemiological and etiological characteristics of hand，foot，and mouth disease in Wuhan，China from 2012 to 2013：Outbreaks of Coxsackieviruses A10［J］. J Med Virol，2015，87(6)：954－960.

［3］卫生部手足口病临床专家组：肠道病毒71型(EV71)感染重症病例临床救治专家共识(2011年版).

（王晓明）

案例 39

流行性腮腺炎

一、病史资料

1. 病史采集

患儿,男,13岁,因"双耳下肿痛5 d,发热、头痛1 d"入院。患儿5 d前出现双侧耳下肿胀、疼痛、张口、咀嚼时疼痛加剧,当时无发热、头痛、呕吐、咳嗽、腹泻等,于当地医院就诊,诊断为"流行性腮腺炎"。嘱居家隔离,并给予利巴韦林口服。患儿昨日起出现发热,体温最高39.3℃,伴头痛,呕吐1次,非喷射性,无腹痛、无咳嗽、流涕等,为进一步治疗来我院就诊,拟诊"流行性腮腺炎、合并脑膜炎?"收治入院。

病程中,患儿精神略萎靡、胃纳减少,二便正常。患儿发病前2周曾接触过"流行性腮腺炎"患者。

G_1P_1,足月顺产,BW 3 500 g,无窒息抢救史。患儿未按时按序进行预防接种,具体不详。否认家族遗传性疾病史。否认流行性腮腺炎、麻疹、结核等传染病史。患儿分别于3岁、6岁时患肺炎。

2. 体格检查

T 39.5℃, R 24次/min, HR 116次/min, BP 96 mmHg/62 mmHg,神志清,精神略萎靡,颈抗(＋),左侧腮腺3 cm×2 cm,右侧腮腺2 cm×2 cm,以耳垂为中心向前、后、下肿大,边界欠清,质软,左侧颌下腺1.5 cm×1.5 cm,质中,右侧颌下腺未及肿大,咽充血,双侧扁桃体Ⅰ度肿大,无渗出,双侧腮腺导管开口充血,挤压同侧腮腺,导管开口处未见脓性分泌物,双肺呼吸音稍粗,未闻及啰音,心音有力,律齐,未闻及杂音,腹软,全腹无压痛,无肌卫,巴氏征(－),外生殖器无异常。

3. 实验室检查

(1) 血常规:WBC $8.2×10^9$/L, N 67％, PLT $231×10^9$/L, Hb 124 g/L, CRP 25 mg/L,血淀粉酶400 IU/L。

(2) 脑脊液检查:WBC $220×10^6$/L,多核细胞35％,单核细胞65％,蛋白512 mg/L,糖2.6 mmol/L。

(3) 头颅CT检查:未见异常。

(4) 脑电图检查:未见异常。

二、诊治经过

(1) 入院诊断:流行性腮腺炎,合并脑膜炎。

(2) 诊治经过:入院后完善相关检查,给予利巴韦林10～15 mg/(kg・d)静脉点滴抗病毒,20％甘露醇2.5 ml/(kg・q 6 h)静脉推注降颅压,患儿双侧腮腺及左侧颌下腺肿大好转,头痛缓解,未再呕吐,但体温仍有反复。入院后第3天,患儿诉外生殖器疼痛,体格检查发现右侧睾丸肿大,触痛(＋),阴囊皮肤充血,考虑合并睾丸炎,给予地塞米松 0.5 mg/(kg·d)静脉点滴,局部阴囊托带固定。入院后第 6 天,患儿体温平稳,双侧腮腺无肿大,右侧睾丸红肿明显好转,无疼痛,无头痛、呕吐、腹痛、胸闷等。予出院,并嘱继续居家隔离至发病后 2 周。

（3）出院诊断:流行性腮腺炎,合并脑膜炎,合并睾丸炎。

三、病例分析

1. 病史特点

1）患儿,男性,13 岁,双耳下肿痛 5 d,发热、头痛 1 d。

2）患儿发病前 2 周曾接触过"流行性腮腺炎"患者。否认流行性腮腺炎既往史。未按时按序进行预防接种,具体不详。

3）体格检查:T 39.5℃, R 24 次/min, HR 116 次/min, BP 96 mmHg/62 mmHg,神志清,精神略萎靡,颈抗(＋),左侧腮腺 3 cm×2 cm,右侧腮腺 2 cm×2 cm,以耳垂为中心向前、后、下肿大,边界欠清,质软,左侧颌下腺 1.5 cm×1.5 cm,质中,右侧颌下腺未及肿大,咽充血,双侧扁桃体Ⅰ度肿大,无渗出,双侧腮腺导管开口充血,挤压同侧腮腺,导管开口处未见脓性分泌物,双肺呼吸音稍粗,未闻及啰音,心音有力,律齐,未闻及杂音,腹软,全腹无压痛,无肌卫,巴氏征(－),外生殖器无异常。

4）辅助检查

（1）血常规:WBC 8.2×10⁹/L, N 67%, PLT 231×10⁹/L, Hb 124 g/L, CRP 25 mg/L,血淀粉酶 400 IU/L。

（2）脑脊液检查: WBC 220×10⁶/L, 多核细胞 35%, 单核细胞 65%, 蛋白 512 mg/L,糖 2.6 mmol/L。

（3）头颅 CT 检查:未见异常。

（4）脑电图检查:未见异常。

2. 诊断与诊断依据

1）诊断:流行性腮腺炎,合并脑膜炎,合并睾丸炎。

2）诊断依据:

（1）流行性腮腺炎:患儿双侧腮腺伴一侧颌下腺肿大,双侧腮腺导管开口红肿,挤压腮腺,未见脓性分泌物。周围血象提示病毒感染,结合患儿发病前 2 周有"流行性腮腺炎"接触史,无流行性腮腺炎既往史,无明确流行性腮腺炎疫苗接种史,该诊断明确。

（2）合并脑膜炎:中枢神经系统是腮腺炎病毒最容易侵犯到的非腺体组织,大多于腮腺肿后 1 周内发生。患儿有发热,头痛、呕吐等颅高压症状,脑脊液提示病毒性脑膜炎,脑电图正常提示脑实质未受累,故合并脑膜炎成立。

（3）合并睾丸炎:腮腺炎病毒好侵犯成熟的生殖腺,故多见于青春期的患儿。睾丸是除唾液腺外最易被累及的腺体。患儿局部疼痛,生殖器检查发现睾丸肿大、触痛(＋),阴囊皮肤充血,故合并睾丸炎成立。

四、处理方案及基本原则

（1）一般治疗:主要为对症和支持治疗。患儿需卧床休息,保持口腔清洁。为了避免加重腮腺疼痛,应以软食为主,并忌酸性食物。可予布洛芬或对乙酰氨基酚退热。

（2）抗病毒治疗:早期应用利巴韦林有一定疗效。

（3）并发症治疗：并发脑膜炎可给予甘露醇降颅压；苯巴比妥（鲁米那）、水合氯醛止痉；胞二磷胆碱营养脑细胞。并发睾丸炎需卧床休息，用睾丸托带将睾丸位置抬高，局部冷敷，可给予短期应用肾上腺皮质激素。

五、要点及讨论

流行性腮腺炎的鉴别诊断是该疾病的要点，需与以下疾病进行鉴别：

（1）化脓性腮腺炎：由细菌感染所致，腮腺肿大常为单侧性，局部红、肿、热、痛明显，边界清晰，质硬，挤压腮腺可见脓性分泌物自腮腺导管开口处流出。周围血象白细胞及中性粒细胞增高，提示细菌感染。

（2）腮腺导管阻塞：往往有反复发作病史，常为单侧性。多数患者由于局部原因引起，如腮腺导管口黏膜被咬伤，瘢痕愈合后导致导管口狭窄。少数由导管结石或异物引起。腮腺造影可见导管部分狭窄、部分扩张，呈腊肠样改变可协助诊断。

（3）其他病毒所致腮腺炎：副流感病毒 3 型、柯萨奇病毒和流感病毒 A 型均可引起急性腮腺炎，临床上很难进行鉴别诊断，需依赖病毒分离和血清学检测。

（4）症状性腮腺炎：糖尿病、营养不良、血液肿瘤、肝硬化和尿毒症患者及某些药物的应用可引起无症状性腮腺肿大，多为对称性，触之较软。

（5）颈部淋巴结炎：肿大不以耳垂为中心。肿大淋巴结质地较硬，边界清晰，明显压痛。往往伴有周围组织感染。

六、思考题

1. 流行性腮腺炎的临床表现有哪些？
2. 流行性腮腺炎常见并发症及其临床表现有哪些？
3. 流行性腮腺炎的诊断与鉴别诊断是什么？

七、推荐阅读文献

[1] 翁心华，张婴元. 传染病学[M]. 4 版. 流行性腮腺炎，上海：复旦大学出版社，2009.
[2] 王卫平. 儿科学. 8 版[M]. 北京：人民卫生出版社. 2013：205 - 207.

（叶颖子）

案例 40
病毒性肝炎

一、病历资料

1. 病史采集

患儿，男，10 岁，Wt 35 kg，Ht 150 cm。因"发现乙肝大三阳 4 年，反复肝功能异常 1 年"于 2014 年 7 月 20 日收治住院。4 年前患儿因入学健康体检时发现 HBsAg(＋)、HBeAg(＋)、HBcAb(＋)，当时肝功能正常。之后每年一次复查肝功能和乙肝两对半，肝功能均正常，乙肝两对半始终"大三阳"。近 1 年发现肝功能异常，ALT 100～180 IU/L，AST 120～160 IU/L，TB、DB 均正常，HBV DNA 2.2×10^7 拷贝/ml，在当地医院就诊，除外了自身免疫性肝炎、肝豆状核变性、脂肪肝等肝脏疾病，给予保肝药物治疗，肝功能仍然异常。患儿母亲 HBsAg(＋)、HBeAg(＋)、HBcAb(＋)，肝功能正常。

无特殊疾病史，无手术外伤史，无血制品输注史，按时预防接种。

2. 体格检查

一般情况可，皮肤黏膜无黄染，浅表淋巴结未及肿大，无蜘蛛痣和肝掌，心肺(一)，腹软，腹部血管未见显露和怒张，肝肋下 1 cm，剑突下 2 cm，脾肋下未及，双下肢无水肿。

3. 实验室检查

(1) 肝功能：TB 15.6 μmol/L，DB 2.0 μmol/L，ALT 202 IU/L，AST 220 IU/L，γ-GT 19 IU/L，总胆汁酸 7.8 μmol/L，胆碱酯酶 403 IU/L，ALP 268 IU/L，ALB 44.6 g/L，GLB 22.3 g/L，血糖 4.9 mmol/L，TC 4.62 mmol/L，TG 1.0 mmol/L。

(2) 乙肝两对半：HBsAg(＋)，HBsAb(－)，HBeAg(＋)，HBeAb(－)，HBcAb(＋)。

(3) HBV DNA：3.6×10^6 IU/ml。

(4) 甲状腺功能：正常。

(5) 腹部 B 超检查：肝肋下 1.5 cm，剑下 1.5 cm，质地欠均匀。脾脏无肿大。腹腔淋巴结无肿大。双肾大小正常。腹部未见占位。

(6) 肝脏病理检查：CHB-G2S2。

二、诊治经过

(1) 初步诊断：病毒性肝炎(乙型，慢性)。

(2) 诊治经过：入院后予以复方甘草酸苷 50 mg bid po 以及还原型谷胱甘肽 0.2 g tid po 保肝治疗，肝穿刺检查前 1 天开始维生素 K₁ 10 mg qd 静脉滴注肝穿刺术后 1 d 共 3 d。根据肝穿刺病理结果

CHB-G2S2,告知患儿有抗病毒治疗指证,与家属签署知情同意书,予以长效干扰素 α-2a(商品名派罗欣)135 μg qw 皮下注射治疗。

出院后带药治疗及随访:出院后继续长效干扰素 α-2a 135 μg qw 皮下注射治疗。定期感染专科门诊随访,监测治疗期间不良反应,最初每周复查血常规,之后每月检查 1 次;每月检查肝肾功能至肝功能正常,后每 3 月检查 1 次;每 3 月检查 1 次空腹血糖、HBV DNA、甲状腺功能;每半年检查一次甲胎蛋白(AFP)和腹部 B 超。

三、病例分析

1. 病史特点

1) 男,10 岁,反复肝功能异常 1 年,乙肝标志物阳性 4 年。

2) 4 年前发现乙肝"大三阳",肝功能正常。在外院已经进行相关检查排除了自身免疫性肝炎、肝豆状核变性、脂肪肝,追问病史也除外了药物性肝炎的可能。患儿无输血史,生后按时接种了乙肝疫苗。母亲为乙型肝炎病毒(HBV)携带者。

3) 体格检查:神清,对答切题,皮肤黏膜无黄染,浅表淋巴结未及肿大,无蜘蛛痣和肝掌,心肺(—),腹软,腹部血管未见显露和怒张,肝肋下 1 cm,剑突下 2 cm,脾肋下未及,双下肢无水肿。

4) 实验室和影像学检查

(1) 肝功能:TB 15.6 μmol/L, DB 2.0 μmol/L, ALT 202 IU/L, AST 220 IU/L, γ-GT 19 IU/L,总胆汁酸 7.8 μmol/L,胆碱酯酶 403 IU/L, ALP 268 IU/L, ALB 44.6 g/L, GLB 22.3 g/L,血糖 4.9 mmol/L, TC 4.62 mmol/L, TG 1.0 mmol/L。HBsAg(+), HBsAb(—), HBeAg(+), HBeAb(—), HBcAb(+), HBV DNA 3.6×10^6 IU/ml。

(2) 腹部 B 超检查:示肝轻度肿大,质地欠均匀,脾脏无肿大。腹腔淋巴结无肿大。双肾大小正常。腹部未见占位。

2. 诊断与诊断依据

(1) 诊断:病毒性肝炎(乙型,慢性,G2S2)。

(2) 患儿反复肝功能异常 1 年,4 年前发现乙肝标志物阳性。结合患儿母亲为 HBV 携带者,患儿无输血史、药物服用史,进行相关检查排除了自身免疫性肝炎、肝豆状核变性、脂肪肝等原因引起的肝功能异常。患儿入院后查肝功能异常,乙肝两对半 HBsAg(+), HBsAb(—), HBeAg(+), HBeAb(—), HBcAb(+), HBV DNA 3.6×10^6 IU/m。肝穿刺病理提示有中度炎症和纤维化,患儿病程超过 6 个月,故诊断慢性乙型肝炎。

四、处理方案及基本原则

(1) 保护肝细胞:患儿肝功能异常,给予复方甘草酸苷和还原型谷胱甘肽。

(2) 抗病毒治疗:为慢性乙型肝炎的根本性治疗。儿童慢性乙型肝炎抗病毒治疗首选干扰素 α。欧洲儿童乙肝抗病毒治疗专家共识指出 3 岁以上儿童可选用长效干扰素。长效干扰素的效果优于普通干扰素,剂量为每平方体表面积 104 μg,皮下注射。

五、要点与讨论

病毒性肝炎(viral hepatitis)是由嗜肝病毒所致的以肝脏炎症和坏死病变为主的一组传染病。临床上主要表现为乏力、食欲缺乏、肝肿大和肝功能异常,部分患者可有黄疸和发热。无症状感染者较为常见。按病原分类,目前已确定的有 5 型病毒性肝炎,包括甲型、乙型、丙型、丁型和戊型。其病原分别为甲型肝炎病毒(hepatitis A virus,HAV)、乙型肝炎病毒(hepatitis B virus,HBV)、丙型肝炎病毒(hepatitis C virus,HCV)、丁型肝炎病毒(hepatitis D virus,HDV)和戊型肝炎病毒(hepatitis E virus,HEV)。其中,甲型和戊型主要表现为急性肝炎;乙型、丙型和丁型主要表现为慢性肝炎,并可发展为肝硬化和肝细胞癌。

病毒性肝炎的主要传染源是患者及病毒携带者,甲型病毒性肝炎和戊型病毒性肝炎经粪口消化道途径感染,乙型病毒性肝炎主要通过母婴垂直感染、血源感染、医源感染,丙型病毒性肝炎主要通过血源、性传播和母婴传播,丁型病毒性肝炎传播方式与乙型病毒性肝炎相同。

急性病毒性肝炎的临床表现多样,可完全无症状,也可表现为暴发性肝炎。单从临床表现难以对 5 种病毒性肝炎作出区别。在潜伏期,患者可有不适、肌痛、关节痛、食欲缺乏、恶心、呕吐、低热和腹痛等前驱期症状。然后,可出现黄疸和前驱症状加重。进入恢复期后,症状逐渐消失。体格检查可有肝大,但脾大少见。实验室肝功能试验血清转氨酶异常,黄疸期可有胆红素升高。黄疸期尿常规检查可有胆红素阳性,还可出现尿蛋白阳性、红细胞、白细胞或管型。

慢性病毒性肝炎是引起肝硬化和肝细胞癌的最重要原因。一般将持续转氨酶升高伴特征性的肝脏组织学改变超过 6 个月定义为慢性病毒性肝炎。慢性乙型肝炎以持续 HBsAg 阳性超过 6 个月以上为特征。新生儿期感染 HBV,90% 以上发展为慢性感染,而成人期感染仅有 1%~5% 发展为慢性。HCV 感染后,80% 发展为慢性。乏力或食欲缺乏、腹胀是常见的临床表现,还可伴有肝外症状,如再生障碍性贫血、溶血性贫血、过敏性紫癜、结节性多动脉炎、关节炎、肾小球肾炎、肾小管性酸中毒等。体检肝脾大,质地改变,部分患者有进行性脾脏增大,肝掌、蜘蛛痣、腹壁静脉显露。肝脏生化指标检查可有不同程度的转氨酶升高,血清胆红素升高,低蛋白血症,凝血酶原时间延长。外周血象可出现血小板计数和(或)白细胞计数减少。

确诊诊断依靠实验室病原学检查。急性甲型肝炎时,抗 HAV‐IgM 通常在症状开始时即已存在,并持续存在平均 3~6 月,是诊断急性 HAV 感染临床病例的最可靠方法,敏感度和特异度均>95%。

乙肝血清标志物主要有:①HBsAg:是 HBV 感染的特异性标志,阳性见于急性乙肝的潜伏期和急性期、慢性 HBV 携带者和慢性乙肝。②HBsAb:阳性见于曾经感染过 HBV 已经恢复,或者注射乙肝疫苗后反应。③HBeAg:阳性和滴度反映 HBV 复制水平及传染性强弱。④HBeAb:阳性是既往 HBV 感染的标志,见于急性乙肝恢复期。慢性 HBV 感染者若从 HBeAg 阳性转为 HBeAb 阳性称为 eAg 血清转换,表示 HBV 无明显活动性复制,传染性减弱。⑤HBcAb:阳性提示现症或既往感染 HBV,感染后持续存在。包括抗 HBc IgM 和抗 HBc IgG。急性肝炎和慢性肝炎急性发作时均可出现抗 HBc IgM,但急性乙肝时抗体水平较高。抗 HBc IgG 出现时间晚于抗 HBc IgM,主要见于恢复期和慢性感染。血清 HBV DNA 是 HBV 复制和传染性的直接标志。

急性病毒性肝炎的治疗主要是对症和支持治疗。儿童慢性乙型肝炎有抗病毒治疗适应证者可以选择 α-干扰素、拉米夫定、阿德福韦、恩替卡韦或替诺福韦抗病毒治疗。丙型肝炎抗病毒治疗选用普通干扰素或聚乙二醇干扰素联合利巴韦林治疗。治疗期间定期随访并检查,及时发现和处理不良反应。儿童慢性乙肝抗病毒治疗选择流程见图。

六、思考题

1. 病毒性肝炎的传播途径有哪些?
2. 儿童慢性乙肝选择抗病毒治疗的流程是什么?

七、推荐阅读文献

［1］中华医学会肝病分会中华医学会感染病学分会.慢性乙型肝炎防治指南(2010 年版).肝脏，2011,16(1):2 - 16.

［2］Joans MM，Block JM，Haber BA，et al. Treatment of children with chronic hepatitis B virus infection in the United States:patient selection and therapeutic options ［J］. Hepatology，2010,52(6):2192 - 2205.

［3］Mark CL，Gonzalez-Peralta RP，Gupta N，et al. NASPGHAN practice guidelines:Diagnosis and management of hepatitis C infection in infants, children, and adolescents ［J］. J Pediatr Gastroenterol Nutr，2012,54(6):838 - 855.

（俞　蕙）

案例 41

细菌性痢疾

一、病史资料

1. 病史采集

患儿男,5岁,夏季发病,因"发热伴腹痛、吐泻1 d"来院就诊。1 d 前在进食凉拌菜后出现发热,测体温最高达 39.3℃,很快出现吐泻症状,有非喷射性呕吐胃内容物 5 次,解黄稀便 8 次,有黏液,含有少许血丝便,大便腥臭味,伴有阵发性脐周隐痛,排便前腹痛哭吵。曾在当地医院口服头孢拉啶、补液盐治疗。病程中否认抽搐及头痛。病后患儿精神食欲明显下降,尿量偏少。

既往体健。有生吃食物和手指习惯。家居农村,卫生条件欠佳。

2. 体格检查

T 38.2℃、HR 140 次/min、R 27 次/min, Wt 20 kg。营养中等,轻度脱水貌,神志清楚,呼吸规则。皮肤弹性正常,未见皮疹。双瞳孔等大等圆,对光反射灵敏。咽部稍有充血,扁桃体不肿大。心率有力,节律整齐,心前区未闻及杂音。双肺呼吸音清,未闻及干湿啰音。腹软不胀,无压痛及反跳痛,双侧肾区无叩击痛,肝脾未扪及,肠鸣音活跃。肢端温,无大理石样花纹,毛细血管再充盈时间小于 3 s。颈阻阴性,克氏征、布氏征及双侧巴氏征阴性。

3. 实验室及影像检查

1) 实验室检查:

(1) 血常规:RBC 4.11×10^{12}/L, Hb 120 g/L, WBC 17.3×10^9/L, N 76%, PLT 307×10^9/L。

(2) 粪便常规:黄色黏冻状,白细胞 25~30 个/HP,红细胞 5~7 个/HP。

(3) 尿常规:正常。

2) 急查血气分析、电解质、血糖、肝功能:基本正常。

3) 心电图检查:示窦性心律。

4) 腹部超声检查:肝、胆、胰、脾、肾无异常。

二、诊治经过

初步诊断:细菌性肠炎。

立即留取大便标本送培养及药物敏感试验并隔离治疗。临床经验性选用头孢曲松 1.5 g/d 静脉滴注,口服蒙脱石散(思密达)保护肠道黏膜,益生菌调整肠道菌群,适当补液防治脱水等处理。大便培养提示宋内志贺菌,对头孢曲松敏感。临床确诊细菌性痢疾(宋内志贺菌)成立。继续头孢曲松钠抗感染治疗达 5 d 疗程,患儿发热、腹痛、呕吐腹泻症状缓解,复查大便常规正常,大便培养未再检出致病菌,宣布解除隔离,临床治愈。

三、病例分析

1. 病史特点

1) 男性患儿,5 岁,夏季发病。

2) 以发热伴腹痛、呕吐、腹泻为主要临床表现。体温高峰达 39.3℃,伴非喷射性呕吐,解黄稀黏液便,含有少许血丝便,大便腥臭味,伴有阵发性脐周隐痛,排便前腹痛哭吵。

3) 患儿家居农村,卫生条件欠佳。有生吃食物和手指习惯。

4) 体格检查:神志清楚,呼吸规则,轻度脱水貌。皮肤弹性正常,未见皮疹。双瞳孔等大等圆,对光反射灵敏。咽部稍有充血,扁桃体不肿大。心率有力,节律整齐,心前区未闻及杂音。双肺呼吸音清,未闻及干湿啰音。腹软不胀,无压痛及反跳痛,双侧肾区无叩击痛,肝脾未扪及,肠鸣音活跃。肢端暖和,无大理石样花纹,毛细血管再充盈时间小于 3 s。颈软,克氏征、布氏征及双侧巴氏征阴性。

5) 实验室及影像学检查:

(1) 血常规:RBC 4.11×10^{12}/L, Hb 120 g/L, WBC 17.3×10^9/L, N 76%, PLT 307×10^9/L。

(2) 粪便常规:黄色黏冻状,白细胞 25～30 个/HP,红细胞 5～7 个/HP。

(3) 尿常规:正常。

(4) 急查血气分析、电解质、血糖、肝功能基本正常。

(5) 腹部超声检查:肝、胆、胰、脾、肾无异常。

(6) 大便培养提示宋内志贺菌。

2. 诊断与诊断依据

(1) 诊断:急性普通型细菌性痢疾(宋内志贺菌)。

(2) 诊断依据:①5 岁农村儿童,夏季发病,起病急,病程短;②临床以发热伴腹痛、呕吐、腹泻为主要临床表现。解黄稀黏液血丝便,大便腥臭味,排便前腹痛哭吵;③外周血白细胞及中性粒细胞计数明显升高,大便常规检查提示白细胞及红细胞明显升高,大便培养出宋内志贺菌,故临床确诊为细菌性痢疾。

3. 鉴别诊断

(1) 阿米巴痢疾:起病一般缓慢,少有毒血症症状,里急后重感较轻,大便次数亦较少,腹痛多在右侧,典型者粪便呈果酱样,有腐臭。镜检仅见少许白细胞、红细胞凝集成团,常有夏科-雷登结晶体,可找到阿米巴滋养体。乙状结肠镜检查,见黏膜大多正常,有散在溃疡。易并发肝脓肿。

(2) 其他细菌性肠炎:沙门菌、空肠弯曲菌、肠侵袭性大肠埃希菌、耶尔森菌等感染可以出现细菌性痢疾相似临床表现,鉴别主要依靠大便培养。

四、处理方案及基本原则

(1) 调整和维持水、电解质平衡:细菌性痢疾引起呕吐、腹泻症状,加之患儿病后纳差,临床容易导致不同程度脱水和电解质紊乱、酸碱失衡。

(2) 合理选用抗菌药物:尽管志贺菌感染具有自限性,抗菌药物使用仍存在一定争议,但是在发展中国家的儿童细菌性痢疾如果不使用抗菌药物可能容易导致病情加重、病程延长、并发症增多及肠道持续排菌的情况。在细菌药敏报告出来之前可以经验性选用头孢克肟、头孢曲松治疗。抗菌药物经典疗程 5 d。

（3）隔离与预防：消化道隔离和加强卫生宣教、注重手卫生有助于减少细菌性痢疾传播与发生。鼓励母乳喂养能减轻细菌性痢疾的严重程度。

五、要点与讨论

志贺菌又称痢疾杆菌，大小为$(0.5\sim0.7)\mu m\times(2\sim3)\mu m$，无芽胞，无荚膜，无鞭毛，多数有菌毛。志贺菌属于革兰阴性杆菌，是引起细菌性痢疾的致病菌。志贺菌属主要有菌体抗原（O抗原）而无鞭毛抗原（H抗原），个别菌型及新分离菌株有K抗原。O抗原是分类的依据，分群特异抗原和型特异抗原，依此将志贺菌属分为4群40余血清型。志贺氏菌（痢疾杆菌）包括福氏志贺菌、痢疾志贺菌、宋内氏志贺菌、鲍曼氏志贺菌4个群。福氏志贺菌为我国大部分地区主要流行菌群，发达国家以宋内氏志贺菌为主。

志贺菌具有较强的侵袭力，除了引起肠道（主要是结肠）黏膜损害以外，还可以扩散到肠道以外的人体其他器官。自身免疫力较低或免疫缺陷的患者会由于志贺菌感染而出现志贺菌菌血症，严重情况下可以导致患者死亡。神经系统受累是儿童细菌性痢疾最常见的肠外表现，可引起惊厥、幻觉、颈强直、头痛、嗜睡等症状。除此之外，志贺菌还能够引发急性骨髓炎、尿道感染、并发阑尾炎穿孔等外科疾病。

急性细菌性痢疾根据患儿全身中毒症状与消化道症状，可分成4型：

（1）普通型：起病急，有中度毒血症表现，发热达39℃、乏力、食欲缺乏、恶心、呕吐、腹痛、腹泻、里急后重。稀便转成脓血便，每日数十次，量少，失水不显著。一般病程10～14天。

（2）轻型：全身中毒症状、腹痛、里急后重均不明显，可有低热、糊状或水样便，混有少量黏液，无脓血，一般每天10次以下。粪便镜检有红、白细胞，培养有痢疾杆菌生长。一般病程3～6 d。

（3）重型：有严重全身中毒症状及肠道症状。剧烈左下腹痛，明显里急后重及脓血便。病情进展快，明显脱水，容易发生休克。

（4）中毒型：此型多见于2～7岁体质好的儿童，病原菌多为福氏或宋内氏痢疾杆菌。临床起病急骤，全身中毒症状明显，常有高热达40℃以上，可迅速出现中毒性休克、脑病表现、呼吸衰竭而死亡。然而此型菌痢肠道炎症反应却极其轻微，这可能是由于痢疾杆菌内毒素的作用，也可能与某些儿童的特异性体质有关。

志贺菌耐药问题日益突出，已经成为近年来全球范围内研究的热点问题。主要的耐药机制如下：

（1）耐药性质粒介导：目前研究认为R质粒的存在是细菌获得耐药性的主要标志，细菌可通过接合传递获得R质粒而由敏感株变成耐药株。由质粒R介导的产超广谱β-内酰胺酶（ESBLs）可在菌株间转移和传播。例如质粒R介导志贺菌对氨苄西林和复方磺胺甲噁唑（复方新诺明）等药物产生多重耐药性。

（2）由细菌基因介导：研究发现耐药细菌的GyrA基因发生了突变，这与细菌逐渐产生耐药甚至是多重耐药有密切关系。

（3）细菌外膜蛋白异常和生物被膜形成：细菌外膜上有亲水性的药物通道（外膜蛋白），外膜蛋白的减少或缺失可导致细菌耐药性的发生。一些细菌分泌多糖蛋白复合物，并将自身包绕其中形成的膜样被膜，从而逃逸抗菌药物的杀伤作用。

六、思考题

1. 如何诊断细菌性痢疾？
2. 细菌性痢疾主要临床表现有哪些？
3. 如何治疗细菌性痢疾？

七、推荐文献

[1] Thompson CN, Duy PT, Baker S. The Rising Dominance of Shigella sonnei: An Intercontinental Shift in the Etiology of Bacillary Dysentery [J]. PLoS neglected tropical diseases, 2015,9(6):e0003708.

[2] Chang Z, Lu S, Chen L, et al. Causative species and serotypes of shigellosis in mainland China: systematic review and meta-analysis [J]. PloS one, 2012,7(12):e52515.

[3] Bohles N, Bohles N, Busch K, et al. Vaccines against human diarrheal pathogens: current status and perspectives [J]. Human vaccines & immunotherapeutics, 2014,10(6):1522-1535.

（张　婷）

案例 42

伤　寒

一、病历资料

1. 病史采集

患儿,女,7岁,因"发热4 d"入院。患儿入院前4 d无明显诱因出现发热,T 37.5～40.4℃,有畏寒、乏力,无明显寒战,有头晕,无明显头痛,无惊厥发作,时有进食或服药后呕吐1～2次/d,有腹痛,主要在中上腹,阵发性,大便10次/d,稀水样,无明显黏胨、脓血,无咳嗽、鼻塞、流涕,无气急气喘、发绀,无皮疹或出血点,无黄疸。曾本院就诊查血常规:WBC 11.1×10⁹/L, N 66.6%, LY 27.4%, Hb 136 g/L, RBC 5.08×10¹²/L, PLT 226×10⁹/L, CRP 18 mg/L,予口服头孢克洛、小儿豉翘清热颗粒、布洛芬治疗,次日到儿童专科医院就诊,予静滴头孢硫脒和炎琥宁2天,因上述症状仍无好转,来本院复诊,拟"脓毒血症? 急性胃肠炎、脱水"收治入院。患病以来睡眠不佳,精神萎软,食欲缺乏,小便量减少,尿色偏黄,无尿频、尿急、尿痛,体重减轻约3 kg。

患儿1周前曾有饮用生井水史,无传染病接触史。

2. 体格检查

T 38.9℃,神志清,表情淡漠,全身皮肤无皮疹,无黄疸。浅表淋巴结无肿大。咽部有充血,扁桃体Ⅰ度肿大,无渗出。颈部无抵抗感,双肺呼吸音粗,未闻及干湿啰音。HR 80次/min,心音有力,律齐,无杂音。腹部膨隆,肝脾未触及明显肿大,中上腹压痛,无肌紧张,无反跳痛。肠鸣音活跃。四肢肌力及肌张力正常,巴氏征、布氏征、克氏征双侧阴性。

3. 实验室检查

(1) 血常规检查:WBC 7.6×10⁹/L, N 80.5%, LY 17.8%, Hb 120 g/L, RBC 4.54×10¹²/L, PLT 179×10⁹/L, CRP 110 mg/l。

(2) 尿常规检查:尿糖(＋＋),尿蛋白(＋),尿酮体(＋＋＋＋)。

(3) 粪常规检查:颜色黄色,性状稀烂,红细胞 ＋/HP,白细胞 0～3/HP。

(4) PCT:1.160 ng/ml。

(5) 血生化检查:血清钾3.4 mmol/L,血清钠128 mmol/L,血清氯87 mmol/L,血清总二氧化碳15.7 mmol/L,血清钙2.13 mmol/L;ALT 56 IU/L, TB 8.4 μmol/L, DB 5 μmol/L, TP 65 g/L, ALB 37.1 g/L, ALP 112 IU/L, CK 250 IU/L, CK - MB 18 IU/L, LDH 836 IU/L, BUN 3.6 mmol/L, Cr 37 μmol/L, UA 242 μmol/L。

(6) 血气分析:AB 19.2 mEq/L, SB 21 mmol/L, PHNR 7.334, BE －2.5 mmol/L, PaO₂ 42 mmHg, PaCO₂ 27 mmHg, pH 7.46。

（7）肌钙蛋白 I 0.02 ng/ml。

（8）血淀粉酶 30 IU/L，尿淀粉酶 64 IU/L。

（9）血培养：伤寒沙门菌。

（10）大便培养：无志贺菌属、沙门菌属生长。

（11）胸腹联合摄片：两肺纹理增多，未见明显实质性病变。两侧肺门未见明显增大；心影未见明显异常；腹部见散在积气肠管，未见异常扩张及管型。

二、诊治经过

（1）初步诊断：①急性胃肠炎。②低渗性脱水。

（2）诊治经过：患儿入院后完善相关实验室检查，根据入院血常规 CRP 较高，且患儿表情淡漠，反应差，考虑败血症可能性大，予头孢曲松静滴抗感染，根据血气分析、电解质结果，予碳酸氢钠纠酸，适当补液支持，根据转氨酶及心肌酶升高，予复方甘草酸苷（美能）保肝，磷酸肌酸营养心肌，入院第 4 天，血培养报告伤寒沙门菌，结合患儿 1 周前曾有引用生井水病史，故伤寒诊断明确，予继续头孢曲松静滴抗感染，加用地塞米松控制中毒症状，入院第 6 天，患儿热退，患儿精神好转，继续抗感染治疗，共 2 周，现患儿热退，精神可，反应好，血生化复查结果正常，故予出院。

三、病例分析

1. 病史特点

（1）患儿，女，7 岁，起病急，病程短。

（2）入院前 1 周有饮用生井水病史。

（3）以持续高热为主要表现，呈稽留热，伴食欲缺乏，全身乏力，腹胀、腹痛、呕吐、腹泻等。

（4）体格检查：T 39.5℃，HR 80 次/min，神志清，表情淡漠，反应迟钝，全身皮肤无皮疹，无黄疸。浅表淋巴结无肿大。咽部有充血，扁桃体 I 度肿大，无渗出。颈部无抵抗感，双肺呼吸音粗，未闻及干湿啰音。心音有力，律齐，无杂音。腹部膨隆，肝脾未触及明显肿大，中上腹压痛，无肌紧张，无反跳痛。肠鸣音活跃。四肢肌力及肌张力正常，巴氏征、布氏征、克氏征双侧阴性。

（5）辅助检查：血常规检查示：白细胞计数正常，以中性粒细胞为主，嗜酸性粒细胞未见，CRP 较高；转氨酶及乳酸脱氢酶升高，血钠、钾降低；血培养提示伤寒沙门菌。

2. 诊断及诊断依据

（1）诊断：伤寒。

（2）诊断依据：患儿有发热、呕吐、腹泻、腹痛、乏力、精神不振表现，查体神志清，表情淡漠，相对缓脉，血常规示嗜酸性粒细胞消失，血培养提示伤寒沙门菌，故诊断明确。

四、处理方案及基本原则

（1）消毒隔离，注意休息，给予高热量，高营养，易消化的饮食，多饮水。

（2）抗菌治疗：抗生素是治疗伤寒的关键。考虑到氯霉素及喹诺酮类的不良反应，以及耐药率增加，首选第 3 代头孢菌素头孢曲松抗感染。

（3）激素治疗：患儿精神、反应差，中毒症状严重，予地塞米松以减轻炎症反应。

（4）对症处理：美能护肝，磷酸肌酸营养心肌，布洛芬退热，纠正水电解质及酸碱平衡紊乱。

五、要点与讨论

（1）近年来由于发病年龄、接触史、细菌的毒力、预防接种、机体的抵抗力的不同以及抗生素的广泛应用，伤寒的临床表现并不很典型，给早期诊断带来了困难。

（2）伤寒潜伏期多为 7～12 d，短者 5 d，长者可达 40 d，主要依细菌量的多少而定。

（3）临床表现根据年龄大小而不同。①年长儿表现与成人相似，起病即伴发热，逐渐升高，同时伴头痛、肌痛、腹痛、食欲缺乏、乏力、腹胀、面色苍白、精神不振、相对缓脉。第 1 周末出现肝脾大，重者伴黄疸，约在第 2 周，躯干部分伴玫瑰斑疹。②婴幼儿症状不典型，无相对缓脉，症状较轻，轻度发热，似病毒感染，而腹泻较常见，易被误诊为急性肠炎。其他表现可有呼吸道感染的症状和体征。③新生儿往往是母婴垂直传播引起，生后 3 d 出现症状，以呕吐、腹泻、腹胀常见，体温变化不一，但可高达 40℃，可抽搐、贫血、黄疸、肝大和体重明显减轻。

（4）伤寒诊断的"金标准"是病原菌培养，检出伤寒杆菌即可明确诊断，如血培养（疾病早期），尿、粪培养（1 周后）及骨髓培养（最敏感）。针对已经用抗菌药物治疗过的患者，骨髓培养阳性率可能要胜于血培养。

（5）传统的肥达反应因呈现假阴性或假阳性，不作为早期的实验室诊断方法，但其阳性率逐周递增。

（6）外周血白细胞计数总数减少，急性期不出现嗜酸性粒细胞，一旦出现，说明病情好转。

（7）在病程初期，要与胃肠炎、病毒感染综合征、支气管炎或支气管肺炎鉴别。随着病情进展应同其他病原所致败血症及结核病等鉴别。

六、思考题

1. 伤寒的流行病学特点是什么？
2. 伤寒目前的耐药情况有哪些？药物如何选择？
3. 伤寒疫苗的应用及有效性如何？

七、推荐阅读文献

[1] Kapoor K，Jain S，Jajoo M，et al. A rare neurological complication of typhoid fever：Guillain-Barre' syndrome [J]. J Pediatr Neurosci，2014，9（2）：148－149.

[2] Wasihun A G，Wlekidan L N，Gebremariam S A，et al. Diagnosis and Treatment of Typhoid Fever and Associated Prevailing Drug Resistance in Northern Ethiopia [J]. Int J Infect Dis，2015.

[3] Carias C，Walters M S，Wefula E，et al. Economic evaluation of typhoid vaccination in a prolonged typhoid outbreak setting：The case of Kasese district in Uganda [J]. Vaccine，2015，33（17）：2079－2085.

（王晓明）

案例 43
流行性感冒

一、病例资料

1. 病史采集

患者男性,3岁,因"发热咳嗽 3 d,全身酸痛 2 d,气促 1 d"入院。患儿于入院前 3 d 出现发热,体温波动于 38~40℃,同时伴有阵发性干咳,入院前 2 d 出现全身酸痛,乏力。入院前 1 d 出现气急,急诊以肺炎收治入院。追问病史患儿母亲有发热 2 d,在家自行服药,与患儿有接触。

既往体健,无慢性疾病史,无麻疹、水痘、腮腺炎等传染病史;无手术、外伤史;无血制品应用史。

2. 体格检查

神志清,反应可,Wt 14 kg,浅表淋巴结无肿大,无皮疹,咽红,扁桃体Ⅰ度肿大,R 50 次/min,HR 130 次/min,律齐,有力,未及杂音;双肺呼吸音粗,可闻及哮鸣音和细湿啰音,腹软,无压痛,肝肋下 2 cm,质软,脾不大,双下肢无水肿;颈软,克氏征、布氏征阴性,巴宾斯基征阴性。血氧饱和度 92%。

3. 实验室检查

(1) 血常规检查:WBC $13.0 \times 10^9/L$, N 73%, LY 23%, Hb 121 g/L, BPC $210 \times 10^9/L$, CRP 30 mg/L; TB 3.3 μmol/L, DB 0 μmol/L, ALB 38 g/L, TP 68 g/L; ALT 32 IU/L, AST 28 IU/L, Na^+ 138 mmol/L, K^+ 4.1 mmol/L, Cl^- 130 mmol/L, BUN 5.0 mmol/L, Cr 24 μmol/L, CK 101 IU/L, CK - Mb 24 IU/L,肌钙蛋白 0.02 ng/ml。

(2) 血培养阴性;前降钙素原(PCT)1.78 ng/ml;咽拭子甲型流感病毒抗原阳性;痰培养肺炎链球菌生长。

(3) 胸片检查:两肺多发斑片状渗出影。

(4) 心电图检查:窦性心动过速。

二、诊治经过

(1) 初步诊断:流行性感冒合并细菌性肺炎。

(2) 诊治经过:入院后给予隔离病房隔离治疗,鼻导管吸氧 2 L/min,高热时给予布洛芬混悬液 4 ml 口服降温,奥司他韦 30 mg,每天 2 次口服,连用 5 d,阿莫西林-克拉维酸钾 420 mg/次静滴,q 8 h 1 次。布地奈德 1 mg+复方异丙托溴铵 1.25 ml 雾化,每 8 h 1 次。甲泼尼龙(甲基强的松龙)14 mg 静滴,q 12 h 1 次,3 d 后改为每天 1 次,再用 3 d 后改为泼尼松(强的松)5 mg,1 d 2 次口服。患儿入院后第 3 天体温开始下降,咳嗽有所好转,气促好转,血氧饱和度 97%,停氧。第 5 天肺部啰音有所吸收,至第

8天啰音明显吸收,10 d出院。

出院后带药:泼尼松(强的松)5 mg用2 d,阿莫西林克拉维酸钾0.5片,q 12 h 1次,用5 d。

三、病例分析

1. 病史特点

(1) 患儿,男,3岁。

(2) 发热咳嗽3 d,全身酸痛2 d,气促1 d;有发热接触史。

(3) 神志清,反应可,咽红,扁桃体Ⅰ度肿大,R 50次/min, HR 130次/min,律齐,有力,未闻及杂音;双肺呼吸音粗,可闻及哮鸣音和细湿啰音,腹软,无压痛,肝肋下2 cm,质软,脾不大,双下肢无水肿;神经系统体征均阴性。血氧饱和度92%。

(4) 辅助检查血常规白细胞计数升高,以中性粒细胞为主,CRP升高,肝肾功能正常,心肌酶谱正常胸片两肺多发斑片状渗出影,咽拭子甲型流感病毒抗原阳性,痰培养肺炎链球菌生长。

2. 诊断及诊断依据

(1) 诊断:流行性感冒合并细菌性肺炎。

(2) 诊断依据:患儿有发热咳嗽3 d,全身酸痛,乏力2 d,气促1 d,肺部可闻及哮鸣音和细湿啰音,胸片两肺多发斑片状渗出影,血常规白细胞计数升高,中性粒细胞为主,CRP升高,咽拭子甲型流感病毒阳性,痰培养肺炎链球菌。所以可诊断为流行性感冒合并细菌性肺炎。

四、处理方案及基本原则

(1) 应卧床休息,多饮水,高热全身酸痛时,可适量使用解热镇痛药。

(2) 有低氧症状,需吸氧。

(3) 抗病毒治疗   奥司他韦首选,对甲型和乙型流感病毒均有抑制作用。

(4) 继发肺部细菌感染(最常见为肺炎链球菌、流感嗜血杆菌和金黄色葡萄球菌),可用阿莫西林克拉维酸钾或2代头孢菌素治疗。

(5) 患儿气喘明显,可使用布地奈德(普米克令舒)+可比特雾化,严重时可使用甲强龙(甲强龙)。

五、要点与讨论

流感病毒属于正黏病毒科。根据核蛋白和基质蛋白的抗原性分为甲、乙、丙3型。流感患者和隐性感染者是主要传染源。通过空气飞沫在人与人之间直接传播,也可通过口腔、鼻腔及眼睛等处黏膜直接或间接传播,接触患者的呼吸道分泌物、体液和污染病毒的物品也可能引起感染。人群普遍易感,感染后免疫保护维持时间不长,不同流感病毒型别与亚型之间无交叉免疫,因此可重复发病。儿童及青少年发病率最高,幼儿及老年人感染后重症多,病死率高,5个月以下婴儿较少感染。流行特点为突然爆发,迅速扩散,发病率高,流行期短,但能多次反复,具有季节性。临床表现可分为单纯型流感、肺炎型流感、胃肠型流感、中毒型流感。可合并细菌性肺炎、支原体肺炎、其他病毒性肺炎、肌炎、心肌损害、神经系统损伤、Reye综合征等。接种流感疫苗是预防流感最有效的措施。抗病毒药物在出现流感症状后48 h内使用最为有效。疗程通常为5 d,对于重症住院患儿即使病程超过48 h,也应给予抗病毒药物治疗,而且疗程可延长至10 d。合并细菌感染时临床表现加重,实验室检查常显示周围血白细胞计数增多,以中性粒细胞为主,急性炎症反应因子,如C-反应蛋白、PCT升高,此时要加用抗生素治疗,重症病例要进行有效的器官功能支持。

六、思考题

1. 流行性感冒的临床表现有哪几种？
2. 流行性感冒如何治疗？
3. 流行性感冒的并发症有哪些？

七、推荐阅读文献

［1］胡亚美,江载芳.诸福棠实用儿科学[M].7版.北京:人民卫生出版社,2002:751-756.

［2］Chao LIU，Lianfen LIU，Bo WANG，et al. A Review on 2009 Influenza A Virus ［J］. Agricultural Science Technology，2012,13(2):424-427.

（曹　清）

案例 44

百日咳

一、病历资料

1. 病史采集

男孩,12个月,因"发热4d,咳嗽2周"就诊。热退后咳嗽加剧,呈阵发性咳嗽,有鸡鸣样回声,咳嗽时面部发红,剧咳时可伴口唇发绀。每天发作20余次,一般以夜间为多。因在门诊用利巴韦林(三氮唑核苷)、头孢呋辛静滴抗感染及雾化吸入(布地奈德+复方丙卡特罗)治疗无好转故收入病房。患儿发病前其母有咳嗽,无异物吸入史。两便正常,咳嗽剧烈时伴有呕吐,主要为胃内容物。

否认传染病接触史,预防接种史不详,可能有遗漏。无过敏史。

2. 体格检查

体检发现:T 38.5℃,神清,无明显中毒面容,眼睑轻度水肿,眼结膜充血。舌系带破损,颈部可及一淋巴结肿大,1 cm×1 cm,活动度可,质地中等,轻度压痛。扁桃腺(—)。两肺呼吸音粗,未闻及啰音。心音有力,律齐。腹软,肝肋下2 cm,质软,脾肋下未及。经皮测氧饱和度90%。神经系统体征阴性。

3. 实验室检查

(1) 血常规:WBC 22.0×10⁹/L, N 25%, LY 75%,未见异常细胞。CRP 15 mg/L。PCT<0.05 μg/L。过敏原筛查:均(—)。

(1) 血常规:WBC 22.0×10^9/L, N 25%, LY 75%,未见异常细胞。CRP 15 mg/L。PCT<0.05 μg/L。过敏原筛查:均(—)。

(2) 病原学检查:痰培养:呼吸道正常菌群生长。支原体抗体IgM<1:40,流感病毒、副流感病毒、腺病毒、鼻病毒、呼吸道合胞病毒均阴性,军团菌抗体阴性。百日咳杆菌抗体检测阳性。

(3) 胸片检查:两肺纹理增多。

二、诊治经过

(1) 初步诊断:百日咳?

(2) 诊治经过:入院后尽量保持病房环境安静,避免刺激与哭泣,入院初期,咳嗽剧烈时给予苯巴比妥钠镇静;保证每天进食量,抗感染使用红霉素15 mg/kg, q 8 h,静滴。同时静脉必嗽平15 mg·d,化痰。1周后痉咳好转出院,改用口服红霉素。

三、病例分析

1. 病史特点

（1）患者，男性，12 月。阵发性咳嗽 2 周，有鸡鸣样回声。

（2）体检发现舌系带破损。

（3）实验室检查：周围血白细胞计数升高，以淋巴细胞增高为主，百日咳杆菌抗体检测阳性。

2. 诊断与诊断依据

诊断：百日咳。

百日咳诊断依据

1）临床表现：该患儿具有痉挛性咳嗽，伴鸡鸣样回声为典型的百日咳表现，历经 2 周，经常规抗感染治疗、支气管解痉等治疗未见好转。

2）体格检查见舌系带破损，两肺听诊未闻及啰音。

3）实验室检查

（1）血象：白细胞计数及淋巴细胞分类自发病第 1 周末开始升高，痉挛期增高最为明显，白细胞总数可达$(20\sim40)\times10^9$/L 或更高，由于淋巴细胞促进因子的作用，淋巴细胞分类一般为 60%～95%。

（2）细菌学检查痰培养（一）：百日咳杆菌抗体检测（＋）。

4）影像学检查：胸片检查提示两肺纹理增多。

四、处理方案及基本原则

（1）一般处理和对症治疗：保持环境安静，避免刺激与哭泣。注意营养，加强护理，剧咳时可适当用苯巴比妥及地西泮（安定）镇静。可用化痰制剂或雾化治疗。严重的婴幼儿患者可用泼尼松（强的松）$1\sim2$ mg/（kg·d），短程（5 d 左右）治疗。

（2）抗主素治疗：及早使用可缩短病程，减轻症状。首选红霉素 $30\sim50$ mg/（kg·d），静滴或口服 $7\sim10$ d，也可用阿奇霉素、复方磺胺甲噁唑等。

（3）中药：早期为痰热内蕴，可用加味华盖散，中期为痰热阻肺，可用百部煎剂加减。

（4）所有密切接触者均应同时用药，以防感染和传播。

五、要点与讨论

百日咳杆菌属鲍特杆菌属，细菌侵入呼吸道黏膜在纤毛上皮进行繁殖，使纤毛麻痹，上皮细胞坏死，坏死上皮，炎性渗出物及黏液排除障碍，堆聚潴留，不断刺激神经末梢，导致痉挛性咳嗽。支气管阻塞可导致肺不张或肺气肿。

本病的潜伏期一般 $7\sim10$ d，最长 21 d。典型临床表现分为 3 期。分泌（卡他）期，仅表现为低热、咳嗽、流涕、喷嚏等上呼吸道感染症状。$7\sim10$ d 后转入痉咳期，表现为阵发性痉挛性咳嗽，发作日益加剧，每次阵咳可达数分钟之久。咳后伴一次鸡鸣样长吸气。但由于疫苗免疫接种以及早期使用抗生素，使得患者缺乏典型的症状，有时可没有鸡鸣样回声，只表现阵咳；舌系带溃疡不明显而表现系带略有破损。要注意小婴儿往往无典型的痉挛性咳嗽，仅表现阵发性屏气或发绀。若治疗效果不佳，此期可长达 2～6 周。恢复期阵咳渐减甚至停止，此期 2 周或更长。若有呼吸道感染可再致痉咳，病程可 2～3 月，故有"百日咳"之称。中毒性脑病是其严重的并发症，其发生率 2%～3%，主要发生于痉咳后期。因脑组织缺氧、缺血或颅内出血、脑水肿,可致反复抽搐、意识障碍,甚至昏迷,也可伴有中枢性发热等,治疗不及时可危及生命。

实验室检查中,外周血白细胞总数增高,以淋巴细胞增高为主;确诊依赖病原学检测,培养阳性是"金标准",但由于抗生素的使用及培养条件,常规的痰培养或咽拭子往往得到的是阴性结果,故一旦临床考虑百日咳,即应采用咳碟法可提高其阳性检出率。另外,用酶联免疫吸附测定(ELISA)方法做百日咳抗体检测可以帮助提高百日咳的诊断率。

百日咳是一种常见的儿童传染病,1～6 岁患病的较多,只要不发生并发症,一般都能自行痊愈,且痊愈后有较持久的免疫力。患者隔离期:起病后 4 周或自痉咳起隔离 3 周,不要以痉咳消失为停止隔离条件。所有家属及密切接触者也应用药,以防感染和传播。主动免疫是预防本病的基本措施,常用百白破三联菌苗。

六、思考题

1. 百日咳的分期有哪些?
2. 患儿的隔离期是多少天?
3. 有无百日咳的免疫预防?是什么?

七、推荐阅读文献

[1] Ryan KJ;Ray CG(editors). Sherris Medical Microbiology [M]. 4th ed. McGraw Hill. 2004.

[2] 彭文伟. 传染病学. 6 版. 北京:人民卫生出版社,2004:164-168.

(曹　清)

流行性脑脊髓膜炎

一、病历资料

1. 病史采集

患儿,女,8月,因"发热伴呕吐20 h,抽搐1次"于2014年3月5日入院。患儿于1 d前无明显诱因下出现发热,体温最高达39.8℃,发热前无明显寒战,无咳涕,胃纳较差,进食后不久即呕吐,呕吐物为胃内容物,精神较软。自服退热剂后体温有短暂下降,而后又上升,并出现嗜睡,可唤醒,呕吐3~4次,为喷射性,前往我院就诊。在就诊途中,突然出现抽搐,表现为双眼上翻,口吐白沫,四肢抽动,口周发紫,持续2~3 min。患儿发病以来小便、大便正常。

否认传染病史,无手术外伤史,无药物、食物过敏史,无特殊药物史,无输注血制品史。第1胎第1产,足月顺产,BW 3.2 kg。3个月会抬头,现会坐,出牙1颗,已接种卡介苗、乙肝疫苗、脊髓灰质炎糖丸、白百破等疫苗。否认流脑、肝炎、结核等患者接触史。父亲28岁,母亲26岁,均体健,非近亲婚配,无遗传性疾病史。

2. 体格检查

T 39℃,R 38次/min,P 158次/min,BP 80 mmHg/55 mmHg,头围44 cm,Wt 10 kg。神志清,精神软,营养发育可。皮肤巩膜无黄染,右下肢大腿内侧可见5枚针尖大小皮疹,压之不褪色,前囟1 cm×1 cm,膨隆,张力高,结膜无水肿,双外耳道无分泌物,口唇红润,咽部充血。颈部抵抗阳性,双肺呼吸音清,未闻及干湿啰音。HR 158次/min,律齐,各瓣膜区未及杂音。腹部平软,肝肋下1 cm,质软,脾肋下未及。布氏征阴性,克氏征阴性,奥本哈氏征阴性,巴氏征阳性。四肢肌张力正常,肛门外生殖器无畸形。

3. 实验室检查

(1) 血常规:WBC $20.9×10^9$/L,N 88%,RBC $4.2×10^{12}$/L,Hb 128 g/L,PLT $106×10^9$/L,CRP>160 mg/L。

(2) 脑脊液常规:WBC $2 160×10^6$/L,多核细胞比率85%,MO 15%。脑脊液中:蛋白质1 894 mg/L,糖0.6 mmol/L,氯化物111 mmol/L。

(3) 肝肾功能、电解质及凝血功能正常。

(4) 瘀点涂片未发现细菌,脑脊液涂片发现革兰染色阴性球菌。咽拭子培养阴性。

血培养及脑脊液培养脑膜炎球菌,血清学鉴定为A群。

(5) 头颅B超检查:无硬膜下积液。

头颅CT检查:无硬膜下积液,无颅内出血及占位。

二、诊治经过

(1) 初步诊断:流行性脑脊髓膜炎(普通型)。

(2) 诊治经过:患儿入院后给予心电血压氧饱和度监护,密切观察与患儿疾病相关的临床症状和体征,包括体温、神志、有无抽搐、皮肤黏膜瘀点瘀斑有无增多、血压是否正常或稳定、前囟张力、脑膜刺激征的改变等。给予头孢曲松 0.5 g q 12 h 静脉滴注抗感染。20% 甘露醇 30 ml q 6 h 静脉注射降低颅内压。发热用退热剂对症治疗。治疗期间根据病情复查血常规、脑脊液、肝肾功能、电解质、凝血功能等。抗生素疗程 7~10 d。

三、病例分析

1. 病史特点

(1) 患儿年龄小,起病急,发病季节在冬末春初。

(2) 主要症状为发热、呕吐、抽搐、精神萎软。

(3) 特征性的体征为皮肤出现瘀点。

(4) 前囟 1 cm × 1 cm,膨隆,张力高,颈部抵抗阳性,巴氏征阳性。

(5) 门诊化验外周血白细胞计数升高,中性粒细胞升高,CRP 增高明显。脑脊液白细胞计数升高,以多核细胞为主,蛋白升高,糖及氯化物降低。脑脊液涂片发现革兰染色阴性球菌。

2. 诊断与诊断依据

流行性脑脊髓膜炎(普通型):小婴儿,起病急,发病季节在冬末春初,临床表现为发热、呕吐、抽搐,体格检查发现有皮肤瘀点,前囟张力高,脑膜刺激征阳性。血常规白细胞及中性粒细胞计数增高,脑脊液呈化脓性脑膜炎改变,脑脊液涂片找到革兰染色阴性球菌。进一步做瘀点涂片,血培养及脑脊液培养并鉴定脑膜炎球菌血清型为 A 群。

四、处理方案及基本原则

(1) 抗感染治疗:患儿由于脑膜炎奈瑟菌感染引起流行性脑脊髓膜炎,头孢曲松 0.5 g q 12 h 静脉滴注治疗,疗程 10 d。

(2) 降颅压治疗:化脓性脑膜炎颅压高所致呕吐、抽搐,予以 20% 甘露醇 30 ml q 6 h 静脉注射。

(3) 对症治疗:发热予以口服退热药或物理降温防治发生高热惊厥;抽搐予以苯巴比妥或地西泮(安定)止惊。

(4) 一般治疗:包括补液、维持水电解质以及酸碱平衡,监测体温、神志、心率、呼吸、血压、末梢循环等体征。

五、要点与讨论

流行性脑脊髓膜炎是由脑膜炎球菌引起的化脓性脑膜炎,简称流脑。临床上除表现为典型的化脓性脑膜炎症状外,还有特征性的皮肤黏膜瘀点、瘀斑,暴发型患儿起病急骤,病情凶险,病死率高。此病的发病高峰季节在冬春季。自 11 月开始上升,次年 2~4 月份达高峰,5 月起开始下降。2~3 个月以后的婴儿即可发病,6 个月~2 岁婴幼儿发病率最高。

脑膜炎球菌是革兰阴性球菌，有 13 种血清型，C 群致病力最强，B 群次之，我国在流行季节以 A 群占优势，但 B 群、C 群也有增多趋势。该菌可自带菌者和患者的鼻咽部、血液、脑脊液及皮肤瘀点中找到。

病原菌自鼻咽部进入人体，绝大部分人成为健康带菌者，部分表现为上呼吸道感染，仅少数产生典型败血症和脑脊髓膜炎。

本病的临床类型有普通型、暴发型、轻型和慢性败血症型 4 种类型，其中暴发型又可分为 3 型，为休克型、脑膜脑炎型及混合型。

4 种临床类型中普通型最常见，占 90% 的病例，普通型病例按疾病发展过程分为 3 个阶段，分别是上呼吸道感染期、败血症期和脑膜炎期。但有时临床难以明确划分。上呼吸道感染期大多患儿无明显症状或轻微的咽痛，鼻咽拭子培养可发现病原菌。败血症期表现为突然发热、头痛、呕吐、全身乏力、神志淡漠等，特征性的是皮肤黏膜瘀点、瘀斑，见于 85% 的患者。瘀点涂片可找到病原菌，血培养可阳性。脑膜炎期表现为高热持续不退，头痛加剧，呕吐频繁，重者可有惊厥、谵妄、昏迷等，出现脑膜刺激征。脑脊液呈典型化脓性改变，脑脊液培养可阳性。婴幼儿因颅骨缝和囟门未闭，中枢神经系统发育不成熟，脑膜炎的表现可不典型。往往有拒食、嗜睡、尖叫、双眼凝视、惊厥、囟门紧张或隆起等。脑膜炎症状可与败血症症状同时出现。

暴发型中的休克型也称华-佛综合征，起病急，24 h 内出现广泛皮肤黏膜瘀点、瘀斑，并迅速融合成大片皮下出血，中央坏死，同时出现循环衰竭、弥散性血管内凝血（DIC）的表现。脑膜脑炎型除高热、皮肤黏膜瘀点、瘀斑外，表现为剧烈头痛，反复惊厥，并迅速进入昏迷，部分可发生脑疝、呼吸衰竭。

在流行季节，有发热，神萎，皮肤瘀点、瘀斑（皮肤瘀点、瘀斑是本病的特征性改变），临床应高度怀疑流脑，及时行皮肤瘀点、瘀斑涂片，血常规等检查早期诊断，及时治疗。

普通型流脑根据发病季节，典型的突起高热，头痛，呕吐，皮肤出现瘀点、瘀斑，脑膜刺激征阳性，临床做出诊断并不困难。但对年幼儿临床症状不典型者，易误诊为上呼吸道感染、肠炎、血小板减少性紫癜，从而延误了治疗，如能对流脑的发病特点有所认识和掌握，早期做出诊断，给予及时治疗，能降低病死率，提高生存率。

六、思考题

1. 流脑临床分型及各型的临床表现有哪些？
2. 流脑的治疗原则是什么？

七、推荐阅读文献

［1］方峰、俞蕙. 小儿传染病学［M］. 4 版. 北京：人民卫生出版社，2014：148 - 152.

［2］陆怡、王晓红. 上海地区 2006—2008 年儿童流行性脑脊髓膜炎的临床特征. ［J］实用儿科临床杂志，2009，24（22）：1739 - 1741.

［3］徐丽，朱兵清，徐征，高源，等. 2003—2012 年中国部分地区脑膜炎奈瑟菌 体外抗生素敏感性分析［J］. 疾病监测，2015，30（4）：316 - 320.

［4］郑佳，朱向国，刘刚，等. A 群 C 群脑膜炎球菌多糖结合疫苗的免疫原性及免疫持久性观察［J］. 中国生物制品学杂志，2015，28（7）：707 - 710.

（俞 蕙）

案例 46

流行性乙型脑炎

一、病史资料

1. 病史采集

患儿,男,6岁,郊区儿童,因"发热伴头痛、呕吐 2 d,加重伴嗜睡 1 d,抽搐 1 次"于 8 月 12 日转来我院。2 d 前患儿出现发热,测体温 38℃左右,伴有轻微头痛及呕吐,精神萎软;食欲缺乏,自己在家口服"板蓝根颗粒"治疗无好转。1 d 前体温上升至 39.5℃,伴畏寒寒战,口服"布洛芬"缓解不明显,患儿诉一直有头痛难忍,有喷射性呕吐 2 次,患儿精神差,出现嗜睡。家长急送至当地镇医院。在送医院途中出现抽搐 1 次,四肢强直抽动,面色发绀,呼之不应,持续约 5 min 自行缓解。当地医院给予吸氧,肌注"苯巴比妥"后转入我院。

既往体健。居住在郊区农村,卫生条件较差。附近有养猪场,半月前发生猪瘟现象。预防接种不详(奶奶代为照顾,有疫苗漏种情况)。

2. 体格检查

T 39.6℃、HR 155 次/min、R 30 次/min,Wt 22 kg。营养中等,嗜睡,呼吸规则,未见面瘫面容。全身未见皮疹。双侧眼睑无下垂,双侧瞳孔等大等圆,直径约 4 cm,对光反射灵敏。口腔未见疱疹,咽部充血明显,腭雍垂居中。两肺呼吸音对称,未闻及干湿啰音。心率有力,节律整齐,心前区未闻及杂音。腹部平坦,无压痛及反跳痛,双侧肾区无叩击痛,肝脾肋下未扪及。脊柱、四肢无畸形。肢体肌力及肌张力正常。颈软,克氏征及布氏征阴性。双侧巴氏征均阳性。

3. 实验室检查

1) 实验室检查

(1) 血常规检查:RBC 4.11×10^{12}/L, Hb 121 g/L, WBC 17.3×10^9/L, N 82%, PLT 321×10^9/L; CRP 10 mg/L。

(2) 血电解质、心肌酶谱、血糖、肝肾功能均基本正常。

(3) TORCH 检查阴性。肺炎支原体 IgM 阴性。T-spot 检查阴性。G 试验阴性。

2) 头颅 CT 检查:未见异常。

3) 胸部 X 线片检查:无异常。

二、诊治经过

(1) 初步诊断:颅内感染。

（2）诊治经过：患儿高热不退，体温波动在 39～40℃，经布洛芬降温效果不明显，未再抽搐发作。入院后腰椎穿刺术检查脑脊液提示：脑脊液压力 230 mmHg，脑脊液无色清亮，脑脊液白细胞计数 25×10⁶/L，单核细胞百分率 60%，蛋白质 0.5 g/L，糖和氯化物正常，脑脊液涂片及培养均未见异常。血清乙脑病毒特异性 IgM 弱阳性。诊断考虑病毒性脑炎（乙脑？）。给予甘露醇降颅内压，冰毯冰帽降温，维持水电解质平衡处理，头痛及呕吐症状很快缓解。至病程第 5 天患儿体温高峰开始下降，未再出现抽搐，神志清醒，精神、食欲开始逐渐好转，继续对症治疗至病程 10 d 体温完全稳定出院。随访至病程 4 周，患儿一直未在出现抽搐，无头痛呕吐，无性格改变，无语言障碍及运动异常，精神食欲良好，神经系统查体未见异常。比较急性期和恢复期双份血清乙脑病毒特异性 IgG 有 4 倍以上升高，结合临床最终确定诊断为流行性乙型脑炎（普通型）。

三、病例分析

1. 病史特点

（1）男性患儿，6 岁，郊区农村儿童，夏季 8 月份发病。

（2）因"发热伴头痛、呕吐 2 d，加重伴嗜睡 1 d，抽搐 1 次"来院。病初有中低热，伴有轻微头痛及呕吐，精神委软、食欲下降。体温很快上升至 39～40℃，头痛加剧，伴有喷射性呕吐和嗜睡，有抽搐 1 次。入院后经降颅内压、降温对症处理后未在抽搐，头痛呕吐迅速缓解，发热及精神食欲也很快恢复。

（3）家居郊区农村，卫生条件较差。附近有养猪场，半月前发生猪瘟现象。

（4）体格检查：营养中等，嗜睡，呼吸规则，未见面瘫。全身未见皮疹。双侧眼睑无下垂，双侧瞳孔等大等圆，对光反射灵敏。口腔未见疱疹，咽部充血明显，腭垂居中。两肺呼吸音对称，未闻及干湿啰音。心率有力，节律整齐，心前区未闻及杂音。腹部平坦，无压痛及反跳痛，双侧肾区无叩击痛，肝脾肋下未扪及。脊柱、四肢无畸形。肢体肌力及肌张力正常。颈软，克氏征及布氏征阴性。双侧巴氏征均阳性。

（5）实验室及影像学检查：血常规：WBC 17.3×10⁹/L、N 82%、Hb 121 g/L、PLT 321×10⁹/L；CRP 10 mg/L。血电解质、心肌酶谱、血糖、肝肾功能均基本正常。TORCH 检查阴性。肺炎支原体 IgM 阴性。T-spot 检查阴性。G 试验阴性。脑脊液检查提示：①脑脊液压力 230 mmHg，脑脊液无色清亮，脑脊液 WBC 25×10⁶/L，MO 60%，生化正常，脑脊液涂片及培养均未见异常。②血清乙脑病毒特异性 IgM 弱阳性。急性期和恢复期双份血清乙脑病毒特异性 IgG 有 4 倍以上升高。③头颅 CT 检查未见异常。胸部 X 线检查无异常。

2. 诊断与诊断依据

1）诊断：流行性乙型脑炎（普通型）。

2）诊断依据：

（1）6 岁农村儿童，夏季 8 月份发病，附近有养猪场并有猪瘟，乙脑疫苗接种情况不详（留守儿童可能漏种）。

（2）有典型的持续高热、剧烈头痛、喷射性呕吐、嗜睡、抽搐、双侧巴氏征阳性的临床表现。腰穿检查脑脊液压力明显增高，脑脊液相关检查符合病毒性脑炎表现。

（3）血清乙脑病毒特异性 IgM 弱阳性。急性期和恢复期双份血清乙脑病毒特异性 IgG 有 4 倍以上升高。诊断流行性乙型脑炎成立。根据患儿病情及转归符合普通型。

四、处理方案及基本原则

由于流行性乙型脑炎无特异性治疗,尚无特效抗病毒药物,所以本病的治疗主要是对症、支持、综合治疗。在急性期需要重视降温、控制惊厥、降颅内压等对症治疗。对于重症患者必须把好"三关",即高热关、惊厥关和呼吸衰竭关。

五、要点与讨论

流行性乙型脑炎也称日本脑炎,简称乙脑。它是由乙型脑炎病毒经蚊媒传播引起的自然疫源性疾病,属于主要侵犯中枢神经系统的急性传染病。本病流行于夏秋季。幼猪是乙脑病毒的主要传染源和中间宿主。蚊子是乙脑病毒的传播媒介,我国主要是三带喙库蚊,通过叮咬人体而传播病毒。乙脑病毒在机体吞噬细胞内不断增殖,并经血液循环到达中枢神经系统而引起疾病。

流行性乙型脑炎临床表现为急性起病,主要有发热、头痛、喷射性呕吐症状,不同程度的意识障碍,重症病例可出现全身抽搐、强直性痉挛或瘫痪等中枢神经症状,严重病例出现中枢性呼吸衰竭。根据临床病情严重程度分为四型:

(1) 轻型:体温一般不超过 39℃;头痛、呕吐、精神萎靡,神志清楚,无抽搐,病程 7～10 天。

(2) 普通型:T 39～40℃;剧烈头痛、喷射性呕吐、烦躁、嗜睡、昏睡或浅昏迷,局部肌肉小抽搐,病程约 2 周。

(3) 重型:体温 40℃以上;剧烈头痛、喷射性呕吐,频繁抽搐,很快进入昏迷,病程约 3 周,愈后可留有后遗症。

(4) 极重型:起病急骤,体温在 1～2 d 内上升至 40℃以上,反复或持续性强烈抽搐,伴深昏迷,迅速出现脑疝及呼吸衰竭,幸存者发生后遗症可能性较高。

乙脑的预防主要采取两个方面的措施:灭蚊防蚊和预防接种。蚊虫控制措施往往在卫生条件欠佳的广大农村地区难以落实。因此,疫苗接种必然成为有效控制乙脑流行的首选方案。目前,国内外应用的乙脑疫苗主要有灭活疫苗和减毒活疫苗两种。随着乙脑疫苗的广泛运用,我国的乙脑发病率已经大幅下降,取得了显著的防控效果。

六、思考题

1. 流行性乙型脑炎临床表现及分型依据是什么?
2. 临床怎样鉴别流行性乙型脑炎和流行性脑脊髓膜炎?
3. 如何预防流行性乙型脑炎?

七、推荐阅读文献

[1] Kundu K, Dutta K, Nazmi A, et al. Japanese encephalitis virus infection modulates the expression of suppressors of cytokine signaling (SOCS) in macrophages: implications for the hosts' innate immune response [J]. Cellular immunology, 2013,285(1-2):100-110.

[2] Tellez de Meneses M, Vila MT, Barbero Aguirre P, et al. Viral encephalitis in children [J]. Medicina, 2013,73 Suppl 1:83-92.

(张　婷)

案例 *47*

蛲虫病

一、病史资料

1. 病史采集

患儿,女,4岁,郊区私立幼儿园中班,因"夜间休息差2月"来院就诊。家长诉患儿夜间休息差,常有夜间烦躁哭吵,焦虑不安,伴有食欲缺乏,注意力不集中、常咬指甲。家长近日发现患儿常有搔抓会阴部,尤以夜间为甚,有时有遗尿现象。家长反映患儿幼儿园有两个同学有相似表现。

既往体健。家庭居住环境良好,卫生条件良好。

2. 体格检查

T 37.2℃,HR 126次/min,R 28次/min,Wt 16 kg。营养中等,神志清楚,呼吸规则,面色欠红润。全身皮肤无黄染、无皮疹。双瞳孔等大等圆,对光反射灵敏。咽部无充血,扁桃体不肿大。心率有力,节律整齐,心前区未闻及杂音。两肺呼吸音清,未闻及干湿啰音。腹部平坦,全腹无压痛及反跳痛,双侧肾区无叩击痛,肝脾肋下未扪及,肠鸣音正常。脊柱、四肢无畸形。外阴稍红,无分泌物、无湿疹,局部皮肤可见抓痕。颈软,克氏征、布氏征及双侧巴氏征阴性。

3. 实验室检查

(1) 血常规检查:RBC 4.15×10^{12}/L,Hb 121 g/L,WBC 7.58×10^9/L,N 46%,E 4%,PLT 325×10^9/L。

(2) 粪便常规检查:正常。

(3) 尿常规检查:正常。

(4) 血电解质、血糖、肝功能均正常。

(5) 心电图检查:示窦性心律。

二、诊治经过

(1) 初步诊断:蛲虫病。

(2) 诊治经过:嘱家长在患儿熟睡后检查肛周,家长在夜间患儿熟睡后检查患儿肛周发现有乳白色棉线样小虫在爬动,送医院检查鉴定确诊为蛲虫。同时实验室检验人员在患儿肛周进行采样查见蛲虫卵。临床确诊蛲虫病成立。

治疗上首先给予驱虫治疗:给予甲苯达唑 100 mg,1次顿服,于初次治疗后第2、4周分别重复用药1次。同时采用局部疗法缓解症状:便后和睡前用温水洗肛门,用10%的氧化锌软膏涂于肛周皮肤上,以达到止痒及减少自身感染的目的。此外,注意加强卫生宣教,注意勤换内衣裤,注意洗手,用药同时将患儿使用过的衣物、被褥等烫洗,晾晒,玩具清洁。患儿很快未再诉肛周瘙痒,夜间休息良好,家长未再发现患儿肛门周围有白色小虫。

三、病例分析

1. 病史特点
(1) 女性患儿,4 岁,郊区私立幼儿园就学。

(2) 因"夜间休息差2月"来院就诊。夜间烦躁哭吵,焦虑不安,伴有食欲缺乏,注意力不集中、常咬指甲。患儿常有搔抓会阴部,尤以夜间为甚,有时有遗尿现象。家长在夜间患儿熟睡后检查患儿肛周发现有乳白色棉线样小虫在爬动,送医院检查鉴定确诊为蛲虫。

(3) 患儿幼儿园有两个同学有相似表现。

(4) 体格检查:一般情况良好。全身皮肤无黄染、无皮疹。咽部无充血。心率有力,节律整齐,心前区未闻及杂音。两肺呼吸音清,未闻及干湿啰音。腹部平坦,全腹无压痛及反跳痛,双侧肾区无叩击痛,肝脾肋下未扪及,肠鸣音正常。外阴稍红,无分泌物、无湿疹,局部皮肤可见抓痕。

(5) 实验室及影像学检查:血常规、粪便常规及尿常规均正常。血生化检查正常。

2. 诊断与诊断依据
1) 诊断:蛲虫病。

2) 诊断依据:

(1) 患儿夜间睡眠差,烦躁,夜惊,诉说有肛门周围瘙痒。与其共同生活者有相似临床表现。

(2) 体格检查见会阴区局部皮肤抓痕。

(3) 家长在患儿熟睡后检查肛周,见乳白色棉线样小虫在爬动,同时患儿肛周进行采样查见蛲虫卵,故临床确诊为蛲虫病。

3) 鉴别诊断:

(1) 尿路感染:女孩多见,临床可有尿频、尿急、尿痛症状,体格检查可有尿道口发红,实验室检查往往有尿常规异常,中段尿培养有细菌生长可鉴别。

(2) 肛周湿疹:主要临床表现为肛门瘙痒,浆液渗出明显,搔抓后出现抓痕、血痂、合并细菌感染可出现脓性渗出和结痂,呈现出湿疹特有外观。无明显日轻夜重现象。

(3) 肠蛔虫症:农村患儿为多,多有生食习惯,临床常有不明原因的烦躁哭吵、年长儿诉有脐周阵发性隐痛(蛔虫在胆道可出现钻顶样疼痛),有些患儿随大便可以排除成虫,大便检查或盐水漂浮法检查蛔虫卵可以确诊。

四、处理方案及基本原则

(1) 驱虫治疗:由于蛲虫属人类常见的肠道寄生虫,成虫很容易引起儿童烦躁睡眠差等情况,所以驱虫治疗是有必要的。通常选用甲苯达唑、阿苯达唑等药物。

(2) 局部止痒处理:通常清洗肛门会阴区皮肤以减少局部皮肤刺激,也可以选用氧化锌软膏涂擦皮肤止痒缓解症状。

(3) 预防再次感染:由于蛲虫容易在幼儿园等托幼机构内相互传播而聚集发病,所以需要加强个人卫生和托幼机构卫生宣传。做到勤洗手,勤洗会阴部,勤换内衣裤以减少再次感染机会。另外,患儿使用过的衣物或被褥上可能残留有蛲虫卵,可采用烫洗方法予以清除。

五、要点与讨论

蛲虫也即蠕形住肠线虫,成虫形体细小如棉线头,呈乳白色。雌雄异体,雌虫体长 8～13 mm,雄虫体长 2～5 mm。虫卵大小为(50～60 μm)×(20～30 μm),两侧不对称,一侧较扁平,一侧稍隆起,呈柿核状。卵自虫体排出时,卵内的胚胎已发育至多细胞期,部分卵已发育至蝌蚪期。

蛲虫是一种比较常见的寄生虫,在世界各地流行极广,全世界感染人口约 300 万～500 万。蛲虫病在我国普遍流行,总体上儿童感染率高于成人。国内调查资料表明儿童感染率达 40%～70%,城市中群居儿童感染率又高于农村,在我国尤其以托幼机构幼儿感染最为常见。

蛲虫主要是通过手接触被虫卵污染的衣物、食品、玩具等经口感染,也有报道称虫卵通过室中尘埃而被吸入后咽下感染。幼儿常常会因为肛门瘙痒而用手抓搔挠,使手指沾染虫卵,当吸吮手指或取食物时,虫卵则经口食入,此种感染方式称为肛门-手-口感染,这是自体感染的最主要途径,也是蛲虫病难以防治的重要原因。蛲虫抵抗力强,在室内和儿童指甲缝内能存活 2～3 周,幼儿园的玩具、衣服、被褥等物品均可能被虫卵污染。由于蛲虫排卵量大,加之幼儿间互相密切接触而互相传染,故感染率较高。

蛲虫病主要临床症状是由于雌虫在肛门周围移行、产卵而刺激局部皮肤导致会阴部局部皮肤瘙痒。由于蛲虫常于夜间爬出肛门产卵,故患儿常常在夜间突发哭吵,夜间休息差。因睡眠不足导致患儿心情烦躁、焦虑不安、食欲缺乏,也可能出现注意力不集中、好咬指甲、精神易激动、心情怪癖等心理行为偏异或发生遗尿。蛲虫在肠内寄生的机械性刺激,使患者出现恶心、呕吐、腹痛、腹泻、食欲缺乏等消化道症状。临床上也可出现因局部皮肤被抓破而发生皮炎的病例。蛲虫可钻入阑尾,引起急、慢性阑尾炎,甚至发生穿孔。有报道称雌虫也可钻入女性尿道或阴唇,引起尿频、尿急、尿痛等刺激症状。

积极进行驱虫治疗是关键。同时由于蛲虫病易互相传播而可能出现重复感染,故做好预防工作也十分重要:大力开展卫生宣传教育,让家长及托幼机构工作人员充分了解蛲虫病的传播方式和危害;强调培养讲究卫生的良好习惯,做到饭前便后洗手,勤剪指甲,勤洗会阴部;对已经感染者要进行彻底驱虫治疗,家庭成员和集体机构中的成员应同时进行治疗,治疗期间应该注重清洁环境,彻底清洗沾染的衣物。

六、思考题

1. 如何诊断蛲虫病?
2. 对蛲虫病如何进行治疗?
3. 如何在托幼机构有效预防蛲虫病?

七、推荐文献

[1] 詹希美.人体寄生虫学[M].5 版.北京:人民卫生出版社,2001:201-204.
[2] 陈兴保,吴观陵,孙新,等.现代寄生虫病学[M].1 版.北京:人民军医出版社,2002:382-390.

（张　婷）

案例 48

疟 疾

一、病历资料

1. 病史采集

患儿,女性,11个月,安徽省人。因"发热2周"入院。本次入院前2周出现发热,每天均有发热,呈不规则型,波动于38℃,热峰最高可达39.8℃,热高时稍有畏寒,无寒战。伴间歇性腹泻,每天2~3次,为黄色稀水样便,含黏液和奶瓣,无脓血便。在当地医院曾用阿莫西林/克拉维酸钾、三代头孢、红霉素等抗感染治疗,未见好转。遂来本院,拟"发热原因待查"收入院。

患儿起病前后无咳嗽、流涕,无呕吐、无抽搐、皮疹,精神、胃纳可,无尿频、尿急、尿痛。外院查 WBC 12.81×10⁹/L, Hb 62.0 g/L, PLT 86×10⁹/L。骨髓穿刺涂片:增生活跃,粒:红比例明显倒置,粒系增生减低,巨核系增生活跃伴成熟障碍。

患儿既往体健,否认有慢性疾病史、手术史否认输血及血制品使用史。父母亲均体健,家属中无类似症状情况。

2. 体格检查

T 38℃(肛温),P 150次/min, R 39次/min, BP 94 mmHg/51 mmHg, Wt 8.5 kg,神志清,精神反应可,面色稍苍白,营养发育正常。浅表淋巴结未及。口唇无明显干燥,咽稍红,扁桃体无肿大,口腔黏膜完整。HR 142次/min,心律齐,心音有力,未闻及明显杂音。双侧呼吸音粗。全腹软,未及包块。无明显压痛,无反跳痛。肝脏:肋下4.5 cm,剑突下5 cm。脾脏:肋下2.5 cm。颈软,脑膜刺激症:布氏征阴性,克氏症阴性,生理反射:膝反射正常,腱反射正常。病理反射:巴氏征阴性。

3. 实验室检查

(1) 门诊:WBC 9.5×10⁹/L, LY 74.4%, N 16.4%, Hb 76.0 g/L, PLT 138×10⁹/L,异常淋巴细胞5%, CRP 111 mg/L, EOS 0.8%。

(2) 入院后:WBC 8.8×10⁹/L, LY 58.4%, N 29.7%, RBC 4.08×10¹²/L, Hb 103.0 g/L, PLT 273×10⁹/L。CRP<1 mg/L, PCT 0.28 ng/ml, ESR 106 mm/h, ALT 59 IU/L, AST 64 IU/L, ALB 28.6 g/L, A/G 1.0。EBV-VCA-IgG(+), EBV-VCA-IgM(−), EBV-EA-IgG(+), EBV-NA-IgG(+)。T细胞免疫:CD3(+) 64.87%, CD4(+) 35.42%, CD8(+) 26.66%, CD19(+) 27.0%, CD4(+)/CD8(+) 1.33, CD16(+) CD56(+) 7.71%。

(3) 病原学检查:外周血涂片,找到疟原虫。

二、诊治经过

入院后体格检查发现患儿有贫血、肝脾大,周围血以淋巴细胞增多为主,在完善相关检查同时给予抗病毒治疗,使用阿昔洛韦静脉点滴。在做外周血涂片时见有疟原虫,故转而按疟疾治疗,用氯喹＋伯喹。治疗 3 d 后体温下降,肝脾逐渐恢复正常。

三、病例分析

1. 病史特点

(1) 患者女性,11 个月,安徽省人。起病时间为当年 7 月份。

(2) 持续发热 2 周,呈不规则型,波动于 38℃,热峰最高可达 39.8℃,热高时稍有畏寒,无寒战;常规抗生素治疗未见好转。

(3) 入院时体检发现患儿面色稍苍白、肝脾大。

(4) 实验室检查提示:WBC 9.5×10^9/L, LY 74.4%, N 16.4%, Hb 76.0 g/L, PLT 138×10^9/L,异常淋巴细胞 5%, CRP 111 mg/L, EB 病毒早期抗原阳性,细胞免疫正常。

2. 诊断与诊断依据

(1) 疟疾:①患儿是安徽人,发病季节为夏季;②持续发热 2 周,伴有畏寒、贫血、肝脾肿大;③实验室检查,周围血涂片找到疟原虫。

(2) EBV 感染:发热、肝脾大,周围血淋巴细胞增多为主,有异常淋巴细胞 5%,血清 EB 病毒早期抗体阳性。

四、处理方案及基本原则

(1) 抗感染治疗:抗疟原虫治疗用氯喹＋伯氨喹。阿昔洛韦体外试验具有抗 EB 病毒活性,患儿 EBV - EA - IgG 阳性,故试用之。

(2) 对症治疗:患儿有咳嗽喘息,有痰,给予布地奈德(普米克)＋可必特雾化治疗以减轻呼吸道炎症,舒缓支气管痉挛;针对发热,因仅有 38℃ 左右的体温,无必要使用化学性退热药,选用物理降温即可。

(3) 提高细胞免疫功能:婴儿出生后免疫细胞主要来自胸腺,胸腺肽在某种意义可对机体免疫功能具有一定的调节作用。患儿的 T 细胞免疫功能异常,加上原先存在的反复感染病史,有指征使用胸腺肽治疗。

五、要点与讨论

疟疾是由疟原虫通过按蚊叮咬传播的一种寄生虫病。疟疾的传播除了蚊子叮咬传播外,还可由母婴垂直传播和输血传播,通过这些途径传播的疟疾通常与季节无关。疟疾的主要临床表现为发热,典型的表现是在感染后经过一段潜伏期即进入发冷期,突发的全身发冷,发抖,外周血管收缩,皮肤起鸡皮疙瘩,牙齿打颤,持续 10 min～1 h 不等;寒战停止后,体温上升进入发热期。面色由苍白转红,体温上升快,可达 39～40℃,患者可有心悸口渴、头痛、呕吐等,甚至谵妄、抽搐。持续数小时。热退时表现大汗淋漓,精神恢复常态。根据不同种的疟原虫,分为间日疟、三日疟、恶性疟,寒战、发热周期也因此而不同,若有不同疟原虫混合感染,疟疾发作周期可无规律。因疟原虫是在肝脏和红细胞内发育,发育到一定程度后红细胞破裂,释放大量裂殖子入血。临床可表现溶血性贫血、肝脾大。本例患儿 11 个月,生活在安徽农村,属疟疾好发地区,夏季发病是蚊虫盛行季节,从流行病学上来说与疟疾发病规律吻合。由于本病例患儿每天都有热,而畏寒、寒战不明显,不能排除不同种疟原虫的混合感染或恶性疟的可能性,但恶性疟临床表现往往较重,可出现超高热、神经系统症状、频繁腹泻、休克等,与患儿病情不符。另外,患儿 EBV 检测阳性,也可能病毒感染的发热干扰了典型的疟疾的热型。此病例提示我们,针对那些不典型患者,尤其是发热原因不明的患者,在常规检查未找到具体原因时,要注意排查疟疾的可能性。

疟疾的抗疟原虫治疗,急性期控制症状首选磷酸氯喹,该药对红细胞内裂殖体具有高效和速效杀灭作用。常用于间日疟和三日疟。其他如硫酸奎宁、青蒿素等也可用于控制疟疾症状的发作。伯氨喹能杀灭肝细胞内速发型和迟发型疟原虫及各种疟原虫的配子体,有预防和防止复发的作用,临床常与磷酸氯喹联合用于间日疟、三日疟和卵形疟的治疗。对于恶性疟可用青蒿素、蒿甲醚和咯萘啶等。

六、思考题

1. 重症疟疾有哪些表现?
2. 疟疾的并发症是什么?
3. 疟原虫的生命周期是什么?

七、推荐阅读文献

[1] 方峰,俞蕙.小儿传染病学[M].4 版.北京:人民卫生出版社,2014,239 - 243.

[2] 江载芳,申昆玲,沈颖.诸福棠实用儿科学.[M].8 版.北京:人民卫生出版社.2015:1168 - 1172.

(周云芳)

肺吸虫病

一、病历资料

1. 现病史

患儿,女性,4岁,因"反复咳嗽1月余"入院。1月前开始出现咳嗽,咳嗽时轻时重,白天咳重,痰少。曾在外院治疗,具体不详,未见好转,遂来我院就诊;行胸部CT检查提示左下及右中肺节段性肺不张,气管隆突前方见淋巴结影,左侧少量胸腔积液,为进一步诊治收入院。

患儿2月前曾因"咳嗽、乏力"于外院住院治疗,予头孢治疗,具体不详,治疗1周后咳嗽好转出院。否认传染性疾病史及接触史,否认家族遗传性疾病史,父母及其他家庭成员均体健。

2. 体格检查

T 37.5℃, P 100 次/min, R 26 次/min, SPO$_2$ 91%(未吸氧)。神志清,精神可,面色红润,无青紫,双侧颈部及腹股沟可及数枚直径 0.5～1 cm 大小肿大淋巴结,质软,无触痛,活动度可,无粘连。皮肤巩膜无黄染。两肺呼吸音粗,未及明显干湿啰音。心律齐,心音有力,HR 100 次/min,未及明显杂音。腹软,无压痛,肝脏肋下 3 cm,质软,边缘锐;脾脏肋下未及。移动性浊音阴性。病理征阴性。

3. 实验室检查

(1) 血常规:CRP 2 mg/L, WBC 15.3×10^9/L, E$_\sharp$ 858×10^6/L, N 64.1%, RBC 4.86×10^{12}/L, Hb 138 g/L, PLT 361×10^9/L。

(2) 尿常规检查:白细胞(+),余阴性。

(3) 粪常规检查:阴性。

(4) 肝功能:ALT 13 IU/L, AST 23 IU/L, ALB 36.9 g/L, TB 7.7 μmol/L, BUN 3.2 mmol/L, Cr 24 μmol/L。

(5) 血沉 19 mm/H。

(6) 血 IgE 6 200 IU/ml。

(7) 肺炎支原体 IgM 阳性。

(8) 痰培养阴性,血培养阴性。

(9) 寄生虫全套:肺吸虫阳性。

(10) 心电图检查:正常范围。

(11) 胸部CT检查:左下及右中肺节段性肺不张,气管隆突前方见淋巴结影。左侧少量胸腔积液伴胸膜增厚。

(12) 腹部B超检查:肠系膜淋巴结增大,肝胆胰脾双肾未见明显异常,后腹膜主动脉周围淋巴结未见明显肿大。

(13) PPD 检查：阴性。

二、诊治经过

(1) 初步诊断：肺吸虫病，肺部感染，肺不张。

(2) 诊治经过：入院后予完善相关检查，同时给予头孢呋辛 0.75 g 静脉滴注 q 8 h 抗感染治疗，因肺炎支原体阳性加用阿奇霉素 140 mg，po. qd×3 d，停药 4 d 后再次予阿奇霉素(希舒美)140 mg po qd×3 d 抗感染治疗，予止咳药(美可)3 ml tid po 止咳对症处理。后因肺吸虫检测阳性，给予吡喹酮治疗。

三、病例分析

1. 病史特点

(1) 患者，女性，4 岁，反复咳嗽 1 月余。

(2) 体检肺部未及明显啰音，肝脏肋下 3 cm，质软，边缘锐。

(3) 实验室检查：CRP 2 mg/L，外周血白细胞计数 15.3×10^9/L，$E_{\sharp}$ 858×10^6/L，N 64.1%；血 IgE 增高。

(4) 肺炎支原体抗体阳性，肺吸虫抗体阳性；胸部 CT 检查发现左下及右中肺节段性肺不张，气管隆突前方见淋巴结影，左侧少量胸腔积液。

(5) 常规抗感染治疗及对症治疗未见好转。

2. 诊断与诊断依据

诊断：肺吸虫病，肺部感染，肺不张，支原体感染。

1) 肺吸虫病诊断依据

(1) 反复咳嗽 1 月余。

(2) 实验室检查：外周血象嗜酸性粒细胞增高，血 IgE 增高。

(3) 肺吸虫抗体阳性。

(4) 胸部 CT 检查发现左下及右中肺节段性肺不张，气管隆突前方见淋巴结影，左侧少量胸腔积液。

(5) 常规抗感染治疗。

2) 肺部感染、肺不张、支原体感染诊断依据

(1) 反复咳嗽 1 月余。

(2) 肺炎支原体抗体阳性。

(3) CRP 2 mg/L，WBC 15.3×10^9/L，N 64.1%。

(4) 胸部 CT 检查发现左下及右中肺节段性肺不张，气管隆突前方见淋巴结影，左侧少量胸腔积液。

四、处理方案及基本原则

(1) 一般处理及对症治疗：用美可糖浆止咳。

(2) 抗感染治疗：因考虑患儿 4 岁，白细胞计数总数偏高，以中性粒细胞为主，支原体抗体阳性，故入院后给予头孢呋辛和阿奇霉素抗感染治疗。

（3）抗肺吸虫治疗：吡喹酮具有抗多种寄生虫作用，常用于治疗各种血吸虫、华支睾吸虫、肺吸虫、姜片虫以及绦虫和囊虫等感染。治疗肺吸虫病常规剂量：25 mg/kg，每天 3 次，连服 3 d。

五、要点与讨论

肺吸虫病是由并殖吸虫引起的急性或慢性的寄生虫病。虫体主要寄生在肺部，可表现为咳嗽、咯血等；侵犯到中枢神经系统、胃肠道、腹腔等其他器官可产生相应的临床症状。本病例临床表现以反复咳嗽为特征，周围血中嗜酸性粒细胞绝对计数、血 IgE 均升高，首先考虑寄生虫感染和（或）过敏性疾病；结合肺吸虫检测阳性和胸部 CT 检查发现左下及右中肺节段性肺不张，气管隆突前方见淋巴结影，左侧少量胸腔积液，倾向于肺吸虫病。由于患儿血清肺炎支原体抗体阳性，考虑肺部的表现可能除了肺吸虫病同时还存在肺炎支原体混合感染的可能。因此，在治疗中加用了大环内酯类抗生素。

该病是人畜共患疾病，人和动物（犬、猫、猪和野生动物）是肺吸虫的终宿主。通常人在进食未经煮熟的动物肉类，或生食淡水蟹、蝲蛄等而获得感染。当肺吸虫囊蚴进入人体后在上消化道破裂成幼虫，穿过横膈进入肺和胸腔，引起肺部的炎症反应，中性粒细胞和嗜酸性粒细胞浸润，肺组织被破坏，形成脓肿和囊肿。幼虫在肺部发育成虫后进入纵隔，沿血管至脑组织，可出现头痛、癫痫、瘫痪等症状。本病例否认生冷食物进食史，不能确定其感染来源。

肺吸虫病的影像学表现主要为：两肺纹理增粗，胸膜增厚，可有粟粒样或斑点状阴影；如出现虫体引起出血或过敏反应，可表现为片状阴影；出现片块状阴影提示可能为肺吸虫病肉芽肿。支气管镜检查可以发现支气管黏膜充血、水肿、溃疡、支气管狭窄及黏膜下苍白的酥梨状结节，结节活检压片镜下可见肺吸虫卵。如果虫体侵犯颅内，头颅 CT 或 MRI 检查可见血管栓塞的病变。

预防本病的关键是切实做到不生食或半生不熟的石蟹、蝲蛄及生水等以预防感染，不随地吐痰，不随地大便，避免虫卵随雨水冲入溪流污染水源。患者一旦得病，应彻底治疗。

六、思考题

1. 肺吸虫主要侵犯哪些脏器？
2. 肺吸虫的生活史是怎样的？
3. 肺吸虫病应与哪些疾病鉴别？

七、推荐阅读文献

［1］ 方峰，俞蕙. 小儿传染病学［M］. 4 版. 北京：人民卫生出版社. 2014，259－262.
［2］ 江载芳，申昆玲，沈颖. 诸福棠实用儿科学. 8 版［M］. 北京：人民卫生出版社. 2015：1210－1212.

（周云芳）

案例 50

HIV 感染

一、病历资料

1. 病史采集

患儿,男,1岁5月,因"咳嗽3d,外耳道黄色分泌物1d"入院。本次入院前3~4d出现咳嗽,曾在门诊给予头孢他定(复达欣)、利巴韦林抗感染后,咳嗽未见明显好转,入院前1d患儿双耳流出黄脓样物,五官科诊断为"中耳炎",予以左氧氟沙星滴耳等治疗,为进一步治疗,拟"肺炎、中耳炎、生长发育落后"收治入院。

患儿为弃婴,由外省某福利院收养,出生史、既往史及相关病史皆不详。本次发病后由福利院直接送入我院。

患儿在福利院期间经常有发热、咳嗽,自行口服药物可好转,具体用药不详。

2. 体格检查

T 36.2℃(肛温),P 142次/min,R 37次/min,BP 86 mmHg/61 mmHg,身长/高 68 cm(<P3),Wt 7.3 kg(<P3);神志清,精神反应可,发育落后,面色可,未吸氧下氧饱和度96%,营养不良,腹壁脂肪<0.4 cm。全身浅表淋巴结未及。咽稍红,扁桃体无肿大,口腔黏膜完整。外耳道可见淡黄色脓性液体流出。HR 142次/min,心律齐,心音有力,未闻及明显杂音。两肺呼吸音粗,有少量中粗湿啰音。腹平坦,未见明显肠型,腹壁静脉未见明显曲张,全腹软,未及包块,无明显压痛,无反跳痛。肝脏肋下3 cm,剑突下2 cm。脾脏肋下未触及。颈软,布氏征阴性,克氏征阴性,膝反射正常,腱反射正常,巴氏征阴性。

3. 实验室检查

CRP 32 mg/L,WBC 10.6×10^9/L,LY 55.9%,N 36.0%,Hb 96.0 g/L,PLT 177×10^9/L。PCT 0.40 ng/ml。

呼吸道标本(一般细菌和嗜血杆菌)培养及鉴定:白色假丝酵母菌,呼吸道正常菌群生长,流感嗜血杆菌未检出。

呼吸道病毒合胞病毒阴性,腺病毒、流感病毒、副流感病毒、鼻病毒抗原检测均阴性。

肺炎链球菌-Ag阴性,结核TB-Ab:阴性。呼吸道分泌物结核菌涂片检查(抗酸染色):未找到抗酸杆菌,墨汁涂片:未找到隐球菌。

$1,3-\beta-D$葡聚糖>1 000 pg/ml(入院时),$1,3-\beta-D$葡聚糖382 pg/ml(用氟康唑前),$1,3-\beta-D$葡聚糖<10 pg/ml(治疗5 d后)。

乙肝两对半均阴性,HCV-IgM阴性,TRUST(-)HIV-Ab(快速法):HIV-IgM(+),建议复查。

EBV - DNA 定量:5.08×10³ 拷贝/ml。

NK 细胞 5.21%[183×10⁶ 个细胞/L(183.85 cells/μl)],CD3(+) 83.54%[2.9×10⁹ 个细胞/L(2 945.67 cells/μl)],CD3(+)/CD4(+) 20.97% 739×10⁶ 个细胞/L(739.50 cells/μl),CD3(+)/CD8(+) 59.36% 2.0×10⁹ 个细胞/L(2 093.19 cells/μl),CD4(+)/CD8(+) 0.35,CD3(+)/CD19(+) 10.81%[381.05×10⁶ 个细胞/L(381.05 个细胞/μl)],CD45(+) 3.525×10⁹ 个细胞/L(3 525.97 个细胞/μl)。

脑脊液常规及生化:均正常。

肝、肾功能:均正常。

心电图检查:窦性心动过速 PR 段短左胸导联深 QI,aVL,V6 导联 Q＞1/4R,波 V3 总振幅＞60 mm。

脑电图检查:正常脑电图。

心脏扇超检查:心内结构大致正常左心收缩功能正常范围。

腹部 B 超检查:肝稍大,回声不均匀、局灶性脂肪浸润? 占位待排,建议进一步检查。肝门胰头淋巴结增大。

头颅 MRI(平扫):两侧额颞脑沟加深,右侧颞叶脑软化灶。双侧乳突积液。垂体薄,神经垂体似可见,请结合临床。

胸部 CT(平扫):两肺感染。两侧少量胸腔积液。双侧腋窝、肺门、纵隔淋巴结肿大,建议增强。

腹部 CT(平扫+增强):肝大,右后叶小血管瘤可能。

二、诊治经过

患儿入院后完善相关检查,考虑患儿存在肺炎,中耳炎,贫血及生长发育迟缓,予头孢吡肟,氟康唑及阿昔洛韦抗感染,雾化以化痰、平喘及对症治疗,患儿发热及咳嗽稍有好转,1,3-β-D 葡聚糖转阴,入院时因考虑到患儿有反复发热史给予检测免疫功能,发现 T 细胞亚群中 CD4(+)/CD8(+)比例明显降低,继之做人类免疫缺陷病毒(HIV)筛查,结果报 HIV 阳性,予以转专科医院继续治疗。

三、病例分析

1. 病史特点
(1) 男性,1 岁 5 个月本次入院以发热、咳嗽和外耳道流脓为主要临床表现。
(2) 患儿为一弃婴,家庭情况不明,以往有无输血或血制品史不详;既往史中提示有反复呼吸道感染。
(3) 入院发现患儿有贫血、生长发育迟缓,身长和体重均低于 3 个标准差。
(4) 实验室检查提示:呼吸道真菌感染、EB 病毒感染,细胞免疫低下,HIV - IgM 监测阳性;影像学检查提示:两侧额颞脑沟加深,右侧颞叶脑软化灶。双侧乳突积液,垂体薄,神经垂体似可见,两肺感染及少量胸腔积液,双侧腋窝、肺门、纵隔淋巴结肿大,肝大,右后叶小血管瘤可能。

2. 诊断与诊断依据
诊断:①肺炎;②中耳炎;③HIV 感染?
(1) 肺炎诊断依据:①临床表现:发热、咳嗽,两肺可及中-粗湿啰音;②胸部 CT 检查:两肺感染。
(2) 中耳炎诊断依据:发热伴双外耳道可见淡黄色脓性分泌物。
(3) HIV 感染诊断依据:①既往史中提示有反复呼吸道感染;②入院发现患儿有贫血、生长发育迟缓,身长和体重均低于 3 个标准差;③实验室检查提示:呼吸道真菌感染、EB 病毒感染,细胞免疫低下,HIV - IgM 检测阳性。

四、处理方案及基本原则

（1）抗感染治疗：患儿有明确的呼吸道感染表现，同时伴有中耳炎，长期在福利院居住，且有反复感染的既往史，因此其抗菌药物使用级别相同于医院感染，故选用3代头孢；另，入院时即表现有免疫功能不全的迹象（反复发热、营养不良、贫血等），入院后查细胞免疫功能低下，呼吸道分泌物培养见白色念珠菌，$1,3-\beta-D$ 葡聚糖两次阳性，要考虑真菌感染可能，故给予氟康唑治疗；阿昔洛韦体外试验具有抗EB病毒活性，患儿EBV DNA检测阳性，故试用之。

（2）对症治疗：患儿有咳嗽喘息，有痰，给予布地奈德（普米克）＋可必特雾化治疗以减轻呼吸道炎症，舒缓支气管痉挛；针对发热，因仅有38℃左右的体温，无必要使用化学性退热药，选用物理降温即可。

（3）提高细胞免疫功能：婴儿出生后免疫细胞主要来自胸腺，胸腺肽在某种意义可对机体免疫功能具有一定的调节作用。患儿的T细胞免疫功能异常，加上原先存在的反复感染病史，有指证使用胸腺肽治疗。

五、要点与讨论

艾滋病是由HIV病毒感染所致。其主要传播途径是：性传播、血源传播、母婴垂直传播。儿童以母婴垂直传播为主，其次是血源传播。垂直传播的概率主要与艾滋病母亲在怀孕期间体内的病毒载量、是否接受抗病毒治疗等因素有关，母婴传播自然感染率25%～30%。儿童一旦感染HIV，其潜伏期较成人短，快速进展者多在出生后1年内死亡，多数在3～5岁时死亡，也有活到8岁以后。感染后数个月内通常无任何症状，发病初期可有轻微的呼吸道症状，可有发热、全身乏力、食欲缺乏等，随着机体免疫功能的极度减退，病情加重，症状也日益增加，可出现持续或复发性口腔霉菌感染、口腔疱疹、糜烂，甚者肺结核，肺孢子虫感染等，表现咳嗽、气促、呼吸困难、难治性腹泻、肝脾大，体重急剧减轻，全身淋巴结肿大，亦可并发卡波济肉瘤等恶性肿瘤。本例患者1岁5个月，因出生前后的情况不明，其亲生父母的健康状况不明，故感染来源不能确定，但在本次住院之前就表现有反复感染病史，生长发育迟缓、贫血等。入院后发现有真菌感染迹象（机会菌感染），细胞免疫异常等，将我们诊断思路引向HIV感染的可能。就目前的临床资料来看，该患儿临床征象属于典型的HIV感染后的表现及疾病进程。若能够在治疗机会性感染的同时，及时针对HIV治疗，或许能获得疾病的缓解。

就目前的诊疗手段，艾滋病的诊断主要通过HIV抗体检测，其方法是采用酶联免疫吸附法、明胶颗粒凝集试验、免疫荧光检测法、免疫印迹检测法或放射免疫沉淀法等，其中前3项常用于筛选试验，后两者用于确诊试验，聚合酶链反应（PCR）技术也常用于HIV病毒核酸检测。如果2份标本HIV病毒学检测均阳性（不管年龄），或大于18月龄HIV抗体确诊试验阳性即可诊断该病。本病例患儿接近18个月，已经出现细胞免疫功能的低下，有较为典型的艾滋病机会菌感染的症状，HIV抗体强阳性，基本可诊断艾滋病，HIV抗原和核酸的检测更可帮助确诊。该病例提示我们，在日常医疗工作中如果遇到有反复感染或久治不愈的感染，对这些患者要检测其机体免疫功能状态，一旦有疑问，应注意排查HIV。

HIV感染的治疗：现阶段的治疗目标是：最大限度和持久地降低病毒载量；获得免疫功能重建和维持免疫功能；提高生活质量；降低HIV相关疾病的发病率和病死率。艾滋病的治疗强调综合治疗，包括：一般对症治疗、抗病毒、恢复或改善免疫功能及机会性感染和恶性肿瘤的治疗。

（1）一般治疗：应根据病情注意休息，给予高热量、多维生素饮食。不能进食者，应静脉输液补充营养，维持水及电解质平衡。

（2）抗病毒治疗：抗病毒治疗是艾滋病治疗的关键。随着采用高效抗逆转录病毒联合疗法，即"鸡尾酒疗法"的应用在很大程度上提高了抗 HIV 疗效,显著改善了患者的生活质量和预后,延长了 HIV 感染者的生命周期。

(3) 机会性感染的治疗:机会性感染是艾滋病患者死亡的主要原因之一。由于患者的细胞免疫功能极度衰竭,往往会患有一些罕见的疾病如肺孢子虫肺炎、弓形体病、非典型性分枝杆菌、真菌感染及其他条件致病菌感染等,且这些感染往往迁延不愈,反复出现,可侵犯到全身各脏器,产生相应的临床表现。治疗机会性感染不仅需要针对性抗感染治疗,且需通过提高机体免疫功能来控制感染。

(4) 抗肿瘤治疗:HIV 感染后,进入艾滋病期可出现多种恶性肿瘤,如卡波氏肉瘤、淋巴瘤等,需要作相应的抗肿瘤治疗。

六、思考题

1. 艾滋病患者的机会性感染有哪些?
2. 什么叫艾滋病的窗口期
3. HIV 感染的实验室确诊指标有哪些?

七、推荐阅读文献

[1] 方峰,俞蕙.小儿传染病学[M].4 版.北京:人民卫生出版社.2014,99－106.

[2] 江载芳,申昆玲,沈颖.诸福棠实用儿科学.[M].8 版.北京:人民卫生出版社.2015:949－9563.

[3] 美国疾病控制中心.HIV 感染者机会性感染防治指南(2009)[M].张福杰,卢洪洲译.北京:北京大学医学出版社.2011:12－16.

[4] WHO. "Consolidated guidelines on HIV prevention, diagnosis, treatment and care for key populations" 2014[EB/OL]. http://www.who.int/hiv/pub/guidelines/.

[5] CDC. Revised Guidelines for HIV Counseling, Testing, and Referral [J]. MMWR 2011;50 (No. RR－19):1－58.

(周云芳)

案例 51

腹泻病

一、病历资料

1. 病史采集

患儿，男，10个月，9.5 kg，因"发热、腹泻3天，尿少1天"就诊，患儿3天前始发热，T 37.5～38.5℃，无抽搐，口服退热药后体温可暂时下降，后再上升，发热后出现腹泻，7～8次/天，黄绿色蛋花汤样便，无脓血，伴有非喷射性呕吐，1～2次/天，量不多，在家口服"头孢克肟、黄连素"等治疗，效果不佳，今腹泻次数增加至10余次，呕吐加重，尿量减少，精神差，来我院就诊，门诊拟诊为"小儿腹泻病、中度脱水"收住入院。病程中无咳嗽，无皮疹，哭时泪少，食纳少，睡眠一般。

患儿为 G_1P_1，孕38周自然分娩。BW 3 100 g。否认孕期感染或服药史，否认围产期窒息缺氧病史。否认家族心脏病或其他遗传病史。

2. 体格检查

T 38.3℃，P 130次/min，R 32次/min，BP 85 mmHg/52 mmHg，Wt 8.5 kg，Ht 78 cm，神志清，反应欠佳，面色灰暗，咽部稍充血，双肺呼吸音粗，未闻及干湿性啰音，心音欠有力，律齐，未闻及杂音，腹胀，未见肠型及蠕动波，全腹无压痛及反跳痛，肝脾肋下未及，未包块，肠鸣音正常。皮肤弹性稍差，全身浅表淋巴结未触及肿大。前囟凹陷，颈软，无抵抗感，外阴及肛门未见异常。脊柱四肢无畸形，运动自如，关节无红肿，四肢稍凉。

3. 实验室检查

(1) 尿常规无异常。

(2) 粪常规示脂肪球1～2个，轮状病毒抗原(＋)。

(3) 血常规报告：WBC 9.2×10^9/L，N 54.8%，LY 36.6%，Hb 112 g/L，PLT 289×10^9/L。CRP：5.3 mg/L。

(4) 血电解质：Na^+ 132 mmol/L，K^+ 3.1 mmol/L，Cl^- 106 mmol/L，Ca^{2+} 2.5 mmol/L，Mg^{2+} 0.85 mmol/L，P^{3-} 1.52 mmol/L。

(5) 血气分析：pH 7.286，PaO_2 98 mmHg，$PaCO_2$ 26 mmHg，HCO_3^- 12 mmol/L，BE −18 mmol/l。

二、诊治经过

初步诊断：轮状病毒肠炎，中度脱水，低钾血症，代谢性酸中毒。

治疗经过：患儿入院后完善相关辅助检查，给予补液，纠正电解质紊乱，补锌，益生菌调节肠道菌群，蒙脱石散保护胃肠黏膜,密切观察病情,患儿精神逐渐好转,尿量逐渐增多,哭时有泪。

出院后用药:双歧杆菌。

三、病例分析

1. 病史特点

(1) 患儿,男,10 个月,发热、腹泻 3 天,尿少 1 天。

(2) 有发热、呕吐、腹泻,尿量减少,精神差。

(3) 体格检查:反应欠佳,面色灰暗,皮肤弹性稍差,前囟凹陷。

(4) 实验室检查:粪常规示脂肪球 1～2 个,轮状病毒抗原(＋)

钾离子:K^+ 3.1 mmol/L

血气分析:pH 7.286,PaO_2 98 mmHg,$PaCO_2$ 26 mmHg,HCO_3^- 12 mmol/L,BE -18 mmol/l。

2. 诊断与诊断依据

(1) 轮状病毒肠炎:患儿主要表现为发热、呕吐、腹泻,根据患儿的临床表现符合轮状病毒肠炎的特点。

(2) 中度脱水:患儿有呕吐腹泻症状,且精神萎靡,皮肤弹性稍差,前囟凹陷,哭时泪少,尿量明显减少,故考虑该诊断。

(3) 低钾血症:患儿入院后查电解质:K^+ 3.1 mmol/L,故考虑该诊断。

(4) 代谢性酸中毒:患儿入院后查血气分析:pH 7.286,PaO_2 98 mmHg,$PaCO_2$ 26 mmHg,HCO_3^- 12 mmol/L,BE -18 mmol/l,故考虑该诊断。

3. 鉴别诊断

(1) 细菌性痢疾:起病急,全身感染中毒症状较重,便次多,量少,排脓血便伴里急后重,大便镜检有较多脓细胞、红细胞和吞噬细胞,大便细菌培养有痢疾杆菌可生长。患儿目前无黏液脓血便,粪常规示(－),查粪培养加以鉴别。

(2) 坏死性肠炎:可有腹痛、腹胀、频繁呕吐、高热、大便暗红糊状,渐出现典型的赤豆汤样血便,腹片可呈小肠局限性充气扩张,肠间隙增宽,肠壁积气等。该患儿症状体征不符,查腹片加以鉴别。

(3) 生理性腹泻:多见于小婴儿,外观虚胖,常有湿疹,除大便次数增多外无其他症状,食欲好,不影响生长发育,可能为乳糖不耐受的一种特殊类型,添加辅食后,大便可转为正常。患儿食欲一般情况可,可加以鉴别。

(4) 乳糖不耐受症:又称乳糖消化不良或乳糖吸收不良。由于先天性或继发性乳糖酶缺乏导致肠道内乳糖不被消化而形成渗透性腹泻,主要症状为摄入含乳糖食物后产生腹泻及腹胀症状,改去乳糖奶粉后腹泻好转。

四、处理方案及基本原则

1. 脱水的预防与治疗

(1) 预防脱水。(2) 轻至中度脱水。(3) 重度脱水。

2. 继续喂养

(1) 调整饮食。

(2) 营养治疗:①糖源性腹泻;②过敏性腹泻;③要素饮食;④静脉营养。

3. 补锌治疗

急性腹泻病患儿能进食后即予以补锌治疗,大于 6 个月的患儿,每天补充含元素锌 20 mg,小于 6 个月的患儿,每天补充元素锌 10 mg,共 10~14 d。元素锌 20 mg 相当于硫酸锌 100 mg,葡萄糖酸锌 140 mg。

4. 合理使用抗生素

腹泻患儿须行粪便的常规检查和 pH 试纸检测。

5. 其他治疗方法

有助于改善腹泻病情、缩短病程。

(1) 应用肠黏膜保护剂:如蒙脱石散。

(2) 应用微生态疗法:给予益生菌如双歧杆菌、乳酸杆菌等。

(3) 补充维生素 A。

(4) 应用抗分泌药物:用于分泌性腹泻。

(5) 中医治疗:采用辨证方药、针灸、穴位注射及推拿等方法。

五、要点和讨论

(1) 根据大便性状和次数判断。根据家长和看护者对患儿大便性状改变(呈稀水便、糊状便、黏液脓血便)和大便次数比平时增多的主诉可作出腹泻诊断。

(2) 根据病程分类。急性腹泻病:病程≤2 周;迁延性腹泻病:病程为 2 周~2 个月;慢性腹泻病:病程大于 2 个月。

(3) 对腹泻病患儿进行有无脱水和电解质紊乱的评估。

(4) 根据患儿粪便性状、粪便的肉眼和镜检所见、发病季节、发病年龄及流行情况初步估计病因。急性水样便腹泻患者(约占 70%)多为病毒或产肠毒素性细菌感染,黏液脓性、脓血便患者(约占 30%)多为侵袭性细菌感染。有条件尽量进行大便细菌培养以及病毒、寄生虫检测。

(5) 对慢性腹泻病还须评估消化吸收功能、营养状况、生长发育等。

六、思考题

1. 如何根据大便的性状进行鉴别诊断?

2. 如何评估婴幼儿患儿的脱水状况?

3. 脱水的治疗措施有哪些?

七、推荐阅读文献

[1] 胡亚美,江载芳.诸福堂实用儿科学[M].北京:人民卫生出版社,2008.1286 - 1300.

[2] WHO. The treatment of diarrhoea:A manual for physicians and other Senior health workers [Z].2005.1 - 44.

(刘海峰)

胃 炎

一、病历资料

1. 病史采集

患儿,男,10岁,因"反复中上腹疼痛3月余"就诊。患儿于3个多月前常有反复中上腹不适及疼痛,一般进餐后多见,为钝痛,少量饮食后即有饱胀感,食欲较以往降低,偶有恶心、反酸,无呕吐,夜间睡眠良好。病程中无发热、咳嗽,大便1次/天,黄色成形。无头晕、头痛,无体重减轻。

患儿为 G_1P_1,孕39周自然分娩。BW 2 900 g。生后母乳喂养,按时添加辅食,按计划预防接种。否认"肝炎、结核"等传染病接触史。母:38岁,2年前曾患"胃溃疡",经治疗好转。否认近亲结婚,否认家族遗传病史。

2. 体格检查

T 36.8℃, P 90次/min, R 22次/min, BP 90 mmHg/60 mmHg, Wt 31 kg,神清,颈软,二肺(一),HR 90次/min,心律齐,心音有力。腹部平软,剑突下轻压痛(｜),反跳痛(一),肌卫(一),包块(一),肝脾肋下未触及,双下肢无浮肿。脑膜刺激征(一),病理反射未引出。皮疹(一)。

3. 实验室检查

(1) 血常规:Hb 135 g/L, WBC 5.4×10^9/L, PLT 200×10^9/L。

(2) 粪常规+潜血:阴性。

(3) 胃镜检查:浅表性胃炎。

病理:"胃窦"黏膜中度慢性浅表性胃炎,轻度活动性。H. pylori(+)。

(4) ^{13}C-尿素呼气试验:阳性。

(5) B超:肝胆胰脾肾(一)。

二、诊治经过

初步诊断:慢性浅表性胃炎,幽门螺杆菌(H. pylori)感染。

治疗经过:

(1) 饮食治疗:饮食宜软易消化,定时定量,避免烟熏、不新鲜及刺激性食品,培养细嚼慢咽的进食习惯。

(2) 药物治疗:消除 H. pylori(奥美拉唑+克拉霉素+阿莫西林×2周)→法莫替丁

促进胃蠕动:吗丁啉

保护胃黏膜:次碳酸铋

（3）消化专科门诊随访。

三、病例分析

1. 病史特点

（1）患儿,男,10岁。

（2）反复中上腹疼痛3月余,进餐后多见,为钝痛,食欲降低,饱胀感(＋),偶有恶心、反酸,无呕吐,夜间睡眠良好,大便1次/天,黄色成形。

（3）母2年前曾患"胃溃疡"。

（4）体格检查:神清,颈软,二肺(-),HR 90次/min,心律齐,心音有力。腹部平软,剑突下轻压痛(＋),肝脾肋下未触及,皮疹(-),NS(-), BP 90 mmHg/60 mmHg。

（5）实验室检查:胃镜检查:浅表性胃炎。^{13}C-尿素呼气试验:阳性。血粪常规:正常。

2. 诊断与诊断依据

（1）慢性浅表性胃炎:患儿主要表现反复中上腹疼痛,持续3月余,为钝痛,与饮食相关,食欲降低,饱胀感(＋),偶有恶心、反酸,体检:剑突下轻压痛(＋),结合胃镜检查浅表性胃炎,病程3月余,故慢性浅表性胃炎诊断明确。^{13}C-尿素呼气试验(＋)提示该患者H. pylori感染,故考虑幽门螺杆菌感染是引起患儿慢性胃炎的原因。

（2）幽门螺杆菌感染:患儿有慢性浅表性胃炎病史,呼气试验阳性,故幽门螺杆菌感染诊断明确。

3. 鉴别诊断

由于引起小儿腹痛的病因很多,慢性反复发作的腹痛应与消化性溃疡、肠道寄生虫、肠痉挛、自主神经性癫痫等疾病鉴别。

（1）消化性溃疡:指与酸相关的溃疡,如胃和十二指肠溃疡,因小儿消化性溃疡的症状和体征不如成人典型,年龄越小,症状越不典型,常易误诊和漏诊。胃镜检查可明确诊断。

（2）肠道蛔虫症:常有不固定腹痛、恶心、呕吐等消化功能紊乱症状,粪便查找寄生虫卵、驱虫治疗有效等可协助诊断。随着我国卫生条件的改善,肠道蛔虫症已大为减少。

（3）肠痉挛:可出现反复发作的阵发性腹痛,腹部无异常体征,排气、排便后腹痛可缓解。很多便秘患者易发生肠痉挛。

（4）自主神经性癫痫:反复发作不固定性腹痛,腹部无异常体征,脑电图多有异常改变。

四、处理方案及基本原则

（1）去除病因:针对有慢性咽部感染、慢性鼻炎者清除慢性感染灶,避免服用对胃有刺激性的药物。

（2）饮食治疗:饮食宜软易消化,定时定量,养成良好的饮食习惯和生活规律。避免烟熏、不新鲜及刺激性食品,培养细嚼慢咽的进食习惯。

（3）消除H. pylori感染:三联疗法(奥美拉唑＋克拉霉素＋阿莫西林)×2周。

（4）抑酸剂:三联疗法×2周后,可采用H_2受体拮抗剂(如法莫替丁、雷尼替丁),使胃腔内H^+浓度降低,减轻H^+反弥散程度,为胃黏膜的炎症修复创造有利的胃环境。

（5）保护胃黏膜:次碳酸铋、麦滋林、蒙脱石等。

（6）胃肠动力药:若有腹胀、呕吐或胆汁反流可加用吗丁啉。

五、要点和讨论

慢性胃炎是由多种原因引起的胃黏膜的慢性或局限性慢性炎症。有相当一部分患儿无临床症状。慢性胃炎症状并无特异性，症状包括中上腹不适、饱胀、钝痛、烧灼痛等，疼痛无明显规律，一般进食后较明显。也可伴有消化不良症状，如食欲不振、反酸、嗳气、恶心等。若年长儿有胃黏膜长期少量出血者可引起缺铁性贫血。

腹痛的诊疗经过通常包括以下环节：

（1）详细询问患儿出现腹痛的时间、性质、程度及部位，与饮食关系，与腹痛相关的伴随症状。注意不同年龄儿童腹痛的好发疾病也不同。

（2）查体时重点望听叩触。望：腹胀及有明显肠型者提示有肠梗阻；有中毒面容者感染可能性大；下肢出血点提示过敏性紫癜。听：注意肠鸣音。叩：鼓音提示肠充气；肝浊音区消失注意肠穿孔。触：是检查重点，必须仔细、耐心重复检查。全腹是否柔软、固定压痛、反跳痛、肌卫及包块。

（3）及时进行胃镜或 X 线钡餐检查是可靠的诊断方法，其中胃镜检查及胃黏膜组织病理学检查是诊断慢性胃炎最可靠的手段。

血常规、粪常规检查可以了解是否存在贫血及消化道出血。

（4）根据病情评估，决定治疗方案，包括抑酸药物选择、抗 H. pylori 治疗及对症处理，改善消化不良症状。

（5）患者的随访和管理。由于慢性胃炎是一种慢性疾病，在今后随访中仍应继续注意预防症状加重，避免服用对胃有刺激性的药物，饮食方面宜软易消化食物，避免过于粗糙、过烫、烟熏及不新鲜食物。

六、思考题

1. 试述根除 H. pylori 感染的治疗方案，如何评价治疗效果？
2. 慢性胃炎或溃疡可能与哪些侵袭因素有关？
3. 试述小儿慢性腹痛的鉴别思路。

七、推荐阅读文献

[1] 沈晓明，桂永浩. 临床儿科学[M]. 2 版. 北京：人民卫生出版社，2013：790 - 801.

[2] Walter Siegenthaler. 苗懿德，陆再英（主译）. 内科鉴别诊断学[M]. 北京：中国医药科技出版社，2002：233 - 257.

（蒋丽蓉）

案例 53
炎症性肠病

一、病历资料

1. 病史采集

患儿,男,10岁,因"反复发热伴腹痛、腹泻1月余"就诊。患儿于1月余前无明显诱因下出现发热,T_{max}达39.2℃,多为午后、夜间发热,无寒战,伴有腹痛,为进食后上腹部痛及阵发性脐周痛,可自行缓解。大便呈稀糊状,2~4次/日,无脓血,量中等,无里急后重感。不伴有咳嗽,无关节肿痛,无皮疹,无恶心,无呕吐,精神可。病初及病程中检查血常规:CRP 128 mg/l,ESR 60 mm/h,结核抗体阴性,骨穿骨髓增生活跃,腹部B超、腹部CT腹腔淋巴结肿大,给予多种抗生素治疗,效果不明显。发病来精神可,胃纳欠佳,体重下降3 kg。

1年前患儿曾2次因肛周脓肿行手术治疗。否认结核接触史。家族中无遗传病病史。

2. 体格检查

T 37℃,P 90次/min,R 25次/min,BP 95 mmHg/60 mmHg,Wt 27 kg,Ht 140 cm,神志清,精神可,口腔黏膜光滑,未见溃疡,呼吸平稳,双肺呼吸音粗,未闻及啰音,心音有力,律齐,未及杂音。腹部软,肝脾肋下未触及,脐周压痛,未及反跳痛,肠鸣音正常。神经系统查体阴性,四肢肌张力可。全身未见皮疹。肛周见2处1 cm长瘢痕。

3. 实验室检查

(1)血液检查:

血常规:WBC 6.9×10^9,N 60%,Hb 105 g/L,EOS 250 个/μl,CRP 100 mg/L。

大便常规:WBC 15~25 个/HP,RBC 3~5 个/HP。大便培养:阴性。

血生化:肝肾功能正常,ALB 29 g/L。

血沉59 mm/h;抗结核抗体阴性;T - SPOT 阴性。

(2)PPD试验:阴性。

(3)胸片及胸部CT:未见明显异常。

(4)腹部B超:右侧腹部部分肠曲肠壁增厚,血供丰富。肝胆脾胰、后腹膜未见明显异常。腹腔淋巴结轻度肿大。

(5)肠镜检查:直肠黏膜局部充血,乙状结肠、降结肠黏膜未见明显异常;横结肠、升结肠黏膜可见散在假性息肉样增生和溃疡,肠腔狭窄,肠道黏膜正常结构消失。回盲瓣充血,末端回肠可见部分黏膜充血、溃疡。如图53-1所示。

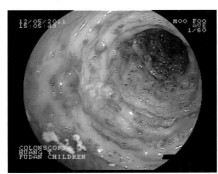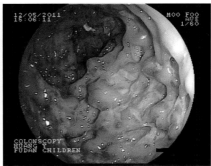

图 53 - 1　肠镜检查结果

（6）肠黏膜病理检查：（末端回肠）黏膜慢性炎症，未见到肉芽肿性病变及黏膜溃疡。（升结肠）黏膜慢性炎症，部分区黏膜溃疡形成及较多浆细胞及中性粒细胞浸润，未见到明确肉芽肿性病变，抗酸染色阴性，考虑炎性病变。

二、诊治经过

初步诊断：炎症性肠病，克罗恩病，活动期。

治疗经过：完善相关实验室检查及术前准备，麻醉下行肠镜检查，结合病理，考虑诊断为克罗恩病，给予静脉点滴甲基强的松龙、口服艾迪莎、舒可捷、益生菌、补液等处理，热退，腹痛症状有改善。1 周后出院。

出院后用药：强的松龙、舒可捷、益生菌、艾迪莎。2 周后消化专科门诊随访。

三、病例分析

1. 病史特点

（1）患儿，男，10 岁，发热伴腹痛、腹泻 1 月余。

（2）使用抗生素治疗无效；发病来体重下降 3 kg。曾有肛周脓肿。

（3）体格检查：一般情况可，呼吸平稳，双肺呼吸音粗，未闻及啰音，心音有力，律齐，未及杂音。腹部软，脐周压痛，右下腹未及压痛，肠鸣音正常。神经系统查体阴性，四肢肌张力可。全身未见皮疹。肛周见 2 处 1 cm 长瘢痕。

（4）实验室检查：CRP 100 mg/L，血沉 59 mm/h，结核抗体、T-spot 阴性，肠镜检查横结肠、升结肠可见息肉样增生伴有溃疡。

2. 诊断与诊断依据

炎症性肠病，克罗恩病，初发型，活动期，轻度。

患儿主要表现为发热、腹痛、腹泻等，根据患儿反复发热、腹痛、腹泻，体重明显下降，既往反复肛周脓肿，血沉、CRP 明显升高，使用抗生素治疗效果不明显，结合肠镜检查见溃疡、息肉样增生，考虑炎症性肠病，克罗恩病诊断。患儿既往无病史，首次发作，为初发型；根据儿童 CD 活动指数评分 PCDAI 评分 30 分，因此为活动期，轻度。

3. 鉴别诊断

在诊断过程中，以反复发热、腹痛、腹泻等症状为线索，该患儿应注意排除下列疾病。

（1）肠结核：主要表现低热、腹痛、腹泻、体重减轻，血沉升高，肠镜检查可见溃疡形成。但该患儿无结核接触史,结核抗体、T-spot、PPD 试验、胸片及胸部 CT 均未见结核病灶,故不考虑该病,必要时取肠黏膜行结核菌培养。

(2) 溃疡性结肠炎:以腹痛、腹泻、血便为主,可伴有发热,一般肠外症状不明显,肠镜可见溃疡及纤维渗出,不伴有息肉样增生。该患儿血便不明显,肠镜下左半结肠黏膜正常,横升结肠见息肉样增生,因此排除溃疡性结肠炎。

(3) 肠道细菌感染:各种细菌感染志贺菌、空肠弯曲菌、沙门菌、大肠埃希菌、耶尔森菌等均可引起,常有流行病学特点(如不洁食物史或疫区接触史)、急性起病,主要表现为发热、腹泻、腹痛,具自限性(病程一般数天至 1 周,不超过 6 周);抗菌药物治疗有效;粪便检出病原体可确诊。

(4) 白塞氏病:该病一般临床以复发性口腔溃疡、生殖器溃疡、皮肤和眼部病变最为常见,但全身各脏器均可受累。伴有消化道溃疡时临床表现为腹痛、腹泻、便血,肠镜下表现为胃肠道黏膜表浅小溃疡。

四、处理方案及基本原则

治疗目标:治疗目标为诱导缓解和维持缓解,防治并发症,改善生存质量。

(一) 活动期治疗

(1) 一般处理:应保证患儿充足休息,纠正不良生活习惯及饮食习惯,给予营养丰富、易于消化的食品。视病情情况给予适当补液、白蛋白等治疗。

(2) 营养治疗:全肠内营养(EEN)推荐作为 CD 诱导缓解一线治疗。持续 6~8 周后逐步引入正常饮食。建议使用多种整蛋白配方,除非过敏等用水解配方。但不推荐部分肠内营养用于诱导缓解。

(3) 5-氨基水杨酸:5-氨基水杨酸是临床治疗 IBD 并预防其复发的最常用的氨基水杨酸类药物,具有抑制局部炎症、清除自由基和抑制免疫反应等作用。目前临床上使用的主要是 5-氨基水杨酸的控释制剂,其可控制药物在肠道的释放速度,保持药物在回肠和结肠的有效浓度。儿童 5-氨基水杨酸类药物常用剂量为:艾迪莎、颇得斯安,50~80 mg/(kg·d),分 2~3 次服用。

(4) 糖皮质激素:糖皮质激素通过降低毛细血管通透性,稳定细胞膜,减少白三烯、前列腺素及血栓素等炎症因子的释放,抑制炎症反应,缓解临床症状。其能有效控制急性活动性炎症。儿童强的松 1~2 mg/(kg·d),最大剂量 60 mg/d,足量 2~4 周,症状改善后,逐渐减少用量,直到彻底停药。严重病变,口服强的松无效时,给予甲泼尼松龙 1~2 mg/(kg·d),最大剂量 60 mg/d,静脉给予。新型糖皮质激素,如布地奈德,不但抗炎作用强,而且全身性不良反应少。布地奈德 9 mg/d,4 周诱导缓解,10~12 周内逐渐减量。

(5) 生物制剂:英夫利昔单抗(IFX)适用于:①常规糖皮质激素或免疫抑制药物治疗无效的中重度活动性 CD 或 UC 患者;②传统治疗无效的瘘管型 CD 患者,其对肠腔炎症,以及肠道皮肤、直肠阴道瘘病变的诱导和维持缓解均有效。本品用于 IBD 患儿的初始剂量为 5 mg/kg,静脉滴注时间不少于 2 h。诱导治疗阶段采用 3 剂用药法,分别于 0、2 和 6 周注射本品 1 次。3 剂无效者不再继续使用本品。

(5) 抗生素:有合并细菌感染的证据时选用抗生素治疗。

(6) 外科手术:对于孤立的回盲部病变、肠狭窄、肠梗阻、药物治疗失败的考虑外科手术治疗。

(二) 缓解期治疗

(1) 氨基水杨酸制剂:维持缓解均建议采用与诱导缓解相同剂量的 5-氨基水杨酸口服,不建议减量,除非不能耐受药物不良反应。

(2) 免疫抑制剂:硫唑嘌呤 2~2.5 mg/kg/d, 6-巯基嘌呤 1~1.25 mg/(kg·d),或 MTX 15 mg/m²,

皮下注射,1 周 1 次。免疫抑制药物常可导致骨髓抑制,因此,患儿接受免疫抑制剂治疗后,至少应隔周查一次血常规,直到调整到最终剂量。此后,至少应该每 3 月查一次血常规。

(3) IFX:使用 IFX 诱导缓解后应以 IFX 维持治疗。有效者随后每隔 8 周进行 1 次维持治疗。

(4) 沙利度胺(反应停):可作为对抗 TNF 药物不耐受或无反应的患儿维持治疗的替代药物。口服推荐剂量:青少年 50 mg/d,儿童 2 mg/(kg・d)。治疗期间要严格避孕,高累积剂量沙利度胺可导致神经肌肉疾病,要监测有无麻木感、感觉异常、异常抖动等,建议每 6 个月进行一次神经肌肉和心理检查。

五、要点和讨论

炎症性肠病是指原因不明的一组非特异性慢性胃肠道炎症性疾病,包括克罗恩病和溃疡性结肠炎。炎症性肠病的诊疗经过通常包括以下环节:

(1) 详细询问患儿出现腹痛、腹泻及发热的时间,腹痛的性质、部位、持续时间,大便次数、性状、有无血便以及有无反复口腔、生殖器溃疡、有无关节肿痛情况等。

(2) 查体时重点关注一般情况、生长发育状况、腹部及肛周病变、关节病变等。

(3) 及时进行 CRP、血生化、血沉、心电图、X 线胸片等检查,并及早行肠镜及病理等检查,明确诊断,评估病情。

(4) 根据病情评估,决定选择治疗方案,包括合理选择药物以及外科手术。

(5) 患者的随访和管理。

六、思考题

1. 炎症性肠病的诊断依据是什么?

2. 如何鉴别克罗恩病、溃疡性结肠炎及肠结核?

3. 如何评价炎症性肠病的疾病程度?

4. 炎症性肠病的治疗措施有哪些?

七、推荐阅读文献

[1] 中华医学会儿科学会消化学组儿童炎症性肠病协作组. 儿童炎症性肠病诊断规范共识意见[J]. 中国实用儿科杂志,2010,4(25):263 - 265.

[2] Ruemmele FM, Veres G, Kolho KL, et al. Consensus guidelines of ECCO/ESPGHAN on the medical management of pediatric Crohn's disease [J]. J Crohn's Colitis. 2014,8(10):1179 - 1207.

(王玉环　黄　瑛)

案例 54

胃食管反流

一、病历资料

1. 病史采集

患儿,男,8岁,因"反复黑便伴间断胸骨后不适2年余"就诊。2年前患儿无明显诱因下出现大便发黑,当时无发热,无呕吐腹泻,无头晕黑矇等,查血常规 Hb 80 g/L,大便潜血阳性,给予抗感染及止血等(具体不详)治疗后,患儿大便转为黄色。后反复出现黑便,间隔10天左右发作1次,每次量多少不等,偶有呕吐咖啡样物,多于进食后出现。患者并时常诉胸骨后及喉部不适,多出现在饱食后,偶有烧心感,无胸闷气急等。病程中无发热,无反复咳嗽,无腹泻,无肉眼血尿,无皮疹。

自患病以来,患儿精神可,胃纳可,睡眠可,小便正常,大便如前述,体重无明显变化。G₁P₁,足月剖腹产,否认产伤窒息史,Apager评分不详。智力运动发育同正常同龄儿。有青霉素过敏史。

2. 体格检查

T 37℃, P 80次/min, R 24次/min, BP 90 mmHg/60 mmHg, Wt 36 kg, Ht 132 cm。查体:神清,精神可,对答可,口唇略苍白,无黄染,无瘀点、淤斑,无发绀,双手足甲床苍白。浅表淋巴结无明显肿大,口腔黏膜光整,双扁桃体Ⅱ度肿大,无红肿渗出。颈软,气管居中,甲状腺无肿大。双肺呼吸音粗,未闻及干湿罗音。心音有力,律齐,未及杂音,腹软,无明显压痛,无反跳痛,肝脾不大,肠鸣音无亢进。四肢、脊柱无畸形。双下肢无浮肿。外生殖器无畸形,NS(一)。

3. 实验室检查

血常规:WBC 5.47×10^9/L, N 60.9%, LY 28.5%, Hb 78 g/L, PLT 294×10^9/L, CRP 8 mg/L。

粪便常规:隐血试验阳性(+++),白细胞少量。

尿常规:(一)。

生化:前白蛋白 155 mg/L, ALT 12 IU/L, AST 22 IU/L, DB 0.8 μmol/L, ALB 35 g/L, BUN 4.0 mmol/L, Cr 51 μmol/L, Na⁺ 137 mmol/L, K⁺ 4.34 mmol/L, Cl⁻ 105 mmol/L。

胃泌素:45.55 pg/mL。

DIC:APTT 28.2 s, PT 11.7 s, INR 0.99, TT 17.60 s, Fg 2.3 g/L,纤维蛋白降解产物 2.2 mg/L, D-二聚体定量 0.32 mg/L。

胃镜:食管中段黏膜糜烂,可见一纵形溃疡,表面覆白苔。如图54-1所示。

24小时pH检查:Boix-Ochoa评分:199.6分(>11.99分),提示胃食管酸性物质反流。如表54-1、图54-2所示。

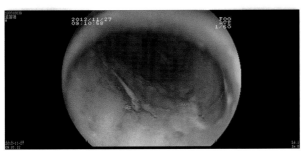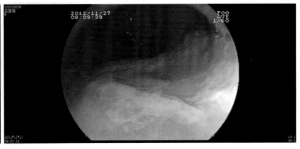

图 54 - 1　食管镜检查表现

表 54 - 1　Boix - Ochoa 评分

	患者	正常	
合计反流时间	73.7	<5.0	合计%
反流周期数	221.8	<27.0	在 24 h 内
长反流周期数>5 min	22.9	<5.8	在 24 h 内
最长反流	200.6	<22.5	分

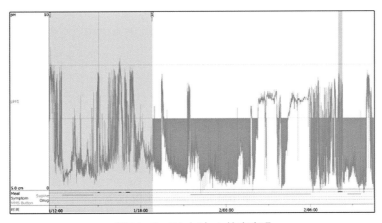

图 54 - 2　24 小时 ph 检查表现

二、诊治经过

初步诊断:胃食管反流病,反流性食管炎(食管溃疡),贫血(中度)。

治疗经过:一般治疗:睡觉保持右侧卧位,床头抬高 20～30 cm。饮食治疗少量多餐,睡前 2 h 避免进食。低脂、低糖饮食,避免过饱。肥胖患儿应控制体重。抑酸药物:兰索拉唑、西咪替丁。其他:西沙必利、达喜等。

三、病例分析

1. 病史特点
(1)患儿,男,8 岁,反复黑便伴间断胸骨后不适 2 年余。

（2）反复消化道出血,胸骨后不适,烧心感,贫血。

（3）体格检查:体格瘦小,贫血貌,腹部查体可无明显压痛。

（4）实验室检查:食管镜:食管中段黏膜糜烂,可见一纵形溃疡,表面覆白苔。符合食管炎 2 度表现。24 小时 ph 检查:Boix - Ochoa 评分:199.6 分,提示胃食管酸性物质反流。

2. 诊断与诊断依据

胃食管反流病,反流性食管炎。

患儿主要表现为上消化道出血,胸骨后疼痛,烧心等,且存在贫血症状,结合患者实验室检查,首先考虑胃食管反流病,该病的诊断主要依靠 24 h 食管 pH 动态监测及内镜下食管炎症改变。该患者反流性食管炎 2 度,24 h 食管 pH 评分明显高于正常值。故符合胃食管反流病的临床特点。

3. 鉴别诊断

在诊断过程中,以黑便、贫血、烧心、胸骨后疼痛等症状为线索,该患儿应注意排除下列疾病。

（1）贲门失弛缓症:又称贲门痉挛,是指食管下括约肌松弛障碍导致的食管功能性梗阻。婴幼儿表现喂养困难、呕吐,重症可伴有营养不良、生长发育迟缓。年长儿诉胸痛和烧心感,反胃。通过 X 线钡餐造影、内镜和食管测压等可确诊。

（2）胃十二指肠溃疡:以原发性十二指肠溃疡多见,主要表现为反复发作脐周及上腹部胀痛、烧灼感,饥饿时或夜间多发,可持续数分钟至数小时。严重者可出现呕血、便血、贫血。通过内镜检查可鉴别。

（3）嗜酸性粒细胞食管炎:是一种食管壁全层以嗜酸性粒细胞浸润为特征的慢性炎症疾病,临床表现主要为吞咽困难、食管狭窄、食物嵌塞及反流样症状。诊断主要依靠典型的临床症状及黏膜嗜酸性粒细胞的浸润程度大于 15 个/HP。

（4）其他:须排除由于物理学、化学性、生物性等致病因素所引起组织损伤而出现的类似症状。

四、处理方案及基本原则

1. 初步治疗

体位治疗:目前不推荐让沉睡的婴儿使用体位疗法治疗胃食管反流。建议婴幼儿睡觉时应采用仰卧位。儿童在清醒状态下最佳体位为直立位和坐位,睡眠时保持右侧卧位,将床头抬高 20～30 cm,以促进胃排空,减少反流频率及反流物误吸。

饮食疗法:检查喂养史,母乳喂养儿童确保有适当专业知识和培训的人员进行母乳喂养评估。如果婴幼儿体重过高,减少进食总量。少量多餐,婴儿增加喂奶次数,缩短喂奶间隔时间,人工喂养儿可在牛奶中加入糕干粉、米粉或进食谷类食品,增加食物稠厚度。年长儿亦应少量多餐,以高蛋白低脂肪饮食为主,睡前 2 h 不予进食,保持胃处于非充盈状态,避免食用降低 LES 张力和增加胃酸分泌的食物,如酸性饮料、高脂饮食、巧克力和辛辣食品。

2. 药物治疗

婴幼儿单纯反流而无以下症状者可采取体位和饮食治疗,如合并以下症状可以考虑给予一种 H_2 扰组胺药或者 PPI 治疗 4 周。主要并发症状如:①不明原因的吞咽困难（拒绝进食,作呕,或者室息）;②激惹行为;③生长缓慢。

对于有持续烧心,胸骨后疼痛,或上腹疼痛的儿童和青少年,考虑给予 4 周的 PPI 治疗试用。在第 4 周时,对 PPI 或 H_2 抗组胺治疗的反应进行评估,如果有症状没有缓解或者停药后复发的需考虑内镜及其他相关检查。

1) 抗酸和抑酸药

(1) H₂ 受体拮抗剂:可直接抑制组织胺、阻滞乙酰胆碱和胃泌素分泌,达到抑酸和加速溃疡愈合的目的。常用:①西咪替丁(cimitidine):每日 10～15 mg/kg,分 4 次于饭前 10～30 min 口服,或分 1～2 次/h 静脉滴注;②雷尼替丁(ranitidine):每日 3～5 mg/kg,每 12 h 一次,或每晚一次口服,或分 2～3 次/d 静脉滴注,疗程均为 4～8 周;③法莫替丁(farmotidine),0.9 mg/kg,睡前一次口服,或 1 次/日静脉滴注,疗程 2～4 周。

(2) 质子泵抑制剂(PPI):作用于胃黏膜壁细胞,降低壁细胞中的 H^+-K^+-ATP 酶活性,阻抑 H^+ 从细胞浆内转移到胃腔而抑制胃酸分泌。常用奥美拉唑,剂量为每日 1 mg/kg,清晨顿服。疗程 8～12 周。

(3) 中和胃酸的抗酸剂:起缓解症状和促进溃疡愈合的作用。常用碳酸钙、氢氧化铝、氢氧化镁等。

2) 黏膜保护剂

如:硫醣铝、硅酸铝盐、磷酸铝等。

3) 促胃肠动力药(prokineticagents)

促胃肠动力药能提高 LES 张力,增加食管和胃蠕动,提高食管廓清能力,促进胃排空,从而减少反流和反流物在食管内的停留时间。

(1) 多巴胺受体拮抗剂:多潘立酮(domperidone,吗叮啉)为选择性、周围性多巴胺 D₂ 受体拮抗剂,使胃肠道上部的蠕动和张力恢复正常,促进胃排空,增加胃窦和十二指肠运动,协调幽门收缩,增强食管蠕动和 LES 张力,常用剂量为每次 0.2～0.3 mg/kg,每日 3 次,饭前半小时及睡前口服。

(2) 通过乙酰胆碱起作用的药物:西沙必利(cisapride,普瑞博思),为新型全胃肠动力剂,是甲苯酰胺的衍生物,无拟胆碱能或抗多巴胺作用。主要作用于肠肌层神经丛运动神经原的 5-羟色胺受体,增加乙酰胆碱释放,从而诱导和加强了胃肠道生理运动。常用剂量为每次 0.1～0.2 mg/kg,3 次/d 口服。需注意如使用甲氧氯普胺、红霉素等治疗胃食管反流病时,需要考虑这些药物潜在的不良反应。

4) 外科治疗

对于 PPI 治疗有效但需要长期服药的患者,抗反流手术是另一种选择。最常见的抗反流手术术式是腹腔镜胃底折叠术。具有下列指征可考虑外科手术:

(1) 内科治疗 8～12 周无效,有严重并发症(消化道出血、营养不良、生长发育迟缓)。

(2) 严重食管炎伴溃疡、狭窄或发现有食管裂孔疝者。

(3) 有严重的呼吸道并发症,如呼吸道梗阻、反复发作吸入性肺炎或窒息、伴支气管肺发育不良者。

(4) 合并严重神经系统疾病。

五、要点和讨论

胃食管反流(gastroesophageal reflux,GER)是指胃内容物反流到食管,甚至到咽部,GER 分为生理性和病理性两种。当反流频繁发作或持续发生时,即考虑为病理性 GER。如引起食管炎,称为胃食管反流病(gastroesophageal reflux disease,GERD),各种年龄阶段都可能会发生胃食管反流病。其诊疗经过通常包括以下环节:

(1) 由于胃食管反流的典型症状如:胸骨后烧灼痛、腹痛、反酸、嗳气、反胃等仅年长儿童可以表述,因此凡临床发现不明原因反复呕吐、咽下困难、反复发作的慢性呼吸道感染、难治性哮喘、生长发育迟缓、营养不良、贫血、反复出现窒息、呼吸暂停等症状时都应考虑到 GER 的可能。

(2) 当食管炎症严重,发生糜烂或溃疡时,可出现呕血或黑便症状。食管外症状包括生长障碍、吸入综合征和精神症状。如出现连续性体后弓,或者 Sandifer 综合征特点的婴儿和儿童(即表现类似斜颈样的一种特殊"公鸡头样"的姿势),同时伴有胃食管反流的相关症状和体征需进行检查,需选择必要的辅助检查以明确诊断。

（3）24 小时 pH 检测是目前最可靠灵敏的诊断方法。特别适用于一些症状不典型的患者，或用于查找一些症状如咳嗽、哽噎、喘鸣、呼吸暂停的原因。胃镜检查是诊断反流性食管炎最主要、最适宜的方法，不仅可以直接观察到食管黏膜损伤情况，而且结合病理学检查，可确定是否存在食管炎及黏膜炎症的程度。

（4）对于有典型胃食管反流症状的患儿，可以考虑给予 4 周的 PPI 治疗试用。在第 4 周时，对 PPI 或 H_2 抗组胺治疗的反应进行评估，如果有症状没有缓解或者停药后复发的需考虑内镜及其他相关检查。

（5）除药物治疗外，喂养护理、饮食调整等都是治疗胃食管反流病的有效手段。

六、思考题

1. 胃食管反流和胃食管反流病的区别是什么？
2. 胃食管反流病患者有何消化道外症状？
3. 如何诊断和治疗胃食管反流病？

七、推荐阅读文献

［1］ NICE guideline. Gastro-oesophageal reflux disease：recognition，diagnosis and management in children and young people. Published：14 January 2015. nice. org. uk/guidance/ng1.

［2］ Philip O，Lauren B，Marcelo F. Guidelines for the diagnosis and management of gastroesophageal refl ux disease ［J］. Am J Gastroenterol，2013，108：308 - 328.

［3］ 中华医学会消化病学分会.2014 年中国胃食管反流病专家共识意见. 中华消化杂志［J］. 2014，34(10)：649 - 661.

（许春娣）

案例 55

消化性溃疡

一、病历资料

1. 病史采集

患儿,男,10 岁,因"腹痛 2 周加重 3 天伴黑便头晕"就诊。2 周前患儿无明显诱因下出现阵发性腹痛,位于脐周和中上腹,进食后明显,为隐痛,持续 5～10 min 自行缓解。无呕吐,无发热,无腹泻,无黑便。近 3 天患儿腹痛加重呈持续性,伴头晕乏力,大便 1 天 1 次,柏油样便,遂来院就诊,查血常规示 WBC 6.98×10^9/L, Hb 68.2 g/L, PLT 313×10^9/L, N 51.9%,大便常规隐血阳性。急诊行胃镜检查示十二指肠球部溃疡(A1 期),胃窦炎(结节型),Hp:胃窦(+++),胃体(+++)。门诊拟"上消化道出血,十二指肠球部溃疡,胃窦炎结节型,幽门螺杆菌感染,中度贫血"收住入院。发病以来患儿纳呆,体重无明显减轻。发病前无非甾体类消炎药等特殊药物使用史,既往无类似发作。

患儿为 G1P1,孕 38 周顺产。BW 3 050 g。否认孕期感染或服药史,否认围产期窒息缺氧病史。其父有胃溃疡史,Hp 感染。

2. 体格检查

T 36.5℃, P 100 次/min, R 20 次/min, BP 90 mmHg/60 mmHg,神志清,面色苍白,反应一般,心音有力,HR 100 次/min,律齐,两肺呼吸音清,未及罗音。腹软,中上腹压痛,麦氏点阴性,肝脾肋下未及,无嵌疝,双下肢无出血点,四肢暖。

3. 实验室检查

(1) 血常规:WBC 6.98×10^9/L, Hb 68.2 g/L, PLT 313×10^9/L, N 51.9%。

(2) 大便常规:未见红白细胞,隐血阳性。

(3) 胃镜(见图 55 - 1):胃窦黏膜呈结节样改变,十二指肠球部大弯侧见一溃疡直径约 0.5 cm × 0.8 cm,底凹陷表面白苔覆盖,周围黏膜充血水肿伴出血和霜斑样溃疡,进入降部未见异常。提示:十二指肠球部溃疡(A1 期),胃窦炎(结节型)。Hp:胃窦(+++),胃体(+++)。

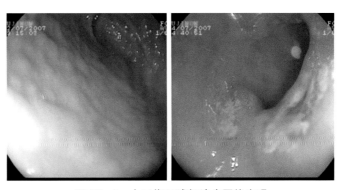

图 55 - 1 十二指肠球部溃疡胃镜表现

二、诊治经过

初步诊断:上消化道出血,十二指肠球部溃疡,胃窦炎结节型,幽门螺杆菌感染,中度贫血。

治疗经过:给予禁食,洛赛克、阿莫西林、克拉霉素根除Hp,输血补液支持治疗。消化道出血停止后逐步开放饮食。患儿腹部不适缓解,大便转黄,复查大便隐血阴性,血 Hb 92 g/L,予以出院。

出院后用药:洛赛克、阿莫西林、克拉霉素。1周后消化专科门诊随访。

三、病例分析

1. 病史特点

(1) 患儿,男,10岁,腹痛2周加重3天伴黑便头晕。

(2) 其父有胃溃疡史,Hp感染。

(3) 体格检查:神志清,反应一般,面色苍白,心音有力,HR 100 次/min,律齐,两肺呼吸音清,未及罗音。腹软,中上腹压痛,麦氏点阴性,肝脾肋下未及,无嵌疝,双下肢无出血点,四肢暖。

(4) 实验室检查:

血常规:WBC 6.98×10^9/L, Hb 68.2 g/L, PLT 313×10^9/L, N 51.9%。

大便常规:未见红白细胞,隐血阳性。

胃镜:十二指肠球部溃疡(A1期),胃窦炎(结节型)。

Hp:胃窦(+++),胃体(+++)。

2. 诊断与诊断依据

(1) 上消化道出血:患儿有柏油样便伴头晕,大便常规隐血阳性,血 Hb 68.2 g/L,结合胃镜提示十二指肠球部溃疡(A_1期),可诊断为上消化道出血。

(2) 十二指肠球部溃疡,胃窦炎结节型,Hp感染:患儿有腹痛柏油样便,腹部不适位于中上腹,胃镜见胃窦黏膜呈结节样改变,十二指肠球部大弯侧见一溃疡直径约 0.5 cm × 0.8 cm,底凹陷表面白苔覆盖,周围黏膜充血水肿伴出血和霜斑样溃疡,进入降部未见异常。提示:十二指肠球部溃疡(A_1期),胃窦炎(结节型)。Hp:胃窦(+++),胃体(+++)。故十二指肠球部溃疡,胃窦炎结节型,Hp感染诊断可成立。患儿父亲有Hp感染史,患儿Hp感染考虑家庭成员互相传染所致。

(3) 中度贫血:患儿大便呈柏油样,血 Hb 68.2 g/L低于 90 g/L,可诊断为中度贫血。患儿胃镜提示十二指肠球部溃疡 A_1 期,考虑贫血为上消化道出血所致失血性贫血。

3. 鉴别诊断

在诊断过程中,以腹痛黑便等症状为线索,该患儿应注意排除下列疾病:

(1) 食管胃底静脉曲张:表现为黑便呕血,有肝硬化伴门脉高压病史,查体肝脾肿大,胃镜可见曲张的静脉。

(2) 过敏性紫癜(腹型):表现为腹痛伴双下肢出血点,部分患儿可有关节肿痛。典型者胃镜可见十二指肠降部黏膜散在出血点、糜烂或溃疡,免疫荧光可见局部黏膜IgA沉淀。

(3) 梅克尔憩室:有腹痛黑便表现,^{99m}Tc腹部放射性核素扫描同位见异常放射性浓集区,部分患儿需剖腹探查手术和病理诊断。

在该疾病的诊断过程中应掌握消化道出血的诊断与鉴别诊断。诊断消化道出血前应先排除鼻出血和呼吸道疾病所致的咯血。一般呕血黑便多考虑上消化道出血,如食管胃底静脉曲张、胃十二指肠球部溃疡等;鲜血便一般考虑下消化道出血,如肠息肉、肠血管瘤、肠重复畸形、炎症性肠病、梅克尔憩室、肛裂、痔疮等。此外还需考虑全身性疾病导致的消化道出血如出凝血障碍性疾病(血小板减少性紫癜、血友病、再生障碍性贫血、白血病等)、感染性疾病(败血症、伤寒等)、血管性疾病(过敏性紫癜)等。

四、处理方案及基本原则

1. 一般处理

培养良好的饮食习惯,避免刺激性食物,分餐避免 Hp 传染。注意休息,避免紧张。如有出血时应积极监护治疗,以防失血性休克。禁食,同时补充足够的血容量。如失血严重时应及时输血。

2. 药物治疗

(1) 抑制胃酸分泌:①H_2 受体拮抗剂:西咪替丁,每日 $10\sim15$ mg/kg,饭前 $10\sim30$ min 口服,或每日分 $1\sim2$ 次静脉滴注。②质子泵抑制剂(PPI):奥美拉唑,每日 $0.6\sim0.8$ mg/kg,清晨顿服。③中和胃酸的抗酸剂:如碳酸钙、氢氧化铝、氢氧化镁等。

(2) 胃黏膜保护剂:①硫糖铝:每日 $10\sim25$ mg/kg。②胶体次枸橼酸铋剂:每日 $6\sim8$ mg/kg,一般疗程 $4\sim6$ 周,本药有导致神经系统不可逆损害和急性肾功能衰竭等不良反应,应避免大剂量和长期使用。

(3) 抗 Hp 治疗:常用的抗生素有阿莫西林 50 mg/(kg·d),分 2 次(最大剂量 1 g, bid);甲硝唑 20 mg/(kg·d),分 2 次(最大剂量 0.5 g, bid);克拉霉素 $15\sim20$ mg/(kg·d),分 2 次(最大剂量 0.5, bid)。一线方案(首选方案):适用于克拉霉素耐药率较低(<20%)地区方案是,PPI＋克拉霉素＋阿莫西林,疗程 10 天或 14 天;若青霉素过敏,则换用甲硝唑。克拉霉素耐药率较高(>20%)的地区,含铋剂的三联疗法(阿莫西林＋甲硝唑＋胶体次枸橼酸铋剂)、含铋剂的四联疗法(PPI＋阿莫西林＋甲硝唑＋胶体次枸橼酸铋剂)以及和序贯疗法(前 5 天 PPI＋阿莫西林,后 5 天 PPI ＋克拉霉素＋甲硝唑)可作为一线疗法。

3. 手术治疗

(1) 急性穿孔。

(2) 难以控制的出血,出血量大,48 h 内失血量超过血容量的 30%。

(3) 瘢痕性幽门梗阻经胃肠减压等保守治疗 72 h 仍无改善。

五、要点和讨论

十二指肠球部溃疡是上消化道出血的常见病因,十二指肠球部溃疡的诊疗经过通常包括以下环节:

(1) 详细询问患儿腹部不适发作的性质、频率,有无伴随呕吐、黑便。发病前有无非甾体类药物或腐蚀性物体摄入。有消化道出血患者应注意出血量,出血速度,以防失血性休克。

(2) 查体时重点关注腹部体征,有无右下腹压痛,双下肢出血点。消化道出血者应评估循环和贫血的情况。

(3) 及时血常规、大便常规和胃镜检查。

(4) 根据病情评估,决定选择治疗方案,包括抑制胃酸治疗,抗 Hp 治疗。

(5) 患者的随访,Hp 治疗结束后 4 周应行^{13}C 尿素呼气试验明确 Hp 有无根除,避免溃疡复发。

六、思考题

1. 如何进行上下消化道出血的鉴别诊断?

2. 如何评价有无失血性休克?

3. Hp 的治疗方案新进展有哪些?

七、推荐阅读文献

［1］Owensby S，Taylor K，Wilkins T. Diagnosis and management of upper gastrointestinal bleeding in children ［J］. J Am Board Fam Med，2015，28（1）：134 - 145.

［2］Koletzko S，Jones NL，Goodman KJ，et al. Evidence-based guidelines from ESPGHAN and NASPGHAN for Helicobacter pylori infection in children ［J］. J Pediatr Gastroenterol Nutr，2011，53（2）：230 - 243.

（周　颖　黄　瑛）

一、病历资料

1. 病史采集

患儿,男,8 岁。因"发热 10 d,咳嗽 8 d,活动后气促 2 d"入院。患儿入院前 10 d 开始出现发热,体温波动于 38～40℃,7 d 前咳嗽,呈刺激性干咳。病程第 3 天外院查血常规:WBC 8.9×10^9/L,RBC 3.78×10^{12}/L,Hb 112 g/L,PLT 230×10^9/L,N 78%,LY 17%;胸部 X 线片:肺部感染。诊断"支气管肺炎",给予头孢呋辛及炎琥宁抗感染治疗 5 d,症状无好转。再次复查血常规:WBC 16.26×10^9/L,RBC 3.88×10^{12}/L,Hb 108 g/L,PLT 254×10^9/L,N 84%,LY 13%。肺部 CT 检查:双上肺炎散在结节状密度增高影,右肺中叶及双下肺叶炎症,双侧肺少量胸腔积液;胸腔积液常规:黄色,李凡他试验阳性,细胞总数 7.53×10^9/L,WBC 6.35×10^9/L,见大量脓细胞,未见异型细胞。诊断"支气管肺炎并胸腔积液、败血症",改用头孢曲松联合阿奇霉素抗感染治 2 d,体温无下降,且开始出现活动后气促,遂转诊入院治疗。起病以来,患儿精神和食纳好,大小便正常。既往史:既往身体健康。家族史:无特殊。

2. 体格检查

入院体检:T 37℃,P 102 次/min,R 36 次/min,BP 100 mmHg/70 mmHg,Wt 30 kg,SatO$_2$% 90%,神志清楚,精神反应可,全身皮肤黏膜未见皮疹,浅表淋巴结不大。无鼻翼煽动,口唇无发绀,气管居中,喜坐位,呼吸偏深,可见轻度吸气性肋下凹,双肺呼吸运动对称,右下肺触觉语颤减低,叩诊呈浊音,听诊双下肺呼吸音偏低,可及中粗湿性啰音少许。心脏检查未见异常。腹隆软,肝、脾肋下未扪及。脊柱形态正常。四肢肌力、肌张力正常,神经系统检查无异常阳性体征。

3. 实验室检查

(1) 血检

血常规:WBC 16.2×10^9/L,RBC 2.60×10^{12}/L,Hb 115 g/L,PLT 265×10^9/L,N 82%,LY 17%。

尿、大便常规正常;血生化:血清电解质、二氧化碳结合力、阴离子间隙均正常。

肝功能:ALT 64 IU/L,AST 53 IU/L,TP 53.2 g/L,ALB 40.1. g/L。

血气分析正常;红细胞沉降率(血沉)75 mm/h;CRP 72 mg/L。

免疫球蛋白组套:IgM 2.24(g/L),IgE 57.65(IU/mL),IgA 0.77(g/L),IgG 9.36(g/L)。

血清支原体抗体:IgM 1:160。血培养:(一)。

(2) 胸腔 B 超检查:右侧肩胛线第 7 肋以下胸腔内探及前后径 10～12 mm 液暗区,左侧肩胛线第 7 肋以下胸腔内探及前后径 5～10 mm 液暗区,内透声可。

（3）心电图检查：窦性节律。

（4）X 线胸片检查，如图 56-1 所示。

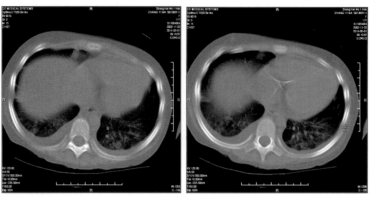

图 56-1　X 线胸片检查结果

二、诊治经过

（1）初步诊断：重症肺炎支原体肺炎。

（2）治疗经过：患儿继续予阿奇霉素和头孢曲松抗感染 5 d，甲泼尼龙（甲基强的松龙）治疗 3 d，雾化、翻身拍背等对症治疗。住院第 3 天患儿体温逐渐下降至正常，复查 C-反应蛋白正常，胸部 X 线检查：左侧胸腔积液吸收，左肺膨胀完全。住院 1 周出院。

出院后用药：口服阿奇霉素，盐酸氨溴索（沐舒坦）。1 周后门诊复诊随访。

三、病例分析

1. 病史特点

（1）患儿，男，8 岁，发热 10 d，咳嗽 8 d，活动后气促 2 d。

（2）体格检查：精神反应可，无鼻翼煽动，口唇无发绀，喜坐位，R 36 次/min，可见轻度吸气性肋下凹，右下肺触觉语颤减低，叩诊呈浊音，听诊双下肺呼吸音偏低，双肺中粗湿性啰音少许。心脏检查未见异常。腹隆软，肝、脾肋下未扪及，神经系统检查无异常阳性体征。

（3）实验室检查：血常规：WBC $16.2×10^9$/L，N 82%，LY 17%；红细胞沉降率（血沉，ESR）75 mm/h；CRP 72 mg/L；肝功能：ALT 64 IU/L，AST 53 IU/L；血清支原体抗体 IgM 1:160；PPD 皮试（－）；胸部 CT 检查（－）。胸水常规：黄色，李凡他试验阳性，细胞总数 $7.53×10^9$/L，WBC $6.35×10^9$/L，见大量脓细胞，未见异型细胞。

2. 诊断与诊断依据

诊断：重症肺炎支原体肺炎（severe mycoplasma pneumoniae pneumonia，SMPP）。

诊断依据：患儿表现为急性呼吸道感染症状，持续发热 10 d 伴咳嗽，并出现活动后气促。体格检查：喜坐位，呼吸偏快达 36 次/min，右下肺触觉语颤减低，叩诊呈浊音，听诊双肺未闻及干湿性啰音；胸片 CT 扫描显示：双肺炎症伴双下肺少量胸腔积液。结合临床表现，体征及胸片检查临床肺炎明确。

患儿临床表现为典型的社区获得性肺炎（community acquired pneumonia，CAP）。根据年龄能很好地预示儿童 CAP 可能病原。在年幼儿，约 50% CAP 由病毒引起；在年长儿常由细菌、肺炎支原体感染所致。该患儿为学龄期儿童，根据实验室炎症指标：白细胞总数及中性粒细胞百分数、ESR、C 反应蛋白明显升高;胸腔积液检测提示炎症感染;病原学检测为支原体 IgM 1∶160;符合支原体肺炎病原学诊断。

患儿为学龄期儿童,符合肺炎支原体肺炎的好发年龄,在起病初即使用常规抗感染治疗无效,病情仍进展,双肺野见广泛性炎症性改变伴少量胸腔积液,且出现活动后气促,静息状态下呼吸频率>30次/min,血生化指标提示存在轻度肝功能受损,符合诊断重症肺炎支原体肺炎。

3. 鉴别诊断

(1) 急性支气管炎:以咳喘为主,可伴有发热或无热,肺部听诊呼吸音粗糙或不固定干湿啰音,不易与肺炎区别,应按肺炎处理。

(2) 肺结核:有发热,咳嗽等症状,应结合结核病接触史,结核中毒症状,结核菌素试验,X 线胸片检查等予以鉴别。

(3) 支气管异物:吸入引起支气管部分或完全阻塞而导致肺气肿或肺不张,容易继发感染,引起肺感染。早期常无发热,可根据异物吸入史、突发呛咳及影像学检查予以鉴别,必要时须行纤维支气管镜检查。

四、处理方案及基本原则

(1) 一般处理:保持室内空气新鲜,并保持适当的室温(18℃~20℃)及相对湿度(60%左右)。保持呼吸道通畅,半卧位,利于排痰。供给充足水分,宜给热量丰富、含有较多维生素并易于消化吸收的食物,少量多餐。

(2) 病因治疗:考虑细菌感染或肺炎支原体(MP)感染,联合使用阿奇霉素＋头孢曲松治疗 5~7 d,病情稳定后维持期治疗选用阿奇霉素继续抗炎治疗,总疗程 3~4 周。

(3) 糖皮质激素治疗:患儿短期内有大量胸腔积液,肺炎高热持续不退伴过强炎性反应,可考虑短期激素治疗。选用甲泼尼龙(甲基强的松龙)1~2 mg/(kg·d)。

(4) 对症及支持疗法:患儿无明显缺氧症状尚无须氧疗;根据进食情况酌情补液支持,保证足够液体量的摄入,以免痰液黏稠;口服或静脉应用祛痰药,或雾化吸入药物促进排痰。

五、要点和讨论

社区获得性肺炎(CAP)是儿童期尤其是婴幼儿常见感染性疾病,是儿童住院的最常见原因。肺炎的诊治主要通过以下几个环节:

(1) 详细询问患儿出现发热、咳嗽、喘鸣、呼吸增快、呼吸困难等症状的时间、程度、持续时间或发生次数等。

(2) 体格检查时所有临床征象中,呼吸增快对诊断肺炎的患儿有较高的敏感度与特异性;呼吸频率越快越易出现低氧血症;呼吸困难对肺炎的提示意义比呼吸增快更大;胸壁吸气性凹陷不仅提示肺炎,还提示病情严重。严重度的评估最主要的指征为有否低氧血症,及肺内、肺外并发症。

(3) 对于初始抗菌药物治疗失败,需要判断是否存在肺炎并发症或病情加重的患儿应及时做胸片检查,必要时进行胸部 CT 等检查,以全面评估病情。

(4) 对于肺炎住院患儿需积极寻找病原体,常规进行血培养;痰涂片染色与细菌培养;拟诊病毒性CAP 应常规检测流感病毒和其他常见呼吸道病毒;临床怀疑 MP 感染者应进行 MP 检测;有胸腔积液者应尽可能进行胸腔积液涂片染色与细菌培养;非特异性的炎症指标难以区分细菌及非细菌病原,需结合临床病史及其他微生物学检查进行综合判断。对于病情较重的患儿应监测动脉血氧饱和度或行血气分析、肝肾功能和电解质检测。

(5) 根据病情评估及病原体,决定选择治疗方案,包括氧疗、液体疗法、糖皮质激素和抗菌药物的使用。

(6) 患者的随访和管理。

六、思考题

1. 儿童重症肺炎的诊断标准是什么?

2. 如何诊断难治性支原体肺炎?

3. CAP 抗菌药物的选择方案及疗效、疗程评估有哪些?

七、推荐阅读文献

[1] 中华医学会儿科学分会呼吸学组. 儿童社区获得性肺炎管理指南(2013 修订)(上)[J]. 中华儿科杂志:2013,51(10):745 - 752.

[2] 中华医学会儿科分会呼吸学组. 儿童社区获得性肺炎管理指南(2013 修订)(下)[J]. 中华儿科杂志:2013,51(11):856 - 862.

[3] 胡亚美. 诸福棠实用儿科学[M]. 7 版. 北京:人民卫生出版社,2002:1174 - 1216.

(李　臻　洪建国)

一、病历资料

1. 病史采集

患儿,男,3 岁 5 个月,因"咳嗽 1 d,呼吸困难 2 h"就诊。患儿入院前 1 d 受凉后出现咳嗽,为阵发性干咳,犬吠样咳,伴有声音嘶哑,入院前 2 h 出现呼吸困难,表现为吸气费力,伴喉鸣,无发热,无吐泻,否认异物吸入。

患儿平素体健,否认反复咳嗽、气喘等呼吸道疾病史,否认外伤手术史。患儿为 G_1P_1,足月顺产,BW 3 100 g。否认出生后窒息抢救史。否认急慢性家族病史或其他遗传病史。

2. 体格检查

T 36.8℃,P 140 次/min,R 30 次/min,BP 90 mmHg/60 mmHg,Wt 16 kg,神志清,精神软,口周发绀,咽部充血。吸凹征(+),肺部听诊闻及两肺吸气相喉传导音。心脏听诊心音尚有力,未闻及杂音。腹部平软,肝脾肋下未触及。双下肢无水肿。

3. 实验室检查

(1) 经皮测血氧饱和度:94%。

(2) 血常规:WBC 5.2×10^9/L,N 30%,LY 65%,Hb 110 g/L,PLT 190×10^9/L。

二、诊治经过

(1) 初步诊断:急性喉炎,喉梗阻(Ⅱ度)。

(2) 治疗经过:给予半卧位、吸氧。开放静脉给予甲泼尼龙静脉滴注,多次布地奈德悬液雾化吸入,密切观察病情,呼吸困难有所改善,收治入院,继予上述治疗,于入院后第 5 天患儿犬吠样咳嗽及喉鸣消失,声音宏亮,予出院。

三、病例分析

1. 病史特点

(1) 患儿,男,3 岁 5 个月,咳嗽 1 d,呼吸困难 2 h。

(2) 咳嗽呈犬吠样,伴声嘶、喉鸣,吸气性呼吸困难。

(3) 体格检查:口周略发绀,咽部充血,吸凹征(+),肺部听诊闻及两肺吸气相喉传导音。

（4）实验室检查：经皮测血氧饱和度 94%。

2. 诊断与诊断依据

（1）急性喉炎：患儿主要表现为犬吠样咳嗽，伴声嘶和吸气性喉鸣，最符合急性喉炎的临床特点。

（2）喉梗阻（Ⅱ度）：该患儿于安静时也出现喉鸣和吸气性呼气困难，肺部听诊可闻及喉传导音，心率加快，符合喉梗阻Ⅱ度。

3. 鉴别诊断

在诊断过程中，以犬吠样咳嗽、吸气性呼吸困难等症状为线索，该患儿应注意排除下列疾病。

（1）咽白喉：该病起病较缓，全身症状较明显，咽喉部检查可见灰白色不易拭落的假膜。分泌物涂片检查或细菌培养可找到白喉杆菌。

（2）呼吸道异物：该病为突然起病，常有典型的异物吸入史。以阵发性剧烈的呛咳及呼吸困难为主要症状。胸部 X 线检查可见由异物阻塞引起的纵隔摆动、肺不张或肺气肿。

（3）喉先天性畸形：严重患儿多在生后不久死亡，轻型患儿症状多样，可表现为持续性喉喘鸣，声音嘶哑，出生后哭声细弱，进食呛咳等。往往出生后发病，喉镜检查可以协助诊断。

四、处理方案及基本原则

（1）一般治疗：保持呼吸道通畅，防止缺氧加重，缺氧者给予吸氧。

（2）控制感染：病毒感染者可予利巴韦林抗病毒，剂量为 10～15 mg/(kg·d)，分 2 次静滴。如考虑细菌感染，给予抗菌药物，可选择大环内酯类，如阿奇霉素，剂量为 10 mg/(kg·d)，或头孢菌素类治疗。

（3）糖皮质激素：有抗炎和抑制变态反应等作用，能及时减轻喉头，缓解喉梗阻。病情轻者可口服泼尼松 1 mg/(kg·次)，每天 3 次口服。Ⅱ度以上喉梗阻患儿应给予静脉滴注地塞米松 0.1～0.3 mg/(kg·次)、氢化可的松 5～10 mg/(kg·次)或甲泼尼龙 1～2 mg/(kg·次)。吸入型糖皮质激素雾化治疗能显著减轻喉部水肿和炎症，有助于缓解病情。常用的药物如布地奈德悬液，初始剂量为 1～2 mg，此后可每 12 h 雾化吸入 1 mg。也有研究用 2 mg/次，每 12 小时一次，最多用 4 次。

（4）对症治疗：烦躁不安者要及时镇静；痰多者可选用祛痰剂；不宜使用氯丙嗪和吗啡。

（5）气管切开：经上述处理仍有严重缺氧征象或有Ⅲ度以上喉梗阻者，应及时行气管切开术。

五、要点和讨论

急性喉炎是指喉部黏膜的急性弥漫性炎症，常常有典型的症状和体征，诊断并不困难，需要注意以下几个要点：

（1）患儿常以咳嗽症状就诊，要详细询问是否为犬吠样咳，有无声嘶、喉鸣或活动后喉鸣，以免漏诊。

（2）查体重点是患儿有无吸气性呼吸困难，有无烦躁不安、口唇及指（趾）发绀、心率增快等缺氧表现，肺部听诊喉传导音，判断疾病严重程度。

（3）根据临床表现判断患儿是否存在喉梗阻，并根据吸气性呼吸困难的轻重进行分度。Ⅰ度：患儿仅于活动后出现吸气性喉鸣和呼吸困难，肺部听诊呼吸音及心率无改变；Ⅱ度：于安静时也出现喉鸣和吸气性呼吸困难，肺部听诊可闻及喉传导音或管状呼吸音，心率加快；Ⅲ度：除上述喉梗阻症状外，患儿因缺氧而出现烦躁不安、口唇及指（趾）发绀、双眼圆睁、惊恐万状、头面部出汗，肺部呼吸音明显降低，心率快，心音低钝；Ⅳ度：患儿渐显衰竭、昏睡状态，由于无力呼吸，三凹征可不明显，面色苍白发灰，肺部听诊呼吸音几乎消失，仅有气管传导音，心律不齐，心音钝、弱。

（4）及时血氧饱和度、血常规、必要时行 X 线胸片等重要的辅助检查，以全面评估病情。

（5）根据病情评估及喉梗阻分度，决定选择治疗方案，包括内科治疗及气管切开术。

六、思考题

1. 怎样进行急性喉梗阻分度？

2. 急性喉梗阻患儿是否绝对禁忌气管插管？

3. 急性喉炎的治疗措施有哪些？

七、推荐阅读文献

［1］胡亚美，江载芳. 诸福棠实用儿科学.［M］. 7 版. 北京：人民卫生出版社，2002：1162－1163.

［2］申昆玲，邓力，李云珠，等. 糖皮质激素雾化吸入疗法在儿科应用的专家共识（2014 年修订版）［J］. 临床儿科杂志，32(6)：504－511.

［3］Johnson D. Croup［J］. BMJ Clin Evid（Online），2014：0321.

（赵　瑜　曹兰芳）

案例 58

急性支气管炎

一、病历资料

1. 病史采集

患儿,男,3岁10个月,因"发热、咳嗽4天"就诊。患儿于4 d前受凉后出现发热,呈不规则热型,波动于38℃~39.5℃之间,予退热治疗后热退,后又复升,热时有畏寒,无寒战,无抽搐。咳嗽初为单声咳,性质不剧,逐渐加剧为阵发性连声咳,伴痰声,咳非空空样,无气喘,无青紫,咳毕无鸡鸣样回声,自予止咳、退热等治疗,患儿症状渐加重。患儿病程中无流涕,胃纳可,大小便正常。否认异物吸入史。

患儿为G1P1,孕39周自然分娩。BW 3 650 g。否认孕期感染或服药史,否认围产期窒息缺氧病史。否认家族性或其他遗传病史。

2. 体格检查

T 37℃,P 116次/min,R 22次/min,BP 80 mmHg/60 mmHg,Wt 15 kg,Ht 102 cm。神志清,精神反应可,全身浅表淋巴结无肿大,咽红,双扁桃体Ⅱ度肿大,未见渗出,颈软,未见吸凹,双肺呼吸音粗,可闻及干啰音,心音有力,律齐,腹部平软,肝脏脾肋下未触及,四肢活动自如,神经系统未见阳性体征。

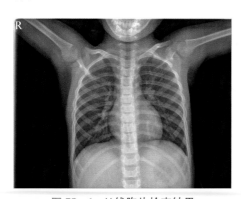

图 58-1　X线胸片检查结果

3. 实验室检查

(1) 血常规:WBC 13.6×10⁹/L,N 68%,Hb 126 g/l,BPC 226×10⁹/L,CRP 38 mg/L。

(2) 痰病毒:副流感Ⅲ型病毒(+),余(-)。

(3) 痰培养:流感嗜血杆菌(+++)。

(4) X线胸片检查:两肺纹理增多(见图58-1)。

二、诊治经过

(1) 初步诊断:急性支气管炎。

(2) 治疗经过:入院后给予头孢呋辛钠[(50~100)mg/(kg·d)]抗感染治疗,愈酚甲麻那敏糖浆止咳化痰治疗,布洛芬退热等对症支持治疗。患儿热退,咳嗽好转,于入院后5 d出院。

(3) 出院后用药:头孢克洛,愈酚甲麻那敏糖浆。1周后呼吸专科门诊随访。

三、病例分析

1. 病史特点

1）患儿,男,3 岁 10 个月,发热、咳嗽 4 d。

2）体格检查:咽红,双扁桃体Ⅱ度肿大,颈软,未见吸凹,双肺呼吸音粗,可闻及干啰音。

3）实验室检查

(1) 血常规:WBC 13.6×10⁹/L, N 68％, Hb 126 g/l, BPC 226×10⁹/L, CRP 38 mg/L。

(2) 痰病毒:副流感Ⅲ型病毒(＋),余(－)。

(3) 痰培养:流感嗜血杆菌 3＋。

(4) X 线胸片检查:两肺纹理增多。

2. 诊断与诊断依据

急性支气管炎:患儿主要表现为发热、咳嗽等呼吸道感染症状,肺部可闻及干啰音,故提示存在下呼吸道感染,由于未闻及固定的湿啰音,故考虑为支气管炎的诊断。

由于患儿外周血象白细胞计数增高,以中性粒细胞增加为主,C-反应蛋白增高,故考虑存在细菌感染,需使用抗生素。

胸部 X 线片检查提示两肺纹理增多,为诊断提供了依据。

3. 鉴别诊断

在诊断过程中,该患儿应注意排除下列疾病。

(1) 急性喉炎:此病也可以发热咳嗽等症状为首发表现,通常伴有声嘶,咳嗽呈空空样或犬吠样,起病急剧,合并喉梗阻时可出现吸气性呼吸困难的相关症状。

(2) 支气管肺炎:此病也可以发热咳嗽等症状为首发表现,可继发于支气管炎,临床上可出现气促、呼吸费力等辅助呼吸肌运动的表现。肺部可及固定的湿啰音。合并缺氧时可出现发绀。

(3) 支气管异物:此病一般以刺激性干咳为主要表现,有异物吸入的病史(但临床上常常不能获得),胸部 X 线可见阻塞性气肿;胸透可见纵隔摆动。

(4) 其他呼吸道感染性疾病:如百日咳、麻疹并发肺炎等,这些疾病都有呼吸道感染的症状,但同时又有其自身的特点,需仔细加以鉴别。

四、处理方案及基本原则

(1) 一般处理:应保证患儿休息,给予营养丰富、易于消化的食品。摄入足量的水分,使用物理降温或药物(布洛芬或对乙酰氨基酚)退热。

(2) 抗感染治疗:考虑细菌感染的患儿需使用抗生素治疗,可选用青霉素或头孢类抗生素。病毒感染者可使用利巴韦林或阿昔洛韦,也可用中药。如考虑支原体感染,应使用大环内酯类抗生素。

(3) 对症治疗:咳嗽较剧时酌情使用止咳化痰药,2 岁以下不推荐使用镇咳药,痰黏不易咳出的患儿可加用雾化治疗。

五、要点和讨论

急性支气管炎是病毒或细菌等病原体感染所致的支气管黏膜炎症。是婴幼儿时期的常见病、多发病,往往继发于上呼吸道感染之后,也常为肺炎的早期表现,故与支气管肺炎无明确界限。

引起本病的病毒有腺病毒、流感病毒、呼吸道合胞病毒、副流感病毒；细菌有流感嗜血杆菌、肺炎链球菌、链球菌、葡萄球菌等。吸入冷空气、变应原（包括花粉、有机粉尘等）、刺激性气体或烟雾（如二氧化硫、氯气、臭氧等）等均可以引起气管-支气管黏膜的急性炎症。故需注意以下几点：

(1) 详细询问患儿病史及相关症状，有助于早期判断大致的病原。

(2) 仔细体检，有助于确立诊断。

(3) 必要时可行 X 线胸片及病原学检查以全面评估病情。

(4) 根据病情评估，决定选择治疗方案。

六、思考题

1. 如何区分上下呼吸道感染？

2. 就急性支气管炎而言，如何早期选用合适的治疗？

七、推荐阅读文献

[1] 胡亚美、江载芳.诸福棠实用儿科学[M].7 版.北京：人民卫生出版社，2015：1171 – 1172.

[2] 桂永浩、薛辛东.儿科学[M].3 版.北京：人民卫生出版社，2015：213.

（陆　敏　吴蓓蓉）

毛细支气管炎

一、病历资料

1. 病史采集

患儿，男，10月，因"咳嗽5d伴喘息2d"入院。患儿5d前因接触"感冒"家长，出现流涕、鼻塞、咳嗽。流涕、鼻塞好转，咳嗽逐渐加重，伴有痰鸣。2d前，咳嗽时伴有喘息，以活动及清晨咳嗽阵发性加剧时更为明显。病初2d有发热，38℃左右，未予以处理，自行退热。病程中无明显呕吐、腹痛、腹泻，无明显气促、呼吸困难，无尿时哭吵，无惊厥等。精神、胃纳可，睡眠欠佳。曾予以口服抗生素、止咳治疗，疗效不佳。

患儿为G_1P_1，孕40周自然分娩。BW 3 250 g。出生Apgar评分10分。否认母亲孕期感染或服药史，及围产期窒息缺氧病史。否认家族传染病和遗传病史。生后母乳喂养，2月开始面部有湿疹，局部用药已明显好转。6月能坐，9月萌牙2颗。

2. 体格检查

T 37.6℃，P 140次/min，R 40次/min，BP 78 mmHg/46 mmHg，Wt 9.0 kg。神清，精神可，巩膜无黄染，皮肤无瘀点、瘀斑，前囟1.5 cm×1.5 cm，平，颈部软。气管居中，无明显鼻翼煽动、吸凹征、口唇发绀。HR 140次/min，律齐。两肺音粗，可及痰鸣音和哮鸣音。腹部平软，肝脏肋下1.5 cm，质地软，脾未及。双下肢无水肿。SaO_2 94%。

3. 实验室检查

（1）血常规检查：Hb 118 g/L，WBC $6.8×10^9$/L，N 45.1%，LY 48.1%，PLT $167×10^9$/L，CRP 10 mg/L。

（2）病原学检查：呼吸道合胞病毒（＋），呼吸道流感、副流感、腺病毒、军团菌等均为阴性；MP-IgM（－）、MP-IgG（－），CP-IgM（－）；RSV（＋）；呼吸道分泌物细菌培养（－）。

（3）胸部X线检查：两肺纹理增多、紊乱，内中带见少许点片状影，左下肺轻度气肿改变（见图59-1）。

（4）肺功能检查：患儿潮气呼吸功能异常，存在中度阻塞性病变。

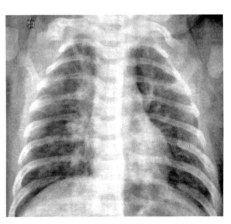

图59-1 胸部平片

二、诊治经过

(1) 初步诊断:毛细支气管炎。

(2) 治疗经过:利巴韦林抗病毒,布地奈德、可必特(溴化异丙托胺与沙丁胺醇混合制剂)雾化吸入,白三稀受体拮抗剂口服,及其他止咳等处理。3 d 后症状明显缓解,继续巩固治疗 3 d,症状基本消失,好转出院。

出院后用药:布地奈德继续维持治疗,1 周后呼吸专科门诊随访。

三、病例分析

1. 病史特点

(1) 患儿,男,10 月,因"咳嗽 5 天伴喘息 2 天"入院。

(2) 诱因接触"感冒",症状特点咳嗽逐渐加重,伴有喘息,以活动及清晨咳嗽阵发性加剧时更为明显。

(3) 体格检查:神清,精神可,无明显鼻翼煽动、吸凹征、口唇发绀。HR 140 次/min。两肺音粗,可及痰鸣音和哮鸣音。肝脏肋下 1.5 cm,质地软。SaO_2 94%。

(4) 实验室检查:血常规、CRP 正常;RSV(+);胸部平片示两肺纹理增多、紊乱,内中带见少许点片状影,左下肺轻度气肿改变;肺功能示中度阻塞性病变。

2. 诊断与诊断依据

(1) 诊断:毛细支气管炎。

(2) 诊断依据:患儿,男,10 月,主要表现为"咳嗽伴喘息"。有呼吸道感染接触诱因,临床有流涕、鼻塞、咳嗽等比较明显的呼吸道感染表现,症状逐渐加重,出现喘息症状,以活动及清晨咳嗽阵发性加剧时更为明显。体格检查特点:两肺音粗,可闻及痰鸣音和哮鸣音,但无明显鼻翼煽动、吸凹征、口唇发绀等缺氧症状。临床可以初步诊断为毛细支气管炎。

入院后通过胸部 X 线检查和呼吸道病原学检查,基本可以明确患儿为呼吸道合胞病毒(RSV)感染引起的毛细支气管炎。

3. 鉴别诊断

在诊断过程中,以咳嗽伴有喘息等症状为线索,该患儿应注意与以下疾病相鉴别。

(1) 喘息性肺炎:从病原、临床表现两者比较难以鉴别。从病理的角度如果累及肺泡即为肺炎。一般很难发现未累及肺泡的纯粹的毛细支气管炎。如两肺以哮鸣音为主,胸片两肺纹理增多、紊乱,可见少许点片状影,一般临床可诊断为毛细支气管炎。如两肺已及明显的细湿啰音,胸片有比较明显的点片状阴影,一般可以诊断为支气管肺炎。

(2) 儿童(婴幼儿)哮喘:多次反复喘息发作,需要考虑。部分毛细支气管炎患儿可发展为儿童哮喘,第 1 次喘息发作毛细支气管炎患儿可能是儿童(婴幼儿)哮喘的首次发作。毛细支气管炎发展成哮喘的危险因素主要包括个人湿疹/过敏史、变应原阳性(尤其是吸入性变应原阳性)、父母哮喘史、烟雾环境暴露等。

(3) 支气管异物:由于异物致气道狭窄,出现喘息。但常有异物吸入与突然呛咳史,或影像学检查有气肿、纵隔移位、纵隔摆动、矛盾运动等。纤支镜诊断性检查与治疗,即可明确。

(4) 原发型肺结核:由于肿大淋巴结压迫气道,出现喘息。可根据结核病接触史、结核中毒症状、结核菌素试验、胸部影像学检查,予以鉴别。

(5) 其他可引起儿童咳嗽伴喘息,比较少见的呼吸道和非呼吸道疾病:如先天性气管支气管畸形、先天性软骨发育不良、先天性支气管肺发育不良、原发性纤毛运动障碍、先天性心脏病、血管环、免疫缺陷等。这些疾病有其各自特点与病史经过。

四、处理方案及基本原则

(1) 一般处理:重点是关注患儿缺氧情况,加强呼吸道护理,保持呼吸道通畅。如有呼吸急促或呼吸困难,可以予以吸氧。保证患儿休息,防止剧烈运动,少量多次喂奶,或给予营养丰富、易于消化的食品。

(2) 抗病毒感染:可以使用利巴韦林或 α-干扰素,疗程 3~5 天,对病毒感染早期或许有一定作用,但临床疗效尚有争议。

(3) 糖皮质激素:可以快速减轻气道黏膜充血、水肿、高分泌状态。可以予以吸入型糖皮质激素吸入治疗,小年龄儿童布地奈德混悬液雾化吸入可能更为合适。患儿为一般性喘息,建议可以考虑布地奈德混悬液 1 mg 雾化吸入,每天 2~3 次,维持 3 d;症状好转,减量至 0.5 mg 雾化吸入,每天 2 次,维持 2~4 周;症状控制良好,再减量至 0.5 mg 雾化吸入,每天 1 次,维持 2~4 周;总疗程为 4~8 周为宜。如喘息严重可以增加雾化次数,在急诊处理中可以考虑 1 h 内连续布地奈德混悬液 1 mg 雾化吸入 3 次,或和全身使用糖皮质激素,可选用常规剂量氢化可的松或甲泼尼龙(甲基强的松龙),无条件可以口服泼尼松(强的松)。宜根据不同个体、条件、要求选择治疗。

(4) 支气管舒张剂:主要以短效 β_2 受体激动剂(SABA)吸入为主,可以吸入沙丁胺醇或特布他林,和(或)短效抗胆碱能药物(SAMA),后者不主张单独使用。沙丁胺醇 2.5 mg/次,特布他林 2.5 mg/次,异丙托溴铵 0.25 mg/次。SABA 单独使用需加生理盐水至 3~4 ml 雾化吸入;SAMA 建议与 SABA 同时使用;推荐与糖皮质激素一起雾化吸入使用。视病情 6~8 h 可以重复使用。

(5) 白三烯受体拮抗剂:对于小年龄儿童喘息或病毒诱发的喘息可能有一定的缓解作用。

(6) 静脉注射免疫球蛋白(IVIG):对于上述治疗疗效不佳,可以考虑,建议 1~2 g/kg,一次使用。

(7) 抗生素:基于毛细支气管炎主要以 RSV 为代表的病毒感染引起,除非有足够的细菌感染证据,一般无需使用抗生素。

(8) 其他:有发热、咳嗽明显、腹泻等可以退热、止咳、止泻等对症处理。有烦躁不安,必要时可慎用镇静剂。如进食不佳,或呕吐,或口服药物困难等,可以予以静脉补液,液体摄入量根据个体情况而定。

五、要点和讨论

毛细支气管炎是由呼吸道病毒感染引起,以咳嗽、喘息为主要临床表现的儿童下呼吸道感染,以正常婴幼儿第 1 次 RSV 感染所致的毛细支气管炎最具有代表性。近年来对毛细支气管炎的病原学、临床诊治、转归、预后等取得了较大进展。毛细支气管炎诊疗经过通常包括以下环节:

(1) 详细询问患儿出现咳嗽、喘息的诱因,一般均有呼吸道感染患者接触病史等。

(2) 体格检查时重点关注是哮鸣音,还是喘鸣音? 与呼气相有关,还是与吸气相有关? 还是两者兼而有之。同时,应关注是否存在湿性啰音。

(3) 及时进行血常规、CRP、X 线胸片、血清病毒病原学等重要的检查。必要时进行支原体、衣原体及细菌学检查。有条件的可以开展小年龄儿童肺功能、变应原、呼出气一氧化氮等检查,全面评估病情。

(4) 根据病情评估,决定选择治疗方案。

(5) 患儿随访与管理。

六、思考题

1. 简述儿童咳嗽、喘息鉴别诊断。
2. 简述婴幼儿毛细支气管炎病原、发病机制与治疗进展。

七、推荐阅读文献

[1] 胡亚美,江载芳.诸福棠实用儿科学[M].7版.北京:人民卫生出版社,2012:1175-1263.
[2] 王卫平.儿科学[M].8版.北京:人民卫生出版社,2013:264-287.

（张建华）

案例 60
支气管哮喘

一、病历资料

1. 病史采集

患儿,男,6 岁,因"反复咳嗽、喘息 2 年,加重 10 d"就诊。患儿就诊前 2 年开始出现反复咳嗽喘息,每年发作 4~5 次,发作时不伴有发热。每次发作初表现为咳嗽、流涕、喷嚏等"感冒"症状,2~3 d 后咳嗽加重出现喘息,有时伴有呼吸困难、胸闷;夜间及晨起症状明显。症状多在季节变换出现或加重。外院多次诊断为"喘息性支气管炎",予"抗生素、止咳平喘药物及糖皮质激素雾化吸入"等治疗,治疗后患儿咳喘等症状多能明显好转。10 d 前患儿参加春游后频繁出现阵发性连声咳,夜间加剧伴喘息,同时有流涕、鼻塞、喷嚏,无发热、咯痰等伴随症状,为进一步治疗于 2014 年 4 月 18 日我科就诊。

足月顺产,生后无窒息史。新生儿期无机械通气史或吸氧史。无药物过敏史,花粉过敏(+)。湿疹史(+)。无重症肺炎史、异物吸入史、结核等传染病接触史。无反酸、恶心、胸骨后烧灼感、体重减轻等。患儿母亲为"过敏性鼻炎"患者。

2. 体格检查

T 36.4℃,R 27 次/min,HR 99 次/min,BP 92 mmHg/64 mmHg,Wt 28 kg。营养发育正常,神志清楚,精神反应可,能平躺,讲话成句,无奇脉。口唇红润,无发绀,咽轻度充血,扁桃体无渗出,气管居中,三凹征(+),胸廓对称,双侧呼吸运动一致,双肺闻及散在哮鸣音,呼气相延长。心界大小正常,心音有力,律齐,各瓣膜区未闻及杂音。腹部、四肢、神经系统查体未见异常,无杵状指趾。

3. 实验室检查

血常规:WBC 8.31×10^9/L,N 55%,LY 38%,E 8%;常见呼吸道病毒抗原及痰细菌培养阴性;PPD 试验阴性;过敏原检测提示花粉(+++),螨虫(++);血 IgE 504 IU/ml。胸 X 线片检查提示两肺纹理增多,肺不均匀充气过度;肺功能提示存在轻度阻塞性通气功能障碍(FEV1% 为 77.1%),小气道阻塞;支气管舒张试验阳性。

二、诊治经过

急诊初步诊断为"支气管哮喘",急性发作。立即予布地奈德 1 mg 联合特布他林 5 mg 连续雾化 3 次(间隔 20 min)后,患儿咳喘症状明显缓解,哮鸣音明显减少。嘱予小剂量泼尼松(强的松)(5 mg)×3 d,白三烯受体拮抗剂口服 2 周,妥洛特罗贴剂 1 mg 1 周作为哮喘急性期缓解治疗后的序贯治疗。

治疗 1 周后(2014 年 4 月 25 日)患儿复诊:咳喘等症状明显好转,双肺未闻及哮鸣音,急性期症状控制良好。根据病情选用低剂量吸入糖皮质激素(ICS)＋长效 β_2-肾上腺素能受体激动剂药物(LABA)作为控制治疗方案。

治疗 1 个月后(2014 年 5 月 23 日)患儿复诊:诉无咳喘发作,听诊双肺未闻及哮鸣音,控制水平为完全控制,嘱继续原方案治疗规律随访。

治疗 3 个月后(2014 年 7 月 26 日)患儿复诊:诉近 3 月无咳喘发作,复查肺功能正常(FEV1％为90.5％),评估为哮喘完全控制,停用 LABA,仅用 ICS(布地奈练干粉剂)100 μg 2 次/d 吸入治疗。

治疗 6 个月后(2014 年 10 月 14 日)患儿复诊:诉近日有阵发性咳嗽,伴喷嚏流涕,双肺无哮鸣音,复查肺功能 FEV1％为 81.2％(较前下降)。控制水平为部分控制。嘱继续原方案雾化吸入,同时加用孟鲁司特 5 mg,妥洛特罗贴剂作为临时升阶梯治疗 2 周。

治疗 12 月后(2015 年 4 月 31 日)复诊:控制水平为完全控制,肺功能正常(FEV1％为 94.7％)。

治疗 15 月后(2015 年 7 月 28 日)复诊:控制水平为完全控制,肺功能正常(FEV1％为 90.2％)。低剂量激素治疗的情况下已达完全控制 1 年,按计划停药。

三、病例分析

1. 病史特点

(1) 6 岁,男。

(2) 反复咳喘 2 年,每年发作 4～5 次,发作时多不伴发热。近 10 d 症状持续,有阵发性连声咳嗽,夜间加重伴喘息;吸入特布他林治疗有效。

(3) 婴儿期有湿疹史,花粉过敏,有特应性体质家族史。

(4) 新生儿期健康,无异物吸入及重症肺炎等病史。

(5) 呼吸稍促,无鼻扇、三凹征,能平卧、说话成句。双肺可闻及散在哮鸣音,呼气相延长。

(6) 嗜酸性粒细胞及血清 IgE 增高,过敏原检测花粉及螨虫阳性。

(7) 胸片可见肺气肿,肺功能提示阻塞性通气功能障碍且支气管舒张试验阳性。

2. 诊断与诊断依据

支气管哮喘:该患儿有反复咳喘,发作时多不伴发热,肺部听到哮鸣音,吸入 β_2 受体激动剂临床疗效明显缓解,肺功能检查提示存在阻塞性通气功能障碍,且舒张试验阳性,故哮喘诊断成立。

3. 鉴别诊断

喘息性疾病是儿童的常见病,呼吸道感染、呼吸道发育异常及血管环畸形等心血管疾病均可引起反复喘息。结合本病例中患儿年龄及病情特点,需要对以下疾病进行鉴别。

(1) 喘息性支气管炎:多见于 6 个月至 3 岁以内小儿,部分患儿有湿疹史或家族中有变态反应性疾病史。常继发于上呼吸道感染后,可有低至中度发热,伴咳嗽、喘息,肺部可及哮鸣音或中湿啰音。实验室检查中部分患儿血嗜酸性粒细胞计数增高,血清特异性 IgE 高。喘息随炎症控制而消失,一般无呼吸困难,病程约 1 周。

(2) 毛细支气管炎:是多见于 2 岁以内以下尤其以 6 月左右婴幼儿的细支气管炎症,冬季和初春好发,主要由呼吸道合胞病毒等引起。临床表现为持续性干咳和阵发性喘憋,呼吸浅快伴呼吸性喘鸣及呻吟,人多数有低或中度发热,偶有呕吐。体检可见鼻翼扇动和三凹征,部分可有发绀;双肺可闻及弥漫性细湿啰音。重度喘憋者可有二氧化碳储留及混合性酸中毒。

(3) 异物吸入:好发于幼儿及学龄前期,患儿有吸入异物史,呛咳可有可无,有时胸部 X 线摄片检查无异常,行 CT 或支气管镜检查可明确诊断。

四、处理方案及基本原则

对明确的诊断哮喘患儿，需对其进行病情严重程度分级及急性发作严重程度分级以指导治疗。本病例中患儿哮喘诊断明确，既往未经规范哮喘治疗，根据我国 2008 年《儿童支气管哮喘诊断与防治指南》分级标准可定为哮喘中度持续程度，本次发作程度为中度。长期控制治疗中控制水平的评估标准如表 60－1 所示。

表 60－1　儿童哮喘控制水平分级

控制程度	日间症状	夜间症状/憋醒	应急缓解药的使用	活动受限	肺功能（≥5 岁者适用）	定级标准	急性发作（需使用全身激素治疗）
控制	无（或≤2 d/周）	无	无（或≤2 次/周）	无	≥正常预计值或本人最佳值的 80%	满足前述所有条件	0～1 次/年
部分控制	>2 d/周或≤2 d/周但多次出现	有	>2 次/周	有	<正常预计值或本人最佳值的 80%	在任何 1 周出现前述 1 项症状	2～3 次/年
未控制						在任何 1 周内出现≥3 项"部分症状"中的特征	>3 次/年

1. 急性发作期的缓解治疗

（1）β_2 受体激动剂：吸入型速效 β_2 受体激动剂是缓解哮喘急性症状的首选药物。剂量：每次吸入沙丁胺醇 2.5～5 mg 或特布他林 5～10 mg。在第 1 小时可以连用 3 次，可以联合雾化吸入激素。

（2）糖皮质激素：病情较重的急性病例应给予口服泼尼松短程治疗（1～7 d），每天 1～2 mg/kg，分 2～3次；必要时可静脉予甲泼尼龙。ICS 对儿童哮喘急性发作有效，选用雾化吸入布地奈德混悬液，剂量为 0.5～1 mg/次，每 6～8 小时一次。

本病例中患儿就诊时处于急性发作期，予布地奈德联合特布他林连续雾化 3 次（间隔 20 min）后症状缓解。

2. 临床缓解期的控制治疗

（1）ICS：是哮喘长期控制的首选药物，也是目前最有效的抗炎药物，通常需长期、规范吸入 1～3 年甚至更久才能起到治疗作用。

（2）白三烯调节剂：耐受性好，不良反应小，单独长期使用可作为哮喘控制药物。

（3）ICS/长效 β_2 受体激动剂联合用药：对于重度持续和单用 ICS 效果不佳的中度持续哮喘提倡长期联合治疗。

我国儿童哮喘指南指出，对以往未经规范治疗的初诊哮喘患儿可选择第 2 级、第 3 级或第 4 级作为初始治疗方案。本例患儿哮喘为中度持续，初始治疗选用低剂量 ICS＋LABA，复诊结果反应疗效良好。对于控制期的症状波动，可进行 1～2 周的临时升阶梯治疗。低剂量吸入激素治疗哮喘治疗达到完全控制 1 年可考虑停药。

五、要点和讨论

支气管哮喘是儿童最常见的慢性呼吸道疾病。我国城市 0～14 岁儿童哮喘总患病率为 3.02%，且呈上升趋势。哮喘的诊疗经过通常包括以下环节：

（1）询问病史：详细询问患儿咳喘、气促、胸闷等症状发作的时间、程度、次数及相关诱因等。重视个人和家族过敏史如湿疹、过敏性鼻炎和哮喘等。

（2）体格检查：注意有无呼气相为主的哮鸣音（严重急性期时哮鸣音反可消失）。

（3）肺功能检查：进行完善肺功能检查，并在随访时定期复查以评估疗效。

（4）制订合理的治疗和随访方案：根据病情制订个体化治疗，及时评估调整控制治疗的药物剂量和疗程。

（5）提高依从性：通过加强对家长有关哮喘防治知识和教育提高依从性，并提高患者自我管理的能力。

六、思考题

1. 如何对不同年龄段患儿的喘息性疾病进行鉴别诊断？
2. 如何制订和调整哮喘患儿的长期治疗方案？

七、推荐阅读文献

[1] 中华医学会儿科学分会呼吸学组. 儿童支气管哮喘诊断与防治指南. 中华儿科杂志[J]. 2008，46(10)：745 - 753.

[2] Global Strategy for Asthma Management and Prevention. （REVISED 2015）

（鲍一笑）

胸腔积液

一、病历资料

1. 病史采集

患儿,男,4岁,因"反复发热、咳嗽 6 d,胸闷、腹痛 2 d"入院。入院前 6 d 受凉后出现发热,最高 41℃,无明显畏寒寒战,无皮疹,咳嗽较剧烈,初始为干咳,痉挛性,无鸡鸣样回声,后逐渐有痰,不易咳出。入院前 2 d 患儿出现气急胸闷,夜间不能平卧,伴有右下腹腹痛,不剧,可忍受,为钝痛,门诊予头孢曲松钠(80 mg/kg),阿奇霉素(10 mg/kg)静脉输液 2 d,仍高热、咳剧。

病来患儿精神欠佳,食欲缺乏。

患儿平素体健,无消瘦,无哮喘史,无结核接触史,已接种卡介苗。

2. 体格检查

T 39.5℃, P 110 次/min, R 40 次/min, BP 100 mmHg/70 mmHg, Ht 110 cm, Wt 18.5 kg,神清,气急,反应欠佳,全身皮肤未及皮疹,颈部淋巴结未及肿大,可见轻度鼻扇吸凹,双肺呼吸动度减少,右下肺触诊语颤减弱,叩诊浊音,听诊呼吸音减轻,心音有力,律齐,心前区未及杂音,腹软不胀,无压痛,肠鸣音可,肝脾肋下未及,四肢肌张力正常。

3. 实验室检查

(1) 血常规:WBC 7.5×10^9/L, N 65%, PLT 208×10^9/L, CRP 38 mg/L。

(2) ESR(血沉):56 mm/h。

(3) PCT:0.2 μg/L。

(4) 胸片检查:左肺纹理增多增粗,左下肺少许渗出影,右侧胸壁见液弧线影。

(5) B 超检查:胸部 B 超定位示右侧胸腔内探及 69.4 mm × 78.7 mm 无回声区,内未及明显血流信号,左侧胸腔内探及无回声区平段 13.6 mm,内未及明显血流信号,提示右侧胸腔积液并穿刺定位,左侧胸腔内少量积液。

二、诊治经过

(1) 初步诊断:胸腔积液,肺炎。

(2) 治疗经过:入院后完善相关检查,T-spot 阴性,在 B 超定位引导下行胸腔穿刺,放出约 250 ml 淡黄色液体,患儿呼吸困难好转。留取适量胸腔积液行常规、生化、培养、抗酸涂片、革兰染色、找肿瘤细胞。病程中查 MP-Ab 1:1 280,痰支原体 2.6×10^7 拷贝/ml,血培养(一),胸水抗酸涂片(一),胸腔积液未找到肿瘤细胞,考虑支原体感染,继续阿奇霉素(10 mg/kg)抗感染治疗,因炎症反应强烈,予加用甲泼尼龙(2 mg/kg)抑制炎症,入院后 3 d,患儿体温平稳,呼吸平稳,仍咳剧,入院后 6 d,体温平稳 3 d,患儿咳嗽好转,血象正常,予出院。

出院后用药:阿奇霉素(希舒美)、射干合剂口服。1 周后呼吸专科门诊随访。

三、病例分析

1. 病史特点

(1) 患儿,男,4 岁,因"反复发热、咳嗽 6 d,胸闷、腹痛 2 d"入院。起病急,病程短。

(2) 患儿平素体健,无消瘦,无哮喘史,无结核接触史,已接种卡介苗。

(3) 体格检查:神清,气急,反应欠佳,可见轻度鼻扇吸凹,双肺呼吸动度减少,右下肺语颤减轻,叩诊浊音,听诊呼吸音减轻,腹软不胀,无压痛,肠鸣音可。

(4) 实验室检查:血常规:WBC 7.5×10^9/L,N 65%,PLT 208×10^9/L,CRP 38 mg/L;ESR(血沉)56 mm/h;PCT 0.2 μg/L。胸片检查:左肺纹理增多增粗,左下肺少许渗出影,右侧胸壁见液弧线影。胸部 B 超检查:胸部 B 超定位示右侧胸腔内探及 69.4 mm×78.7 mm 无回声区,内未及明显血流信号,左侧胸腔内探及无回声区平段 13.6 mm,内未及明显血流信号,提示右侧胸腔积液并穿刺定位,左侧胸腔内少量积液;MP-Ab 1:1 280;痰支原体 2.6×10^7 拷贝/ml;血培养(一);胸腔积液抗酸涂片(一);胸腔积液未找到肿瘤细胞。

2. 诊断与诊断依据

(1) 胸腔积液:患儿为急性起病,病程较短,主要表现为反复发热,剧咳,伴呼吸困难,胸部不适,查体双肺呼吸动度减少,右下肺语颤减轻,叩诊浊音,听诊呼吸音减轻,胸片右下肺可见液弧显影,B 超右侧胸腔探及无回声区,提示右侧胸腔积液,故胸腔积液诊断明确。胸腔积液性质见鉴别诊断。

(2) 肺炎:患儿有发热、咳嗽、气急病史,胸片提示左下肺渗出影,右侧液弧显影,故肺炎诊断明确。目前患儿无呼吸衰竭、心力衰竭、中毒性肠麻痹等表现,考虑普通型肺炎。病程中查 MP-Ab 1:1 280,痰支原体 2.6×10^7 拷贝/ml,故支原体感染明确。

3. 鉴别诊断

(1) 关于胸腔积液的性质,是渗出液还是漏出液,是浆液性还是化脓性,只有胸腔穿刺抽液检查才能确定。漏出液常见于心力衰竭、肝硬化、低蛋白血症等;血性胸腔积液常见于恶性肿瘤、结缔组织病等;乳糜胸水常见于淋巴管压迫所致。胸腔穿刺液还可以用于病原学的检测,如胸腔积液培养、胸腔积液革兰染色、抗酸染色、涂片找真菌菌丝、支原体抗体的检测等。

(2) 阑尾炎:该患儿病程中有发热,腹痛,且以右下腹明显,需要警惕阑尾炎。但腹部查体右下腹无压痛、无肌紧张、反跳痛,血象白细胞不高,目前诊断依据不足,必要时腹部 B 超、腹部 CT 除外诊断。

四、处理方案及基本原则

(1) 一般处理:注意休息,给予容易消化、营养丰富的饮食,注意水、电解质的补充,纠正酸中毒和电解质紊乱。

(2) 抗感染治疗:该患儿支原体感染明确,选用阿奇霉素,10 mg/kg,每天 1 次,静滴,5~7 d 1 个疗程,后改为阿奇霉素口服,10 mg/kg,每天 1 次,口服 5 d。

(3) 对症治疗:①氧疗,患儿病程中有轻度呼吸困难表现,予鼻导管吸氧,经湿化的氧气的流量 0.5~1 L/min,氧浓度不查过 40%;②气道管理,及时清除鼻腔分泌物和吸痰,以保持呼吸道通畅,改善通气功能；③退热，可予物理降温，如减少衣物、温水擦浴、冷敷（冰袋置于腋窝、腹股沟或头部），口服对乙酰氨基酚或布洛芬。

（4）糖皮质激素：该患儿反复高热不退，胸片及 B 超检查均提示右侧胸腔积液，考虑感染后炎症反应强烈，予甲泼尼龙 2 mg/kg 静滴，一天 1 次，3～5 d 后改为 1 mg/kg，一天 1 次，连用 3 d。

（5）胸腔穿刺：该患儿 B 超检查提示胸腔积液较多，且未分隔包裹，可予胸腔穿刺引流出胸腔积液。除治疗外，胸腔积液也可用来胸腔积液病因的诊断。若胸腔积液量大，在排除结核感染的前提下，可考虑胸腔闭式引流。若分隔包裹，积液稠厚，可予胸腔引流＋溶纤维蛋白。

（6）外科手术：电视辅助胸腔镜手术，预测内科治疗效果不佳且胸腔积液分隔包裹时，应早期考虑胸腔镜手术，减少后遗症。外科开胸手术目前不推荐。

五、要点和讨论

胸腔积液的诊疗经过通常包括以下环节：

（1）对于发热时间较长伴有呼吸困难，并且治疗效果不理想的患儿，查体时关注呼吸动度及呼吸音强弱，并应常规予胸片检查。

（2）胸片提示有胸腔积液且有较多积液时，应及时在 B 超引导下进行胸腔穿刺并了解胸水的性质，是渗出液还是漏出液，利用胸水来追寻胸腔积液的病因。

（3）根据病情评估，决定选择治疗方案，包括内科治疗、胸腔穿刺引流（包括胸腔闭式引流）、胸腔镜手术。

六、思考题

1. 如何利用胸腔积液进行鉴别诊断？
2. 胸腔积液的治疗措施有哪些，如何根据病情来选择？

七、推荐阅读文章

[1] 胡亚美、江载芳. 诸福堂实用儿科学[M]. 7 版. 北京：人民卫生出版社，2002：1253 - 1259.

[2] Balfour-Lynn IM, Abrahamson E, Cohen G, et al. BTS guidelines for the management of pleural infection in children [J]. Thorax 2005,60 (Suppl 1)：i1 - i21.

（王立波）

案例 62
房间隔缺损

一、病历资料

1. 病史采集

患儿,女,3 岁,因"发现心脏杂音 1 年"就诊。患儿于出生后 2 岁左右,因肺炎在当地住院发现有心脏杂音,行心脏超声检查后确诊为先天性心脏病(房间隔缺损)。患儿自幼反复呼吸道感染,生长发育较正常同龄儿童稍落后。出生后就发现吃奶时呼吸急促、出汗、哭吵,奶量可,无吃奶停顿现象。当地医院未给予洋地黄、利尿剂等治疗。病程中无明显青紫症状。大小便正常。

患儿为 G_2P_2,孕 39 周自然分娩。BW 3 100 g。否认孕期感染或服药史,否认围产期窒息缺氧病史。父母为非近亲婚配,无家族心脏病或其他遗传病史。由于经常患感冒,仅接种过卡介苗和乙肝疫苗,其余相应预防注射尚未完成。

2. 体格检查

T 37℃,P 100 次/min,R 40 次/min,BP 80 mmHg/50 mmHg,Wt 12 kg,Ht 83 cm,无青紫或杵状指,四肢脉搏对称。肺部检查双肺呼吸音对称,无啰音。心前区饱满,心尖搏动位于第 5 肋间左乳线上,范围约 2 cm;HR 100 次/min,规则,第 1 心音略低,胸骨左缘第 2～3 肋间可闻及 II～III 级收缩期杂音,无震颤及传导,肺动脉瓣区第 2 音亢进并固定分裂。心尖部闻及轻度舒张期杂音。腹部平软,肝脏肋下 2.5 cm,质地韧。脾未触及。双下肢无水肿。

3. 实验室检查

(1) 心电图检查:窦性节律,HR 86 次/min,电轴右偏,V_1 导联 QRS 时限 0.10 s,$V_{1\sim2}$ 导联呈 rsR,V_5、V_6 呈 RS,aVL 导联 S 波粗钝有切迹。$V_{1\sim2}$ 导联 ST 段正常,T 波倒置。

(2) X 线胸片检查:两侧肺野充血。心胸比例 0.55,肺动脉段饱满,主动脉结小,肺纹理增多。

(3) 超声心动图检查:心房正位,房-室连接、心室-大动脉连接正常。右心房增大,右心室流出道增宽。左心房内径 17 mm,左心室内径舒张末期 31 mm,收缩末期 20 mm,主肺动脉内径 12 mm,主动脉根部内径 10 mm。房间隔中部回声失落 8 mm,脉冲多普勒超声于右心房侧探及收缩期高速湍流信号;彩色血流显像显示收缩期有明显的左向右穿隔血流束。室间隔完整,室间隔与左心室后壁呈矛盾运动。各组瓣膜形态、活动未见异常,彩色血流显像显示三尖瓣轻度返流,连续波多普勒超声测量收缩期返流速度为 2 m/s。主动脉弓左位,形态和血流未见异常。左、右冠状动脉未见异常。

二、诊治经过

（1）初步诊断：先天性心脏病，房间隔缺损（继发孔型）。

（2）治疗经过：入院后给予气静脉复合麻醉下行房间隔缺损封堵介入手术，术后恢复良好，于术后5 d出院。

（3）出院后用药：出院 2 周后心脏专科门诊随访。

三、病例分析

1. 病史特点

（1）患儿，女，3 岁，发现心脏杂音 1 年。

（2）反复发生呼吸道感染，有喂养时易出汗、气急。

（3）体格检查：体格偏瘦小，心脏听诊：胸骨左缘第 2～3 肋间可闻及 Ⅱ～Ⅲ级收缩期杂音，肺动脉瓣区第二音亢进并固定分裂，心尖部闻及轻度舒张期杂音。无肝肿大，无青紫或杵状指。

（4）实验室检查：心电图显示电轴右偏，不完全性右束支传导阻滞。X 线胸片显示肺充血，心影轻度增大。超声心动图显示房间隔缺损（继发孔型）、左向右分流、肺动脉压正常。

2. 诊断与诊断依据

（1）先天性心脏病，房间隔缺损（继发孔型）：患儿主要表现为心脏杂音、反复呼吸道感染、体格较瘦小等，根据患儿心脏杂音表现为胸骨左缘第 2～3 肋间可闻及 Ⅱ～Ⅲ级收缩期杂音，肺动脉瓣区第二音亢进并固定分裂，符合病理性心脏杂音的特点。以病理性杂音为线索，该患儿应考虑先心病、心肌病、心肌炎、风湿性心脏病等器质性心脏病。因该患儿在出生后不久就起病，主要症状为明显的心脏杂音以及反复呼吸道感染和多汗、气急等心功能不全表现。因此，最符合先心病的特点。

该患儿除了有明显的心脏杂音外，还反复发生呼吸道感染，有喂养困难、出汗、气急等慢性心功能不全表现，生长发育落后，而无青紫或杵状指，故临床上应首先考虑为左向右分流型先心病。根据听诊结果：胸骨左缘第 2～3 肋间可闻及 Ⅱ～Ⅲ级收缩期杂音，肺动脉瓣区第二音亢进并固定分裂，心尖部闻及轻度舒张期杂音等，可初步诊断房间隔缺损。

（2）入院后通过心电图、胸部 X 线和超声心动图检查后，明确诊断为房间隔缺损（继发孔型）。

3. 鉴别诊断

在诊断过程中，以病理性杂音等症状为线索，该患儿应注意排除下列疾病。

（1）心肌病：主要表现心功能不全，可有心脏杂音或心律失常，起病年龄也可以较小，但除了梗阻性肥厚型心肌病可以有较响亮的心脏杂音外，扩张型心肌病和限制型心肌病的心脏杂音都较轻。

（2）心肌炎：以心功能不全、心律失常为主，可有较轻的心脏杂音。往往有呼吸道、消化道感染的前驱症状。

（3）心包炎：主要表现为心前区疼痛和胸闷、呼吸困难等心包积液症状，而较少有上述心脏杂音等症状，多数患儿伴有全身急性炎症反应引起发热、乏力、食欲缺乏、多汗等。多数有感染、肿瘤、药物或结缔组织病病史。

（4）其他心脏疾病：如风湿性心脏病、川崎病并发心血管病变等，这些疾病分别有其特殊的病史经过。

四、处理方案及基本原则

（1）一般处理：内科治疗主要是并发症的处理，如肺炎、心力衰竭等。

（2）外科手术修补：如缺损＜5 mm可以观察，如有右心房、右心室增大一般主张在学龄前进行手术修补。

（3）介入性治疗：有一部分继发孔房间隔缺损如位置合适，可行微创的经心导管介入治疗，经导管放置扣式双盘堵塞装置（蘑菇伞、蚌状伞）关闭房缺，近年此技术改进，成功率较高。

五、要点和讨论

先天性心脏病是心血管在胚胎早期发育异常所引起的一组先天性畸形，以房间隔缺损、室间隔缺损最多见。近年来先心病的诊治取得很大进展。先心病的诊疗经过通常包括以下环节：

（1）详细询问患儿出现心脏杂音、青紫、反复肺炎、喂养困难等症状时间、程度、持续时间或发生次数等。

（2）体格检查时重点关注心脏杂音、青紫、脉搏、血压和周围血管征等及有无生长发育落后等情况。

（3）及时进行心电图、X线胸片和超声心动图等重要的辅助检查，必要时行心导管检查和造影、磁共振成像和多排CT等检查，以全面评估病情。

（4）根据病情评估，决定选择治疗方案，包括内科治疗、心导管介入治疗及外科手术。

（5）患者的随访和管理。

六、思考题

1. 如何利用心脏杂音进行鉴别诊断？
2. 房间隔缺损的治疗措施有哪些？

七、推荐阅读文献

［1］杨思源，陈树宝. 小儿心脏病学［M］. 4版. 北京：人民卫生出版社，2012：291 - 301.

［2］Allen HD, Shaddy RE, Driscol DJ. Moss & Adams's Heart Disease in Infants, Children and Adolescents［M］. 7th ed. Philadelphia：Walters Kluwer, 2008：636 - 652.

（孙　锟）

案例 63
室间隔缺损

一、病历资料

1. 病史采集

患儿，男，10个月，因"发现心脏杂音9个月"就诊。患儿于出生后1个月左右，因肺炎在当地住院发现有心脏杂音，做了一些检查后诊断心脏病(具体不详)。9个月来，又反复发生肺炎3次，每次都住院治疗10余天。出生后就发现吃奶时呼吸急促、出汗、哭吵，总是吃吃停停，且吃奶量少。患儿近2个月出汗、气急更加明显，吃奶时满头大汗，安静时也出汗。当地医院未给予洋地黄、利尿剂等治疗。病程中无明显青紫症状。大小便正常。

患儿为 G_1P_1，孕39周自然分娩。BW 2 900 g。否认孕期感染或服药史，否认围产期窒息缺氧病史。否认心脏病或其他遗传病家族史。

2. 体格检查

T 37℃，P 160次/min，R 52次/min，BP 80 mmHg/50 mmHg，Wt 6.5 kg，Ht 70 cm，无青紫或杵状指，四肢脉搏对称。肺部检查发现轻度吸凹征，听诊于双肩胛下部闻及较多细湿啰音。心前区饱满，心尖搏动位于第5肋间左乳线上，范围约2 cm；HR 160次/min，规则，第一心音略低，2~4 LSB SM Ⅳ级，粗糙，向周围广泛传导，伴震颤。P2略增强，无分裂。心尖部闻及轻度 DM。腹部平软，肝脏肋下3 cm，质地韧。脾未触及。双下肢无水肿。

3. 实验室检查

(1) 心电图检查：窦性节律。Ⅱ导联 P 波双峰，时限 = 0.12 s。V_1 导联 QRS 波群呈 rS 形，V_5 导联 QRS 波群呈 qRs 形；R_{V1} = 5 mm，S_{V1} = 20 mm，R_{V5} = 31 mm，S_{V5} = 8 mm。ST 段正常。T 波高尖。

(2) X 线胸片检查：两侧肺野充血。心胸比例0.65，肺动脉段突出，主动脉结较小，可见双心房影，左心缘向左下延伸。

(3) 超声心动图检查：心房正位，房-室连接、心室-大动脉连接正常。左心房内径17 mm，左心室内径舒张末期29 mm，收缩末期20 mm，主肺动脉内径13 mm，主动脉根部内径10 mm。房间隔完整。室间隔膜周流入道部回声失落6 mm，脉冲多普勒超声于右心室侧探及收缩期高速湍流讯号；彩色血流显像显示收缩期有明显的左向右穿隔血流束；连续波多普勒超声测量收缩期跨隔血流速度为4 m/s。各组瓣膜形态、活动未见异常，彩色血流显像显示三尖瓣轻度反流，连续波多普勒超声测量收缩期反流速度为2 m/s。主动脉弓左位，形态和血流未见异常。左、右冠状动脉未见异常。

二、诊治经过

（1）初步诊断：先天性心脏病，室间隔缺损（膜周流入道部），心力衰竭（中度）。

（2）治疗经过：给予半卧位、吸氧。限制液体摄入量，50～60 ml/kg。给予口服地高辛、氢氯噻嗪、依那普利等处理，密切观察病情，出汗、气急等症状有所改善，于入院后 1 周给予体外循环下行室间隔缺损修补术，术后恢复良好，术后 5 d 出院。

出院后用药：地高辛、氢氯噻嗪、依那普利。2 周后心脏专科门诊随访。

三、病例分析

1. 病史特点

（1）患儿，男，10 个月，发现心脏杂音 9 个月。

（2）反复发生肺炎，有喂养困难、出汗、气急。

（3）体格检查：体格瘦小，心脏听诊：2～4 LSB SM Ⅳ级，粗糙，向周围广泛传导，伴震颤，P2 略增强，心尖部闻及轻度 DM。心率增快、心音低钝，肝肿大，无青紫或杵状指。

（4）实验室检查：心电图显示左心房肥大、左心室肥大。X 线胸片显示肺充血，心影中度增大，肺动脉段突出，主动脉结较小，左心房、左心室扩大。超声心动图显示室间隔缺损（膜周流入道部）、左向右分流、肺动脉压正常。

2. 诊断与诊断依据

（1）先天性心脏病，室间隔缺损（膜周流入道部）：患儿主要表现为心脏杂音、反复肺炎、体格瘦小和喂养困难等，根据患儿心脏杂音表现为 2～4 LSB SM Ⅳ级，向周围广泛传导，伴震颤，符合病理性心脏杂音的特点。以病理性杂音为线索，该患儿应考虑先心病、心肌病、心肌炎、风湿性心脏病等器质性心脏病。因该患儿在出生后不久就起病，主要症状为明显的心脏杂音及反复肺炎和喂养困难、多汗、气急等心功能不全表现，因此，最符合先心病的特点。

该患儿除了有明显的心脏杂音外，还反复发生肺炎，有喂养困难、出汗、气急、心率增快、心音低钝和肝肿大等心功能不全表现，生长发育落后，而无青紫或杵状指，故临床上应首先考虑为左向右分流型先心病。根据听诊结果：2～4 LSB SM Ⅳ级，粗糙，向周围广泛传导，伴震颤，P2 略增强，心尖部闻及轻度 DM 等，可初步诊断室间隔缺损。

入院后通过心电图、胸部 X 线和超声心动图检查后，明确诊断为室间隔缺损（膜周流入道部）。

（2）心力衰竭（中度）：该患儿近 2 个月出汗、气急明显，吃奶时满头大汗，安静时也出汗。入院体格检查：R 52 次/min，轻度吸凹征，听诊于双肩胛下部闻及较多细湿啰音。HR 160 次/min，规则，第一心音略低。腹部平软，肝脏肋下 3 cm，质地韧。脾未触及。双下肢无水肿。根据改良 Ross 心力衰竭分级计分方法，该患儿评分为如下：安静时出汗（2 分）＋呼吸过快较多（2 分）＋吸气凹陷（1 分）＋呼吸 52 次/min（1 分）＋HR 160 次/min（1 分）＋肝肋缘下 3 cm（1 分），共计 8 分，符合中度心力衰竭。

3. 鉴别诊断

在诊断过程中，以病理性杂音等症状为线索，该患儿应注意排除下列疾病。

（1）心肌病：主要表现心功能不全，可有心脏杂音或心律失常，起病年龄也可以较小，但除了梗阻性肥厚型心肌病可以有较响亮的心脏杂音外，扩张型心肌病和限制型心肌病的心脏杂音都较轻。

（2）心肌炎：以心功能不全、心律失常为主，可有较轻的心脏杂音。往往有呼吸道、消化道感染的前驱症状。

（3）心包炎：主要表现为心前区疼痛和胸闷、呼吸困难等心包积液症状，而较少有上述心脏杂音等症状,多数患儿伴有全身急性炎症反应引起发热、乏力、食欲缺乏、多汗等。多数有感染、肿瘤、药物或结缔组织病病史。

(4)其他心脏疾病:如风湿性心脏病、川崎病并发心血管病变等,这些疾病分别有其特殊的病史经过。

四、处理方案及基本原则

(1)一般处理:针对心力衰竭,应保证患儿休息、防止躁动,采取半卧位、吸氧,必要时用镇静剂。婴儿吸吮费力,宜少量多次喂奶。给予营养丰富、易于消化的食品。限制液体摄入量,50~60 ml/kg。

(2)洋地黄:选用地高辛。因该患儿为慢性心力衰竭,之前没有用过洋地黄药物,故可采用维持量法:即每天用维持量,地高辛维持量为负荷量的 1/5~1/4,分两次服用。每天服用地高辛维持量,经过4~5个半衰期,即 6~8 d,可达到稳定的有效血药浓度。

(3)利尿剂:该患儿为慢性心力衰竭,可选用噻嗪类利尿剂,如氯噻嗪、氢氯噻嗪等。

(4)血管活性药物:血管紧张素转换酶抑制剂是慢性心力衰竭的首选药物之一,儿科常用依那普利,该药口服起效时间慢,服药后 4 h 达血药浓度峰值。口服从小剂量开始,于 1~2 周内逐渐加量。初始剂量 0.05~0.25 mg/(kg·次),q12~24 h,最大量 0.5 mg/(kg·d)。

(5)外科手术修补:该患儿虽然经过抗心力衰竭治疗后,心功能有所好转,但因室间隔缺损较大,且病程中反复发生肺炎、生长发育明显落后,符合外科手术指证。

五、要点和讨论

先天性心脏病是在胚胎早期心血管发育异常所引起的一组先天性畸形,以室间隔缺损最多见。近年来,先心病的诊治取得很大进展。先心病的诊疗经过通常包括以下环节:

(1)详细询问患儿出现心脏杂音、青紫、反复肺炎、喂养困难等症状时间、程度、持续时间或发生次数等。

(2)体格检查时重点关注心脏杂音、青紫、脉搏、血压和周围血管征等以及有无生长发育落后等情况。

(3)及时进行心电图、X 线胸片和超声心动图等重要的辅助检查,必要时进行心导管检查和造影、磁共振成像或多排 CT 等检查,以全面评估病情。

(4)根据病情评估,选择治疗方案,包括内科治疗、心导管介入治疗以及外科手术。

(5)患者的随访和管理。

六、思考题

1. 如何利用心脏杂音进行鉴别诊断?
2. 如何评价婴幼儿的心功能状况?
3. 室间隔缺损的治疗措施有哪些?

七、推荐阅读文献

[1] 杨思源、陈树宝. 小儿心脏病学[M]. 4 版. 北京:人民卫生出版社,2012:291 - 301.

[2] Allen HD, Shaddy RE, Driscol DJ. Moss & Adams's Heart Disease in Infants, Children and Adolescents [M]. 7th ed. Philadelphia: Walters Kluwer, 2008:636 - 652.

(黄国英)

案例 64

动脉导管未闭

一、病历资料

1. 病史采集

患儿,男,7个月,因"发现心脏杂音5月余"就诊。患儿5月余前因咳嗽至当地医院就诊,诊断为"支气管肺炎",同时体格检查后发现心脏杂音,行心脏彩超检查示动脉导管未闭(具体不详)。后于当地市级医院门诊查心超:动脉导管未闭,管型,内径(0.5 cm),长径(0.7 cm),左向右分流,卵圆孔未闭(0.4 cm),三尖瓣轻度关闭不全,未予特殊治疗。患儿平时体质一般,易呛奶,吃奶间停伴汗多等,安静时易出汗,无面色发绀等不适。今来我院心超检查:动脉导管未闭(0.3 cm),卵圆孔未闭(0.2 cm),肺动脉血流快。为进一步治疗,今拟"先天性心脏病,动脉导管未闭"收住入院。病程中无明显青紫症状。大小便正常。

患儿为 G_2P_2,足月剖宫产。BW 4 000 g。母亲孕期有感冒史,孕3~4月时诊断为胎盘前置。否认围产期窒息缺氧病史。否认家族心脏病或其他遗传病史。出生至今有3次肺炎病史。

2. 体格检查

T 37.4℃,P 124 次/min,R 30 次/min,Ht 67 cm,Wt 8 kg,BP 76 mmHg/44 mmHg。神清,呼吸平稳,反应可,无青紫及杵状指。股动脉可听及枪击音。双肺呼吸音粗,未闻及明显啰音。心音有力,HR 124 次/min,律齐,胸骨左缘2~3肋间可闻及Ⅲ/6级连续性杂音,P2稍亢,未及震颤,无传导。腹软,肝肋下1 cm,脾肋下未及。四肢肌力、肌张力正常。双下肢无水肿。

3. 实验室检查

(1) 心电图检查:①窦性心律;②左室肥大;③RSR 症(见图 64 - 1)。

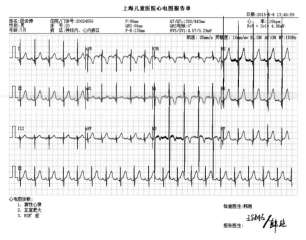

图 64 - 1　心电图

（2）X线胸片检查：胸廓对称，两肺纹增多，两肺野内中带见少量斑片样密度增高模糊灶，边缘模糊不清。两侧肺门影不大。纵隔无明显增宽，心影增大，心胸比率(CTR)58％，两膈面光整，肋膈角锐利。如图 64-2 所示。

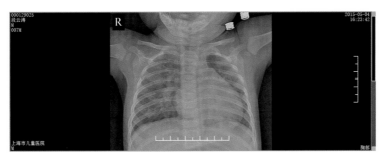

图 64-2 胸 片

（3）超声心动图检查：心脏位置及连接正常。左房左室大。肺动脉增宽，血流 2.7 m/s，压力梯度(PG)30 mmHg。二尖瓣轻微反流，三尖瓣轻度反流。卵圆孔未闭 0.2 cm，左向右分流。室间隔连续。左位主动脉弓。动脉导管开放，内径约 0.33 cm，左向右分流，分流速度 5.3 m/s，PG 113 mmHg。

二、诊治经过

（1）初步诊断：先天性心脏病(动脉导管未闭)。

（2）治疗经过：患儿入院后完善术前检查及术前头孢哌酮钠/舒巴坦钠(舒普深)抗感染，于 2015 年 5 月 5 日行左右心导管术＋动脉导管未闭封堵术，手术顺利，术后未见残余分流，术后监测生命体征平稳，大动脉搏动正常，予出院，门诊随访。

三、病例分析

1. 病史特点

（1）患儿，男，7 个月，发现心脏杂音 5 个月。

（2）易发生肺炎，有喂养困难、呛奶的情况。

（3）体格检查：生长发育尚可，心脏听诊：心音有力，HR 124 次/min，律齐，胸骨左缘 2～3 肋间可闻及 3/6 级连续性杂音，未闻及震颤，无传导。无青紫及杵状指。股动脉可闻及枪击音。

（4）实验室检查：心电图显示左室肥大。X 线胸片检查显示肺充血，心影增大，CTR 58％，左心房、左心室扩大。超声心动图检查显示动脉导管开放，内径约 0.33 cm，左向右分流，分流速度 5.3 m/s，PG 113 mmHg。

2. 诊断与诊断依据

先天性心脏病，动脉导管未闭：患儿主要表现为心脏杂音、反复肺炎、伴喂养困难等，根据患儿心脏杂音表现胸骨左缘 2～3 肋间可闻及 3/6 级连续性杂音，P2 稍亢，符合病理性心脏杂音的特点。以病理性杂音为线索，该患儿应考虑先心病、心肌病、心肌炎、风湿性心脏病等器质性心脏病。因该患儿在出生后不久就起病，主要症状为明显的心脏杂音及反复肺炎和喂养困难、多汗、气急等心功能不全表现，因此，最符合先心病的特点。

该患儿除了有明显的心脏杂音外，还反复发生肺炎，有喂养困难、出汗、气急、心率增快、心音低钝和肝大等心功能不全表现，生长发育落后，而无青紫或杵状指，故临床上应首先考虑为左向右分流型先心病。根据听诊结果：左缘 2～3 肋间可闻及Ⅲ/6 级连续性杂音，P2 略增强，可初步诊断动脉导管未闭。

入院后通过心电图、胸部 X 线和超声心动图检查后,明确诊断为动脉导管未闭。

3. 鉴别诊断

在诊断过程中,以病理性杂音等症状为线索,该患儿应注意排除下列疾病。

(1) 室间隔缺损:主要表现为反复肺炎,生长发育落后,易出汗,但心前区 2~3 肋间的杂音以收缩期为主,此点为与动脉导管未闭杂音的区别,同时超声心动图检查可明确诊断。

(2) 心肌病:主要表现心功能不全,可有心脏杂音或心律失常,起病年龄也可以较小,但除了梗阻性肥厚型心肌病可以有较响亮的心脏杂音外,扩张型心肌病和限制型心肌病的心脏杂音都较轻。

(3) 心肌炎:以心功能不全、心律失常为主,可有较轻的心脏杂音。往往有呼吸道、消化道感染的前驱症状。

(4) 心包炎:主要表现为心前区疼痛和胸闷、呼吸困难等心包积液症状,而较少有上述心脏杂音等症状,多数患儿伴有全身急性炎症反应引起发热、乏力、食欲缺乏、多汗等。多数有感染、肿瘤、药物或结缔组织病病史。

(5) 其他心脏疾病:如风湿性心脏病、川崎病并发心血管病变等,这些疾病分别有其特殊的病史经过。

四、处理方案及基本原则

(1) 一般处理:如患儿出现心力衰竭表现,应保证患儿休息、防止躁动,采取半卧位、吸氧,必要时用镇静剂。婴儿吸吮费力,宜少量多次喂奶。给予营养丰富、易于消化的食品。限制液体摄入量,50~60 ml/kg。

(2) 洋地黄:选用地高辛。因该患儿为慢性心力衰竭,之前没有用过洋地黄药物,故可采用维持量法:即每天用维持量,地高辛维持量为负荷量的 1/5~1/4,分两次服用。每天服用地高辛维持量,经过 4~5 个半衰期,即 6~8 d,可达到稳定的有效血药浓度。

(3) 利尿剂:此类患儿多为慢性心力衰竭,可选用噻嗪类利尿剂,如氯噻嗪、氢氯噻嗪等。

(4) 血管活性药物:血管紧张素转换酶抑制剂是慢性心力衰竭的首选药物之一,儿科常用依那普利。该药口服起效时间慢,服药后 4 h 达血药浓度峰值。口服从小剂量开始,于 1~2 周内逐渐加量。初始剂量 0.05~0.25 mg/(kg·次),q12~24 h,最大量 0.5 mg/(kg·d)。

(5) 动脉导管心内科封堵术或外科结扎:通过对患儿的抗感染和抗心力衰竭治疗,病情稳定后可行介入封堵术或外科动脉导管结扎术。

五、要点和讨论

先天性心脏病是心血管在胚胎早期发育异常所引起的一组先天性畸形,以室间隔缺损最多见。近年来,先心病的诊治取得很大进展。先心病的诊疗经过通常包括以下环节:

(1) 详细询问患儿出现心脏杂音、青紫、反复肺炎、喂养困难等症状时间、程度、持续时间或发生次数等。

(2) 体格检查时重点关注心脏杂音、青紫、脉搏、血压和周围血管征等及有无生长发育落后等情况。

(3) 及时进行心电图、X 线胸片和超声心动图等重要的辅助检查,必要时行心导管检查和造影、磁共振成像和多排 CT 等检查,以全面评估病情。

(4) 根据病情评估,决定选择治疗方案,包括内科治疗、心导管介入治疗及外科手术。

(5) 患者的随访和管理。

六、思考题

1. 如何利用心脏杂音进行鉴别诊断？
2. 如何评价婴幼儿的心功能状况？
3. 动脉导管未闭内科介入封堵术的指证？

七、推荐阅读文献

［1］ 杨思源、陈树宝. 小儿心脏病学［M］. 4 版. 北京：人民卫生出版社，2012：291－301.

［2］ Allen HD，Shaddy RE，Driscol DJ. Moss & Adams's Heart Disease in Infants，Children and Adolescents［M］. 7th ed. Philadelphia：Walters Kluwer，2008：636－652.

（谢利剑 黄 敏）

案例 65

肺动脉瓣狭窄

一、病历资料

1. 病史采集

患儿,女,6 d,因"纳差 6 d,面色青紫 1 d"就诊。患儿 G_1P_2,孕 37^{+2} 周,双胎之小,因双胎行剖宫产,生后 APGAR 评分不详,BW:2 480 g,生后配方乳喂养,吸吮乏力,纳差,哭声小。1 d 前家长发现患儿出现青紫,以口周为主,哭闹时及纳乳后明显,于当地医院行心脏彩超检查:先天性心脏病:肺动脉狭窄,动脉导管未闭,右室高压。为求一步诊治转入我院。病程中无发热,无抽搐,无呛奶,无呕吐,无腹泻。大小便正常。

否认孕期感染或服药史,否认围产期窒息缺氧病史。否认家族心脏病或其他遗传病史。

2. 体格检查

T 36.8℃,P 165 次/min,R 56 次/min,BP 83 mmHg/50 mmHg,Wt 2 350 kg。

新生儿貌,神清,反应可,哭声弱,四肢脉搏对称。气急明显,肺部检查双肺呼吸音粗,未闻及明显干湿性啰音。心前区无隆起,心尖搏动位于第 5 肋间左乳线上,范围约 1.5 cm,HR 165 次/min,心律齐,胸骨左缘 2~3 肋间闻及Ⅲ~Ⅳ/6 级收缩期杂音,肺动脉第 2 心音减弱,未闻及心包摩擦音。腹平软,无肌卫,未及包块。肝脾肋下未及。双下肢无水肿。四肢肌张力可,拥抱反射(+),觅食反射(+),吸吮反射(+),握持反射(+)。

3. 实验室检查

(1) 心电图检查:①窦性心动过速;②右心房、右心室肥大;③Ⅰ 呈 QS;④心室内传导阻滞;⑤ST - T 改变。如图 65 - 1 所示。

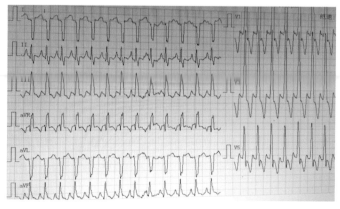

图 65 - 1　心电图检查表现

（2）X 线胸片检查：两侧肺野充血。心胸比例 0.65，肺动脉段突出，主动脉结较小，可见双心房影，左心缘向左下延伸。如图 65 - 2 所示。

（3）超声心动图检查：心脏位置及连接正常。右房右室明显增大，右室壁明显肥厚，主动脉无增宽，瓣膜开放活动正常。肺动脉瓣叶明显增厚，回声增强，开放活动明显受限，肺动脉瓣环 9.5 mm，总干及左肺动脉扩张，总干内径 16.9 mm，左肺动脉内径 7.0 mm，右肺动脉内径 6.2 mm。肺动脉过瓣流速 4.94 m/s，压差 99.3 mmHg。房室瓣膜开放活动正常。三尖瓣轻到中度反流，反流速度 5.32 m/s，压差 113 mmHg。卵圆孔未闭，右向左分流。室间隔完整。左位主动脉弓。未见动脉导管开放。未见明显冠状窦隙开放。少量心包积液：左室游离壁 3.0 mm。

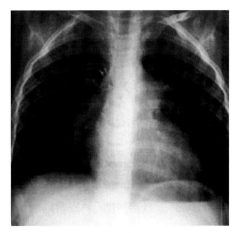

图 65 - 2　X 线胸片检查结果

二、诊治经过

（1）初步诊断：先天性心脏病，肺动脉瓣狭窄。

（2）治疗经过：给予前列腺素 E 静滴，静脉营养，限制液体摄入量，100～120 ml/kg。密切观察病情，青紫、纳乳等症状有所改善，于入院后 1 周给予静脉麻醉下行经皮球囊肺动脉瓣成形（PBPV）术，术后右心室肺动脉压压差消失，患儿恢复良好，于术后 7 d 出院。

出院后注意患儿呼吸、青紫、喂养情况，4 周后心脏专科门诊随访。

三、病例分析

1. 病史特点

（1）患儿，女，6 d，因纳差 6 d，面色青紫 1 d 入院。

（2）患儿足月儿，吸吮乏力，纳少，哭声小，哭吵有口周青紫。

（3）体格检查：新生儿貌，哭声弱，口周青紫，SPO_2 85%，四肢脉搏对称。心前区无隆起，心尖搏动位于第 5 肋间左乳线上，范围约 1.5 cm，HR 155 次/min，心律齐，胸骨左缘 2～3 肋间闻及Ⅲ～Ⅳ/6 级收缩期杂音，肺动脉第 2 心音减弱，未闻及心包摩擦音，肝脏肋下 3 cm，质软。

（4）实验室检查：心电图显示电轴右偏、右心室肥厚。X 线胸片显示肺动脉段稍突出，心尖上翘。超声心动图检查显示肺动脉瓣狭窄，右心室肥厚，三尖瓣反流。

2. 诊断与诊断依据

（1）先天性心脏病，肺动脉瓣狭窄（重度）：患儿主要表现为心脏杂音，吸吮乏力、纳少、哭声小、哭吵时有口周青紫等，根据患儿心脏杂音表现Ⅲ～Ⅳ/6 级收缩期杂音，肺动脉第 2 心音减弱，符合病理性心脏杂音的特点。以病理性杂音为线索，该患儿应考虑先心病。因该患儿在出生后就起病，主要症状为明显的心脏杂音及喂养困难、气急、青紫等心功能不全表现。因此，最符合先心病的特点。

该患儿除了有明显的心脏杂音外，还有喂养困难、哭声弱、气急、心率增快和肝大等心功能不全表现，哭吵时有青紫，故临床上应首先考虑为青紫型先心病。听诊结果：Ⅲ～Ⅳ/6 级收缩期杂音，肺动脉第 2 心音减弱等。

入院后结合心电图、胸部 X 线和超声心动图检查，明确诊断为肺动脉瓣狭窄（重度）。

（2）心力衰竭（中度）：该患儿生后 6 d，吸吮无力、纳差、哭声弱，哭吵时有口周发绀，入院体格检查：

R 56 次/min,气急,双侧呼吸对运动对称,呼吸音粗。腹部平软,肝脏肋下 3 cm,质地软。脾未触及。双下肢无水肿。根据改良 Ross 心力衰竭分级计分方法,该患儿评分为如下:安静时出汗(1 分)+呼吸过快较多(2 分)+吸气凹陷(1 分)+呼吸 56 次/min(1 分)+心率 165 次/min(1 分)+肝肋缘下 3 cm(1 分),共计 7 分,符合中度心力衰竭。

3. 鉴别诊断

在诊断过程中,以病理性杂音等症状为线索,该患儿应注意排除下列疾病。

(1) 三尖瓣闭锁:是指三尖瓣口完全不发育,右房与右室间缺乏直接的交通。该类患儿在出生后即出现中央性青紫,四肢血样饱和度相等,可有呼吸加快,但无呼吸困难,右室搏动减弱。

(2) 右心发育不良综合征:即指右室流出道梗阻,甚至闭锁同时存在三尖瓣严重发育不良,右心室小,室间隔完整,是少见的发绀型先天性心脏病,患儿出生时生长发育正常,但很快出现发绀和气促,四肢氧饱和相似。

(3) 法洛四联症:是指由于右心室流出道到小梁部圆锥隔前移,导致右室流出道梗阻,由于圆锥隔前移,造成对位不良型室间隔缺损、右室流出道狭窄,主动脉根部向右移位造成主动脉骑跨为该类疾病的病理特征。早期的临床表现完全依赖于肺动脉的血流量情况,体格检查时会发现有不同程度的青紫出现。

(4) 心肌病:主要表现心功能不全,可有心脏杂音或心律失常,起病年龄也可以较小,但除了梗阻性肥厚型心肌病可以有较响亮的心脏杂音外,扩张型心肌病和限制型心肌病的心脏杂音都较轻。

四、处理方案及基本原则

(1) 一般处理:应保证患儿休息、防止烦躁,必要时用镇静剂。婴儿吸吮费力,宜少量多次喂奶,必要时鼻饲喂养。给予营养丰富、易于消化的食品。限制液体摄入量。注意限制高流量、持续的氧气吸入。

(2) 前列腺素 E:动脉导管关闭之前静滴前列腺素 E 开放动脉导管,维持肺动脉血流,以纠正低氧血症。

(3) 经皮球囊肺动脉瓣成形术(PBPV):是治疗肺动脉瓣狭窄的首先治疗方法,简便、有效、安全、经济,部分患儿需要行 2 次 PBPV 术。

(4) 外科手术修补:肺动脉瓣严重发育不良型行 PBPV 效果差,需要行外科手术治疗。

五、要点和讨论

先天性心脏病是心血管在胚胎早期发育异常所引起的一组先天性畸形,目前随着超声诊断水平的提高,越来越多的先心被早期发现并得到及时的治疗。近年来,先心病的诊治取得很大进展。先心病的诊疗经过通常包括以下环节:

(1) 详细询问患儿出现心脏杂音、青紫、反复肺炎、喂养困难等症状时间、程度、持续时间或发生次数等。

(2) 体格检查时重点关注心脏杂音、青紫、脉搏、血压和周围血管征等及有无生长发育落后等情况。

(3) 及时进行心电图、X 线胸片和超声心动图等重要的辅助检查,必要时行心导管检查和造影、磁共振成像和多排 CT 等检查,以全面评估病情。

(4) 根据病情评估,决定选择治疗方案,包括内科治疗、心导管介入治疗及外科手术。

(5) 患者的随访和管理。

六、思考题

1. 如何利用心脏杂音进行鉴别诊断?
2. 如何评价婴幼儿的心功能状况?
3. 肺动脉狭窄的类型及治疗措施有哪些?

七、推荐阅读文献

[1] 杨思源,陈树宝.小儿心脏病学.[M]4 版.北京:人民卫生出版社,2012:291-301.

[2] Merino-Ingelmo R1，Santos-de Soto J2, et al. Long-term results of percutaneous balloon valvuloplasty in pulmonary valve stenosis in the pediatric population [J]. Rev Esp Cardiol (Engl Ed). 2014 May；67(5):374-349.

（陈　笋）

案例 66

法洛四联症

一、病历资料

1. 病史采集

患儿,男,2岁3个月,因"哭吵后口唇发绀伴气促1h"就诊。患儿入院前1h剧烈哭吵后出现口唇发绀、呼吸急促、家属安抚后无明显改善,送入急诊。出生6月龄前患儿无特殊病史,6月龄后患儿偶有哭吵后口唇青紫,增有剧烈哭吵后呼吸快,口唇发紫加重,安抚后好转;在当地住院发现有心脏杂音,做了一些检查后诊断心脏病(具体不详)。平素活动量少,喜静不喜动,喜抱,偶尔有走路时反复下蹲。目前饭量少,身高、体重均不及同龄儿。大小便正常。

患儿为 G_1P_1,孕39周自然分娩。BW 3 200 g。否认孕期感染或服药史,否认围产期窒息缺氧病史。否认家族心脏病或其他遗传病史。

2. 体格检查

T 37℃,P 148 次/min,R 52 次/min,BP 78 mmHg/40 mmHg,Wt 10.1 kg,Ht 78 cm,SaO_2 68%。烦躁,全身大汗,口唇发绀,可见杵状指,四肢脉搏稍弱,对称。肺部检查两肺呼吸音粗稍粗,未及明显啰音。心前区饱满,心尖搏动位于第4肋间左乳线上,范围约2 cm;HR 118 次/min,规则,2~3 LSB SM Ⅰ~Ⅱ级,粗糙,P2略增强,无分裂。腹部平软,肝脏肋下2.5 cm,质地软。脾未触及。双下肢无水肿。

3. 实验室检查

(1) 心电图检查:窦性节律,右房、右室增大。电轴右偏,Ⅱ导联P波高尖,呈双峰,时限 = 0.12 s。V_1 导联QRS波群呈R形,V_5 导联QRS波群呈RS形;ST段压低,V_3~V_5导联T波倒置。如图66-1所示。

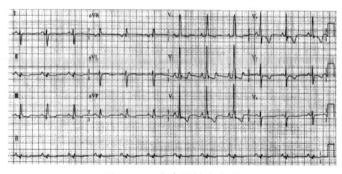

图66-1 心电图检查表现

（2）X线胸片检查：右房、右室大。心胸比例0.65，心影呈"靴型"心，心尖圆钝、上翘；肺动脉端内凹，肺血少。如图66-2所示。

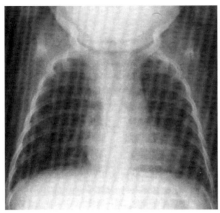
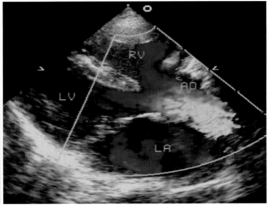

图66-2　X线胸片检查结果　　　　图66-3　彩色多普勒所示左室长轴检查图像

（3）超声心动图检查：心脏位置及连接正常。右房、右室增大，右室壁肥厚，左室收缩活动正常。主动脉增宽，骑跨于室间隔上50%。左右冠状动脉开口可见，肺动脉瓣及瓣下狭窄，瓣环0.67 cm，总干内径1.29 cm，流速2.3 m/s，右室流出道狭窄肌肉肥厚，过此处血流少，流速约2.8 m/s。左肺动脉开口0.82 cm，内径0.97 cm；右肺动脉开口0.78 cm，内径0.85 cm。房室瓣开放活动可。房间隔完整。室间隔缺损，对位不良型，双向分流。左位主动脉弓。如图66-3所示。

二、诊治经过

（1）初步诊断：先天性心脏病，法洛四联症，缺氧发作，心源性休克。

（2）治疗经过：给予胸膝位、吸氧、镇静（水合氯醛0.5 ml/kg、苯巴比妥5 mg/kg）、生理盐水20 ml/kg扩容、纠正酸中毒（5%碳酸氢钠5 ml/kg）等处理，约10 min后患儿口唇发绀、气促、烦躁等症状改善，SaO$_2$ 82%，听诊心脏杂音2～3 LSB SM Ⅲ级。收入院后完善心脏MRI等检查，1周后行法洛四联症心内纠治疗术，术后恢复良好，于术后10 d出院。

出院后用药：呋塞米（速尿）、螺内酯（安体舒通）。1月后心脏专科门诊随访。

三、病例分析

1. 病史特点

（1）患儿，男，2岁3个月，哭吵后口唇发绀伴气促1 h。

（2）6月龄后有口唇发绀，活动或哭吵后加剧；有蹲踞现象，有活动耐力减低；此次入院前1 h剧烈哭吵后出现发绀伴气促。

（3）体格检查：身高、体重落后于同龄健康儿童；烦躁，四肢湿冷，外周动脉搏动减弱；口唇发绀、杵状指阳性；心脏听诊：2～3 LSB SM Ⅰ～Ⅱ级，粗糙，P2略增强；心率增快。

（4）实验室检查：心电图显示右房、右室大，ST-T变化。X线胸片显示肺血少，心影大，呈"靴型心"，右房、右室大。超声心动图检查显示法洛四联症。

2. 诊断与诊断依据

（1）先天性心脏病，法洛四联症、缺氧发作：患儿主要表现为出生6月后反复发绀，活动或哭吵后有加重,有蹲踞表现、有活动耐力下降、生长发育落后。此次入院前 1 h 剧烈哭吵,口唇发绀加重,无法缓解。体格检查:口唇发绀,杵状指阳性,心脏听诊 2~3 LSB SM Ⅰ~Ⅱ级,粗糙,P2 略增强。以反复发绀、病理性杂音为线索,该患儿应考虑青紫型先心病、心肌病、心肌炎、风湿性心脏病等器质性心脏病。因该患儿在出生后 6 月出现临床表现,有反复发绀、蹲踞、缺氧发作等表现。因此,最符合右向左分流型先心病的特点。

入院后通过心电图、胸部 X 线和超声心动图检查后,明确诊断为法洛四联症。

根据患儿此次入院时临床表现及入院首次听诊心脏杂音较轻,考虑法洛四联症、缺氧发作。

(2) 心源性休克:该患儿入院时体格检查:HR 148 次/min, BP 78 mmHg/40 mmHg, SaO$_2$ 68%,四肢湿冷、烦躁。结合患儿法洛四联症、缺氧发作等情况,考虑心输出量下降所引起早期心源性休克。

3. 鉴别诊断

在诊断过程中,以患儿中央性青紫、病理性杂音等体征为线索,该患儿应注意鉴别下列疾病。

(1) 完全性大动脉转位伴室间隔缺损、肺动脉瓣狭窄:同样可有反复发绀、缺氧发作、活动耐力下降、缺氧发作、生长发育落后等临床表现。临床症状严重程度取决于肺动脉瓣狭窄程度及室缺大小。主要依靠心彩超检查进行鉴别。

(2) 右心室双出口伴肺动脉瓣狭窄:较常见青紫型先心病类型之一,多伴有室间隔缺损或房间隔缺损及瓣膜反流等情况,临床出现发绀时间往往较早,主要依靠心彩超进行鉴别。

(3) 重度肺动脉瓣狭窄:若患儿无合并其他心脏缺陷如室间隔缺损、动脉导管未闭等,出生后早期即出现发绀,且程度较重,听诊 L$_2$ 可闻及 4~5/6 SM,当患儿剧烈哭吵后可出现缺氧发作,心脏杂音反而减轻。

四、处理方案及基本原则

(1) 一般处理:针对缺氧发作,应将患儿置于胸膝位、吸氧、镇静、建立静脉通道;若患儿缺氧发作仍无法缓解,可静脉注射普萘洛尔(心得安)0.015~0.1 mg/kg,也可给予去氧肾上腺素 0.05~0.1 mg/kg,该药能提高外周动脉血管阻力,使左心室压力增高,减少心室水平右向左分流,病情稳定后仍应维持 12~24 h,再根据血氧饱和度及血压调整剂量和停药,不宜在右室流出道痉挛尚未完全解除时撤药,以防再次缺氧发作加重病情。

应用以上处理方案同时可进行纠酸、扩容。长期口服普萘洛尔每日 1~2 mg/kg 可预防缺氧发作。若内科治疗情况下仍有反复缺氧发作,则需进行外科急症手术。

(2) 外科手术修补:法洛四联症手术方式分为根治手术与姑息手术。采用何种术式取决于患儿左右肺动脉发育、左心室发育情况及冠状动脉情况。

根据此患儿心彩超所得情况,考虑肺动脉发育情况理想,故进行心内纠治术。

五、要点和讨论

儿童性心脏病是心血管在胚胎早期发育异常所引起的一组先天性畸形,右向左分流先心病中,以法洛四联症最多见。近年来,先心病的诊治取得很大进展。先心病的诊疗经过通常包括以下环节:

(1) 详细询问患儿出现心脏杂音、青紫、反复肺炎、喂养困难等症状时间、程度、持续时间或发生次数等。

(2) 体格检查时重点关注心脏杂音、青紫、脉搏、血压和周围血管征等及有无生长发育落后等情况。

(3) 及时进行心电图、X 线胸片和超声心动图等重要的辅助检查,必要时进行心导管检查和造影、磁共振成像和多排 CT 等检查,以全面评估病情。

（4）根据病情评估,决定选择治疗方案,包括内科治疗、心导管介入治疗以及外科手术。

（5）患者的随访和管理。

六、思考题

1. 法洛四联症常见并发症有哪些?

2. 如何急症处理缺氧发作?

3. 蹲踞现象产生的原因有哪些?

七、推荐阅读文献

［1］杨思源、陈树宝. 小儿心脏病学［M］. 4 版. 北京:人民卫生出版社,2012:291 - 301.

［2］Allen HD, Shaddy RE, Driscol DJ. Moss & Adams's Heart Disease in Infants, Children and Adolescents［M］. 7th ed. Philadelphia:Walters Kluwer, 2008:636 - 652.

（李　奋）

案例 67

病毒性心肌炎

一、病历资料

1. 病史采集

患儿,男,8岁,因"发作性胸闷、心前区疼痛、乏力2d"就诊。患儿昨天上午在游乐园玩时觉胸闷、胸痛,持续几分钟,经休息后好转,今在上课时又出现心前区疼痛,逐由老师护送来医院就诊。病程中有乏力,否认外伤史,否认发热、咳嗽、恶心、呕吐、腹痛等不适。

追问病史,患儿于发病前10d有过一次发热,T 38℃,伴咽痛、轻咳,经自服药物2d恢复正常。平时体质较好,否认有其他系统疾病史。

患儿为G_1P_1,出生史、发育史、家族史无特殊。

2. 体格检查

神清,面色稍苍白,T 37℃,P 110次/min,R 22次/min,BP 90/60 mmHg,Wt 30 kg,Ht 100 cm,SpO_2 100%,桡动脉搏动有力。两肺呼吸音清,未闻及干、湿性啰音。心前区无隆起,心尖搏动位于第5肋间左乳线上;HR 110次/min,规则,第一心音稍低钝,未闻及杂音。腹部平软,无压痛,肝、脾肋下未及。双下肢无水肿。四肢暖,皮肤干。

3. 实验室检查

(1) 心电图检查:窦性节律。HR 106次/min,PR间期0.14 s;QTc 396;R波电轴79°。T波(Ⅱ、Ⅲ、aVF)倒置,ST段(Ⅱ、Ⅲ、aVF)压低0.5~1 mm。

(2) X线胸片检查:两侧肺纹理正常。心胸比例0.5。右肺有叶间胸膜反应。

(3) 超声心动图检查:未见心脏结构异常,各房室腔无增大,各瓣膜无反流,LVEF 63%。

(4) 血清肌酸激酶(CK)120,肌酸磷酸激酶同工酶(CK-MB)56;心肌肌钙蛋白I(cTnI)0.1(正常值<0.01);脑钠肽前体(pro-BNP)1 566 mg/L。

二、诊治经过

(1) 初步诊断:心肌炎ST-T改变。

(2) 治疗经过:卧床休息。磷酸肌酸钠2 g分2次静脉点滴,甲泼尼龙2 mg/(kg·d)静脉滴注。呋塞米(速尿)20 mg Bid口服。入院1周行心脏磁共振(CMR)检查,发现左室下壁和室间隔T2W信号(SI)增强,早期强化(EGE)心肌与骨骼肌整体SI增强率比值≥4.0,未见心肌延迟强化(LGE)。确诊为急性心肌炎。经治疗,心电图、CK-MB、cTnI恢复正常,住院35 d出院。

出院后用药:磷酸肌酸钠 10 ml tid 口服。2 周后心脏专科门诊随访。3 个月后复查心血管磁共振(CMR)。

三、病例分析

1. 病史特点

(1) 患儿,男,8 岁,发作性胸闷、胸痛、乏力 2 d。

(2) 发病前 10 d 有上呼吸道感染。

(3) 体格检查:面色稍苍白,HR 110 次/min,规则,第一心音稍低钝,未闻及杂音,BP 90 mmHg/60 mmHg,SPO$_2$ 100%,桡动脉搏动有力。两肺未闻及干湿啰音。肝肋下未及。四肢暖,皮肤干。

(4) 实验室检查:EKG:T 波(Ⅱ、Ⅲ、aVF)倒置,ST 段(Ⅱ、Ⅲ、aVF)压低 0.5～1 mm。

X 线胸片检查:右肺叶间胸膜反应。

超声心动图检查:各房室腔无增大,左心室射血分数(LVEF) 63%。

血生化检查:CK 120, CK - MB 56;cTnI 0.1;BNP 2 566。

CMR 检查:见左室下壁和室间隔 T2W 信号(SI)增强,早期强化(EGE)。

2. 诊断与诊断依据

急性心肌炎 ST - T 改变:胸痛、乏力,有呼吸道前驱感染史;心电图显示窦速、ST - T 改变;CK - MB 增高、cTnI 有 10 倍增高;胸片显示叶间胸模反应、BNP 有近 20 倍增高,间接反映存在心室舒张功能不全。CMR 检查见左室下壁和室间隔 T2W 信号(SI)增强及早期强化(EGE)。

3. 鉴别诊断

(1) 扩张型心肌病:主要表现为心功能不全,超声心动图有心腔扩大,LVEF 降低。

(2) 风湿性心脏炎:有链球菌感染的前驱症状,心电图以Ⅰ°房室传导阻滞为多见,在心尖区可以听到瓣膜水肿引起的舒张性杂音。超声心动图检查可见瓣膜启闭异常。

(3) 其他心脏疾病:如川崎病并发心血管病变等,应有原发疾病史。

四、处理方案及基本原则

(1) 一般处理:保证患儿卧床休息。给予营养丰富、易于消化的食品。限制液体摄入量,50～60 ml/(kg · d),液体 24 h 内均匀给予,注意单位时间内的补液量不能过多。

(2) 抗炎:选用甲泼尼龙(甲强龙)。剂量为 2～10 mg/(kg · d), qd～q8h 维持 6 h,根据患儿病情程度选择不同的用药剂量及用药间隔。

(3) 利尿剂:该患儿有心室舒张功能不全表现,可选用呋塞米(速尿),根据病情可静脉给予或口服。注意补钾。

(4) 其他:营养心肌治疗,磷酸肌酸钠 2 g 分 2 次静脉点滴。

五、要点和讨论

急性心肌炎约有 4.6%可进展为重症(爆发性)心肌炎。疾病早期要注意鉴别。在诊疗过程中应注意以下环节:

(1) 持续监测经皮氧饱和度、HR、BP,如有左心功能不全,在肺水肿早期通常先有经皮氧饱和度波动及心率加快。如出现四肢末梢变凉,或出现心律失常,应给予有创血压监测。

（2）经抗炎治疗，症状通常几小时内就见缓解。

（3）及时复查心电图、X线胸片和超声心动图检查，血气、血乳酸、游离钙检测，以全面评估病情。重症患者通常需每小时做一次心电图。

（4）根据病情评估，决定选择治疗方案，包括静脉注射免疫球蛋白（IVIG）、干扰素、大剂量维生素、血管活性药物C等治疗；包括临时心脏起搏治疗，心室辅助治疗等。

六、思考题

1. 爆发性心肌炎定义，早期如何进行鉴别？
2. 急性心肌炎常见有哪些心电图异常？
3. 除胸片外如何诊断急性肺水肿？治疗原则？

七、推荐阅读文献

[1] 杨思源、陈树宝.小儿心脏病学[M].4版.北京：人民卫生出版社，2012：291-301.
[2] 陈树宝.小儿心脏病学进展[M].北京：科学出版社，2005：237-259.

（黄美容）

一、病历资料

1. 病史采集

患儿,女,12 岁,因"间断呕吐 24 d"就诊。患儿 24 d 前无明显诱因下出现恶心、呕吐,为胃内容物,非喷射性,伴上腹痛,无发热,无胸闷、胸痛,无咳嗽、咳痰、气促,至当地医院输液治疗效果不佳,仍有间断呕吐。遂于 4 d 前至我院就诊,门诊予"健胃消食口服液、复方丁香开胃贴"治疗,效果不佳。2 d 前患儿再次出现呕吐,至我院门诊,查血常规(2015.04.28):CRP < 8 mg/L,LY 24.8%,N 66.2%,PLT 264×10⁹/L,WBC 13.7×10⁹/L,予"头孢地尼胶囊,常乐康"治疗,未再呕吐,仍有上腹痛。查肝功能(2015.04.29):ALP 162 IU/L,ALT 38 IU/L,AST 33 IU/L,DB 5.6 μmol/L,TB 31.9 μmol/L;心脏超声检查(2015.04.30)提示:左房室增大伴左室收缩活动明显减弱,二尖瓣轻度反流,轻度肺动脉高压,少量心包积液;腹部 B 超检查(2015.04.30)提示:腹水,胸腔积液。为进一步诊治,门诊以"急性心功能不全,心肌炎? 心肌病?"收住入院。

追问病史,患儿近 1 年感觉易疲乏,体育运动困难,近 3 个月有爬楼梯劳累气喘,均未引起重视,未至医院进一步检查。

患儿为 G_1P_1,足月顺产,否认窒息抢救史,BW 3 300 g。母孕期无特殊病史或服药史,无围产期窒息缺氧病史。生长发育同健康同龄儿童,按时按序预防接种。否认家族心脏病、猝死或其他遗传病史。

2. 体格检查

T 36.2℃,P 102 次/min,R 26 次/min,BP 96 mmHg/60 mmHg,Wt 43 kg,Ht 167 cm。神志清,精神较差,营养中等,发育正常。全身皮肤无青紫或黄染、皮疹、出血点。呼吸平稳,三凹征阴性,双肺底闻及少许细湿啰音。HR 102 次/min,心律齐,第一心音低钝,闻及奔马律,胸骨左缘第 5 肋间闻及Ⅱ/6 级收缩期杂音。腹平软,上腹部有压痛,肝脾肋下未触及,肝剑下 4 cm,移动性浊音阴性。双下肢无水肿,四肢脉搏对称。

3. 实验室检查

1) 化验检查结果 血尿粪常规:正常;CRP/ESR:正常;肝功能、电解质:正常,ALB 34.9 g/L;TORCH 系列(一),微小病毒 B19 - IgM/IgG(一),巨细胞病毒、单纯疱疹病毒 DNA 及抗体均(一),柯萨奇病毒抗体(一);ASO、RF、自身抗体全套(一);B 型钠尿肽前体 8 530.0 pg/ml;血清肌钙蛋白 I 测定 < 0.01 μg/L;CK - MB:13 IU/L(正常);细胞及体液免疫正常。

2) 影像学检查

(1) 心电图检查:窦性节律,电轴左偏−54.3°。HR 93 次/min,P 波未见异常。V₁~V₃ 导联 QRS

波群呈 rS 形,V_5 导联 QRS 波群呈 Rs 形;$RV_5=31$ mm,$RV_6=33$ mm。ST 段正常。T 波广泛性低平或倒置。结论:左心室增大伴心肌劳损。如图 68-1 所示。

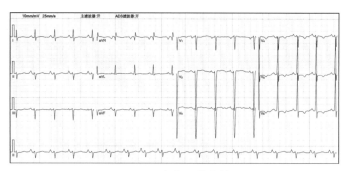

图 68-1　心电图检查结果

(2) 胸部 X 线检查:胸廓对称,气管居中。两侧透亮度正常,肺纹理显著,未见明显渗出影,双侧中下肺野外带见克氏 B 线,水平裂增厚,右侧胸膜影稍增宽。肺门影增浓,肺门角欠清晰。心影明显增大,心尖向左下延伸,心胸比例 0.60。左膈面显示不清,右膈面光整,右侧肋膈角锐利。结论:心影增大,间质性肺水肿(见图 68-2-a)。治疗 1 周后,心影仍大,间质性肺水肿好转(见图 68-2-b)。

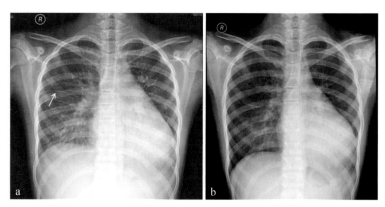

图 68-2　X 线胸片检查结果

a. 入院时；b. 治疗后

(3) 超声心动图检查(2015 年 4 月 30 号):心房正位,房-室连接、心室-大动脉连接正常。左心房内径 35 mm,左心室内径舒张末期(LVEDD)65 mm,收缩末期(LVESD)56 mm,主肺动脉内径 27 mm,主动脉根部内径 18 mm,室间隔与左室后壁均为 6 mm。全心增大,以左房、左室内径增大为著,心脏搏动明显减弱,LVEF＝27%(见图 68-3-a)。房间隔与室间隔完整。肺动脉增宽,肺动脉瓣轻度反流,主动脉瓣启闭正常；二、三尖瓣探及轻度反流(见图 68-3-b),三尖瓣反流压差 37 mmHg,多普勒组织成像(DTI)测二、三尖瓣 E/A 均>1。左室心腔内紧心尖处探及两个中高回声团块,面积分别为 2 cm² 和 3.6 cm²,考虑为血栓形成(见图 68-3-c,白色箭头)。主动脉弓左位,形态和血流未见异常。左、右冠状动脉起源未见异常。下腔静脉呈淤血扩张状。结论:①全心增大,以左心增大为主,心功能不全 LVEF 27%;②左室内附壁血栓可能;③二尖瓣轻度反流;④肺动脉高压(轻度)。如图 68-3 所示。

2015 年 5 月 18 日复查:①左室内径显著增大,LVEDD 61 mm,LVESD 49 mm,心功能不全 LVEF 40%;②左室内占位基本消失;③二尖瓣反流(轻度);④肺动脉高压(轻度)。

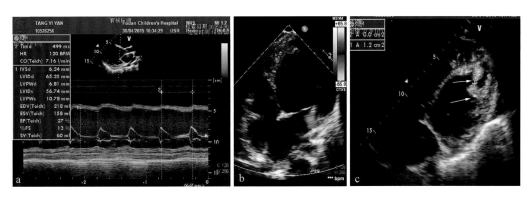

图 68-3　超声心动图检查结果

（4）24 h 动态心电图：①窦性心动过速。②单一形态室性早搏 1 823 次/24 h，见 6 对成对出现。③ST-T 段改变。④QRS 电交替。

（5）心脏及大动脉计算机断层血管造影（CTA）：心影增大，左室为著，左室内壁毛糙；主动脉弓未见明显异常；冠状动脉起源未见异常。如图 68-4 所示。

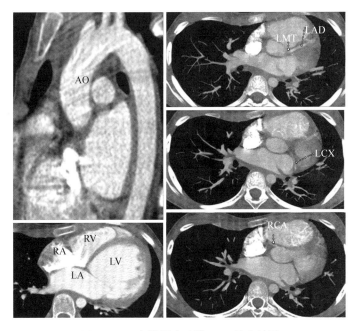

图 68-4　心脏及大动脉 CTA 检查结果

AO：主动脉；RA：右房；RV：右室；LA：左房；LV：左室；LMT：左冠脉主干；
LAD：左前降支；LCX：左回旋支；RCA：右冠脉

二、诊治经过

（1）初步诊断：扩张型心肌病（DCM），心功能Ⅳ级，左室附壁血栓形成。

（2）治疗经过：患儿入院后精神差，能平卧，血压尚稳定，双肺底闻及少许湿性啰音，肝大，心音低钝，心律不齐，为急性全心衰竭，予告病危，心电血氧监护，吸氧，卧床休息，多巴胺及米力农强心，呋塞米及螺内酯（安体舒通）利尿，磷酸肌酸钠营养心肌。超声心动图提示左室内有血栓形成，而且 LVEF 仅 27%，给予阿司匹林及低分子肝素抗凝治疗。同时告知有猝死、晕厥、恶性心律失常、急性心衰、全身重要脏器栓塞风险。经上述治疗后精神好转,双肺啰音消失,肝大回缩,1周后复查胸片心影仍大,间质性肺水肿明显好转;超声心动图(ECHO)测 LVEF 增至 33%。逐渐减停静脉强心药,加用地高辛维持量口服,并加用扩血管药依那普利。治疗过程中随访心超左室内强回声光团渐缩小,2周后加用华法林,与低分子肝素交替 3 d 后停肝素,3 周后监测地高辛血药浓度在正常范围波动,血国际标准化比率(INR)达 2.18,ECHO LVEF 增至 40%,患儿病情稳定,予出院,2周后心脏专科门诊随访。

出院后用药:呋塞米、螺内酯(安体舒通)、地高辛、依那普利、阿司匹林泡腾片(巴米尔)、华法林钠片。

三、病例分析

1. 病史特点

(1) 患儿,女,12 岁,间断呕吐 24 d。

(2) 运动后劳累 1 年,加重 3 个月。

(3) 体格检查:神志清,精神较差,呼吸平稳,双肺底闻及少许细湿啰音。HR 102 次/min,心律齐,第一心音低钝,闻及奔马律,胸骨左缘第 5 肋间闻及 Ⅱ/6 级收缩期杂音。腹平软,上腹部有压痛,肝剑下 4 cm,移动性浊音阴性。双下肢无水肿,四肢脉搏对称。

(4) 实验室检查:心电图显示左心室增大伴心肌劳损。X 线胸片检查显示心影增大,间质性肺水肿。超声心动图检查显示全心增大,以左心增大为主,心功能不全 LVEF 27%;左室内附壁血栓可能。

2. 诊断与诊断依据

(1) 扩张型心肌病,慢性心功能不全急性发作:患儿主要表现为间断性呕吐 24 d,以消化系统症状首诊,反复治疗近 20 d 无好转,检查超声心动图发现全心增大伴心功能严重降低,少量心包积液、胸腔积液和腹腔积液而至心脏科就诊。患儿入院时精神较差,双肺底闻及少许细湿啰音,HR 102 次/min,心律齐,第一心音低钝,闻及奔马律,肝大,急性左右心功能不全诊断明确。患儿之前无心脏病病史,病因主要鉴别扩张性心肌病及暴发性心肌炎。患儿心电图无急性心肌缺血表现,无晕厥、抽搐等心脑综合征发生,心超检查表现为大心腔、小开口,未见局部心内膜反光增强、心肌运动不协调等,心肌酶谱肌酸磷酸激酶同工酶(CK - MB)及肌钙蛋白均不高,不支持暴发性心肌炎诊断。追问病史,患儿 1 年来已有明显劳累后乏力症状,已经有慢性心功能不全表现。

(2) 左室内附壁血栓形成:患儿左心重度增大伴搏动减弱,LVEF 仅 27%,有血栓形成风险;超声心动图检查显示左室心腔内近心尖处探及两个中高回声团块,经抗凝治疗后逐渐减小直至消失,左室内附壁血栓形成诊断确立。

3. 鉴别诊断

在诊断过程中,以心脏扩大、心功能降低为线索,该患儿应注意排除下列疾病。

(1) 左冠状动脉异常起源于肺动脉(ALCAPA):属于先天性心脏病类,左冠状动脉不是起源于主动脉,而是肺动脉,导致整个左心心肌缺血,常在婴幼儿期就出现心功能不全症状,但如果右冠状动脉至左冠状动脉之间侧支建立良好,可症状较轻,超声心电图检查(ECHO)除左心增大心功能不全外,常合并明显二尖瓣反流、乳头肌回声增强,主要是主动脉根部见不到左冠状动脉发出,而肺动脉内可见到异常血流。冠脉 CTA 或冠脉造影可明确诊断,一旦诊断可手术纠治。该患儿 ECHO 显示左右冠脉起源均无异常,入院后进一步做心脏 CTA 排除了该诊断(见图 68 - 4)。

(2) 主动脉病变:包括主动脉弓缩窄及主动脉左室隧道。两者皆可以引起左室增大和心功能不全,主动脉弓缩窄主要表现上下肢搏动和血压明显差别;主动脉左室隧道主要表现为主动脉反流,左室增大明显,而心功能常在代偿范围内,可闻及主动脉返流的舒张期杂音。仔细超声心动图和 CTA 检查均可诊断,该患儿入院后已排除该诊断。

(3) 内分泌代谢紊乱(甲状腺功能亢进和减低、儿茶酚胺类分泌过多、糖尿病、低钙血症、低磷血症、糖原累积病、黏多糖病)以及营养障碍(Kwashiorkor症、脚气病、肉毒碱缺乏):有相应疾病的临床表现和实验室检查。

(4) 其他心脏疾病:如风湿性心脏病、川崎病并发心血管病变等,这些疾病分别有其特殊的病史经过。该患儿无相应病史,入院后做了风湿性疾病的实验室检查,均不支持。

四、处理方案及基本原则

(1) 一般处理:保证患儿卧床休息、防止躁动,采取半卧位、吸氧,必要时用镇静剂。给予营养丰富、易于消化的食品,限制钠盐摄入量,并限制液体摄入量。

(2) 利尿剂:利尿剂是控制肺和体静脉充血的一线用药。对于急性心力衰竭者应使用快速作用制剂静脉应用,如呋塞米、依他利酸钠,尤其适用于伴有急性肺水肿、重症及难治性心力衰竭者。需补钾,多同时应用保钾类利尿剂如螺内酯,必要时还需另外补充钾。病情稳定后可口服长期应用。

(3) 正性肌力药物:急性重症心衰需应用快速起效的强心药物,如多巴胺、多巴酚丁胺。米力农是非儿茶酚胺类药物,通过抑制磷酸酯酶产生强心作用和血管舒张作用,对急慢性心衰均有效,但不可长期应用。病情稳定后需用洋地黄类制剂长期维持,多选用地高辛维持量法:即每日用负荷量的 $1/5\sim$ $1/4$,分两次服用,5~8 d达到稳态。

(4) 血管活性药物:血管紧张素转换酶抑制剂(ACEI)通过抑制血管紧张素Ⅱ生成和增加缓激肽产生来降低体血管阻力,是慢性心力衰竭的首选药物之一,儿科常用依那普利。初始剂量 0.05 mg/(kg·次),每天1次,最大量 0.5 mg/(kg·d)。

卡维地洛(carvedilol),一种非选择性β肾上腺素能阻滞剂并伴有 α_1 诘抗作用,可减低交感神经活性、改善左心室功能,初始剂量 0.08~0.1 mg/(kg·d),逐步增至 0.4 mg/(kg·d),分两次。需血压稳定方可应用。

(5) 血栓的防治:扩张型心肌病(DCM)患儿心腔扩大和血液淤积、心肌收缩力很低,尤其伴有房性心律失常患儿具有血栓形成倾向,以及心肌致密化不全患者,均需应用抗血小板药物预防血栓形成,常用阿司匹林口服。如果 LVEF<20%、有房颤、血栓病史,需阿司匹林联合华法令抗凝治疗。如已经形成血栓,首先肝素治疗,然后长期服用华法令抗凝。华法令服用过程需检测凝血 INR。

(6) 其他:如合并心律失常需抗心律失常治疗;顽固重症心力衰竭可应用体外膜肺(ECMO)、心室辅助(VAD)、主动脉反搏等,此类患者最终需等待心脏移植。

五、要点和讨论

扩张型心肌病是小儿心肌病中最常见一种,总体预后较差。DCM的诊疗经过通常包括以下环节:

(1) 详细询问患儿出现症状前是否有发热、腹泻等感染病史,病程进展快慢,是否有晕厥,近期是否有活动耐量降低、乏力、胸闷气急等表现。

(2) 体格检查时重点关注心前区搏动弥散、心音、心脏杂音、四肢脉搏、血压、外周循环及肺部体征、肝脏、颈静脉和水肿等。

(3) 及时进行心电图、X线胸片和超声心动图等重要的辅助检查,必要时进行磁共振成像、多排CT、心导管检查和造影等,以及血清学、代谢性甚至基因检测,以寻找或排除可能病因。

(4) 积极抗心衰治疗,并根据病情评估决定长期治疗和随访方案。

六、思考题

1. 如何进行心肌病的鉴别诊断?
2. 如何进行扩张型心肌病合并急性心力衰竭的治疗?
3. 如何进行扩张型心肌病的长期治疗、随访和管理?

七、推荐阅读文献

[1] 杨思源、陈树宝. 小儿心脏病学[M]. 4 版. 北京:人民卫生出版社,2012:291 - 301.

[2] 马沛然. 小儿心肌病诊治策略[M]. 北京:人民军医出版社,2011:13 - 20.

[3] Allen HD, Shaddy RE, Driscol DJ. Moss & Adams's Heart Disease in Infants, Children and Adolescents [M]. 7th ed. Philadelphia: Walters Kluwer, 2008:636 - 652.

（刘　芳）

室上性心动过速

一、病历资料

1. 病史采集

患儿,男,9岁,因"发现心跳快10个月"入院。患儿于10月前体育活动后突然出现心跳快,心悸,伴有胸闷,面色偏白,出冷汗,当时意识清,无头痛呕吐,无发热,无胸痛,无呼吸困难,休息数分钟后好转,故当时未进行任何诊治。最近3个月内又出现两次类似发作,伴有心悸、面色苍白,其中一次发作时在外院心电图检查报告提示室上性心动过速,心超检查正常,当时予以盐酸普罗帕酮(心律平)(具体用量不详)静脉推注后终止,未做进一步处理。近日来我院就诊,心电图示"窦性心动过速",食管心房调搏提示"房室折返性心动过速(顺传型)-左侧旁路可能",门诊以"室上性心动过速"收治入院。病程中患儿精神可,反应可,胃纳可,二便正常。

患儿为 G_1P_1,足月剖宫产。BW 3 200 g。否认围产期窒息缺氧病史。否认家族心脏病或其他遗传病史。按时接种疫苗,否认药物过敏史。

2. 体格检查

T 37℃, P 90 次/min, R 23 次/min, Ht 140 cm, Wt 28 kg, BP 98 mmHg/66 mmHg。神清,呼吸平稳,反应可。双肺呼吸音清晰,未闻及明显啰音。心音有力,HR 90 次/min,律齐,心音可,未闻及心脏杂音。腹软,肝、脾肋下未触及,无压痛及反跳痛。四肢肌力、肌张力正常。双下肢无水肿。

3. 实验室检查

(1) 心电图检查:室上性心动过速,ST-T变化(见图69-1)。

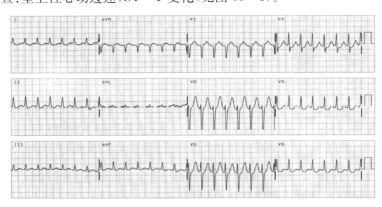

图 69-1 心电图检查结果

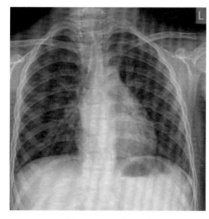

图 69-2 胸 片

（2）X线胸片检查：胸廓对称，两肺纹增多，两肺未见明显渗出影。两侧肺门影不大，心影稍饱满，CTR 约为 56%，纵隔无明显增大。两隔面光整，肋膈角锐利。如图 69-2 所示。

（3）超声心动图检查：心脏位置及连接正常。各房室内径正常，室间隔完整，房间隔卵圆孔回声细淡，各组房室瓣开放活动可，三尖瓣轻度返流，二尖瓣轻微反流，组织多普勒测房室瓣口流速 E/A＞1，（左心室）射血分数（EF）63%，收缩期分级缩短（FS）35%。

二、诊治经过

（1）初步诊断：心律失常，室上性心动过速。

（2）治疗经过：患儿入院后完善各项检查，心肌酶谱、血电解质及甲状腺激素均正常，行经心房食管调搏提示：房室折返性心动过速（顺传型）左侧旁道可能，数天后在麻醉下行心脏电生理检查＋射频消融术，术后反复电生理检查均未诱发出室上性心动过速，认为临床治愈。

三、病例分析

1. 病史特点

（1）患儿，男，9岁，10个月内发作性心动过速3次。

（2）发作时有心悸、脸色苍白、出冷汗等不适症状。

（3）心电图检查提示室上性心动过速；经食管心房调搏提示房室折返性心动过速（顺传型）-左侧旁路可能。

（4）心肌酶正常，心脏超声心功能正常，胸片检查提示心脏大小正常。

2. 诊断与诊断依据

心律失常，室上性心动过速：患儿主要表现为突发性的心动过速，有运动诱因，发作时心率 180 次/min 以上，节律匀齐，伴随有胸闷、心悸、面色苍白、出冷汗等不适症状，可自行终止，或者经抗广谱抗心律失常药物处理后终止。辅助检查提示心脏大小和心功能均正常，心肌酶谱和甲状腺激素均正常。发作时心电图提示室上性心动过速，心电图特征是快速匀齐的窄 QRS 波群，其前无 P 波，伴随有 ST-T 变化。但心肌酶谱和心脏功能和心脏大小均正常。根据患儿的心动过速症状、心电图特征，认为符合室上性心动过速的诊断，入院后食管心房调搏以及心脏电生理检查均证实是房室折返性心动过速（顺传型），左侧旁道；随后的射频消融手术也证实这一诊断。

3. 鉴别诊断

在诊断过程中，以心动过速症状为线索，该患儿应注意排除下列疾病。

（1）窦性心动过速：有心动过速症状，多由于运动、情绪激动、发热类感染性疾病、贫血、甲状腺疾病等情况所诱发，心电图表现为节律匀齐的窄 QRS 波群，其前均有正常的 P 波。

（2）室性心动过速：心电图主要表现为宽大畸形、节律匀齐的 QRS 波群，其前无 P 波，伴随 ST-T 变化，患者往往有血流动力学的变化，持续发作者可能会有心源性晕厥——阿斯综合征发作。需注意室上性心动过速伴差异传导容易和室性心动过速混淆。

（3）心肌炎：根据患儿心动过速发作症状，心电图检查提示室上性心动过速，不能排除心肌炎，但心肌炎多半有感染等诱因，且会有心肌酶异常，严重者可有心脏超声检查提示心功能降低和心脏增大表现。

（4）其他心脏疾病：少数患儿可以由于心肌病（如儿茶酚胺依赖型多形性室性心动过速）出现心动过速，心电图多半有特殊波形表现，心脏超声检查可有心脏结构异常；部分先天性心脏病如 Ebstein 畸形可伴有室上性心动过速，心脏超声检查可提示心脏结构异常。

四、处理方案及基本原则

1. 终止发作

在年长儿童中,室上性心动过速如持续发作,可导致患儿不适症状,影响患儿生活质量,少数可以出现血流动力学异常,心功能下降。无论自律性增高或者折返性室上速,均可经刺激迷走神经而被有效终止。如刺激迷走神经方法不能有效终止心动过速,需要选择药物治疗。

1) 迷走神经刺激　方法有按摩右侧颈动脉窦,Valsalva 动作(屏气、刺激咽喉引起呕吐等)、深吸气,潜水反射(5℃左右冰袋或毛巾敷面,适用于 6 个月以下婴儿)和头低足高位等。

2) 静脉用药　首选腺苷或三磷酸腺苷(ATP),由于半衰期极短,为 $15 \sim 30$ s,需要弹丸式静脉快速推注,用药剂量 $0.2 \sim 0.4$ mg/kg,不稀释。腺苷初始剂量为 $0.05 \sim 0.10$ mg/kg,无效 3 min 后可注射第 2 剂,每次按 $0.05 \sim 0.10$ mg/kg 递增,直至最大量 $0.25 \sim 0.30$ mg/kg 或室上速终止。休克患者忌用。

(1) 普罗帕酮:一般心功能正常情况下,可以安全有效地用于室上性心动过速,单次用药剂量为 $1 \sim 1.5$ mg/kg,等倍葡萄糖溶液稀释缓慢静脉推注,如无效 $10 \sim 20$ min 后可以重复用药,总量不超过 5 mg/kg。

(2) 胺碘酮:对折返性和自律性快速心律失常均有效,每次 $2.5 \sim 5.0$ mg/kg,静脉缓慢注入或 25 $\mu g/(kg \cdot min)$ 滴注,继以 $5 \sim 15$ $\mu g/(kg \cdot min)$ 维持,对于顽固性室上速有较高转复率,对于心功能下降的患者也可以使用。

2. 长期治疗

心动过速频繁发作但又不符合导管消融条件的患者,可以长期口服用药预防心动过速发作。各种抗心律失常药物预防室上性心动过速的机制不一,使用时需考虑室上速的发生机制,比如自律性增高、折返等。自律性增高为主的可考虑 β 受体阻滞剂[如美托洛尔(倍他乐克)],折返机制可以考虑用普罗帕酮。对于机制不明的室上速,有时联合应用 β 受体阻滞剂和普罗帕酮效果会更好。胺碘酮由于长期口服可能产生的甲状腺毒性和肺纤维化不良反应,一般不推荐儿童中长期口服治疗。

3. 射频消融手术

药物治疗无效或者不能耐受药物治疗者,可以考虑行射频消融手术。射频消融治疗折返性机制的室上速在儿童中也有较高成功率,近年可以达到 95% 以上。但对患者有年龄要求,一般 5 岁以下并发症较多,成功率偏低,所以需严格掌握适应证。

五、要点和讨论

室上性心动过速是临床中比较常见的一类快速心律失常,包括有自律性增高、折返等机制,发作时多呈快速匀齐 QRS 波群,不伴 P 波或者有逆行 P 波。一般不导致心功能下降,但持续发作也可有影响。发作时可以用药物静脉治疗,也可用口服药物预防。对于药物疗效差且有频繁发作者,可考虑行射频消融手术。室上性心动过速的诊疗经过通常包括以下环节:

(1) 详细询问患儿出现心悸、心慌、心跳快及其他伴随症状时间、程度、持续时间或发生次数等。

(2) 及时进行心电图、X 线胸片和超声心动图、动态心电图等重要的辅助检查,必要时进行经心房食管调搏检查,以全面评估病情。

(3) 根据病情评估,决定选择治疗方案,包括内科药物急性期处理和预防维持治疗、射频消融手术。

(4) 患者的随访和管理。

六、思考题

1. 如何鉴别室上性心动过速和室性心动过速?
2. 室上性心动过速的处理原则?
3. 室上性心动过速的射频消融指证?

七、推荐阅读文献

[1] 杨思源,陈树宝.小儿心脏病学[M].4 版.北京:人民卫生出版社,2012:562-577.
[2] 陈新.临床心律失常学[M].2 版.北京:人民卫生出版社,2009:279-430.

（沈　捷）

案例 70
房室传导阻滞

一、病历资料

1. 病史采集

患儿,女,2.5岁,因"生后发现心脏杂音2年余"就诊。患儿于出生后20 d体格检查发现有心脏杂音,当地医院心脏超声检查提示室间隔缺损,未予特殊处理,随访至今。患儿平素无反复呼吸道感染,生长发育尚可。此次为行室间隔缺损介入治疗收入我科。入院后第3天在完善相关检查后,于静吸复合麻醉下行经皮室间隔缺损介入封堵术,术中无殊,术后连续两天复查心电图,均呈现完全性左束支传导阻滞。术后第5天患儿出现呕吐,有先兆晕厥表现,体格检查发现心跳慢。

患儿为G_1P_1,足月自然分娩。BW 3 100 g,按时按序添加辅食,生长发育无殊。否认孕期感染或服药史,否认围产期窒息缺氧病史。否认心脏病家族史或其他遗传病史。

2. 体格检查

T 36.5℃, P 60次/min, R 22次/min, BP 85 mmHg/50 mmHg, Wt 14 kg, Ht 93 cm,无青紫或杵状指,四肢脉搏对称。肺部检查双肺呼吸音清,对称。心脏听诊 HR 60次/min,偶可闻及数秒心脏停搏,心律不齐,心音可,杂音不明显。腹部平软,肝脏肋下未及。脾未触及。双下肢无水肿。

3. 实验室检查

(1) 心脏超声检查:室间隔缺损介入术后,无残余分流。

(2) 心电图检查:窦性+异位心律,Ⅲ度房室传导阻滞,ST-T变化(见图70-1)。

(3) 动态心电图检查:窦性+异位心律;高度至Ⅲ度房室传导阻滞,部分呈1:1下传;室性逸搏及室性逸搏心律;心室停搏,最长停搏时间为5.38 s。

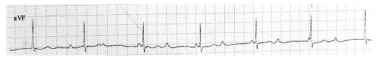

图 70-1　心电图检查表现

二、诊治经过

(1) 初步诊断:室间隔缺损介入封堵术后,Ⅲ度房室传导阻滞。

(2) 治疗经过:给予异丙肾上腺素[0.02~0.07 μg/(kg·min)]微泵静脉维持,控制心室率在80~

100 次/min 左右,甲泼尼龙[1 mg/(kg·次),q 12 h]静脉滴注,磷酸肌酸钠(1 g,qd)静脉滴注。并予心电监护,密切观察患儿心率、血压等生命体征。治疗 3 d 后患儿恢复窦性心律,异丙肾上腺素逐步减量,治疗第 5 天起停用异丙肾上腺素,治疗 1 周后甲泼尼龙改为一天一次静脉滴注,治疗 10 d 复查心电图及动态心电图示窦性心律,未见房室传导阻滞,停用甲泼尼龙后出院。

出院后用药:阿斯匹林 50 mg,qd。2 周后心脏专科门诊随访,密切观察患儿有无晕厥,不明原因的跌倒。

三、病例分析

1. 病史特点

(1) 患儿,男,2.5 岁,生后发现心脏杂音 2 年余。

(2) 入院后行室间隔缺损介入封堵治疗,术后第 5 天出现先兆晕厥表现。

(3) 体格检查:心脏听诊 HR 60 次/min,偶可闻及数秒心脏停搏,心律不齐,心音可,杂音不明显。

(4) 实验室检查:心电图检查:窦性+异位心律,Ⅲ度房室传导阻滞,ST-T 变化。动态心电图:窦性+异位心律;高度至Ⅲ度房室传导阻滞,部分呈 1:1 下传;室性逸搏及室性逸搏心律;心室停搏,最长停搏时间为 5.38 s。

2. 诊断与诊断依据

(1) 室间隔缺损:患儿因"生后发现心脏杂音 2 年余"就诊,入院前心脏超声示室间隔缺损。并于入院后第 3 天行经皮室间隔缺损介入封堵治疗。根据患儿杂音、心脏超声,以及心导管检查的结果,室间隔缺损诊断明确。

(2) Ⅲ度房室传导阻滞:该患儿存在室间隔缺损介入封堵治疗的病史,在术后第 5 天出现先兆晕厥表现,体格检查发现心跳慢,并可闻及数秒心脏停搏。心电图提示Ⅲ度房室传导阻滞。24 h 动态心电图:窦性+异位心律;高度至Ⅲ度房室传导阻滞,部分呈 1:1 下传;室性逸搏及室性逸搏心律;心室停搏,最长停搏时间为 5.38 s。故Ⅲ度房室传导阻滞诊断明确。

3. 鉴别诊断

在诊断过程中,主要围绕心电图表现对房室传导阻滞的程度作鉴别。

1) Ⅰ度房室传导阻滞　房室 1:1 传导,但 PR 间期延长超过正常高限(见图 70-2)。PR 间期正常范围除随年龄的变化而有所不同,也受心率影响(见表 70-1)。

表 70-1　小儿 PR 间期正常高限(s)

年龄(岁)	HR(次/min)				
	≤70	71~90	91~110	111~130	>130
<1.5	0.16	0.15	0.145	0.135	0.125
1.5~7	0.17	0.165	0.155	0.145	0.135
7~14	0.18	0.17	0.16	0.15	0.14
>14	0.19	0.18	0.17	0.16	0.15

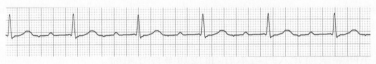

图 70-2　Ⅰ度房室传导阻滞

2) Ⅱ度房室传导阻滞

(1) Ⅱ度Ⅰ型房室传导阻滞:表现为 P 波规律地出现,PR 间期逐渐延长(每次延长的绝对值多呈递减),直到 1 个 P 波后脱漏 1 个 QRS 波群,漏搏后房室阻滞得到一定程度改善,PR 间期又趋缩短,之后又逐渐延长,如此周而复始地出现,称为文氏现象(见图 70 - 3)。

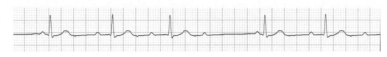

图 70 - 3　Ⅱ度Ⅰ型房室传导阻滞

(2) Ⅱ度Ⅱ型房室传导阻滞:PR 间期正常或延长,但 PR 间期固定不变,部分 P 波后无 QRS 波群(见图 70 - 4);房室传导阻滞 2∶1 传导:在一次正常的房室传导后出现一次正常心房激动未下传至心室,交替出现。

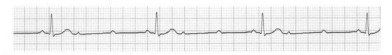

图 70 - 4　Ⅱ度Ⅱ型房室传导阻滞

(3) Ⅲ度房室传导阻滞:P 波与 QRS 波无关,且 PP 间期<RR 间期,QRS 波形态与阻滞位置相关,阻滞位置越低,QRS 波形态越宽(见图 70 - 5)。

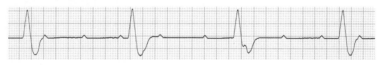

图 70 - 5　Ⅲ度房室传导阻滞

四、处理方案及基本原则

(1) 一般处理:加强护理,心电监护,密切监测心率、血压及患儿一般情况。

(2) 异丙肾上腺素:患儿Ⅲ度房室传导阻滞,并偶发心脏停搏,予异丙肾上腺素微泵静脉维持,剂量为 0.05 μg/(kg·min)左右,可根据患儿心率、心律,上调或下调异丙肾上腺素剂量。

(3) 甲泼尼龙:可减轻封堵器植入后的炎性反应和周围组织的水肿,室间隔缺损介入术后可常规使用甲泼尼龙,剂量为 1 mg/(kg·d),如患儿出现Ⅲ度房室传导阻滞,甲泼尼龙剂量可上调至 1 mg/(kg·次)q 12 h,甚至 2 mg/(kg·次)q 12 h 使用。如房室传导改善后,甲泼尼龙可逐渐减量至停用。

(4) 营养心肌药物:对于心肌损伤和传导阻滞的恢复可能有一定的帮助,可予磷酸肌酸钠 0.5～1 g/(次·d)静脉使用。

(5) 外科手术取出封堵器:如该患儿经内科保守治疗 1～2 周后,Ⅲ度房室传导阻滞仍不能恢复,需要考虑外科开胸手术取出封堵器,并同时行室间隔缺损修补术。在取出封堵器后部分患儿房室传导阻滞可缓解,部分患儿由于传导束的不可逆损伤,术后仍然存在Ⅲ度房室传导阻滞,此时需要植入永久性心脏起搏器。本例患儿经内科保守治疗 1 周后Ⅲ度房室传导阻滞缓解出院,故暂不需要外科手术及植入永久性心脏起搏器,但出院后仍需长时间密切随访观察。

五、要点和讨论

心脏传导阻滞是指心脏传导系统中任一部位激动传导出现延迟或阻滞。根据发生激动传导异常的部位不同,可分为窦房传导阻滞、心房内传导阻滞、房室传导阻滞、束支传导阻滞以及心室内传导阻滞;按传导阻滞的严重程度,可分为Ⅰ度、Ⅱ度或Ⅲ度(完全性);根据传导阻滞的衍变过程,可分为永久性、暂时性、交替性及渐进性。不同类型的传导阻滞分别有不同的解剖或病理因素。

小儿房室传导阻滞可以是先天性的,也可以是获得性的。此外,迷走神经张力增高也可以引起Ⅰ°甚至Ⅱ°Ⅰ型房室传导阻滞。获得性房室传导阻滞多见于心肌炎、外科或介入手术后或药物所致。近年随着先天性心脏病的介入治疗的普及,与其相关的房室传导阻滞的报道逐渐增多。房室传导阻滞多见于室间隔缺损的介入封堵术中及术后,罕见于房间隔缺损的封堵。介入术后的高度及Ⅲ度房室传导阻滞可以表现为先兆晕厥或晕厥,部分患者表现为不明原因的跌倒,如果出现上述表现需要及时进行体格检查和心电图检查。

在室间隔缺损的介入治疗中,适应证选择不当、操作不熟练造成损伤、选用过大封堵器等都可增加房室传导阻滞发生。室间隔缺损介入治疗后的传导阻滞多发生于术后5 d以内,但也可见极少数发生于室间隔缺损封堵术后数月至1年以上者,迟发性Ⅲ度房室传导阻滞具体原因不明。对于迟发型的Ⅲ度房室阻滞,药物治疗效果通常欠佳,应予以永久起搏器植入治疗。

室间隔缺损介入治疗后的房室传导阻滞是一个需要高度重视的问题。在室间隔缺损介入治疗时需要严格掌握其适应证,操作需格外轻柔,封堵器不宜选择过大,术后可常规使用糖皮质激素3~5 d,住院观察时间适当延长至5~7 d,一旦发生高度或Ⅲ度房室传导阻滞,需要早期发现和早期治疗。对于术中或术后曾经发生过暂时性房室传导阻滞的患儿,出院后应加强观察及随访。

六、思考题

1. 房室传导阻滞的分型及心电图特点是什么?
2. Ⅲ度房室传导阻滞的治疗方法有哪些?

七、推荐阅读文献

[1] 杨思源、陈树宝.小儿心脏病学[M].4版.北京:人民卫生出版社,2012:554-557.
[2] 周爱卿.先天性心脏病心导管术[M].上海:上海科技出版社,2009:565-582.

(傅立军)

案例 71

泌尿道感染

一、病历资料

1. 病史采集

患儿,女,22月,因"发热伴尿检异常3d"入院。患儿以发热起病,热峰达39℃,伴排尿时哭吵不安,及排尿次数增多,无咳嗽流涕,无呕吐腹泻,无抽搐,病程中无皮疹及双眼球结膜充血。查血常规:WBC 18.4×10^9/L, N 80%, Hb 118 g/L, PLT 300×10^9/L, CRP 105 mg/L。尿常规:尿蛋白(+),红细胞20个/HP,白细胞80～90个/HP。患儿生后20天龄时也曾有发热性尿路感染1次,在外院治疗具体不详。

患儿为 G_1P_1,孕39周,剖宫产,BW 3 200 g。否认孕期感染或服药史,否认围产期窒息缺氧病史,否认家族性肾脏疾病和其他遗传病史。

2. 体格检查

T 36.6℃, P 110次/min, R 30次/min, BP 85 mmHg/45 mmHg, Wt 12 kg, Ht 86 cm。神志清楚,反应可,全身皮肤无皮疹,无淋巴结肿大,双侧瞳孔等大等圆,对光反射存在,咽红,双侧扁桃腺无明显肿大,两肺呼吸音粗,未及干湿啰音,心律齐,心音有力,未闻及心脏杂音,腹部平软,无明显肝脾大,正常女童外阴,尿道口红,少许分泌物,四肢肌力肌张力正常,神经系统检查正常。

3. 实验室检查

(1) 血常规:WBC 18.4×10^9/L, N 80%, Hb 118 g/L, PLT 300×10^9/L, CRP 105 mg/L。

(2) 尿常规:白细胞80～90个/HP,红细胞20个/HP,尿蛋白(+)。

(3) 肝肾功能:ALT 9 IU/l, AST 19 IU/l, Cr 18 μmol/l, BUN 3.9 mmol/l。

(4) 尿培养:大肠埃希菌>10万/ml。

(5) 泌尿系B超检查:双肾结构清,形态规则,双肾盂轻度增宽(左肾盂宽度3.5 mm,右肾盂宽度3.5 mm),左侧输尿管上段轻度增宽,右侧输尿管及左侧输尿管下段未见明显扩张,膀胱未见明显局灶性占位。

(6) 肾静态显像:提示急性肾盂肾炎,双肾放射性分布尚均匀。

(7) 逆行尿路造影:双侧膀胱输尿管反流Ⅱ～Ⅲ级。

二、诊治经过

(1) 初步诊断:①急性肾盂肾炎;②膀胱输尿管反流(双侧Ⅲ～Ⅳ级)。

（2）治疗经过：入院后多饮水，每天清洗外阴，勤换纸尿裤等，予以头孢唑肟静滴抗感染治疗3天，后改为头孢克肟口服抗感染，尿检日常后行逆行尿路造影，明确患儿为双侧膀胱输尿管反流后，联系泌尿外科会诊，考虑先内科保守治疗，2周后出院，予以头孢唑肟长期每晚顿服（1/3～1/4治疗量）预防尿路感染发作，每周监测尿常规，1月后肾脏专科门诊随访。

三、病例分析

1. 病史特点

（1）患儿，女，22月，急性起病，因"发热伴尿检异常3d"收住入院。

（2）体格检查发现尿道口充血明显，伴少许分泌物。

（3）实验室检查：血常规提示存在细菌感染；尿常规提示尿路感染可能；中段清洁尿培养示大肠埃希菌＞10万/ml，肾静态显像提示为急性肾盂肾炎，进一步完善逆行尿路造影检查提示患儿存在双侧膀胱输尿管反流Ⅲ～Ⅳ级。

2. 诊断与诊断依据

（1）急性肾盂肾炎：患儿主要表现为发热，排尿时哭吵不安，及排尿次数增多，尿常规提示尿路感染可能；中段清洁尿培养示大肠埃希菌＞10万/ml，故可确诊为泌尿道感染，并明确了其致病的病原菌。后期完善肾静态显像提示为急性肾盂肾炎，结合患儿高热等全身症状，可以明确诊断为急性肾盂肾炎。

（2）膀胱输尿管反流（双侧Ⅱ～Ⅲ级）：患儿既往曾在生后20d龄时患发热性尿路感染1次，本次发热性尿路感染再次发作，且泌尿系B超检查提示存在双肾盂增宽（左肾盂宽度3.5mm，右肾盂宽度3.5mm），左侧输尿管上段轻度增宽，肾静态显像提示急性肾盂肾炎，故在尿感控制、尿检正常后予以逆行尿路造影，结果显示患儿存在双侧膀胱输尿管反流Ⅲ～Ⅳ级，故明确诊断。

3. 鉴别诊断

患儿临床症状及体征主要包括发热及尿检异常，因此，应与以下疾病进行鉴别。

（1）川崎病：该病急性期也可表现为高热，血常规白细胞计数增多，C-反应蛋白增高，尿常规检查可有一过性尿白细胞增高，但除以上症状外，还有典型的球结膜充血、口唇皲裂、舌乳头突出、指趾端蜕皮、颈部淋巴结肿大及心脏冠状动脉瘤等表现，且抗生素治疗无效，可有助于鉴别。

（2）急性肾小球肾炎：急性肾小球肾炎时，尿液常规也可有血尿、蛋白尿及尿白细胞的增高，但该病发病以学龄期儿童为主，患儿一般无明显尿路刺激症状，常伴有水肿、高血压及少尿等症状，尿液常规白细胞升高不明显，尿培养阴性，据此可有助于鉴别。

四、处理方案及基本原则

（1）一般处理：多饮水，促进尿液中细菌排出；注意外阴清洁，勤换内衣，及时更换纸尿裤等去除诱发因素。

（2）抗感染治疗：在完成清洁尿培养后，尽早开始抗感染治疗。

抗生素给药方式的选择在儿童UTI中，有meta分析显示口服或静脉给药的治疗方案对患儿的发热天数、肾瘢痕形成率、UTI复发率均无显著影响。因此，仅在年龄＜6月、中毒症状明显、呕吐合并脱水迹象者，建议尽快考虑静脉应用抗生素治疗。在静脉给药治疗24～48h之后发热症状明显缓解，无其他明显并发症时，即可考虑转为口服同类抗生素治疗。

抗生素的选择在药敏结果回报之前，一般经验性选用三代头孢（如：头孢曲松、头孢噻肟等）或阿莫西林/克拉维酸钾（君尔清）等先进行治疗，若治疗效果欠佳，症状缓解不明显，待药敏结果可进行药物调整。根据下、上尿路感染的不同,一般建议抗生素的治疗疗程为 7～14 d。

(3) 尿路畸形的治疗:有泌尿道梗阻、泌尿系重复畸形及中重度膀胱输尿管反流等尿路畸形患儿,需尽早行影像学评估,联系泌尿外科明确需否尽早手术治疗。

五、要点和讨论

儿童泌尿道感染(UTI)是儿科最常见的感染性疾病之一。其诊断及治疗主要应注意如下几点:

(1) 首选应详细询问患儿的病史,有无尿频、尿急、尿痛等尿路刺激症状,有无发热、腰痛;对于尚不能自我表述的幼儿,要询问家长患儿是否有排尿时哭吵,及尿液混浊的情况。

(2) 体征方面,应重点关注:尿道口是否有红肿充血、有无脓性分泌物等。小男孩应查看有无包茎及包皮过长、小女孩应查看有无小阴唇黏连等外在易感因素。

(3) 实验室检查,应及时完善中段清洁尿培养及泌尿系 B 超等检查,必要时行肾静态现象及逆行尿路造影等检查。

(4) 根据疾病的临床表现及体征,积极进行对症治疗,嘱患儿多饮水,注意外阴清洁,给予抗感染等对症治疗。

(5) 患者的随访和管理。既往有泌尿道感染病史的儿童,在发生发热性疾病时,均应行尿常规明确有无泌尿道感染的复发。

六、思考题

1. 不明原因发热患儿中,为何尿常规检查非常重要?

2. 尿培养送检的时机是何时?

3. 尿路感染患儿应进行哪些影像学检查?

七、推荐阅读文献

[1] 徐虹,李晓忠. 儿童泌尿道感染临床诊治循证指南(试行)解读(七)[J]. 中华儿科杂志. 2010,48(11):817 - 819.

[2] Man Chun Chiu, Hui Kim YAP. 实用儿科肾脏病学-最新实践进展[M]. 北京:北京大学医学出版社,2007:160 - 170.

(徐 虹 张 欣)

案例 72
肾病综合征

一、病历资料

1. 病史采集

患儿,男,3岁,因"眼睑水肿1周,双下肢及阴囊水肿伴尿少4天"就诊。患儿于入院前1周出现双眼睑水肿,可见泡沫尿,无发热、咳嗽、流涕,无头痛、恶心、呕吐,无尿频、尿急、尿痛,尿色清,尿量无明显减少,食纳欠佳,大便无溏薄。就诊当地医院行尿常规检查发现:尿蛋白3+,尿隐血3+,给予抗感染利尿治疗3d,患儿双下肢及阴囊均出现水肿,尿量减少至300 ml左右,体重由15 kg增至18 kg,病程中患儿出现咳嗽,咳痰。

患儿为G1P1,足月顺产,BW 3 kg,否认出生窒息抢救史,生长发育同正常同龄小儿。否认家族性肾病或其他遗传性疾病史。否认肝炎、结核等传染病史;按时按计划预防接种;既往体健。

2. 体格检查

T 36.6℃, P 92次/min, R 28次/min, BP 114/70 mmHg, Wt 18 kg,双眼睑水肿,肺部听诊双肺呼吸音粗,可及少量中湿啰音,心律齐,心音有力,未及杂音,腹部膨隆,腹壁水肿,肝脾肋下未及,移动性浊音(+),阴囊水肿,双下肢凹陷性水肿。

3. 实验室检查

(1) 血常规+CRP: WBC 12.8×10^9/L, N 48%, LY 40.60%, Hb 147 g/L, Plt 254×10^9/L, CRP<8 mg/L。

(2) 尿常规:尿蛋白500.00 mg/dl,红细胞0~2/HP。

(3) 肝肾功能:胱氨酸蛋白酶抑制剂C 1.55 mg/L, ALT 17 IU/L, AST 36 IU/L, TP 44 g/L, ALB 18.8 g/L, Na^+ 138.70 mmol/L, K^+ 5.05 mmol/L, Cl^- 102.40 mmol/L, Ca^{2+} 1.96 mmol/L,磷1.54 mmol/L, Mg^{2+} 1.02 mmol/L, BUN 4.7 mmol/L, Cr 44 μmol/L, UA 294 μmol/L, TC 11.43 mmol/L, TG 4.58 mmol/L, HDL 3.10 mmol/L, LDL 6.08 mmol/L。

(4) 24小时尿蛋白定量:24 h尿量305 ml,尿蛋白1 707.8 mg。

(5) 补体系列:C3 1.16 g/L, C4 0.29 g/L, CH50 11 IU/L。

(6) 胸片:两肺纹理增多、右下肺模糊。

(7) 心电图:窦性心动过速。

(8) 泌尿系统和腹水超声检查:腹水(22 mm)。双肾实质回声增强。

二、诊治经过

（1）初步诊断：肾病综合征（单纯性），肺炎。

（2）治疗经过：入院后完善检查明确诊断肾病综合征（单纯型），泼尼松（强的松）（2 mg/（kg·d））口服诱导治疗，缬沙坦减轻尿蛋白，双嘧达莫（潘生丁）抗凝治疗，低分子右旋糖酐、呋塞米（速尿）利尿消肿。患儿入院后咳嗽、咳痰加重，结合体征、胸片诊断肺炎，加用头孢美唑静滴抗感染，乙酰半胱氨酸（易咳静）止咳化痰。激素足量治疗10 d，尿蛋白阴转，复查24 h尿蛋白定量正常，咳嗽好转，水肿消退后出院。

出院后用药：①泼尼松（强的松）；②缬沙坦胶囊；③双嘧达莫（潘生丁）。2周后肾脏专科门诊随访。

三、病例分析

1. 病史特点

（1）患儿，男，3岁，眼睑水肿1周，双下肢及阴囊水肿伴尿少4天。

（2）病程中出现咳嗽、咳痰症状。

（3）体检：T 36.6℃，P 92次/min，R 28次/min，BP 114 mmHg/70 mmHg，Wt 18 kg，双眼睑水肿，肺部听诊双肺呼吸音粗，可及少量中湿性啰音，腹部膨隆，腹壁水肿，移动性浊音（＋），阴囊水肿，双下肢凹陷性水肿。

（4）实验室检查：24小时尿蛋白定量和尿常规提示大量蛋白尿；肝肾功能检查提示低白蛋白血症和高脂血症；胸片检查提示肺部感染；腹水超声检查提示浆膜腔积液。

2. 诊断与诊断依据

（1）肾病综合征：患儿主要表现为眼睑水肿1周，双下肢及阴囊水肿伴尿少4 d，体格检查发现患儿双眼睑水肿，腹部膨隆，腹壁水肿，移动性浊音（＋），阴囊水肿，双下肢凹陷性水肿。患儿实验室检查发现大量蛋白尿（尿蛋白1 707.8 mg，＞50 mg/（kg·d）的标准），低蛋白血症（18.8 g/L，＜30 g/L的标准），高脂血症（血清总胆固醇11.43 mmol/L，＞5.7 mmol/L的标准），最符合肾病综合征的特点。

患儿除了大量蛋白尿、低蛋白血症、高脂血症、高度水肿"三高一低"症状外并无血尿（2周内连续3次尿检尿红细胞＞10个/HP）、高血压（学龄前儿童＞120 mmHg/80 mmHg，学龄儿童＞130 mmHg/90 mmHg；除外糖皮质激素影响）、氮质血症（血尿素氮＞10.7 mmol/L，除外少尿影响）和反复低补体血症（总补体或C3持续降低）等异常，可初步诊断肾病综合征（单纯性）。

（2）肺炎：该患儿有咳嗽、咳痰的病史。入院体格检查：R 28次/min，听诊于双肺底部闻及少量中湿性啰音。胸片提示两肺纹理增多、右下肺模糊，符合肺炎诊断。

3. 鉴别诊断

在诊断过程中，以水肿、低蛋白血症等症状为线索，该患儿应注意排除下列疾病。

（1）急性肾小球肾炎：多数有前驱感染史，起病急，临床以水肿、少尿、血尿、高血压及肾小球滤过率降低为主要表现。病程中出现血沉增快、抗溶血性链球菌O（ASO）升高、补体下降和氮质血症等表现，预后多数良好，病程在6个月到1年。

（2）慢性肾功能不全：多有既往病史，尿相对密度（比重）固定、贫血、氮质血症、持续高血压，此类患儿常在感染后1～2 d内出现急性肾炎表现。

（3）慢性心功能不全：心功能不全出现的水肿多数为体位性水肿，多同时伴心悸、气短、发绀等症状，体格检查心率增快、心律不齐、心界扩大、肝脏增大、心电图异常、心脏彩超检查提示心功能不全。

（4）肝功能异常：肝功能异常影响血浆白蛋白合成，导致低蛋白血症、水肿，肝功能检查ALT、AST异常升高，腹部B超检查肝脾大，多有呕吐、黄疸、食欲缺乏等临床表现。

四、处理方案及基本原则

（1）一般治疗：水肿明显时应低盐低蛋白饮食，病情缓解后不必限盐，所供蛋白以优质蛋白为宜。在服用激素的同时应补充维生素 D 400 IU/天及钙剂（600～800 mg/d）。

（2）利尿消肿：可选用噻嗪类利尿剂如氢氯噻嗪[1～2 mg/(kg·d)]或髓襻类利尿剂如呋噻米[1～2 mg/(kg·d)]，需密切观察出入液量、体重变化及电解质紊乱。严重低蛋白血症时可用低分子右旋糖酐[5～10 ml/(kg·次)]静脉快速点滴，低分子右旋糖酐后 30～60 min 静脉推注呋噻米[1 mg/(kg·次)]可获得较好的利尿效果，每天可重复 1～2 次。

（3）激素治疗：激素治疗原则：始量要足，减量要慢，维持要长。推荐泼尼松中、长程疗法。先以泼尼松[2 mg/(kg·d)]，最大不超过 60 mg/d 分 3～4 次口服，尿蛋白转阴后巩固 2 周开始减量；足量不少于 4 周，最长 8 周。首次减量可改为足量 2 d 量的 2/3 或 1/2 量，隔日晨顿服，以后每 2～4 周减量 2.5～5 mg/次，直至停药，疗程 6 个月为中程疗法，9～12 个月为长程疗法。

（4）抗凝治疗：肾病患儿常伴高凝状态，易并发血栓，还常表现为激素不敏感，需要抗凝治疗。双嘧达莫[5～7 mg/(kg·d)]分 3 次饭后服用，6 个月为一个疗程。

（5）防治感染：可选用抗生素治疗。

（6）免疫抑制剂联合治疗：肾病综合征频繁复发、激素依赖、激素耐药或激素治疗出现严重不良反应者可选择免疫抑制剂与激素的联合治疗。

五、要点和讨论

肾病综合征是由于肾小球滤过屏障损伤，大量蛋白从尿液中漏出，导致低蛋白血症，水肿和高脂血症继发于低蛋白血症。肾病综合征的诊疗经过通常包括以下环节：

（1）详细询问患儿出现水肿的出现时间、部位、程度，尿色、尿量，有无前驱感染病史、紫癜病史，有无高血压、肾脏疾病的家族史。

（2）查体时重点关注水肿性质、腹部体征、移动性浊音和血压等情况。

（3）及时进行 24 h 尿蛋白定量、肝肾功能、电解质、补体系列、自身免疫抗体、X 线胸片、胸腔积液、腹水和泌尿系超声等重要的辅助检查，必要时可行肾穿刺病理检查，以全面评估病情。

（4）根据病情评估，决定选择治疗方案。

（5）患者的随访和管理。

六、思考题

1. 肾病综合征的诊断标准是什么？
2. 单纯性肾病综合征和肾炎性肾病综合征的鉴别诊断有哪些？
3. 肾病综合征的治疗措施有哪些？

七、推荐阅读文献

[1] 易著文.实用小儿肾脏病手册[M].北京:人民卫生出版社,2005:326-338.

[2] Ellis D Avner, William E Harmon, Patrick Niaudet, et al. Pediatric nephrology [M]. 6th ed. Springer-Verlag Berlin Heidelberg 2009:667-703.

[3] 陈树宝.儿科手册[M].5 版.上海:上海科学技术出版社,2006:599-600.

（李玉峰　卫敏江）

案例 73

急性肾小球肾炎

一、病历资料

1. 病史采集

患儿,男,8岁,因"眼睑水肿伴浓茶样小便2 d,咳嗽1 d"入院治疗。患儿入院前2周患有急性扁桃腺炎,头孢克洛口服与利巴韦林喷喉治疗后好转。入院前2 d前无明显诱因出现眼睑水肿,晨起尤为明显,小便呈浓茶样,尿量较前略减少,胃纳欠佳,无头痛呕吐。入院当天患儿出现咳嗽,单声咳,不剧,无气促青紫,无发热,四肢及阴囊无明显水肿,大便正常。入院当天门诊查尿常规:尿蛋白++,RBC在高倍镜下呈满视野,WBC 3~5 个/HP,血常规:WBC 12.1×10^9/L,N 70%,RBC 4.5×10^{12}/L,Hb 116 g/L,PLT 300×10^9/L,CRP 12 mg/L。

患儿为G_1P_1,孕40周,顺产,BW 3 680 g。否认孕期感染或服药史,否认围产期窒息缺氧病史,否认家族性肾脏疾病和其他遗传病史。

2. 体格检查

T 36.5℃,P 100 次/min,R 26 次/min,BP 110 mmHg/70 mmHg,Wt 25 kg,Ht 126 cm。神志清楚,反应可,全身皮肤无皮疹,无淋巴结肿大,无颈静脉怒张,双侧眼睑水肿,双侧瞳孔等大等圆,对光反射存在,咽红,双侧扁桃腺无明显肿大,两肺呼吸音粗,无明显干湿啰音,心律齐,心音有力,未闻及心脏杂音,腹部平软,无明显肝脾大,外生殖器无水肿、无畸形,四肢肌力肌张力正常,神经系统检查正常。

3. 实验室检查

(1) 血常规:WBC 13.1×10^9/L,N 75%,RBC 4.2×10^{12}/L,Hb 110 g/L,PLT 310×10^9/L,CRP 15 mg/L。

(2) 尿常规:尿蛋白(++),红细胞在高倍镜下呈满视野,白细胞3~5 个/HP。大便常规:正常。肝肾功能+电解质:正常。

(3) ESR(血沉)30 mm/h;ASO 220 IU/ml。

(4) 免疫球蛋白均正常,补体C3 0.14 g/L,补体C4 0.26 g/L;自身抗体(-);ANCA:髓过氧化物酶(-),蛋白酶3(-),核周ANCA(-),胞质ANCA(-)。

(5) 24 h尿蛋白0.4 g。

(6) 胸片检查:两肺纹理增多,心胸比例约50%。

二、诊治经过

(1) 初步诊断:急性链球菌感染后肾小球肾炎;支气管炎。

(2) 治疗经过:卧床休息,低盐优质蛋白饮食,口服头孢克洛分散片[40 mg/(kg·d)],氢氯噻嗪(双氢克尿噻)[2 mg/(kg·d)]及止咳药等,2 d后眼睑水肿消失,5 d后无肉眼血尿,咳嗽明显好转,尿量基本恢复正常,6 d后患儿出院,嘱患儿院外注意休息,避免体力劳动,2周后肾脏专科门诊随访。

三、病例分析

1. 病史特点

(1) 患儿,男,8岁,急性起病,因"眼睑水肿伴浓茶样小便2 d,咳嗽1 d"收入住院。入院前2周曾有急性扁桃腺炎。

(2) 体格检查发现双侧眼睑水肿,咽红。

(3) 实验室检查:血常规提示存在细菌感染;血沉及ASO升高;补体C3下降;尿常规提示血尿蛋白尿;胸片检查基本正常。

2. 诊断与诊断依据

(1) 急性链球菌感染后肾小球肾炎:患儿主要表现为肉眼血尿及蛋白尿,伴有眼睑水肿,尿量略偏少,补体C3明显降低,肝肾功能、免疫球蛋白、自身抗体及ANCA等实验室检查正常。因此患儿的临床表现及实验室检查符合急性肾小球肾炎。追问病史,入院前2周曾有急性扁桃腺炎,查ESR及ASO明显升高,因此,可以明确诊断为急性链球菌感染后肾小球肾炎。

(2) 支气管炎:患儿入院当天出现咳嗽,单声咳,不剧,无气促青紫,无发热,体格检查:两肺呼吸音粗,未闻及明显干湿啰音,血常规检查提示存在细菌感染征象,胸片检查未见明显感染征象。故可诊断为支气管炎。

3. 鉴别诊断

患儿临床症状及体征主要包括血尿蛋白尿和眼睑水肿,因此,应与以下疾病进行鉴别。

(1) IgA肾病:常表现为发作性的肉眼血尿或镜下血尿,患儿往往在上呼吸道感染1~3 d后起病,少数患儿可伴发大量蛋白尿或急性肾损伤,实验室检查红细胞可呈现满视野,非均一性,血补体C3正常,血IgA升高。肾脏病理可见系膜增生,在系膜区出现弥漫性的IgA沉积。而急性肾小球肾炎的肾脏病理特征性改变为毛细血管内增生性肾小球肾炎,上皮细胞下可见驼峰样的沉积物。

(2) 肾病综合征:这是一组由多种病因导致的肾小球基底膜通透性增加,导致血浆内大量蛋白质从尿中丢失的临床综合征,主要表现为三高一低,即水肿(凹陷性水肿)、大量蛋白尿、高脂血症和低蛋白血症。病理类型多样,包括微小病变性肾病、肾小球局灶节段性硬化、膜性肾病等。

(3) 继发性肾脏疾病:如紫癜性肾炎、乙型肝炎病毒相关性肾炎、狼疮性肾炎等,该类患儿的肾脏损害主要表现为蛋白尿或(和)血尿,可伴有水肿,但追问病史,往往可发现患儿存在基础疾病的临床表现和体征,如紫癜性肾炎患儿在起病初期常伴有皮疹、腹痛和关节疼痛等特征性的改变。

四、处理方案及基本原则

(1) 一般处理:急性期患儿应卧床休息,待肉眼血尿及水肿消失,血压正常后方可下床活动,避免体力劳动;血沉正常后方可上学;尿沉渣细胞绝对计数正常后可恢复正常体力活动。患儿若存在水肿、高血压,应给与低盐饮食[60 mg/(kg·d)];氮质血症者应限制蛋白摄入,建议给与优质蛋白饮食[0.5 g/(kg·d)]。

(2) 利尿:水肿明显的患儿可给与氢氯噻嗪(双氢克尿噻)[1~2 mg/(kg·d)],每天分为2~3次口服。效果不佳者,可给与呋塞米[1~2 mg/(kg·次)]注射治疗,每天1~2次。

(3) 若患儿存在感染,选用青霉素或者头孢类抗生素积极抗感染治疗。

(4) 严重并发症的处理:①严重循环充血。可采用呋塞米注射利尿,矫正水钠潴留,恢复血容量。有肺水肿者,可加用硝普钠,1~8 μg/(kg·min)静滴,该溶液须避光,以免遇光分解。倘若循环充血难以纠正,必要时可行血液滤过及腹膜透析治疗。②高血压脑病。首选硝普钠降压治疗,用法同上,可同时给与呋塞米(速尿)利尿。有惊厥发作者,首选地西泮缓慢静脉注射[0.1~0.3 mg/(kg·次)]。③急性肾损伤,行血液净化治疗。

五、要点和讨论

急性肾小球肾炎包括急性链球菌感染后肾小球肾炎和非链球菌感染后肾小球性肾炎。其诊断及治疗主要应注意如下几点。

(1) 首选应详细询问患儿的病史,是否存在前驱感染病史。同时注意患儿的临床表现,特别是一些严重并发症的临床表现。如患儿是否存在水肿、尿量减少、肉眼血尿、头晕头痛、气促、呕吐、复视或一过性失明、惊厥等。

(2) 体征方面,应重点关注:水肿、颈静脉怒张、肺部湿啰音、心律和心音改变、血压、瞳孔大小及对光反射等。

(3) 实验室检查,应及时进行三大常规、ESR、血补体等重要的实验室检查,必要时行胸片、头颅CT和肾活检等检查。

(4) 根据疾病的临床表现及体征,积极进行对症治疗,嘱患儿卧床休息,给予利尿、抗感染、必要时降压等对症治疗。

(5) 患者的随访和管理。

六、思考题

1. 急性肾小球肾炎与肾病综合征的发病机制有何不同?
2. 急性肾小球肾炎的肾活检指征及病理特点有哪些?
3. 急性肾小球肾炎的常见并发症及处理措施有哪些?

七、推荐阅读文献

[1] 易著文.实用小儿肾脏病手册[M].北京:人民卫生出版社,2005:302-313.

[2] Ellis D Avner, William E Harmon, Patrick Niaudet, et al. Pediatric Nephrology [M], 6ed ed, Springer, 2009:743-755.

(朱光华　康郁林)

案例 74

孤立性血尿

一、病历资料

1. 病史采集

患儿男,3岁,因"入幼儿园前常规尿液检查发现血尿,3周"就诊,近2周,患儿3次新鲜清洁中段晨尿常规检查,尿红细胞数均超正常。病前患儿无发热、尿痛和其他不适感,也未服用抗生素、退热药等药物,否认有外伤发生,病程中患儿精神状态、活动量、饮食、尿量和尿颜色无变化。

2周前,因"入幼儿园前常规尿液检查发现血尿,1周"曾来本院就诊,查体血压正常、无水肿,血常规、肾功能和泌尿系统B超检查均正常。

患儿出生后健康状况良好,无反复呼吸道感染和尿路感染病史,母亲无乙型肝炎史,否认肾脏病家族史和其他遗传病史。

2. 体格检查

精神和营养状况良好,T 37℃,BP 90 mmHg/60 mmHg,无皮疹和皮肤出血点,双肺呼吸音清,R 20次/min,HR 92次/min,心律齐,心音有力,腹部平软无压痛,肝脏脾脏无肿大,四肢各关节无肿胀疼痛,无水肿。

3. 实验室检查

(1) 血常规:WBC 6.5×10^9/L,Hb 124 g/L,PLT 112×10^9/L;血沉8 mm/小时;DIC系列(一)。

(2) 尿常规:相对密度(比重)1.020,尿蛋白(一),红细胞(隐血)(+++ +),镜检红细胞8~12个/HP;镜检白细胞(一);尿沉渣红细胞形态学检查异型红细胞为主;尿微量蛋白7项(一);尿蛋白定量103 mg/24 h,尿钙定量12 mg/24 h;尿培养(一);内生肌酐清除率122.1 ml/min。

(3) 肝功能、血电解正常;乙肝两对半(一);抗"O"158 IU/ml;补体C3 1.05 g/L,C4 0.37 g/L;

(4) 免疫球蛋白:IgG 8.73 g/L,IgA 1.00 g/L,IgM 0.76 g/L,总IgE 36.90 IU/ml;ANA(一)。

(5) 肾脏、输尿管、膀胱及左肾静脉B超无异常。

(6) 双耳高频听力正常,角膜色素(K-F)环(一)。

二、诊治经过

(1) 初步诊断:孤立性血尿(又名单纯性血尿)。

(2) 治疗经过:在多次新鲜清洁中段晨尿检查均发现患儿尿红细胞数超过正常范围后,完善血尿相关检查。辅助检查结果除了尿红细胞数增高外无其他异常发现,未予药物治疗,嘱定期尿液检查,每

3~6个月来肾脏专科门诊复诊。

三、病例分析

1. 病史特点

（1）发病过程：患儿男，3岁，发现血尿3周。病前患儿无发热、尿痛和其他不适感，也未服用抗生素、退热药等药物，否认有外伤发生，既往无特殊疾病史，母亲无乙型肝炎史，否认肾脏病家族史和其他遗传病史。

（2）体格检查：精神和营养状况良好，T 37℃，BP 90 mmHg/60 mmHg，无皮疹和皮肤出血点，双肺呼吸音清，R 20次/min，HR 92次/min，心律齐，腹部平软无压痛，肝脏脾脏无肿大，四肢各关节无肿胀疼痛，无水肿。

（3）辅助检查：除了尿红细胞数增高外无其他异常发现。

2. 诊断与诊断依据

（1）诊断：孤立性血尿。

（2）诊断标准：①血尿诊断标准：取新鲜清洁中段尿（以清晨为好）以1 500 r/min离心沉淀5 min，取管底沉渣0.2 ml混匀后涂片镜检，高倍镜下红细胞＞3个/高倍视野，即为血尿；②孤立性血尿诊断标准：镜下血尿和（或）肉眼血尿为主要表现，不伴有水肿、高血压和体格发育异常；尿红细胞形态符合肾小球性血尿；无（或）伴有轻微蛋白尿；无血生化、肾功能、免疫学和影像学异常；并除外全身性疾病所致血尿；无明确血尿家族史即为孤立性血尿。

（3）诊断依据：①患儿入幼儿园前常规尿液检查，发现血尿，经多次新鲜清洁中段晨尿检查，尿红细胞数均超过正常范围。参照血尿诊断标准，患儿血尿诊断成立。②病前和病程中患儿无发热、尿痛和其他不适感，也未服用药物，否认有外伤发生，否认肾脏病家族史和其他遗传病史；经过全面体格检查未见皮疹和出血点、无关节肿胀疼痛、无水肿和高血压；辅助检查尿液中红细胞数超过正常，尿沉渣红细胞形态学检查以异型红细胞为主，其他检查均正常，无出血性疾病、肝炎病毒感染、肝豆状核变性和系统性红斑狼疮等全身性疾病证据，也未发现泌尿道结石、肿瘤、畸形和异物等。参照孤立性血尿诊断标准，患儿孤立性血尿诊断成立。

3. 鉴别诊断

孤立性血尿的鉴别诊断包括：真性血尿与假性血尿鉴别、肾小球性血尿与非肾小球性血尿鉴别。

（1）真性血尿与假性血尿：孤立性血尿的诊断首先要排除血便或月经血污染，其次鉴别以下能产生红色尿的假性血尿情况：①摄入大量人造色素（如苯胺）、食物或药物（利福平、苯妥英钠）等引起的红色尿；②血红蛋白尿或肌红蛋白尿；③卟啉尿；④新生儿尿内尿酸盐致尿布呈红色。

（2）肾小球性血尿与非肾小球性血尿：孤立性血尿为肾小球性血尿，目前常用判定血尿的来源的方法有：①尿沉渣红细胞形态学检查，若以异形红细胞为主，则提示为肾小球性血尿（相差显微镜下＞30%）；以均一形红细胞为主者则提示非肾小球性血尿，血尿来源于肾盂、肾盏、输尿管、膀胱或尿道，多见于泌尿道感染、结石、结核、肿瘤、创伤等；②来源于肾小球的血尿常呈棕色或茶色，尿沉渣检查常见到红细胞管型和肾小管上皮细胞，尿试纸蛋白检测＞100 mg/L；来源于下尿路的血尿常呈鲜红色、粉红色，可有血丝或血块，尿试纸蛋白检测一般＜100 mg/dl。

（3）儿童血尿的常见疾病：包括肾脏疾病和血液系统疾病。肾脏疾病包括肾小球疾病和非肾小球疾病，肾小球疾病可分为原发性（各种病原感染后肾小球肾炎、IgA肾病、原发性膜增殖性肾小球肾炎等）、继发性（狼疮性肾炎、紫癜性肾炎、乙肝病毒相关性肾炎、溶血尿毒综合征、肺出血-肾炎综合征、肝豆状核变性等）和先天遗传性肾小球疾病（薄基底膜病、Alport综合征等）；非肾小球性血尿常见疾病：

特发性高钙尿症、左肾静脉受压综合征(胡桃夹现象)、泌尿道感染(如肾盂肾炎、肾结核)、结石、肿瘤、异物、损伤、肾脏形态结构异常和肾毒性药物(如氨基糖类抗生素,水杨酸制剂,磺胺类和环磷酰胺等)应用。血液系统疾病包括血友病、血小板减少性紫癜、弥散性血管内凝血等)。

四、处理方案及基本原则

(1) 一般处理:可以继续上学,血尿较重时注意休息、适当减少活动,预防上呼吸道感染,避免肾损害药物使用。

(2) 药物治疗:孤立性血尿一般不需要药物治疗。

(3) 随访:血尿患者应长期随访,特别关注水肿、高血压和肾外症状,定期血常规、尿常规、24 h 尿蛋白定量、肾功能和泌尿系统 B 超检查。

(4) 孤立性血尿肾活检:病程达 6 个月以上,或随访中出现持续性蛋白尿特别是尿蛋白>1 g/24 h 或高血压或肾功能异常,可考虑肾组织活检以明确孤立性血尿病因。

五、要点和讨论

孤立性血尿以肾小球性血尿为主要表现,是儿童期常见的肾脏疾病。目前常用尿液分析仪(试纸法)检测血尿,其原理是利用血红蛋白的氧化性与试纸的呈色反应来进行半定量分析,但当尿中存在其他还原物质可呈假阴性。健康儿童尿液分析可有潜血阳性,尿潜血与尿镜检红细胞往往不平行,尿潜血仅为血尿筛查试验,确诊血尿应以尿沉渣显微镜检查为准。

引起血尿的原因很多,包括各种致病因素引起的肾小球基膜完整性受损或通透性增加、肾小球毛细血管腔内压增高、泌尿道黏膜的损伤、全身凝血机制障碍等。

1. 肾小球性血尿的诊断

通常包括以下环节:

(1) 临床资料分析:①尿液中发现管型和蛋白尿,伴水肿、高血压应考虑原发性或继发性肾小球疾病;②血尿伴有新近皮肤感染或咽喉炎,先要考虑急性链球菌感染后肾小球肾炎,其次为 IgA 肾病;③伴有高度水肿和大蛋白尿应考虑肾病综合征;④伴有夜尿增多、贫血显著时应考虑慢性肾小球肾炎;⑤伴有紫癜,应考虑紫癜性肾炎;⑥伴肺出血,应想到肺出血-肾炎综合征;⑦有血尿家族史或伴有听力异常,应考虑薄基膜肾病、Alpot 综合征。

(2) 血和尿生化分析:①血 ASO 升高伴有 C3 下降应考虑急性链球菌感染后肾炎;②血清补体持续性下降,考虑原发性膜增生性肾炎、狼疮性肾炎;③伴血 HbsAg(+)和(或)HbeAg(+),肾组织中有乙肝病毒抗原沉积,可诊断为乙肝病毒相关性肾炎;④ANA、SM、Anti-dsDNA 等抗体阳性应虑狼疮性肾炎;⑤尿蛋白成分分析以中、大分子蛋白尿为主,多见于急慢性肾小球肾炎和肾病综合征,以小分子蛋白质为主,提示间质性肾炎。

(3) 肾活检:肾组织病理检查能明确诊断原发性或继发性肾小球疾病和先天遗传性肾小球疾病,对血尿的病因诊断有价值。

2. 非肾小球性血尿的诊断

通常包括以下环节:

(1) 临床资料分析:①伴有尿频、尿急、尿痛,考虑泌尿道感染,其次为肾结核;②伴有皮肤黏膜出血,应考虑出血性疾病;③伴有出血、溶血、循环障碍及血栓症状,应考虑弥散性血管内凝血(DIC)或溶血尿毒综合征;④伴有肾绞痛或活动后腰痛,应考虑肾结石;⑤伴有外伤史、应考虑泌尿系统外伤;⑥伴有肾区肿块、应考虑肾肿瘤或肾静脉栓塞;⑦近期使用肾毒性药物、考虑急性间质性肾炎;⑧无明显伴随症状时,应考虑左肾静脉受压综合征、特发性高钙尿。

(2) 辅助检查分析:①尿三杯试验第 1 杯红细胞增多为前尿道出血,第 3 杯红细胞增多则为膀胱基底部或后尿道出血,三杯均有出血则为膀胱颈以上部位出血,尿中出现血块通常为非肾小球性疾病;②尿培养阳性,尿菌落计数 $>10^5$/ml,可诊断泌尿道感染,尿培养检出结核分枝杆菌对诊断肾结核有重要价值;③全尿路 B 超或 CT 检查,以排除肾肿瘤、结石、肾囊肿以及肾静脉血栓形成;④彩色多普勒检查可以筛查左肾静脉受压综合征;⑤尿钙/尿肌酐(mg/mg)>0.2 或 24 h 尿钙测定>4 mg/kg,结合相关辅助检查可诊断儿童特发性高钙尿症。

六、思考题

1. 孤立性血尿的可能病因有哪些?
2. 血尿的诊断方法和随访重点是什么?

七、推荐阅读文献

[1] Robert MK, Bonita FS, Joseph WSG, et al. Nelson Textbook of PEDIATRICS [M]. 19th ed. Philadelphia: Elsevier Saunders, 2011:1778-1781.

[2] 杨霁云,白克敏. 小儿肾脏病基础与临床[M]. 北京:人民卫生出版社,1999:198-208.

(周　纬)

案例 75
急性肾损伤

一、病历资料

1. 病史采集

患儿,男,8岁,因"发现肉眼血尿半个月,少尿1 d"就诊。患儿于入院前半月无明显诱因下解葡萄酒色尿,为全程无痛性血尿,无血丝及血块,无尿频、尿急、尿痛,伴有颜面部及双下肢水肿并逐步加重;无发热、腰痛;无皮疹、关节肿痛、消瘦盗汗;无头晕头痛,无呕吐腹泻、腹痛,伴有流涕鼻塞,无咳嗽。家长至外院就诊,并住院治疗,外院住院期间多次查尿常规,尿蛋白定性波动于(++)~(+++),RBC满视野/HP,白细胞波动于6~10个/HP;查24 h尿蛋白定量:3.25 g[105 mg/(kg·d)],查血支原体抗体1:640阳性;免疫球蛋白IgA 2.7 g/L, C3 1.19 g/L, IgE 360 IU/mL, EBV-IgG(+),外院入院后先后给予阿莫西林、阿奇霉素、哌拉西林舒巴坦抗感染、螺内酯、氢氯噻嗪利尿治疗,肾炎康复片、氯沙坦、双嘧达莫(潘生丁)对症治疗,未见明显好转。入院前1 d患儿出现少尿(24 h尿量具体不详)。为进一步诊治,转入我院,门诊拟"急性肾小球肾炎"收治入院。患儿自发病来精神可,反应可,胃纳佳,睡眠可,大便正常。

患儿为G_1P_1,足月顺产。BW 3 150 g。否认孕期感染或服药史,否认围产期窒息缺氧病史。否认家族心脏病或其他遗传病史。发病前1月有急性扁桃体炎病史。

2. 体格检查

神清,呼吸平稳,反应好,双眼睑及颜面部水肿,颈软,全身未及肿大淋巴结,咽红,双侧扁桃体Ⅰ度肿大,无明显渗出。双肺呼吸音粗,未闻及啰音,心音有力,律齐,未及病理性杂音。腹软,不胀,无压痛及反跳痛,肝脾肋下未及,肾区无叩痛,无压痛,双下肢轻度凹陷性水肿,四肢关节无肿痛。NS(−)。BP 132 mmHg/88 mmHg。

3. 实验室检查

血常规(入院前10天,外院):WBC $5.8×10^9$/L, N 62%, Hb 111 g/L, PLT $430×10^9$/L。

(1) 尿常规检测(入院前10 d,外院):尿蛋白(++)~(+++),RBC满视野/HP, WBC 6~10个/HP。

(2) 24 h尿蛋白定量分析(入院前5 d,外院):3.25 g/24 h。

(3) 血支原体抗体检测(入院前5 d,外院):1:640,阳性。

(4) 免疫球蛋白和补体检测(入院前3 d,外院):IgA 2.7 g/L, IgG 3.7 g/L, IgM 0.84 g/L, IgE 360 IU/mL, CH 5 060 IU/ml, C1q 180 mg/L, C3 1.19 g/L, C4 0.2 g/L,循环免疫复合物1.4 RIU/mL。

（5）病毒检测（入院前 3 天，外院）：EBV‐IgG（＋）。

（6）生化检查（入院第 1 天）：TP 56.7 g/L，ALB 29.5 g/L，BUN 22.59 mmol/L，Scr 339.8 μmol/L，UA 761.9 μmol/L，总胆固醇 4.41 mmol/L，电解质正常，TB‐Ab 阴性，肌钙蛋白正常。ASO＜200 IU/ml，ESR 44 mm/h，24 h 尿蛋白 2.3 g/24 h。

（7）血生化检查（入院第 2 天）：BUN 35.75 mmol/L，Scr 654.4 μmol/L，UA 1 017.5 μmol/L；血电解质正常。免疫球蛋白：IgA 3.77 g/L，IgG 3.4 g/L，IgM 0.93 g/L，IgE 450 IU/mL。补体：CH 5 065 IU/mL，C3 0.89 g/L，C4 0.25 g/L，C1q 165 mg/L。

（8）自身抗体检测：抗核抗体 ANA 阴性，抗双链 DNA 抗体阴性，抗 RNP/Sm 阴性，抗 Sm 阴性，抗 SSA 阴性，抗 SSB 阴性，抗 ScI‐70 阴性，抗 CENP‐B 阴性，抗 Jo‐1 阴性，核小体抗体阴性，组蛋白抗体阴性，核糖体 P 蛋白抗体阴性。

（9）腹部 CT 检查：未见明显异常。

（10）B 超检查：泌尿系统未见明显异常。

二、诊治经过

1. 初步诊断

急性肾炎综合征，急性肾性肾损伤（Ⅲ期）。

2. 诊断依据

（1）急性肾炎综合征：患儿，男，8 岁，因"发现肉眼血尿半个月，少尿 1 天"入院，当地医院多次查尿常规尿蛋白（＋＋）～（＋＋＋），镜下 RBC 满视野/HP，WBC 6～10 个/HP，发病来，伴有颜面部水肿，双下肢轻度凹陷性水肿，24 h 尿蛋白定量为大量蛋白尿[＞50 mg/（kg·d）]，入院血压偏高，故可初步诊断且病情较重。拟进一步检查明确病因。

（2）急性肾性肾损伤Ⅲ期：患儿因"发现肉眼血尿半个月，少尿 1 天"入院。入院后 24 h 尿量 200 ml（入院第 1 天）→100 ml（入院第 2 天）；Scr 由 339.8 μmol/L（入院第 1 天）进行性上升至 Scr 654.4 μmol/L（入院第 2 天），符合急性肾损伤标准，患儿存在肾脏损伤，血尿蛋白尿，故考虑为急性肾性肾损伤Ⅲ期。

3. 鉴别诊断

（1）IgA 肾病：可表现为反复发作肉眼血尿，可伴有蛋白尿甚至大量蛋白尿，可合并有急性肾损伤。该患儿以肉眼血尿急性起病，伴有大量蛋白尿以及少尿、Scr 进行性升高，伴有颜面部水肿及双下肢水肿，入院后多次查尿常规尿蛋白（＋＋）～（＋＋＋），RBC 满视野/HP，血 IgA 偏高，故需考虑，需予以肾组织活检明确诊断。

（2）急性链球菌感染后肾小球肾炎：可表现为血尿蛋白尿，伴有水肿，少尿，高血压，可伴有急性肾功能不全，起病前 2～4 周可有前驱感染病史，可伴有补体降低、ASO 增高。该患儿以肉眼血尿急性起病，伴有蛋白尿、少尿及肾功能不全，故需警惕链球菌感染后引起急性肾小球肾炎。患儿 1 月前曾有扁桃体发炎史，但入院后查补体及 ASO 均正常，缺乏链球菌感染依据，故目前诊断依据不足。

（3）原发性肾病综合征：可表现为大量蛋白尿、水肿、低蛋白血症及高脂血症，急性肾损伤也可为肾病综合征的严重并发症之一。该患儿虽然有大量蛋白尿，血清白蛋白偏低，临床上符合肾病综合征诊断。但该患儿以肉眼血尿起病，胆固醇不高，肾功能异常、故需要排除继发性肾病综合征。

（4）紫癜性肾炎：可表现为血尿蛋白尿，但发病前 6 月内常常有皮肤有紫癜样皮疹，可伴有关节肿痛、腹痛或血便等，该患儿前驱无相关皮疹病史，故诊断依据不足。

（5）系统性红斑狼疮：为自身免疫性疾病，可有盘状或蝶形红斑，可累及肾脏、神经、血液等全身各个器官，该病以女性多见，目前患儿无皮疹病史，入院后查自身抗体无异常、无明显多脏器损伤和浆膜炎、狼疮标志物均阴性，故可排除该诊断。

(6) 乙肝相关性肾病：乙肝相关性肾病患者可出现血尿、大量蛋白尿，但患者多伴有肝脏肿大及肝功能异常，HBsAg 阳性和（或）HBeAg 阳性。患儿目前肝功能检查无异常，HBsAg、HBeAg 均阴性，故诊断依据不足，必要时可行肾穿检查以明确。

(7) 急性肾前性肾损伤：指任何原因引起有效血循环量急剧降低，致使肾血流量不足、肾小球滤过率显著降低所致的急性肾衰竭。该患儿血压不低，无明显呕吐腹泻等情况，无体液的大量丢失，故暂不考虑。

(8) 急性肾后性肾损伤：指各种原因所致的泌尿道梗阻引起的急性肾衰竭。该患儿无尿频、尿急、尿痛，无腹痛，腹部 CT 及泌尿系 B 超检查未见明显异常，故诊断依据不足。

4. 治疗经过

患儿入院后完善相关检查，给予低盐低蛋白饮食，肾炎康复片对症，入院第 1 天 24 h 尿量为 200 ml，第 2 天 24 h 尿量为 100 ml，呈进行性减少；同时查血 Scr 339.8 μmol/L（入院第 1 天）→Scr 654.4 μmol/L（入院第 2 天），呈进行性升高，考虑存在急性肾损伤，给予肾灵口服，甲泼尼龙（甲强龙）冲击治疗 [400 mg/d，相当于 20 mg/(kg·d)]3 d，多巴胺改善微循环，呋塞米（速尿）、泽通交替利尿，氨基酸支持等综合治疗，后复查患儿血肌酐逐步下降，尿量增多，尿量 1 500～2 000 ml/d，但仍有持续肉眼血尿伴有大量蛋白尿，予以肾组织活检术，病理检查提示：IgA 肾病（Haas Ⅳ级），确定治疗方案：泼尼松（强的松）60 mg qd(2 mg/kg)＋霉酚酸酯(25 mg/(kg·d))＋缬沙坦(ARB)＋双嘧达莫（潘生丁）抗凝，联合治疗。

三、病例分析

1. 病史特点

1）患儿，男，8 岁，因"发现肉眼血尿半个月，少尿 1 d"入院。

2）神清，呼吸平稳，反应好，双眼睑及颜面部水肿，颈软，全身未及肿大淋巴结，咽红，双侧扁桃体 Ⅰ 度肿大，未及渗出。双肺呼吸音粗，未闻及啰音，心音有力，律齐，未及病理性杂音。腹软，不胀，无压痛及反跳痛，肝脾肋下未及，肾区无叩痛，无压痛，双下肢轻度凹陷性水肿，四肢关节无肿痛。NS（－）。BP 132 mmHg/88 mmHg。

3）实验室检查：

(1) 生化检查（入院第 1 天）：TP 56.7 g/L, ALB 29.5 g/L, BUN 22.59 mmol/L, Scr 339.8 μmol/L, UA 761.9 μmol/L, 总胆固醇 4.41 mmol/L, 电解质正常。

TB－Ab 阴性，肌钙蛋白正常。

ASO＜200 IU/ml（正常）；ESR 44 mm/h 增快。

24 h 尿蛋白 2.3 g/24 h。

血生化（入院第 2 日）：BUN 35.75 mmol/L, Scr 654.4 μmol/L, UA 1 017.5 μmol/L, 电解质正常；免疫球蛋白：IgA 3.77 g/L 增高，IgG 3.4 g/L（下降），其余正常；补体：正常，自身抗体：阴性。

(2) 腹部 CT 检查：未见明显异常。

(3) B 超检查：泌尿系统未见明显异常。

(4) 肾组织病理形态学：①免疫荧光：IgA（＋＋）、IgG（＋）、C3（＋）弥漫性沉积于肾小球系膜区，肾小球毛细血管襻也可见少量 IgA 沉积。IgM（－）、C1q（－）。②绝大多数肾小球系膜细胞增生，呈节段或球性，少数内皮细胞增生，少数肾小球囊壁粘连和细胞性新月体形成。结论：病变符合 IgA 肾病（Haas Ⅳ级）。

2. 诊断与诊断依据

(1) IgA 肾病（血尿蛋白尿，Haas Ⅳ级）：可表现为反复发作肉眼血尿，可伴有蛋白尿，可合并有急性肾功能不全。该患儿以肉眼血尿急性起病，伴有大量蛋白尿及少尿、肾功能不全，伴有颜面部水肿以及双下肢非凹陷性水肿，入院后多次查尿常规尿蛋白（＋＋）～（＋＋＋），镜下 RBC 满视野/HP，血 IgA 偏高，肾组织病理提示：病变符合 IgA 肾病（Haas Ⅳ级），故诊断。

（2）急性肾性肾损伤Ⅲ期：患儿因"发现肉眼血尿半个月，少尿 1 d"入院。入院后 24 h 尿量 200 ml（入院第 1 d）→100 ml（入院第 2 d）；Scr 339.8 μmol/L（入院第 1 d）→Cr 654.4 μmol/L（入院第 2 d），呈进行性的升高，符合急性肾损伤Ⅲ级标准，故诊断为急性肾性肾损伤Ⅲ期。

四、处理方案及基本原则

（1）低盐低蛋白饮食，限制入液量。

（2）利尿治疗、改善微循环、降压等对症支持治疗。

（3）激素联合免疫抑制剂治疗原发疾病。

五、要点和讨论

急性肾损伤（acute kidney injury，AKI）是临床上常见的危重症之一，尽管诊疗水平尤其肾脏替代技术有了很大进展，但 AKI 病死率仍然高达 5%～10%，伴有肾外器官衰竭者可高达 50%～70%。因此，早期发现及时诊断和治疗对 AKI 患者至关重要。AKI 的诊疗经过通常包括以下几个环节：

（1）是否有急性肾损伤的诱因：各种原因导致的循环血容量不足、肾脏灌流量不足；严重感染创伤和外科手术；应用有肾毒性的药物等。

（2）是否有急性肾损伤的征象：突发的少尿或无尿；原因不明的充血性心力衰竭、急性肺水肿；原因不明的电解质紊乱和代谢性酸中毒；突发全身水肿或水肿加重等。

（3）明确有无急性肾损伤：根据 2005 年阿姆斯特丹 AKI 的诊断标准，AKI 的确诊主要依据血肌酐升高和尿量减少。完善相关检查如：尿常规、血生化等，确定是否发生 AKI。

（4）鉴别急性肾损伤是肾前性、肾性还是肾后性。

（5）分析急性肾损伤的程度：根据血肌酐升高或尿量减少的水平，AKI 可以分为 3 期。

（6）明确有无并发症：AKI 患者主要死亡原因是各种并发症的存在。AKI 常见的并发症有：感染，高容量的负荷，高钾血症、代谢性酸中毒等离子代谢紊乱及心律失常，多器官功能不全，消化道出血。

六、思考题

1. 肾穿刺活检的适应证与禁忌证有哪些？

2. 2005 年阿姆斯特丹会议规定的 AKI 的定义、诊断标准以及对病情的分期标准是怎样的？

七、推荐阅读文献

［1］ 易著文. 儿童急性肾损伤——儿童急性肾损伤定义和诊断［J］. 中国实用儿科杂志，2010(10)：737-738.

［2］ Mehta RL，Kellum JA，Shah SV，et al. Acute Kidney Injury Network：report of an initiative to improve outcomes in acute kidney injury［J］. Critical care. 2007,11(2)：R31.

［3］ Bellomo R，Kellum JA，Ronco C. Acute kidney injury［J］. The Lancet. 2012,380(9843)：756-766.

（黄文彦）

案例 76
慢性肾功能衰竭

一、病历资料

1. 病史采集

患儿,男,5岁。因"反复水肿4年余"就诊。9月龄时出现双眼睑水肿,当地医院就诊提示尿蛋白(+++),低白蛋白血症(20 g/L),高胆固醇血症(7.58 mmol/L),诊断为肾病综合征。期间予以激素及多种免疫抑制剂治疗均无效,院外肾活检诊断为"肾小球轻度系膜增生性病变",患儿尿蛋白始终未转阴。2014年9月,患儿随访血肌酐发现较前明显上升(血肌酐214 μmol/L),同时伴有夜尿增多、皮肤瘙痒和食欲缺乏,未予重视和治疗。2015年3月就诊我院,随访血肌酐614 μmol/L[eGFR 6 ml/(min·1.73 m^2)],予以收治入院进一步诊治。

患儿为G_6P_3,足月顺产,BW 3 000 g,有两个姐姐,均体健。否认母亲孕期感染或服药史,否认围产期窒息缺氧病史。否认家族肾脏病或其他遗传病史。

2. 体格检查

T 36.5℃,P 100次/min,R 22次/min,BP 138 mmHg/100 mmHg,Wt 17 kg,Ht 103 cm,神清,呼吸尚平,反应可,面色苍黄,眼睑、阴囊及双下肢轻度水肿,无皮疹和皮肤出血点,双肺呼吸音粗,未闻及干湿啰音,心音有力,律齐。腹软,肝脾肋下未触及,神经系统查体无殊,未见明显骨骼变形。

3. 实验室检查

(1) 尿常规:蛋白(+++),红细胞19.98个/HP,白细胞2.93个/HP。

24 h尿蛋白:4.91 g。

血常规:WBC 5.9×10^9/L,Hb 92.2 g/L,PLT 237×10^9/L。

血生化:ALT 10 IU/L,AST 19 IU/L,Cr 614 μmol/L,BUN 38.3 mmol/L,ALB 20.9 g/L。

血电解质:Na$^+$ 137 mmol/L,K$^+$ 6.3 mmol/L,Ca^{2+} 1.76 mmol/L,P^{3-} 2.75 mmol/L。

血气分析:pH 7.289,BE -6.0 mmol/L。

甲状旁腺激素:516 pg/ml。

(2) 胸片检查:两肺未见明显渗出,心影增大,心胸比例约0.59。

心电图:正常范围心电图。

泌尿系超声:双肾偏小,皮髓质分界不清,血供减少。

(3) 基因检测:对患儿进行激素耐药肾病致病基因测序及突变位点分析,结果显示患儿NPHS2基因存在一个已报道的与激素耐药肾病综合征相关的杂合错义突变p. R71RX(c. 211C>T)和另一个尚未有临床相关报道的杂合错义突变p. D166DG(c. 497A>G)。抽取父母血进行验证,结果显示患儿父母各自携带一个杂合突变,提示患儿为 NPHS2 基因复合杂合突变。

二、诊治经过

(1) 诊断:慢性肾脏病 5 期(尿毒症),肾病综合征(激素耐药,NPHS2 突变)。

(2) 治疗经过:患儿收治入院后,根据病史、体格检查和相关实验室辅助检查,诊断为慢性肾脏病 5 期,即尿毒症。监测血压偏高,尿量较前减少,胸片检查提示心影增大,血生化提高钾血症,建议开始进行慢性肾脏替代治疗。根据患儿年龄、体重等实际情况,首选慢性腹膜透析治疗。透析治疗同时,给予铁剂口服、促红细胞生成素皮下注射纠正贫血;α 酮酸口服补充氨基酸;钙片、活性维生素 D 口服治疗慢性肾脏病——矿物质和骨异常(CKD-MBD);血管紧张素转换酶抑制剂口服降血压。出院后定期评估,包括生长发育,腹膜透析治疗,监测血常规、肝肾功能、血电解质、血气分析、甲状旁腺激素水平,监测血压及尿量等。还需预防如腹膜透析相关腹膜炎、出口处感染、导管意外等腹膜透析并发症的发生。

三、病例分析

1. 病史特点

(1) 患儿,男,5 岁。

(2) 反复水肿 4 年余,血肌酐进行性上升半年。

(3) 体格检查:神清,呼吸平,反应可,面色苍黄,眼睑、阴囊及双下肢轻度水肿,无皮疹和皮肤出血点,双肺呼吸音粗,未闻及干湿啰音,心音有力,律齐。腹软,肝脾肋下未触及,神经系统无殊,未见明显骨骼变形。

2. 诊断与诊断依据

(1) 肾病综合征(原发性,激素耐药,轻度系膜增生性病变):患儿病初主要表现为反复的水肿,多次尿检均提示存在大量蛋白尿,结合患儿低白蛋白血症、高脂血症,该患儿符合"三高一低",诊断为肾病综合征。完善乙肝两对半、梅毒筛查、EBV、CMV、自身抗体系列检查,均未见异常。患儿在院外接受了激素和其他免疫抑制剂治疗,均无明显效果。结合患儿的起病年龄,需高度怀疑遗传性肾病可能。入院后完善激素耐药肾病致病基因测序及突变位点分析,结果显示患儿 NPHS2 基因存在一个已报道的与激素耐药肾病综合征相关的杂合错义突变 p. R71RX(c. 211C＞T)和另一个尚未有临床相关报道的杂合错义突变 p. D166DG(c. 497A＞G)。抽取父母血进行验证,结果显示患儿父母各自携带一个杂合突变,提示患儿为 NPHS2 基因复合杂合突变,诊断明确。

(2) 慢性肾脏疾病 5 期(尿毒症):美国肾脏病基金会(NKF-K/DOQI)把慢性肾脏病损伤程度,按其肾小球滤过率(GFR)分为 5 期,如表 76-1 所示。

表 76-1 慢性肾脏病损伤程度分期

分期	GFR[ml/(min·1.73 m²)]	说 明
1	≥90	肾功能正常或轻度下降
2	60～89	肾功能轻度下降
3	30～59	肾功能中度下降
4	15～29	肾功能重度下降
5	<15	肾衰竭,尿毒症期

GFR 可以采用 24 h 内生肌酐清除率(Ccr)计算或肾动态显像 DTPA 检测,或通过血肌酐估算得到 eGFR。eGFR 计算公式(Schwartz 公式)为:

$$eGFR(ml/min \cdot 1.73\ m^2) = K \times 身高(cm)/血肌酐值(\mu mol/L)$$

其中 K 为常数 36,根据该患儿情况,计算所得的 eGFR 为 6 ml/(min·1.73 m²),依据《K/DOQI 指南》,结合患儿长期肾病综合征病史,血肌酐进行性上升半年,临床出现生长发育迟缓、食欲缺乏、夜尿增多、高血压、贫血、骨病等,泌尿系超声检查提示肾脏偏小等,该患儿诊断为慢性肾脏病(CKD)5 期,即尿毒症期。

3. 鉴别诊断

在诊断过程中,以血肌酐、尿素升高等检验结果为线索,若无明确既往肾病病史,临床主要需与急性肾损伤相鉴别。

急性肾损伤也表现为血肌酐、尿素明显的上升,电解质的紊乱,伴少尿、无尿,常见于感染所致的急性、急进性肾小球肾炎或是使用一些肾毒性药物后,但有时临床患儿就诊时较难判断其究竟为急性还是慢性。急性肾损伤时患儿肾脏 B 超检查通常提示双肾增大,且没有慢性肾病并合并的骨病等症状。

同时,对于慢性肾衰竭患儿病因尚不明确者,需完善相关检查,包括基因检测等,以尽可能明确病因,指导临床进一步诊治和判断预后。

四、处理方案及基本原则

(1) 治疗原则:尽可能明确和治疗造成慢性肾衰竭的原发病,纠正水、电解质、酸碱平衡等代谢紊乱,维持内环境的稳定,防治并发症,保护残肾功能,延缓肾衰竭进展。对已经发展到 CKD5 期即尿毒症的患儿,根据其临床表现,需考虑进行慢性肾脏替代治疗。

(2) 一般治疗:充分的热量摄入以维持及追赶生长,适量的蛋白质摄入既可以保证生长,又不会过多以至于加重尿毒症、代谢性酸中毒或高磷血症,且可以预防甲状旁腺功能亢进。循环血容量过多和水肿的患者应该限制盐的摄入,液体的摄入应与患儿的临床状态相称,过多则可能导致循环血容量过多和高血压,同时也要注意维生素及微量元素的补充。

(3) 贫血:慢性肾衰竭中的贫血由多种因素造成,包括铁及叶酸的缺乏,红细胞寿命的缩短,甲状旁腺功能亢进相关的骨病,以及红细胞生成障碍等。而随着肾功能的恶化,肾脏无法产生足够的促红细胞生成素,更增加了贫血的可能。需充分补充铁剂,同时根据患儿情况予以促红细胞生成素对症支持治疗。

(4) 慢性肾脏病——代谢性骨病(CKD-MBD):需个体化治疗,治疗措施包括预防高血磷、补充钙剂及活性维生素 D 的应用。目标旨在保证患儿正常生长,预防骨骼畸形及骨外钙化形成,预防明显的继发性甲状旁腺功能亢进。

(5) 生长障碍:慢性肾衰竭患儿尽管其垂体生长激素水平升高,但存在着对生长激素的相对抵抗效应,生物活性的胰岛素样生长激素(IGF-1)减低及生长激素受体水平减低。因此,对于慢性肾衰竭患儿需定期评估其生长发育情况,必要时可考虑生长激素治疗。在生长激素治疗前,也需要评估其营养摄入、有无代谢性酸中毒、骨病等情况。

五、要点和讨论

慢性肾衰竭是多种原因所引起的,以先天性肾脏尿路畸形、肾小球疾病最多见。近年来慢性肾衰竭的诊治取得很大进展。其诊疗经过通常包括以下环节：

（1）详细询问患儿母亲孕期产检情况，患儿既往尿检情况等，有无肾病家族史。出生时是是否为低出生体重儿，有无围产期缺氧史，有无泌尿系发育畸形，以往有无急慢性肾脏疾病或可能影响肾脏的全身性疾病病史（如高血压等），或有无合并肾前性、肾性及肾后性（失血、结石梗阻等）等加重慢性肾衰竭进展的病因。

（2）查体时重点关注水肿、尿量、血压及有无生长发育落后等情况。精神萎靡、乏力、消瘦、有无食欲缺乏、皮肤苍白、皮肤黏膜干燥瘙痒、夜尿增多，合并高血压时可表现为头晕、头痛、视物模糊、恶心等。严重 CKD－MBD 患儿可有四肢骨变形、O 型腿、X 型腿等。

（3）及时进行血气分析、肝肾功能、电解质检测评估有无代谢性酸中毒、高钾血症、氮质血症等，监测血压及尿量，综合判断其进行慢性肾脏替代治疗的时机和必要性。同时，对于慢性肾衰竭患儿病因尚不明确者，需完善相关检查，包括基因检测等，以尽可能明确病因，指导临床进一步诊治和判断预后。

（4）若患儿已进展至尿毒症期，根据病情评估，决定选择治疗方案，包括腹膜透析、血液透析或肾移植治疗。

（5）患儿的随访和管理。

六、思考题

1. 如何评价儿童肾功能？
2. 儿童慢性肾衰竭的常见病因有哪些？
3. 慢性肾衰竭患儿治疗的基本原则是什么？

七、推荐阅读文献

[1] Kdigo. KDIGO 2012 Clinical Practice Guideline for the Evaluation and Management of Chronic Kidney Disease. Kidney International Supplements，2012,3(1):1-150.

[2] Man Chun Chiu, Hui Kim Yap. Practical Paediatric Nephrology: An update of Current Practices. Hong Kong: Medcom Limited，2005:295-306.

（沈　茜）

案例 77

缺铁性贫血

一、病历资料

1. 病史采集

患儿,女性,1岁。因"发现贫血2月"入院。2月前体检时发现贫血,Hb 100 g/L,予食疗,具体不详,未复查。昨天再次体格检查时复查血常规提示血红蛋白仍低,来我院就诊。发病中无鼻出血、便血、血尿等。

足月产,母乳喂养至今,未添加辅食。父母山东人。

2. 体格检查

T 36.5℃,P 100 次/min,R 28 次/min,BP 84 mmHg/52 mmHg。神志清,气平,精神可,发育可。面色苍白,无黄疸。浅表淋巴结无肿大。双肺呼吸音清,未及干湿性啰音。心律齐,心前区未及杂音,HR 100 次/min。腹软,无压痛,未及包块,肝脾肋下未及。双下肢无水肿。

3. 实验室检查

血常规:WBC 6.5×10^9/L,N 33.3%,LY 55.3%,RBC 4.19×10^{12}/L,Hb 96 g/L,PLT 325×10^9/L,Hct 28.8%,MCH 22 pg(26~31 pg),MCV 65 fl(86~100 fl),MCHC 333 g/L(310~370 g/L)。血清铁:6.0 mmol/L(7.52~11.82 mmol/L)。

二、诊治经过

(1) 初步诊断:缺铁性贫血。

(2) 诊治经过:给予右旋糖酐铁 25 mg bid po,维生素 C 0.1 g bid po,避免与碱性食物如牛奶、茶、咖啡、鞣酸蛋白、碳酸氢钠等一起服用,建议两餐间服药,并嘱添加辅食,特别是铁含量高的饮食,如牛肉、猪肉、猪肝等。1 周后复查血常规,网织红细胞明显上升,血红蛋白较前无明显变化;2 周后随访血常规,网织红细胞正常,血红蛋白较前略有上升;4 周后随访血常规,血红蛋白恢复正常,面色转红润;嘱其继续服用右旋糖酐铁 8 周。

三、病例分析

1. 病史特点

(1) 女性,1岁,发现贫血2月。

（2）足月产，母乳喂养至今，未添加辅食。父母山东人。

（3）体格检查：面色苍白，无黄疸。浅表淋巴结无肿大。双肺呼吸音清，未闻及干湿啰音。心律齐，心前区未及杂音，HR 100 次/min。腹软，无压痛，未及包块，肝脾肋下未及。双下肢无水肿。

（4）实验室检查：血红蛋白<110 g/L，轻度降低，白细胞及血小板正常，平均红细胞含量<27 pg，平均红细胞体积<80 fl，血清铁降低。

2. 诊断与诊断依据

诊断：缺铁性贫血。

诊断依据：①患儿足月产，现 1 岁，母乳喂养至今，未添加辅食；②面色苍白；③Hb<110 g/L，轻度降低，白细胞及血小板正常，平均红细胞含量<27 pg，平均红细胞体积<80 fl，血清铁降低；④无鼻出血、便血、血尿等既往史，白细胞及血小板计数正常。

四、处理方案及基本原则

（1）补充铁：未经过铁剂治疗，仅通过食物疗法，不能达到治疗的效果。缺铁性贫血每天需要铁剂 2~6 mg/kg，故首先选用口服铁剂治疗，右旋糖酐铁为二价铁，易吸收，并且患儿可以耐受治疗，故使用至疗程结束。

（2）生活指导：调整饮食结构，增加铁含量高的饮食，如牛肉、猪肉、猪肝等。碱性食物可能会减少铁剂的吸收，故应与避免与牛奶、茶、咖啡、鞣酸蛋白、碳酸氢钠等一起服用，建议两餐间服药，可以与维生素 C 一起服用。

五、要点与讨论

缺铁性贫血（IDA）是指体内铁缺乏导致血红蛋白合成减少，临床上以小细胞低色素性贫血、血清铁蛋白减少和铁剂治疗有效为特点的贫血症。包括铁减少期、红细胞生成缺铁期和缺铁性贫血期。中国的研究显示我国 7 个月~7 岁儿童缺铁和 IDA 发病率分别为 40.3% 和 7.8%，农村儿童发病率明显高于城市儿童。

1. 缺铁诊断标准

（1）具有导致缺铁的诱因，如喂养不当、生长发育过快、胃肠疾病和慢性失血等。

（2）血清铁蛋白<15 μg/L，伴或不伴血清转铁蛋白饱和度降低（<15%）。

（3）Hb 正常，且外周血成熟红细胞形态正常。

2. IDA 的诊断标准

（1）Hb 降低，6 个月~6 岁<110 g/L，6~14 岁<120 g/L。

（2）外周血象：平均红细胞容积（MCV）<80 fl，平均红细胞血红蛋白含量（MCH）<27 pg，平均红细胞血红蛋白浓度（MCHC）<310 g/L。

（3）具有明确的缺铁原因：如铁供给不足、吸收障碍、需求增多或慢性失血等。

（4）铁剂治疗有效。

（5）铁代谢检查下述 4 项中至少满足两项，①血清铁蛋白（serum ferritin，SF）降低（<15 μg/L），建议最好同时检测血清 CRP，尽可能排除感染和炎症对血清铁蛋白水平的影响；②血清铁（serum iron，SI）<10.7 μmol/L（60 μg/dl）；③总铁结合力（total iron binding capacity，TIBC）>62.7 μmol/L（350 μg/dl）；④转铁蛋白饱和度（transferrin saturation，TS）<15%。

（6）骨髓穿刺涂片和铁染色：骨髓可染色铁显著减少甚至消失、骨髓细胞外铁明显减少（0~±）（正常值：＋～＋＋＋）、铁粒幼细胞比例＜15％；

（7）排除其他小细胞低色素性贫血。

凡符合上述诊断标准中的第（1）和第（2）项，即存在小细胞低色素性贫血者，结合病史和相关检查排除其他小细胞低色素性贫血，可拟诊为 IDA。如铁代谢检查指标同时符合 IDA 诊断标准，则可确诊为 IDA。

缺铁性贫血的治疗主要原则是去除病因和补充铁剂。尽可能查找导致缺铁的原因和基础疾病，并采取相应措施去除病因。铁剂是治疗缺铁性贫血的特效药。应采用亚铁制剂口服补铁，每日补充元素铁 2～6 mg/kg，餐间服用，每天 2～3 次。可同时口服维生素 C 促进铁吸收。注射铁剂治疗较易发生不良反应，故应慎用。常用的注射剂主要是右旋糖酐铁、蔗糖铁和山梨醇枸橼铁复合制剂。在血红蛋白（Hb）正常后继续补铁 2 个月，恢复机体储存铁水平。必要时可给予输血治疗。

缺铁性贫血以婴幼儿发病率最高，严重危害小儿健康，应做好卫生宣教工作，如提倡母乳喂养，做好喂养指导，婴幼儿食品加入适量铁剂给予强化等措施。该患儿母亲母乳喂养，但未及时添加辅食，故导致缺铁性贫血。

六、思考题

1. 缺铁性贫血的临床表现有哪些？
2. 缺铁性贫血常用的口服亚铁制剂有哪些？
3. 缺铁性贫血的病因是什么？

七、推荐阅读文献

[1] 沈小明，王卫. 儿科学[M]. 7 版，人民卫生出版社，2010：352－356.

[2]《中华儿科杂志》编辑委员会，中华医学会儿科学分会血液学组，中华医学会儿科学分会儿童保健学组. 儿童缺铁和缺铁性贫血防治建议[J]. 中华儿科杂志，2008，46(7)：502－504.

[3] Ioannou G N, Spector J, Scott K, et al. Prospective evaluation of a clinical guideline for the diagnosis and management of iron deficiency anemia [J]. Am J Med，2002，113(4)：281－287.

（苗　慧　翟晓文）

案例 78

溶血性贫血

一、病例资料

1. 病史采集

患儿,男性,3 岁,因"尿色加深 3 d 伴乏力"入院。患儿入院前 3 天开始活动减少,倦怠乏力,胃纳欠佳,尿色较平时略加深。家属以为感冒,予以多喝水,未特殊处理。入院当天,患者睡眠明显增多,同时伴有烦躁、哭吵,发现尿色更深,有时像红茶样,又时有点像洗肉水样。即至医院就诊。病程中患者无咳嗽、发热、呕吐、腹泻,否认鼻出血、牙龈出血。追问病史,患儿 3 天前曾进食几颗蚕豆。

既往体健,否认重大疾病史,否认家族遗传疾病史,父母均体健。按时预防接种,生长发育正常。

2. 体格检查

T 38℃,P 150 次/min,R 45 次/min,BP 70 mmHg/40 mmHg。神志清,精神欠佳,发育可,呼吸略急促。面色苍黄,皮肤巩膜轻中度黄染,无皮疹和眼睑水肿,口唇无发绀。双肺呼吸音清晰,心前区可闻及 Ⅱ 级吹风样收缩期杂音,柔和,腹部体检肝肋下 2 cm,脾脏肋下 1 cm,质软,双肾区无叩痛,双下肢无水肿,全身皮肤黏膜无出血点,神经系统检查无异常。

3. 实验室检查

(1) 尿常规:颜色棕红色;尿相对密度(比重)1.015;酸碱度 5.00;尿蛋白 20 mg/dl;红细胞 0~1 个/HP;白细胞 0~3 个/Hp;Hb 300/μl;白细胞酯酶阴性;尿糖、尿酮体、尿胆原均阴性。

(2) 血常规:RBC 1.83 × 10^{12}/L,Hb 48 g/L,WBC 14.8 × 10^9/L,PLT 392 × 10^9/L,Ret 5.5%,MCV 90 fl,MCH 30 pg,MCHC 336 g/L。

(3) 生化:TB 85.5 μmol/L,DB 13 μmol/L,ALT 14 IU/L,AST 36 IU/L,BUN 4.1 μmol/L,Cr 18 μmol/L。

(4) 抗人球蛋白实验(Coombs 实验):直接、单价 IgG、抗 C3 抗体、抗体筛选均阴性。

(5) 腹部 B 超检查:无异常可见。

(6) 红细胞遗传性葡萄糖-6-磷酸脱氢酶(G-6-PD)活性测定:0.76(<1 为异常)。

患者母亲红细胞 G-6-PD 酶活性测定:0.96(<1 为异常)。

二、诊治经过

(1) 初步诊断:溶血性贫血,遗传性葡萄糖-6-磷酸脱氢酶(G-6-PD)缺乏症,重度贫血。

(2) 诊治经过:入院后保持绝对安静,卧床,心电呼吸血氧监护,吸氧。予以充分水化碱化液[水化 1 000~2 000 ml/(m² · d),碱化:5%碳酸氢钠 100~140 ml/(m² · d);液体总张力 1/2~1/3 张。密切观察尿量尿色。同时输注红细胞悬液[5~10 ml/(kg·次)]纠正贫血。监测血生化,注意高钾血症及低钙血症,纠正酸中毒,维持水电解质平衡。3天后尿色转清,面色好转,精神明显好转,可自行下地奔跑,复查血常规血红蛋白上升,提示溶血性贫血控制,予以出院。

出院后医嘱:出院1周后门诊复诊,复查血常规。禁食蚕豆或蚕豆加工品,避免接触蚕豆花粉。每次看病应向医生说明患有蚕豆病,并提醒医生注意患儿用药的选择。

三、病例分析

1. 病史特点

(1)男性,3岁,尿色加深3 d伴乏力,3 d前曾进食蚕豆。

(2)既往体健,否认重大疾病史,否认家族遗传疾病史,父母均体健。

(3)体格检查:神志清,精神欠佳,发育可,呼吸略急促。面色苍黄,皮肤巩膜轻中度黄染,无皮疹和眼睑水肿,口唇无发绀。双肺呼吸音清晰,心前区可闻及Ⅱ级吹风样收缩期杂音,柔和,腹部体检肝肋下2 cm,脾脏肋下1 cm,质软,双肾区无叩痛,双下肢无水肿,全身皮肤黏膜无出血点,神经系统检查无异常。

(4)实验室及影像学检查:血常规检查提示重度贫血,呈正细胞正色素性贫血;尿常规提示血红蛋白尿;生化检查提示总胆红素增高,以间接胆红素升高为主,肾功能正常;抗人球蛋白实验阴性,不支持自身免疫性溶血性贫血;患者及其母亲红细胞葡萄糖-6-磷酸脱氢酶(G-6-PD)酶活性测定降低;腹部B超检查未见异常。

2. 诊断与诊断依据

诊断:①溶血性贫血;②遗传性葡萄糖-6-磷酸脱氢酶(G-6-PD)缺乏症;③重度贫血。

溶血性贫血诊断依据:患者临床表现为贫血、黄疸及肝脾大,实验室检查提示正细胞正色素性贫血,网织红细胞增高,生化中总胆红素增高以间接胆红素为主,提示存在红细胞破坏增加及红细胞代偿增加,符合溶血性贫血诊断。

遗传性葡萄糖-6-磷酸脱氢酶(G-6-PD)缺乏症诊断依据:常见于10岁以下小儿,男性多见,通常于进食蚕豆2 d内发病,表现为急性血管内溶血,有头晕、食欲缺乏、恶心、疲乏等症状,继而出现黄疸、血红蛋白尿。红细胞G-6-PD活性测定降低。

重度贫血诊断依据:贫血是指外周血中单位容积内红细胞数或血红蛋白量低于正常。按照世界卫生组织标准,当海拔为0时,小儿血红蛋白低限值为:6个月~6岁110 g/L,6~14岁120 g/L,海拔每升高1 000 m,血红蛋白上升4%,低于以上值称为贫血。贫血程度分类:轻度90 g/L~120 g/L;中度60 g/L~89 g/L;重度30~59 g/L;极重度<30 g/L。该患者3岁男孩,Hb 48 g/L,属于重度贫血。

四、处理方案及基本原则

(1)保持绝对安静,卧床,心电呼吸血氧监护,吸氧。

(2)脏器保护:急性血管内溶血,容易导致急性肾衰竭,应充分给以水化碱化[水化1 000~2 000 ml/(m²·d),碱化:5%碳酸氢钠100~140 ml/(m²·d),液体总张力1/2~1/3张],密切观察尿量,若<100 ml/d,应充分警惕肾衰竭的可能。此时应严格控制补液量及速度,每天20~30 ml/kg,以防止肺水肿及心力衰竭。早期可应用呋塞米,每次1~2 mg/kg静注,必要时腹膜透析。同时应注意监测肝功能及心功能,并给予对症处理。

(3)输注浓缩红细胞:是直接纠正贫血的措施,贫血越重,每次输注量越少,速度宜慢,一般5~10 ml/(kg·次),以维持外周血Hb>60 g/L。极重度贫血伴心功能不全者可予半量输血,必要时24 h以后可重复输注。

（4）维持水电解质平衡：监测血生化，注意高钾血症及低钙血症，纠正酸中毒。

（5）对症治疗：镇静、吸氧、防止严重脑缺氧及心力衰竭。

五、要点与讨论

溶血性贫血是由于体内红细胞破坏增加而骨髓造血功能代偿不足所发生的一类贫血。根据红细胞过早被破坏的根本原因，溶血性贫血通常分为两大类：第 1 类是红细胞内在缺陷所致溶血性贫血，主要分为红细胞膜缺陷、与红细胞能量代谢有关酶缺乏、血红蛋白分子异常和卟啉代谢异常四种因素；第 2 类是细胞外因素引发溶血机制异常所致的溶血性贫血，包括免疫溶血性贫血，机械损伤的溶血性贫血，其他化学物质、物理因素和微生物感染引起的贫血。

G-6-PD 酶缺乏症为性连锁不完全显性遗传病，G-6-PD 基因位于 Xq28，男性半合子和女性纯合子均表现为 G-6-PD 显著缺乏，女性半合子发病与否，取决于 G-6-PD 缺乏的细胞数量在细胞群中所占的比例。本病分布于世界各地，但各地区、各民族间的发病率差异很大。在我国此病主要见于长江流域及其以南各省。根据酶活性和临床表现分为五大类：①酶活性严重缺乏伴有代偿性慢性溶血（酶活性几乎为 0），无诱因亦可发生慢性溶血；②酶活性严重缺乏（＜正常的 10％），摄食蚕豆或服用伯氨喹啉类药物可诱发溶血；③酶活性轻度至中度缺乏（正常的 10％～60％），伯氨喹啉类药物可诱发溶血；④酶活性轻度降低或正常（正常的 60％～100％），一般不发生溶血；⑤酶活性增高，此类极为罕见，且无临床症状。蚕豆病发生溶血的机制未明，蚕豆浸液中含有多巴、多巴胺、蚕豆嘧啶类等类似氧化剂物质，可能与蚕豆病的发病有关，但很多 G-6-PD 缺乏者在进食蚕豆后并不一定发病，故认为还有其他因素参与，尚有待进一步研究。根据诱发溶血的不同原因，可分为以下 5 种临床类型：①伯氨喹啉类药物性溶血性贫血；②蚕豆病；③新生儿黄疸；④感染诱发的溶血；⑤先天性非球形细胞性溶血性贫血。

对于急性溶血症，应去除诱因。在溶血期应供给足够水分，注意纠正电解质失衡，使尿液保持碱性，以防止血红蛋白在肾小管内沉积。贫血较轻者不需要输血，去除诱因后溶血大多于 1 周内自行停止。严重贫血，应输红细胞纠正，密切关注肾功能。应警惕溶血危象的发生：溶血性贫血病程中，因感染、劳累、情绪激动等因素影响，诱发红细胞破坏突然加速，超出了骨髓造血代偿能力，导致贫血急骤加重，黄疸加深，并伴有发热、腹痛、食欲缺乏及呕吐、休克、心力衰竭或急性肾衰竭等临床表现，骨髓造血暂时停止，特别是有核红细胞锐减，所以又被称为一过性再障危象。治疗上除了原有溶血性贫血的治疗外，可加用激素治疗：甲泼尼龙（甲基强的松龙）5～10 mg/(kg·d)，最大可用到 30 mg/(kg·d)，也可选择地塞米松 0.75～1 mg/(kg·d)，病情平稳后改为泼尼松 1～2 mg/(kg·d)，分 3～4 次口服。丙种球蛋白：2 g/Kg，为全部量，1 g/(kg·d)。

六、思考题

1. G-6-PD 缺乏症须与哪些疾病进行鉴别？

2. G-6-PD 缺乏症的发病机制及注意事项是什么？

3. 重度溶血性贫血如何急救？

七、推荐阅读文献

[1] 胡亚美，江载芳.诸福棠实用儿科学[M]7 版.北京：人民卫生出版社，2007 年.

[2] 廖清奎.小儿血液病基础与临床[M].北京：人民卫生出版社，2001 年.

（蒋　慧　邵静波　李　红）

案例 79

免疫性血小板减少性紫癜

一、病历资料

1. 病史采集

患儿,男,20个月。2天前家长见患儿脸部、前胸部和四肢散在出血点,今晨起明显增多,无齿龈和鼻腔出血,无便血。我院儿科急诊,查血常规显示,外周血小板计数明显降低(PLT 16.1×10^9/L),余血细胞未见明显异常。以"血小板较少原因待查(免疫性血小板减少性紫癜可能)"收住入院。患儿起病后,精神、睡眠和食欲尚可,未见身体其余部位出血,无咳嗽流涕,大小便未见异常。患儿3周前曾发热3天(肛表38℃～38.5℃),伴清涕稍咳,外院门诊拟诊急性上呼吸道感染,经对症治疗后痊愈。病前无外伤史。

患儿为 G_1P_1,孕39周自然分娩。BW 3 200 g。否认孕期感染或服药史,否认围产期窒息缺氧病史。患儿既往体健,无血液疾病史和类似出血情况,近期无疫苗接种史,否认家族血液病或其他遗传病史。

2. 体格检查

T 37℃,P 100 次/min,R 30 次/min,BP 80 mmHg/50 mmHg,Wt 12.5 kg,Ht 80 cm。神智清晰,外观无畸形。面色红润,头面部、颈部、躯干和四肢散在针尖样出血点,两下肢内侧可见数个小瘀斑。出血点和瘀斑均未高于皮面,分布不对称。全身皮肤未见充血性皮疹或疱疹。浅表淋巴结未及肿大。双侧瞳孔等大等圆(各 0.3 mm),对光反射敏感。咽部无充血,扁桃体无肿大。安静时呼吸平稳,双肺未闻及干湿性啰音。心音有力,律齐,未闻及杂音。腹部平软,肝脾肋下未及。四肢关节无肿胀,自主活动可。神经系统未见异常阳性体征。

3. 实验室检查

(1) 血、尿、粪三大常规:①全血常规(入院后复查):RBC 4.5×10^9/L, Hb 120 g/L, Ret 1.4%;WBC 6.5×10^9/L, LY 40.2%, N 52.4%;PLT 15.2×10^9/L, MPV 11.2 fL(9.4～12.5 fL);未见异常细胞。CRP 3.0 mg/L(<10 mg/L)。②尿常规:红细胞 0 个/μl(<5/μl),白细胞 4 个/μl(<5/μl),管型 0 个/μl(<1/μl),隐血阴性。③粪常规:黄色成形,外观无血液和黏液,隐血(血红蛋白法+化学法)阴性,未见红细胞和白细胞。

(2) 骨髓涂片:增生明显活跃。粒系和红系均增生活跃,各阶段细胞比例正常,形态无异常,粒:红比例2.41。巨核系增生活跃,全片巨核细胞105个,其中原巨核3个,幼巨核13个,颗粒巨85个,产板巨2个,裸核2个。全片未见异常细胞。

(3) 免疫功能:IgG 17.8 g/L(7～16 g/L), IgA 0.68 g/L(0.7～4.0 g/L), IgM 0.85 g/L(0.4～

2.3 g/L)。血小板相关抗体：PaIgG 176 ng/L(0～100 ng/L)，PaIgA 29.0 ng/L(0～30 ng/L)，PaIgM 52.0 ng/L(0～50 ng/L)。补体 C3 1.16 g/L(0.9～1.8 g/L)，补体 C4 0.21 g/L(0.1～0.4 g/L)。抗核抗体、抗双链 DNA 抗体、抗 SS-A、抗 SS-B 等均阴性。CD3(+) 64.2%(50%～84%)，CD4(+) 41.4%(27%～51%)，CD8(+) 18.8%(15%～44%)，CD4(+)/CD8(+) 2.2%[(0.71%～2.78%):1]，CD16(+) CD56(+) 26.1%(7%～40%)，CD19(+) 8.6%(8%～20%)，CD55(+) CD59(+) 98%(>90%)。

(4) 凝血功能：APTT 43.1 s(22.3～31.8 s)，PT 15.0 s(9.8～12.1 s)，TT 19.4 s(14～21 s)，纤维蛋白原 2.43 g/L(2.0～4.5 g/L)，3P 和 D-二聚体检测均呈阴性。

(5) 血液生化：血胆红素、转氨酶、乳酸脱氢酶、尿素、肌酐和钾、钠、氯等均在正常范围。

(6) 病原血清学：梅毒确诊试验、丙肝抗体、戊肝抗体均呈阴性，乙肝二对半除表面抗体阳性之外，余均为阴性。柯萨奇病毒、EB 病毒、巨细胞病毒、肺炎支原体抗体和腺病毒、合胞病毒、流感病毒、副流感病毒等抗体均呈阴性。

(7) 物理检查：腹部 B 超检查显示肝脾无肿大，余无异常。正位胸片显示心肺无异常。

二、诊治经过

(1) 初步诊断：免疫性血小板减少性紫癜(新诊断型)。

(2) 治疗经过：给予甲泼尼龙(MP)20 mg/d，静脉点滴；静脉输注免疫球蛋白(IVIG)5.0 g/d×5 d。治疗当日晚间复查血常规显示，外周血 PLT 为 56×10⁹/L；第 3 天复查 PLT 为 86×10⁹/L，治疗第 6 天 PLT 达 301×10⁹/L，全身出血点和瘀斑基本消失。于治疗第 7 天，原静脉输注甲泼尼龙(MP)半量(10 mg)改为等效泼尼松剂量 12.5 mg(每天分 3 次口服)。3 天后(治疗第 10 天)复查 PLT 为 315×10⁹/L，余静脉输注 MP 半量(10 mg)也改为等效泼尼松剂量 12.5 mg，即每日泼尼松总剂量为 25 mg(每日分 3 次口服)继续巩固治疗，期间外周血 PLT 均维持于(300～400)×10⁹/L，治疗第 14 天出院。出院前复查血小板相关抗体已恢复至正常范围。门诊随访期间，泼尼松口服剂量每周递减原剂量的 1/5(5 mg/d)，直至停药，历次门诊随访复查 PLT 均在正常范围。停药随访共 6 个月，期间历次复查 PLT 也均在正常范围。参照最新版《儿童原发性免疫性血小板减少症诊疗建议》(简称，《ITP 诊疗建议》，下同)的疗效评价标准，为药物治疗完全反应(痊愈)。

三、病例分析

1. 病史特点

(1) 患儿，男，20 个月。既往无血液病和其他特殊疾病史。无家族遗传病史。

(2) 突发全身皮肤出血点和小瘀斑，无其他症状。

(3) 急诊化验血常规显示外周血 PLT 明显降低(16.1×10⁹/L)，余血细胞未见明显异常。

(4) 病前 3 周曾有短程上呼吸道感染病史。

(5) 体格检查：神智清晰，外观无畸形。全身散在针尖样出血点和数个小瘀斑。出血点和瘀斑未高于皮面，分布不对称。全身浅表淋巴结未及肿大。心肺无异常体征，肝脾肋下未及，神经系统无异常体征。

(6) 辅助检查：①外周血象：复查 PLT 15.2×10⁹/L，平均血小板体积(MPV)11.2 fL(正常范围)，红细胞、白细胞及其分类未见异常，未见异常细胞。②骨髓涂片：增生活跃，粒系和红系未见异常；巨核细胞增生活跃，全片巨核细胞 105 个，其中颗粒巨 85 个，产板巨和裸核均仅 2 个。全片未见异常细胞。③辅助检查：PaIgG 明显增高，其余实验室检查和物理检查未见明显异常。

2. 诊断与诊断依据

免疫性血小板减少性紫癜(新诊断型)。

(1) 婴幼儿(出生 20 个月)起病,突发全身皮肤出血点和小瘀斑,病前 3 周有上呼吸道感染史。

(2) 外周血象显示 PLT 明显降低(15.2×10^9/L),红细胞和白细胞及其分类未见异常,MPV 正常范围,未见异常细胞。

(3) 骨髓涂片显示骨髓增生活跃,巨核细胞增生活跃,伴成熟障碍,粒系和红系未见异常,未见异常细胞。

(4) 辅助检查:PaIgG 增高,其余辅助检查未见明显异常。

(5) 足量糖皮质激素和大剂量 IVIG 疗效显著。参照最新版《ITP 诊疗建议》,符合免疫性血小板减少性紫癜(ITP)诊断条件,根据病程(<3 个月)属于新诊断型 ITP。

3. 鉴别诊断

ITP 属于排他性诊断,故需要鉴别和除外,可能导致血小板减少的其他疾病。

(1) 急性白血病:某些低增生性白血病外周血象可无明显白细胞数量和形态异常,且可仅有一系细胞异常,如血小板计数减少。但急性白血病经骨髓检查可见明显肿瘤细胞。本例患儿无肝脾淋巴结肿大,骨髓检查未见白血病细胞,故可除外。

(2) 再生障碍性贫血(再障):再障早期或轻型再障,外周血可仅有一系下降(常为血小板降低),虽也可伴有二系或三系下降,但程度并不明显,故易被误诊为 ITP。但是,骨髓检查可见,再障存在巨核细胞明显减少,而 ITP 为巨核细胞明显增多,伴成熟障碍。该患儿外周血仅血小板明显减少,骨髓检查显示巨核细胞增生活跃,伴成熟障碍,故可除外再障。

(3) 遗传性血小板减少症:可包括一大类表现为存在血小板减少的先天遗传性疾病,如:先天性无巨核细胞血小板减少症(CAMT)、Wiskott-Aldich 综合征(WAS)和血小板减少伴桡骨缺失综合征(TAR)等。但此类疾病的血液学共同特征为,骨髓巨核细胞减少,可伴有巨核细胞形态异常。此外,常可见血小板形态异常,如 WAS 伴有明显的血小板体积(MPV)缩小。但该患儿为急性起病,血小板形态(MPV)无异常,骨髓检查显示巨核细胞增生活跃,也无家族遗传疾病史,故可除外各种遗传性血小板减少症。

(4) 其他出血性疾病:虽然该患儿某些凝血功能指标异常,但不符合弥散型血管内凝血(DIC)诊断标准,也无诱发 DIC 病因存在。某些凝血功能指标异常,应考虑由于血小板减少,导致血小板Ⅲ因子减少所致。因该患儿凝血功能指标异常提示多凝血因子功能降低,并非单一因子缺乏,也无肝脏病变和肝功能异常,且糖皮质激素疗效显著等,均可除外各类先天性或继发性凝血功能障碍性疾病。

(5) 感染或其他因素导致血小板下降:患儿发病期间没有发热等症状和感染相关体征。患儿年幼,除因血小板减少导致出血倾向之外,无其他特殊表现。仅查见血小板抗体增高之外,其他自身抗体检测均为阴性,故也不符合自身免疫性疾病表现。因此,可以除外感染或其他因素导致血小板下降。

四、处理方案及基本原则

根据国内最新版《ITP 诊疗建议》,治疗原则与常规方法精简摘录如下:

(1) 一般治疗:适当限制活动,疑有感染者适当抗生素治疗,避免使用影响血小板功能的药物(如阿司匹林)。

(2) 一线药物治疗:①糖皮质激素:泼尼松($1.5\sim2.0$ mg/(kg·d)),分次口服;至外周血 PLT 恢复到$>100 \times 10^9$/L,再原剂量维持 $1\sim2$ 周后,逐渐减量至停药;一般疗程为 $4\sim6$ 周。也可用等效的其他糖皮质激素替代泼尼松治疗。②静脉输注免疫球蛋白(IVIG):常用剂量为 400 mg/(kg·d),连续 $3\sim$

5 d;或 0.8～1.0 g/(kg·d),输注 1～2 d。

（3）急救治疗:如出现危及生命的严重出血,应积极输注浓缩血小板制剂或单采血小板。同时选用大剂量甲泼尼龙[10～30 mg/(kg·d)]和(或)IVIG 输注 1.0 g/(kg·d),连续 2 d,以有助于血小板的有效输注。

（4）二线药物治疗:包括,大剂量地塞米松、抗 CD20(＋)多克隆抗体(利妥昔单抗)、重组血小板生成素(TPO)、硫唑嘌呤等其他免疫抑制剂,以及对于符合手术指征的难治型病例适时行脾切除术等。上述二线治疗均仅限于一线治疗无效,或病情反复的慢性型患儿。

五、要点和讨论

ITP 为儿童期比较常见的非恶性血液病,绝大多数患儿为急性起病,进展迅速,但如能及时明确诊断,采用积极的以足量糖皮质激素和 IVIG 为主的治疗,则疗效显著,预后良好。现归纳国内最新版《ITP 诊疗建议》的诊断和分型标准,以及临床要点如下:

（1）诊断标准:①至少两次检测显示外周血 PLT 减少($<100 \times 10^9$/L),血小板形态无异常。②存在皮肤出血点、瘀斑和(或)黏膜、内脏出血等临床表现。③一般无脾大。④须除外其他性血小板减少症,如低增生性白血病、再障、遗传性血小板减少症、继发于其他自身免疫性疾病,以及感染和药物因素等。

（2）分型标准:根据病程可将 ITP 分为:①新诊断型 ITP(病程<3 个月);②持续型 ITP(病程 3～12 个月);③慢性型 ITP(病程>12 个月)。

（3）疗效评价:①完全反应:药物治疗后 PLT$> 100 \times 10^9$/L,且无出血症状。②有效:药物治疗后 PLT$\geq 30 \times 10^9$/L,并至少比治疗前基础 PLT 计数增加 2 倍,且无出血症状。③激素依赖:需要持续应用糖皮质激素,方能使 PLT$\geq 30 \times 10^9$/L 或避免出血。④无效:药物治疗后 PLT$<30 \times 10^9$/L,或血小板计数增加未能达基础值的 2 倍或有出血表现。判定疗效时,至少需要检测两次血小板计数(间隔时间>7 d)。

（4）参考要点:①骨髓检查意义:由于 ITP 为排他性诊断,骨髓检查也是 ITP 诊断标准重要指标之一,但并非必需指标。但临床不乏再障、白血病误诊为 ITP 的报道,也可见遗传性血小板减少症的漏诊病例。因此,不能因为 ITP 更为常见,而仅靠血小板减少和相关出血症状,即行简单临床诊断和治疗。尤其是皮质激素治疗前应该充分排除白血病的可能,因为儿童中高发的急性淋巴细胞白血病多对皮质激素耐药。对足量皮质激素和 IVIG 治疗无效者,更是必须进行骨髓检查。②糖皮质激素应用指征:国内最新版《ITP 诊疗建议》提出,对于外周血 PLT$\geq 20 \times 10^9$/L,无活动性出血者,可以先行观察,不予治疗。虽然有利于避免糖皮质激素的诸多不良反应,但如为急性起病,则血小板下降速率可较迅速,而临床难以在短期内反复检查血常规予以有效动态观察。如一旦外周血 PLT 降至严重程度,而临床未能及时察觉,则可能导致严重后果。因此,对于急性起病患儿,适当放宽皮质激素等一线药物治疗指征,权衡利弊,当有助于确保医疗安全。③糖皮质激素剂型选择:虽然《ITP 诊疗建议》推荐泼尼松口服治疗,但也建议可采用等效的其他糖皮质激素替代泼尼松治疗。因此,对于难以确保口服泼尼松顺利实施的婴幼儿,采用 MP 静脉输注治疗,则更能确保药物治疗正确进行和快速起效。MP 与泼尼松的剂量药效关系为 4∶5,故本文介绍病例按千克体重取足量泼尼松(25 mg/d)的 4/5 的 MP(20 mg/d),在后续替换泼尼松口服治疗中,仍按相应的泼尼松剂量计算。④皮质激素疗程:糖皮质激素需有足够疗程,包括血小板计数恢复正常后的原剂量巩固治疗,以及随后的逐渐缓慢减量过程,均为确保疗效和避免复发的重要措施,临床应当足够重视。⑤皮质激素不良反应防治:因糖皮质激素长期治疗可导致消化道损伤、水电解质紊乱、药物性高血压和高血糖、免疫力下降所致继发感染,以及钙磷代谢紊乱等不良反应。因此,在糖皮质激素治疗期间,须严密观察上述不良反应,以利及时有效临床干预,以确保糖皮质激素治疗的过程顺利。对于婴幼儿,需要加强钙剂和维生素 D_3 的合理补充。⑥关于疫苗接种:较长疗程糖皮质激素治疗后,需要在停止治疗一段时间(建议至少 3 个月)之后,方能恢复疫苗接种。⑦关于慢性型 ITP 的治疗:国内最新版《儿童原发性免疫性血小板减少症诊疗建议》所推荐的二线药物治疗,虽均为国际文献所推荐的药物疗法,但是远期疗效仍有待验证,故临床应用需非常谨慎与合理选择。

六、思考题

1. 儿童 ITP 诊断与分型标准是什么?

2. 儿童 ITP 鉴别诊断要点有哪些?

3. 儿童 ITP 糖皮质激素治疗原则、方法与临床要点、疗效评价标准有哪些?

七、推荐阅读文献

[1] 中华医学会儿科分会血液学组,《中华儿科杂志》编辑部.儿童免疫性血小板减少性紫癜诊疗建议[J].中华儿科杂志,2013,51(5):382-384.

[2] Marsh JC, Ball SE, Cavenagh JA, et al. Guidelines for the diagnosis and management of aplastic anaemia [J]. Br J Haematol, 2009,147(1):43-70.

[3] 谢晓恬.《2009 年版英国再生障碍性贫血诊断与治疗指南》要点归纳.中华实用儿科临床杂志, 2013,29(3):161-164.

[4] Mueller BU, Bennett CM, Feldescents HA, et al. One year follow-up of children and adolescents with chronic Immune Thrombocytopenic Purpura (ITP) treated with rituximab [J]. Pediatr Blood Cancer, 2009,52:259-262.

[5] Provan D, Stasi R, Newland AC, et al. International consensus report on the investigation and management of primary immune thrombocytopenia [J]. Blood,2010,115:168-186.

(谢晓恬)

案例 80

儿童白血病

一、病例资料

1. 病史采集

患儿，男，9岁，因"不规则发热、背痛半月余"收住入院。半月前无明显诱因下出现发热 8 d，最高 39.7℃，发热时有畏寒无寒战，给退热药后体温可以暂时性下降。伴咳嗽，不剧，无痰。同时有背部疼痛，无明显向其他部位放射，咳嗽时疼痛加剧。当时无明显脸色苍白，无齿龈出血、皮肤瘀点、瘀斑。大小便正常，无血便血尿。当地医院查血常规发现轻度贫血、血小板计数减少，转来本院。患者自发病以来，精神反应不佳，食纳可，睡眠不佳，二便正常，体重无明显减低。否认麻疹、流行性腮腺炎、肺结核等传染病史，按时接种疫苗（已种卡介苗），否认手术外伤史，否认输血史，否认药物及食物过敏史。无结核接触史。否认父母近亲婚配，父亲 34 岁，自由职业，体健；母亲 34 岁，经商，体健；家族中无癌症患者。

2. 体格检查

T 36.4℃，P 108 次/min，R 26 次/min，BP 100 mmHg/75 mmHg，Ht 136 cm，Wt 28 kg。神志清，精神反应正常，发育正常，营养良好，面色稍苍白。左、右颈侧可及淋巴结数枚，最大 1 cm×1.5 cm，无黏连触痛。眼睑无明显水肿，结膜稍苍白，巩膜无明显黄染。口唇稍苍白，咽不红，扁桃体无肿大，口腔黏膜完整。胸骨有压痛，HR 108 次/min，心律齐，心音有力，未及明显杂音。两肺呼吸音清、对称，未闻及啰音。腹部平坦，未见明显肠型，腹壁静脉未见明；全腹软，无压痛，未及包块，肝肋下 6 cm，剑突下 5 cm，质硬，无压痛；脾脏肋下 5 cm，质硬，无压痛。四肢无畸形，活动自如，无关节红肿；脊柱无明显畸形，T5、6 胸椎棘突有压痛。外生殖器无畸形，双侧睾丸无肿大。神经系统：颈软，布氏征阴性，克氏症阴性，膝反射正常，腱反射正常，巴氏征阴性。

3. 实验室检查

（1）血常规（2015-02-27）：WBC 3.8×10⁹/L，LY 60.6%，N 24.8%，MO 14.6%，N 0.7×10⁹/L，RBC 4.96×10¹²/L，血红蛋白测定 95.0 g/L，PLT 29×10⁹/L。

（2）电解质、肝肾功能（2015-03-02）：Na⁺ 136.9 mmol/L，K⁺ 3.59 mmol/L，CL⁻ 97 mmol/L，Ca²⁺ 2.46 mmol/L，P³⁻ 1.80 mmol/L，Mg²⁺ 0.82 mmol/L，ECO₂ 30.0 mmol/L，GLU 7.1 mmol/L，BUN 4.3 mmol/L，Cr 27 μmol/L，UA 128.0 μmol/L，ALT 55 IU/L，AST 58 IU/L，AK 464 IU/L，γ-GT 236 IU/L，TB 16.0 μmol/L，DB 0.0 μmol/L，IB 1.9 μmol/L，TP 59.7 g/L，ALB 30.0 g/L，GLB 29.7 g/L，LDH 799 IU/L。

DIC 系列（2015-03-02）：FDP 7.4 μg/ml，PT 11.9 s，APTT 48.1 s，TT 16.0 s，Fib 5.68 g/L，D-二聚体 0.6 mg/L，INR 0.89。

（3）骨髓涂片细胞学检验（2015-03-02）：急性淋巴细胞性白血病。

白血病免疫分型(2015 - 03 - 03):CD10(+) 100%,CD19(+) 82.1%,CD79a(+) 69.3%,CD20(+) 58.4%,CD22(+) 79.4%,cμ 0%,sIgM 0%,TdT 32.6%,CD34(+) 31.7%,HLA - DR 94.6%,CD9(+) 92.4%,CD66c(+) 81.4%,CD38(+) 48.5%,CD1a(+) 0%,CD2(+) 0.1%,CD3(+) 0%,CD4(+) 1%,CD5(+) 2%,CD7(+) 5%,CD8(+) 0%,TCRαβ 0%,TCRγδ 0%,cyCD3(+) 0%,CD11b(+) 0.1%,CD13(+) 5%,CD14(+) 0.1%,CD15(+) 0.2%,CD33(+) 0%,CD41(+) 0.1%,CD61(+) 0.1%,CD64(+) 1%,CD65(+) 0.4%,CD71(+) 0.1%,GPA 0.1%,cyMPO 0%,CD117(+) 5%,CD45(+) dim。

(4) 染色体核型:58,XY,+X,+Y,+4,+6,+7,+8,+10,+14,+17,+18,der19,t(1;19)(p23;q13.3),+21[CP23]。

(5) FISH:三色 BCR - ABL1(-),MLL 重排(-),TEL - AML(-),iAMP21(-),PDEGFRb重排(-)。

(6) 融合基因:TEL - AML1(-),E2A - PBX1(-),MLL - AF4(-),BCR - ABL1(-)。

(7) 脑脊液检查(2015 - 03 - 09):Cl⁻ 116 mmol/L,GLU 4.2 mmol/L,CSF - PROT 299 mg/L,常规未见红白细胞。

(8) 胸部 X 线检查:纵隔及气管未见明显移位,两肺野清晰,未见明显异常密度影,T_5、T_6 椎体轻度楔形变(见图 80 - 1)。

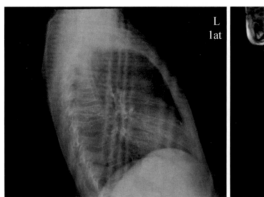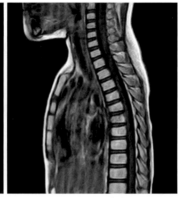

图 80 - 1　胸部 X 线侧位摄片　　　　　图 80 - 2　脊柱 MRI

(9) 胸部 MRI 检查:各序列扫描见胸段脊柱生理曲线自然,T_5、T_6 椎体轻度楔形变,余椎体及附件未见明显骨质破坏。胸椎间盘在各序列信号可,未见明显膨出、突出性改变。椎管未见明显狭窄。所见脊髓形态及信号未见明显异常。椎旁未见明显软组织肿块(见图 80 - 2)。

腹部 B 超检查:肝脏右叶斜径 123 mm,实质回声分布均匀,目前未见明显占位性病灶,肝门胰头周围可见数个淋巴结,较大者约 17 mm × 7 mm;脾长径 126 mm,厚度 33 mm,未见明显占位性病灶;两肾包膜光整,集合系统未见分离,未见明显异常回声。

脑电图检查:未见异常。

心电图检查:窦性心律不齐。

二、诊治经过

1. 初步诊断

急性白血病;胸椎压缩性骨折。

2. 诊治过程

患儿入院后完善辅助检查,经骨髓细胞形态学检查和免疫分型确诊为急性淋巴细胞白血病。并且立即给地塞米松窗口治疗,同时水化 2 000 ml/m² 及碱化尿液治疗,第 5 天开始续以 PVDL 方案按序化疗。第 29 天开始予 CAT 化疗,期间出现发热 1 d,考虑阿胞苷性药物热给对症治疗,热平一天后且一般情况良好而出院继续化疗,门诊随访。第 19 天骨髓检查提示有核细胞增生低下,MRD 0.07%。

3. 出院诊断

急性前体 B 淋巴细胞性白血病;胸椎压缩性骨折。

4. 出院医嘱

(1) 按计划完成 CAT 化疗:6 - MP 60 mg, qn po; Ara - C 50 mg q 12 h 当下,共 7 d(包括住院期间 3 d)。

(2) 门诊随访,注意血象变化,必要时输注红细胞或血小板。

(3) 注意个人卫生,预防感染发生,一旦发热门、急诊就诊。

三、病例分析

1. 病史特点

(1) 男孩,9 岁,不规则发热、背痛半月余。

(2) 既往无重大疾病史。

(3) 体格检查:一般情况尚可,面色稍苍白。颈部可及淋巴结数枚,最大 1 cm×1.5 cm。胸骨有压痛,心肺无殊。腹部平软,肋下 6 cm,脾脏肋下 5 cm。脊柱无明显畸形,第 5、6 胸椎棘突有压痛。外生殖器无畸形,双侧睾丸无肿大。神经系统无阳性体征。

(4) 辅助检查:骨髓涂片细胞学检查提示急性淋巴细胞性白血病;免疫分型:CD10(+), CD19(+), cCD79a(+), CD20(+), CD22(+), cμ(−), sIgM(−), TdT(+)。染色体核型:58, XY, t(1;19),融合基因:TEL - AML1(−), E2A - PBX1(−), MLL - AF4(−), BCR - ABL1(−);FISH:三色 BCR - ABL1(−), MLL 重排(−), TEL - AML(−), iAMP21(−), PDEGFRb 重排(−)。脑脊液正常。影像学检查提示 T_5、T_6 楔形变。

2. 诊断与诊断依据

(1) 急性前体 B 淋巴细胞性白血病诊断依据:①症状体征:不规则发热,背痛半月余;体检发现轻度贫血貌,肝脾肿大。②骨髓涂片细胞学检查提示急性淋巴细胞性白血病。③免疫分型 CD10(+), CD19(+), cCD79a(+), CD20(+), CD22(+), cμ(−), sIgM(−), TdT(+)。④染色体核型:58, XY, t(1;19)。

(2) 胸椎压缩性骨折:背痛半月余,第 5、6 胸椎棘突有压痛,影像学检查提示 T_5、T_6 楔形变。

四、处理方案及基本原则

1. 化疗

急性淋巴细胞性白血病主要治疗手段是化疗,患儿伴有 t(1;19)染色移位,属于中等危险度,若今后治疗反应良好不必造血干细胞移植。化疗早期由于大量白血病细胞破坏可造成内环境紊乱和肝肾功能异常危及生命,即肿瘤溶解综合征。因此初期应该注意预防肿瘤溶解综合征。

2. 肿瘤溶解综合征(化疗初期注意事项)

(1) 不使用影响肾功能的药物和操作(警惕,对于高危患者或者已经出现少尿或肾功能异常者不用造影剂)。

(2) 别嘌呤醇:10 mg/(kg·d)[300 mg/(m²·d)], 7 d。

(3) 静脉水化:液体总量 2 000~3 000/(m²·d)[通常为 1/3~1/4 张含钠液,滴注速度 125 ml/(m²·h)]治疗开始第 1~7 d 一般不加 K⁺。出现低钾时根据电解质水平临时补充。无低钙临床症状不需补钙,避免钙盐肾小管沉积。保证出入平衡,尿量在 125 ml/(m²·h)(+/−25 ml),少尿时适当利尿剂。

(4) 液体量充足条件下,一般不需要碱化尿液,以避免碱化条件下磷酸盐和黄嘌呤在肾小管沉积。

（5）密切监测：严格的出入量平衡、血压、体重、电解质（q 8 h～q 12 h），和每天检测肾功能。

3. 感染预防

（1）接受化疗患者尤其是骨髓抑制期患者，是卡氏肺囊虫肺炎的易感人群，一旦发生病死率高，需要常规预防。复发磺胺甲噁唑（SMZ/TMP）：25/5 mg/(kg·d)，PO，bid，每周 3 d。但在诱导缓解治疗早期和甲氨蝶呤（MTX）前后可影响肿瘤溶解期代谢产物和药物排泄应该不用。

（2）粒（单）细胞集落刺激因子（G-CSF/GM-CSF）：化疗结束后 24～48 h，或伴有感染时或白细胞≤1×10⁹/L（1 000/μl）时可以使用，但应在下一疗程前 48 h 停止使用。

4. 粒缺发热（febrile neutropenia）的处理

N＜0.5×10⁹/L 或预计 2 d 后降至 0.5×10⁹/L 以下者，24 h 内 3 次口腔体温高于 38℃（间隔 4 h 以上）或 1 次体温高于 38.3℃，或 1 次体温高于 38℃持续 1 h 以上，即为粒缺发热。进行各种微生物学检查同时，应积极使用广谱抗生素。广谱抗生素使用后，体温退而复升，或持续 5～7 d 体温不退者，即使没有辅助检查依据，可开始经验性抗深部真菌治疗，并进行必要的检查如肺高分辨 CT，以发现早期真菌感染。如微生物学检查呈阴性，抗感染治疗应持续到中性粒细胞至少大于 0.5×10⁹/L 且＞48 h 无热。

5. 胸椎压缩性骨折处理

由于本例患者胸椎压缩较轻无需特别固定，但应该注意避免跳跃、背部剧烈扭曲等活动；腰穿时应避免暴力固定或过度弯曲，以防椎体压缩加重或椎体移位。

五、要点与讨论

急性淋巴细胞性白血病（ALL）是儿童最常见恶性肿瘤。最常见表现是贫血，可见于 80％以上患者，少数早期无贫血，但随着疾病进展都会发生贫血，表现为面色苍白，年长儿可以有乏力、疲劳、心悸、头晕。其次是发热，发热可以是感染所致也可以是因为肿瘤热。第三是出血，多为皮肤黏膜出血，如皮肤出血点或瘀斑。此外，可以有各种肿瘤浸润表现如肝、脾、淋巴结肿大，不明原因的骨关节痛是儿童 ALL 的特点应予以注意。

儿童 ALL 的预后和疾病类型密切相关，因此诊断上强调细胞形态学、免疫分型、细胞遗传学和分子遗传学的联合诊断（简称 MICM）。通过 MICM 诊断可以区别 T 细胞 ALL、前体 B 细胞 ALL 或是成熟 B 细胞 ALL，同时了解是否具有影响预后的融合基因。

近几十年来，儿童 ALL 的疗效已经有了很大提高，发达国家的先进治疗中心的长期生存率已经达到 90％以上。这一治疗进展的获得主要归功于规范化的联合化疗：其中首先是按照不同预后划分危险度并给予相应治疗强度的治疗，危险度的分型首先参考的是患者的年龄及发病时的外周血白细胞计数；其次是 MICM 数据；第三是每一个患者对化疗的治疗反应，其中最重要的是微小残留病的检测。表80-1是目前比较通行儿童 ALL 危险度分型标准。

表 80-1 儿童 ALL 危险度分型标准

低 危 组	中 危 组	高 危 组
1. 必要条件（B-ALL 满足以下条件之一） ① 年龄≥365 d，但≤10 岁，且 WBC≤50×10⁹/L； ② 染色体≥50 或 DNA 指数≥1.16； ③ TEL-AML1 融合基因型； 2. 必须除外下列情况 ① CNS 3 和（或）睾丸白血病 ② t(1;19)，t(9;22)，MLLr，染色体＜44，iAMP21 ③ 第 19 天 MRD＞1%	1. Ph+ALL 2. T-ALL 3. MLLr：年龄≥6 个月或 WBC＜300×10⁹/L 4. 染色体数＜44 5. 其他所有不符合低危和高危组的 ALL	1. 诱导缓解治疗失败者（46 d MRD≥1%，无 MRD 标记者幼稚细胞≥5%）； 2. MLLr-ALL：年龄＜6 个月且 WBC≥300×10⁹/L

儿童 ALL 治疗一般分为诱导缓解治疗(remission induction)、巩固治疗(consolidation)和继续治疗(continuation)如图 80 - 3 所示。对高危患者可以给予造血干细胞移植,但预后仍然并不理想。伴有 BCR - ABL1 融合基因的 B - ALL 应该加用 ABL 激酶抑制剂(TKI),如伊马替尼或达沙替尼等,可以明显提高疗效。从 TKI 治疗 BCR - ABL1 阳性 ALL 获得巨大成功来看靶向治疗将是高危 ALL 的研究方向,更加精细的分子分型有助于发现新的治疗靶点。此外,以双特异性嵌合单抗和嵌合 T 细胞受体改造的杀伤 T 细胞为代表的免疫治疗也将是难治性 ALL 未来的研究方向。

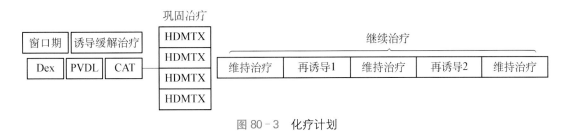

图 80 - 3　化疗计划

六、思考题

1. 儿童 ALL 临床表现及分子生物特征有哪些?
2. 儿童 ALL 的危险度如何分型?
3. 儿童 ALL 常用化疗药的主要作用机制和不良反应有哪些?

七、推荐阅读文献

[1] Bhojwani，Yang，Pui. Biology of childhood acute lymphoblastic leukemia [J]. Pediatr Clin North Am. 2015;62(1):47 - 60.

[2] Pui CH，Evans WE. A. 50-year journey to cure childhood acute lymphoblastic leukemia [J]. Semin Hematol，2013 Jul;50(3):185 - 196.

（沈树红）

案例 81

儿童伯基特淋巴瘤

一、病例资料

1. 病史采集

患儿,男性,11岁,因"阵发性腹痛1月,间断性便血1周"入院(2015年1月28日)。1月前出现阵发性腹痛,无明显诱因,以脐周为主,可自行缓解,无规律。1周前,患儿出现稀糊样大便,间歇性便中带血(鲜红色)。但无明显呕吐。外院查大便常规提示隐血强阳性;行直肠镜检时,发现距肛门70 cm处,有大量血水涌出,未再继续检查而转至我院。

自患病以来,体温正常,但纳差,面色进行性苍白,近1月体重减轻4 kg(目前31.4 kg)。

患儿系G2P1,足月顺产,产时无窒息,BW 3.2 kg。生后至此次生病前,自诉身体健康。初中1年级,成绩优异。否认各种传染病史。按照"上海市儿童免疫接种计划"完成所有计划免疫,且还接种流感嗜血杆菌疫苗和水痘疫苗。否认各种食物和药物过敏史。直系亲属中无40岁以前罹患肿瘤的患者。父亲,36岁,司机。母亲,34岁,家庭主妇。

2. 体格检查

T 36.4℃;P 90次/min;R 22次/min;BP 90 mmHg/60 mmHg;Ht 147 cm;Wt 31.4 kg。神志清,精神反应可,发育正常,面色略显苍白,营养一般。浅表淋巴结未及明显肿大。咽不红,扁桃体Ⅰ~Ⅱ度,口腔黏膜完整。HR 90次/min,律齐,心音有力,未闻及明显杂音。双侧呼吸音清、对称。腹平坦,未见明显肠型。腹壁静脉未见明显曲张。全腹软,脐旁可及直径约3 cm包块,质硬,无明显压痛,边界不清楚。肝脏肋下未及。脾脏肋下未触及。叩诊鼓音,无移动性浊音。肠鸣音4~5次/min。颈软,布氏征阴性,克氏症阴性。膝反射正常,腱反射正常。巴氏征阴性。

3. 实验室检查

(1) 血常规检查(2015 - 01 - 28):WBC 10.7×10^9/L, LY 15.6%, N 78.6%, $N_\#$ 8.4×10^9/L, RBC 2.97×10^{12}/L, Hb 78.0 g/L, PLT 488×10^9/L;MCV 85 fl(76—91 fl)。

(2) 粪常规检查(2015 - 1 - 29):鲜血便,红细胞满视野,隐血强阳性。

(3) 电解质、肝肾功能检查(2015 - 01 - 28):Na^+ 136.7 mmol/L, K^+ 3.63 mmol/L, CL^- 104 mmol/L, Ca^{2+} 2.30 mmol/L, P^{3-} 1.74 mmol/L, Mg^{2+} 0.79 mmol/L, ECO_2 26.0 mmol/L, GLU 6.0 mmol/L, BUN 3.0 mmol/L, Cr 35 μmol/L, UA 114.0 μmol/L, ALT 20 IU/L, AST 20 IU/L, AK 73 IU/L, γ - GT 8 IU/L, TB 8.1 μmol/L, DB 0.0 μmol/L, TP 68.1 g/L, ALB 35.4 g/L, GLB 22.7 g/L, A/G 1.56, LDH 458 IU/L(313~618 IU/L)。

(4) 血清铁蛋白检测:9.7 ng/ml(正常值24~160 mmol/L)。

（5）DIC 系列检测（2015－01－28）：PT 12.9 s，APTT 37.1 s，TT 15.1 s，Fib 3.33 g/L，D－D 0.1 mg/L，INR 0.99。

（6）X 线胸片检查：两肺纹理粗，纵隔影未见增大。

（7）B 超检查：右中腹见外径 38 mm 类"同心圆"样包块；脐上局部肠管壁明显增厚达 12 mm，回声减低，彩色多普勒血流影像（CDFI）内部血流信号丰富，呈团块样，边界清，范围约 56 mm × 33 mm × 38 mm；阑尾未见增粗，回盲部见增大的淋巴结融合成团、范围约 32 mm × 20 mm × 24 mm，CDFI 内部见条状血流信号。肠间隙见深达 12 mm 游离无回声。结论：（慢性？）肠套叠；回盲部淋巴结增大融合成团；腹腔少量腹水。如图 81－1A 所示。

（8）腹增强 MRI 检查：各序列扫描见肝脏形态大小可，分叶清，信号未见明显异常；脾脏形态大小可，信号均匀；胰腺饱满，未见明显异常信号；双肾大小形态可，信号未见明显异常；右侧中腹部见占位性病变，范围 4.44 cm × 4.63 cm × 9.14 cm，边界欠清、边缘模糊，T1W 等低信号、T2W 高等混杂信号，增强后明显强化。结论：右侧中腹部占位性病变。如图 81－1B～F 所示。

（9）头颅增强 MRI 检查：未见占位性病变。

（10）骨髓细胞学检查：增生骨髓象，未见肿瘤细胞浸润。

（11）小肠镜检查：发现回盲部旁一直径约 3.5 cm 肿块，质脆伴糜烂、出血。取组织送病理检查。

（12）病理检查结果：①形态学：破碎黏膜、坏死物及肉芽组织，其内可见小圆细胞增生，胞质少，胞核大、不规则、深染；②免疫组织化学：肿瘤细胞 CD20（＋），CD10（＋），Bcl－6（－），Bcl－2（－），MUM1（－），MYC（＋）（约 90%），CD30（－），cyclin D1（－），CD3（－），CD56（－），TIA－1（－），Ki－67（＋）（近 100%）；③非洲淋巴细胞瘤病毒编码核糖核酸（EBER）原位杂交结果：阳性，提示存在 EBV 感染；④分子病理检查报告：t(8q24)(c-myc)：阳性，即有 c-myc 基因相关易位；t(14q32)(IgH)：阴性；t(3q27)(bcl-6)：阴性。结论：形态结合免疫组化、分子遗传学，考虑 Burkitt 淋巴瘤。

（13）脑脊液检查：常规 RBC $2 × 10^6$/L，WBC $0 × 10^9$/L，潘式蛋白试验阴性。生化检查：氯化物 121 mmol/L，糖 3.1 mmol/L，蛋白质 251 mg/L；细胞学未找到肿瘤细胞。

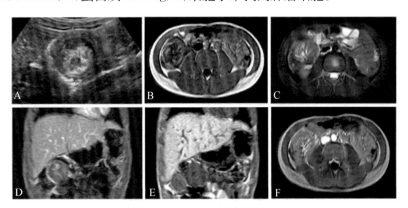

图 81－1 影像检查

A. 腹部 B 超；B～F 腹部 MRI 图像

二、诊治经过

1. 初步诊断

肠套叠（继发性）；腹腔肿瘤。

2. 诊治经过

入院后考虑腹腔肿瘤，积极完善各项检查后，肠镜取活检病理证实为伯基特淋巴瘤（Ⅲ期）。随即开始包含泼尼松、环磷酰胺、长春新碱、多柔比星和阿糖胞苷在内的联合化疗,并联合鞘内化疗药物注射以预防脑膜白血病。疗程初期,予以每天 2 000~3 000 ml/m² 水化,并使用呋塞米利尿以维持液体量平衡;每天 2~3 次检测电解质并予以相应处理维持体内电解质平衡。化疗后期,患儿出现骨髓抑制,感染性发热,口腔严重黏膜溃疡,分别予以粒细胞集落刺激因子、红细胞输注、血小板输注、抗感染药物、静脉营养等治疗。疗程 2 周时,患儿血便消失,且 B 超检查提示回盲部未见明显肠套叠;疗程 3 周时,患儿血象恢复,体温平稳,予以出院。

3. 出院诊断

伯基特淋巴瘤(Ⅲ期);肠套叠(继发);中度贫血(失血性)。

出院后,继续予以复方磺胺甲基异噁唑预防卡氏肺囊虫肺炎,同时嘱其 1 周后入院继续化疗。

三、病例分析

1. 病史特点

(1) 男孩,11 岁,阵发性腹痛 1 月,间断性便血 1 周。

(2) 既往无重大疾病史。但近期面色进行性苍白,近 1 月体重减轻 4 kg(目前 31.4 kg)。

(3) 体格检查:面色略显苍白,营养一般。浅表淋巴未及明显肿大。HR 90 次/min,律齐。双侧呼吸音清。全腹软,脐旁可及直径约 3 cm 包块,质硬,无明显压痛,边界不清楚。肝脏肋下未及。脾脏肋下未触及。

(4) 实验室和影像学检查:粪常规中隐血强阳性;血象提示中度贫血;B 超检查提示右中腹见外径 38 mm 类"同心圆"样包块;阑尾未见增粗,回盲部见增大的淋巴结融合成团,范围约 32 mm × 20 mm × 24 mm;腹增强 MRI 检查提示右侧中腹部见占位性病变,范围 4.44 cm × 4.63 cm × 9.14 cm,边界欠清、边缘模糊;小肠镜检查发现回盲部旁一直径约 3.5 cm 肿块,质脆伴糜烂、出血;肿块活检病理(形态、免疫组化和分子病理)结果均支持 Burkitt 淋巴瘤;其他部位影像学检查阴性;骨髓检查未见肿瘤细胞;脑脊液检查未见肿瘤细胞。

2. 诊断与诊断依据

诊断:①伯基特淋巴瘤(Ⅲ期);②肠套叠;③中度贫血(失血性)。

1) 伯基特淋巴瘤(Ⅲ期)诊断依据

(1) 症状体征:患儿有腹痛、便血症状和短期内体重减轻;有面色苍白和腹部肿块的体征。

(2) 粪常规隐血强阳性,血象提示中度贫血。

(3) 影像学和肠镜检查提示腹部占位性病变。

(4) 组织活检,病理(形态学和免疫组化)结合分子生物学结果均支持伯基特淋巴瘤。

(5) 骨髓和中枢神经系统没有累及。

2) 肠套叠(继发)诊断依据

(1) 患儿阵发性腹痛和便血症状。

(2) 腹部触诊及包块体征。

(3) 粪常规红细胞满视野,隐血强阳性。

(4) B 超检查提示右中腹见外径 38 mm 类"同心圆"样包块;脐上局部肠管壁明显增厚达 12 mm、回声减低,CDFI 内部血流信号丰富,呈团块样、边界清、范围约 56 mm × 33 mm × 38 mm。

3) 中度贫血(失血性)诊断依据

(1) 患儿有便血症状。

(2) 有面色苍白体征。

(3) 血象提示中度贫血;粪常规提示红细胞满视野,隐血强阳性;虽然平均红细胞体积尚正常范围,但血清铁蛋白已降低。

四、处理方案及基本原则

原发病的治疗是关键。化疗是治疗儿童伯基特淋巴瘤的主要手段。肠套叠和失血性贫血都会随原发病的有效治疗而治愈。无肠梗阻征象故无需禁食、胃肠减压和外科干预。

化疗过程中应注意下列事项：

1）肿瘤溶解综合征（化疗初期注意事项）

（1）不使用影响肾功能的药物和操作（警惕：对于高危患者或者已经出现少尿或肾功能异常者不用造影剂）。

（2）别嘌呤醇：10 mg/(kg·d)[300 mg/(m² · d)]，7 d。

（3）静脉水化：液体总量 3 000 ml/(m² · d)[通常为 1/3～1/4 张含钠液，滴注速度 125 ml/(m² · h)]治疗开始第 1～7 d 一般不加 K⁺。出现低钾时根据电解质水平临时补充。无低钙临床症状时不需补钙，避免钙盐肾小管沉积。保证出入平衡，尿量在 125 ml/(m² · h)（＋/－25 ml），少尿时适当利尿剂。

（4）液体量充足条件下，一般不需要碱化尿液，以避免碱化条件下磷酸盐和黄嘌呤在肾小管沉积。

（5）密切监测：严格的出入量平衡、血压、体重、电解质（q 8 h～q 12 h），和每天检测肾功能。

2）肠道穿孔及大出血（对于此病例化疗初期注意事项）

（1）软食。

（2）密切监测：腹部体征，大便情况和血象。

3）复方磺胺甲噁唑（SMZ/TMP）25/5 mg/(kg·d)，PO，q 12 h，每周 3 d；第 2 疗程（不包括诱导疗程）开始使用；甲氨蝶呤（MTX）前后 1 周不用；用到所有化疗结束后 3 月。因为接受化疗患者是继发性免疫缺陷患者，是卡氏肺囊虫肺炎的易感人群，一旦发生病死率高。需要常规预防。

4）粒（单）细胞集落刺激因子（G-CSF/GM-CSF）：化疗结束后 24～48 h，或伴有感染时或白细胞 ≤1×10⁹/L（1 000 个/μl）时可以使用，但应在下一疗程前 48 h 停止使用。

5）粒缺发热（febrile neutropenia）的处理：N＜0.5×10⁹/L 或预计 2 d 后降至 0.5×10⁹/L 以下者，24 h 内 3 次口腔体温高于 38℃（间隔 4 h 以上）或 1 次体温高于 38.3℃，或 1 次体温高于 38℃持续 1 h 以上，即为粒缺发热。进行各种微生物学检查同时，应积极使用广谱抗生素。广谱抗生素使用后，体温退而复升，或持续 5～7 d 体温不退者，即使没有辅助检查依据，可开始经验性抗深部真菌治疗，并进行必要的检查如肺高分辨 CT，以发现早期真菌感染。如微生物学检查均阴性；抗感染治疗应持续到中性粒细胞至少＞0.5×10⁹/L 且＞48 h 无热。

五、要点与讨论

儿童淋巴瘤占儿童和青少年时期儿童常见恶性肿瘤的第 3 位，包括霍奇金病和非霍奇金淋巴瘤（non-Hodgkin lymphoma，NHL）。与成人 NHL 不同，儿童 NHL 多为高度恶性，结外累及和全身累及极为常见。儿童 NHL 中以成熟 B 细胞 NHL/白血病最常见（占儿童 NHL 的 55%～60%），其中又以伯基特淋巴瘤（Burkitt lymphoma，BL）最常见（约 45%），其次是弥漫大 B 细胞淋巴瘤（diffuse large B-cell lymphoma，DLBCL）（约 10%）。两者治疗策略和方案相同。

儿童和青少年伯基特淋巴瘤以男性占绝对优势（＞4：1），中位发病年龄 9 岁。腹部肿块、颈部淋巴结肿大和扁桃体受累为最常见临床表现，约 15% 患儿在疾病诊断之初已有骨髓累及，5%～10% 的患儿有中枢神经系统（central nerval system，CNS）累及。St. Jude 分期系统是儿童 BL 的标准分期系统。根据不同危险因素给予不同强度的联合化疗是各种儿童和青少年 B-NHL/B-AL 的临床基本治疗策略。危险因素包括，患儿的 St. Jude 分期、CNS 受累表现（脑脊液找到肿瘤细胞还是 CNS 局部占位）、骨髓幼稚细胞比例以及反映肿瘤负荷的血清乳酸脱氢酶水平（serum lactate dehydrogenase，LDH），以及化疗后患儿的动态反应。

过去 20 年，儿童 BL 的治疗方案有了很大的进步。治疗方案的共同点是短疗程和强化疗；其化疗药物的选择也有很多相似性（特别是高危患儿），即大剂量 MTX、环磷酰胺、阿糖胞苷和依托泊苷的使用。目前发达国家儿童 BL 的总生存率可以达到 90%。但高危患儿有 20%～30% 的治疗失败率，除了治疗早期肿瘤细胞溶解综合征、感染等合并症导致的死亡以外，治疗中进展或早期复发是治疗失败的主要原因。研究新的治疗药物，包括单克隆抗体（利妥昔单抗）和小分子靶向治疗是未来发展方向。

六、思考题

1. 儿童伯基特淋巴瘤的流行病学特点、临床表现及分子生物特征有哪些？
2. 肿瘤溶解综合征如何诊断及处理？
3. "Febrile neutropenia"的定义和处理原则是什么？

七、推荐阅读文献

[1] Miles RR，Arnold S，Cairo MS. Risk factors and treatment of childhood and adolescent Burkitt lymphoma/leukaemia [J]. Br J Haematol. 2012;156:730－743.

[2] Sandlund. Burkitt lymphoma：staging and response evaluation [J]. Br J Haematol，2012；156:761－765.

[3] Freifeild AG，Bow EJ，Sepkowitz KA，et al. Clinical practice guideline for the use of antimicrobial agents in neutropenic patients with Cancer：2010 update by the Infectious Disease Society of America [J]. Clin Infect Dis 2011;52:e56－e93.

（高怡瑾）

癫　痫

一、病历资料

1. 病史采集

患儿，男，7岁8月，因"反复抽搐半年，学习成绩下降1月"就诊。患儿半年前入睡中首次发作，表现为口角歪向左侧伴同侧面肌和肢体抽搐，喉中发出痰鸣音及流口水，呼之不应，持续2~3 min，发作后入睡，就诊前共发作4次，均在入睡后或清醒时发作，在当地住院行头颅CT和清醒脑电图检查未发现明显异常；也未予治疗，就诊前1月出现上课注意力不集中、记忆力和学习成绩下降。发病以来无头痛呕吐，大小便正常。

患儿为G_1P_1，孕40周自然分娩，BW 3 000 g。发病前精神运动发育与正常儿童无明显差别，学习成绩良好。否认孕期感染或服药史，否认围产期窒息缺氧病史。否认家族热性惊厥、癫痫或其他遗传病史。

2. 体格检查

T 37.1℃，P 90次/min，R 16次/min，BP 96 mmHg/60 mmHg，Wt 30 kg，Ht 135 cm，无特殊面容，颈软，心肺（一），腹部平软，肝脾肋下未及，全身皮肤未见牛奶咖啡斑和色素脱失斑，四肢肌力、肌张力正常，神经系统检查（一）。

3. 实验室检查

（1）清醒＋睡眠脑电图检查：清醒期脑电图检查提示背景活动为双侧枕区8~9 Hz α节律；睡眠脑电图检查提示右侧中央颞区大量棘波、棘慢波发放，中颞区著，非快速眼动睡眠期（NREM）棘慢波指数50%~60%。如图82-1、图82-2所示。

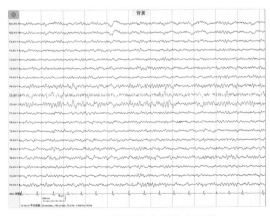

图82-1　清醒脑电图检查表现

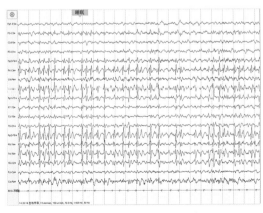

图82-2　睡眠脑电图检查表现

（2）头颅磁共振成像检查：未见明显异常。

（3）其他检查：①韦氏智力测定：语言商 70；操作商 75；总 IQ 72。②心电图、血尿串联质谱检查未见明显。

二、诊治经过

（1）初步诊断：不典型伴中央颞区棘波的儿童良性癫痫；睡眠中癫痫性电持续状态。

（2）治疗经过：入院后给予丙戊酸钠缓释片剂抗癫痫，甲泼尼龙（甲基强的松龙）冲击治疗 3 天后改用泼尼松（强的松）口服治疗。

出院后用药：丙戊酸钠缓释片剂、泼尼松（强的松）。4 周后神经专科门诊随访。

三、病例分析

1. 病史特点

（1）患儿，男，7 岁 8 月，反复抽搐半年，学习成绩下降 1 月。

（2）睡眠中多次抽搐，部分性运动性发作，继而出现注意力和记忆力障碍。

（3）体格检查：无特殊面容，颈软，心肺（一），腹部平软，肝脾肋下未及，全身皮肤未见牛奶咖啡斑和色素脱失斑，四肢肌力、肌张力正常，神经系统检查（一）。

（4）实验室检查：脑电图检查显示清醒期背景活动正常，睡眠右侧中央颞区大量棘慢波发放，中颞区著，NREM 棘慢波指数 50%～60%；智力测定提示语言商受损；头颅磁共振成像检查未见明显异常。

2. 诊断与诊断依据

（1）癫痫，不典型伴中央颞区棘波的儿童良性癫痫：患儿主要表现为反复抽搐发作、发作具有刻板性、突发突止等特点，该患儿应考虑为癫痫。因该患儿在儿童期发病，睡眠中部分性运动性发作，发病前精神运动发育正常，脑电图检查显示背景活动正常和右侧中央颞区棘波发放，头颅磁共振成像检查正常。因此，癫痫综合征符合伴中央颞区棘波儿童良性癫痫的特点。

该患儿发病后出现注意力和记忆力等认知功能受损、学习成绩下降，智力测定语言商受损，入院后根据睡眠脑电图结果提示 NREM 棘慢波指数 50%～60%，可明确诊断为不典型伴中央颞区棘波儿童良性癫痫。

（2）睡眠中癫痫性电持续状态（3 级）：睡眠中癫痫性电持续状态可根据棘慢波（SW）指数（NREM 睡眠期棘慢波发放时间占全部 NREM 睡眠期时间的百分比）进行分级：0 级：没有 SW；1 级：0～20% SW；2 级：20%～50% SW；3 级：50%～85% SW；4 级：>85% SW。2 级及 2 级以上的睡眠中癫痫性电持续状态可有进行性神经心理损伤，可表现为某一方面认知功能损伤，也可表现为严重的全面智力的倒退。根据患儿临床表现和睡眠脑电图棘慢波指数，定为睡眠中癫痫性电持续状态 3 级。

3. 鉴别诊断

在诊断过程中，以儿童期起病、癫痫发作、认知功能损伤等症状和睡眠中癫痫性电持续状态为线索，该患儿应注意排除下列癫痫性脑病。

（1）获得性癫痫性失语：主要表现为听觉性言语失认，即患儿听力正常，但不能理解和表达口头言语，患儿常有孤独症样表现和精神行为异常。

（2）癫痫伴慢波睡眠期持续棘慢波：患儿一般有多种形式的癫痫发作，如不典型失神、失张力等发作，同时患儿表现为广泛性性认知障碍、智力倒退，脑电图背景活动常见基本节律变慢，部分患儿头颅影像学可有异常改变。

(3) Lennox-Gastaut 综合征：患儿一般有多种形式的癫痫发作，如强直、不典型失神、失张力等发作，发病前多有脑发育异常或精神运动发育落后，脑电图多有背景活变慢、广泛性慢棘慢波和棘波节律改变。

四、处理方案及基本原则

(1) 健康教育，建立正常的心理状态，合理安排生活：癫痫是慢性病，家庭、学校和社会对癫痫要有正确的认知，针对患儿学习成绩下降，要克服对患儿的歧视，为患儿营造良好、乐观的学习环境。不宜暴饮暴食，保证充分睡眠，避免剧烈的体育运动。

(2) 抗癫痫药物治疗：药物治疗原则为单药治疗、合理选择抗癫痫药物、药物剂量个体化，坚持长期规律用药和定期复查等。选择抗癫痫药物可以根据发作类型，也可根据癫痫综合征。伴中央颞区棘波的儿童良性癫痫的患儿即可选择广谱的抗癫痫药，如丙戊酸钠、左乙拉西坦等，也可选择治疗窄谱的抗癫痫药，如卡马西平、奥卡西平等，两者疗效无明显差别，但对于不典型的合并睡眠中癫痫性电持续状态的伴中央颞区棘波的儿童良性癫痫的患儿应避免应用卡马西平、奥卡西平等窄谱的抗癫痫药，可能加重睡眠中癫痫性电持续状态。

(3) 肾上腺皮质激素：一般采用大剂量激素冲击疗法，甲泼尼龙(甲基强的松龙)$15\sim20$ mg/(kg·d)静脉输注，$3\sim5$ d 后改泼尼松(强的松)$1\sim2$ mg/(kg·d)口服，持续治疗数月，待睡眠脑电图棘慢波指数减少或认知功能改善后逐渐缓慢减量，总疗程一般 $3\sim6$ 月。

(4) 激素对症治疗：蒙脱石散保护胃黏膜，补钾补钙处理。

(5) 对难治性癫痫还可考虑生酮饮食治疗，对有手术指征的患儿可进行手术干预。

五、要点和讨论

癫痫是儿童神经系统最常见的疾病，是大脑神经元异常过度或同步化活动引起的疾病。伴中央颞区棘波的儿童良性癫痫是儿童癫痫的常见类型，占儿童癫痫的 $15\%\sim20\%$，本病与遗传或遗传易感相关。癫痫的诊疗经过通常包括以下环节：

(1) 详细询问患儿癫痫发作的形式、首发的年龄、发作的状态、持续时间和发作时意识状态等；仔细询问患儿癫痫发病前后精神运动发育的水平。

(2) 体格检查时重点关注特殊面容、皮肤异常色素斑和神经系统病理征等情况。

(3) 及时行脑电图、头颅影像学、智力测定、串联质谱、心电图等重要的辅助检查，必要时行染色体、基因和心理测试等检查，以全面评估病情。

(4) 根据病情评估，决定选择治疗方案，包括健康指导、抗癫痫药物、激素、生酮治疗和外科手术。

(5) 患者的随访和管理。

六、思考题

1. 如何进行伴中央颞区棘波的儿童良性癫痫的诊断和鉴别诊断？
2. 睡眠中癫痫性电持续状态如何分级？
3. 癫痫的治疗措施有哪些？

七、推荐阅读文献

［1］吴希如,林庆.小儿神经系统疾病［M］.2 版.北京:人民卫生出版社,2008:491 - 574.

［2］中华医学会.临床诊疗指南:癫痫病分册.北京:人民卫生出版社,2007.

［3］National Clinical Guideline Centre . The Epilepsies: The Diagnosis and Management of the Epilepsies in Adults and Children in Primary and Secondary Care: Pharmacological Update of Clinical Guideline 20 ［M］. London: Royal College of Physicians, 2012.

（王　艺）

案例 *83*

脑性瘫痪

一、病历资料

1. 现病史

患儿,男,1岁6个月,因"运动发育落后,不会走路"就诊康复科。患儿生后因"早产、颅内出血"在本院新生儿重症监护室住院治疗,15天后好转出院,出院后曾在纠正3月龄时接受出院后的新生儿随访,行3月龄的全身运动(GMs)评估,结果为明显异常:"不安运动缺乏(F−)",新生儿随访科医生告知家长患儿存在脑瘫风险,建议立即就诊康复科接受早期干预,但因路途偏远,时间不够等原因,患儿未就诊康复科,直至患儿18月仍不会独自行走才就诊康复科。现患儿可四点爬,能扶着家具站立数分钟,不会独走,双手操作玩具能力好,能够理解常用指令并表达10多个单词,无运动发育停滞和倒退史,无明显抽搐和其他疾病史。听力筛查通过,眼底筛查通过。

G_1P_1,孕34周顺产,BW 1 800 g,新生儿期曾住院治疗15天。按时进行预防接种。父亲,30岁,体健;母亲,28岁,体健。否认先天和遗传性疾病史。

2. 体格检查

神志清,精神可,营养中等。全身皮肤未见皮疹,皮肤未见色素脱失或牛奶咖啡斑。头颅外形正常,前囟已闭,无特殊面容。四肢脊柱无畸形,双上肢肌张力稍高,双下肢肌张力增高,扶站时有时尖足,双侧膝反射亢进,双侧踝阵挛阳性。

3. 实验室检查

(1)头颅 MRI 检查:侧脑室旁软化灶,双侧侧脑室旁对称性斑片状异常信号影。

(2)脑电图示检查:异常脑电图,常见低电压慢波呈短程出现。

(3)X 线髋关节检查:发育正常。

4. 康复功能评估

运动功能评定:采用 PDMS 儿童运动发育量表评定,粗大运动发育商落后(GMQ = 64),精细运动发育商正常(FMQ = 94)

二、诊治经过

(1)初步诊断:脑性瘫痪(痉挛型双瘫),早产。

(2)诊治经过:完善检查及康复功能评估后,根据患儿的运动功能障碍情况,予以门诊综合康复训练。康复项目为:以粗大运动训练、感觉统合训练和推拿为主,物理因子治疗(低频电刺激)作为辅助治疗,每个项目每周 3 次。同时患儿接受每周 1 次的家庭康复指导。康复科医务社工及时为家庭申请上海市残联的"阳光宝宝卡",促使家庭获得了康复训练费用的政府补助。经过半年的综合康复训练后,患儿粗大运动功能较前有明显进步,可扶家具稳定地侧向行走,家长对于康复效果较为满意,愿意继续坚持康复治疗。粗大运动功能复评结果:粗大运动发育商 GMQ = 72,较前进步。后续康复治疗方案为:建议患儿继续门诊康复训练,每 3~6 个月康复科随访,评估患儿粗大运动功能改善情况,同时监测骨关节发育状况,及时调整治疗方案。同时坚持家庭康复指导,提高家长的家庭教育能力。

三、病例分析

1. 病史特点
(1) 男性,1 岁 6 个月,因"运动发育落后,不会走路"就诊康复科。

(2) 病史特点:早产儿,低出生体重儿,新生儿期曾住院。全身运动(GMs)评估明显异常:"不安运动缺乏(F−)"。

(3) 体格检查:双上肢肌张力稍高,双下肢肌张力增高,扶站时有时尖足,双侧膝反射亢进,双侧踝阵挛阳性。

(4) 实验室及影像学检查:头颅 MRI 检查异常:侧脑室旁软化灶,双侧侧脑室旁对称性斑片状异常信号影。脑电图检查异常。

(5) 康复功能评定:粗大运动发育商(GMQ = 64)落后,精细运动发育商正常(FMQ = 94)。

2. 诊断与诊断依据
1) 诊断:脑性瘫痪(痉挛型双瘫),早产。

2) 诊断依据:

(1) 运动发育落后,非进行性病程。粗大运动功能评估明显落后于同龄水平。

(2) 姿势异常:扶站时有时尖足。

(3) 异常神经学检查体征:双下肢肌张力增高,双侧膝反射亢进,双侧踝阵挛阳性。

(4) 头颅 MRI 检查提示侧脑室旁软化灶。

(5) 高危儿病史:早产儿,低出生体重儿,新生儿期住院史。

该患儿存在早产等高危病史,运动发育明显落后,姿势异常、神经学体检和颅脑影像检查异常,故患儿"脑性瘫痪(痉挛型双瘫),早产"的诊断明确。

3. 鉴别诊断
在诊断过程中,该患儿应注意排除下列疾病。

(1) 精神发育迟滞:该患儿语言、手功能发育良好,且神经学体格检查存在下肢肌张力增高,双侧踝阵挛阳性等,与精神发育迟滞的表现不符合,可以排除本病。

(2) 髋关节发育不良:患儿神经学查体存在下肢肌张力增高,双侧踝阵挛阳性等,且 X 线检查髋关节发育正常,故可以排除本病。

四、处理方案及基本原则

采用综合康复训练进行康复治疗。

(1) 粗大运动训练和推拿:主要目的为促进正常运动功能发育,抑制肌肉和骨关节等继发性障碍的出现和发展。

(2) 感觉统合训练:主要促进个体感知和统合视、听、触、前庭、本体觉等的能力,改善运动学习和适应能力。

（3）家庭康复：通过资深治疗师的咨询指导，提高家长的亲职能力，通过家庭教育，在日常生活中促进患儿的运动能力提高和全面发育。

五、要点及讨论

脑性瘫痪是指一组运动和姿势发育异常障碍综合征，这种综合征是指由于发育中的胎儿或婴儿脑部的非进行性功能紊乱引起的，脑瘫的运动障碍常伴随感觉、理解、认知、交流和行为障碍，以及癫痫和继发性骨关节问题。

脑性瘫痪的诊断标准：

（1）必备条件：中枢性运动功能障碍和运动发育落后、姿势异常、肌张力改变等。

（2）参考条件：反射异常、引起脑瘫的病因学依据、头颅影像学检查佐证、除外遗传代谢病和进行性疾病。

脑性瘫痪的临床分型主要分为痉挛型、不随意运动型等。按照受累的肢体主要分为双瘫（下肢受累程度较上肢明显）、四肢瘫和偏瘫等。

该患儿符合脑性瘫痪（痉挛型双瘫）的诊断。

脑性瘫痪的早期预测：该患儿曾在3月龄时接受全身运动（GMs）评估，结果为明显异常："不安运动缺乏（F－）"，该异常运动模式（F－）是目前国际上最为可靠和准确的脑瘫早期预测指标。该案例因各种原因未及时接受康复早期干预，值得引以为戒。

脑性瘫痪的康复治疗，需要以功能康复为核心，结合家庭康复，持之以恒，才能取得良好的治疗效果。建议在3月龄以内，早产等高危儿可以接受全身运动（GMs）评估，进行早期脑瘫预测，及时进入早期康复干预程序，将明显降低脑瘫的严重程度。

六、思考题

1. 脑性瘫痪的定义是什么？
2. 3月龄以内脑性瘫痪的早期预测指标是什么？
3. 脑性瘫痪的康复治疗原则是什么？

七、推荐阅读文献

［1］胡永善.新编康复医学［M］.上海：复旦大学出版社，2005.

［2］杨红、王素娟，等.脑瘫儿童家庭康复管理［M］.上海：上海科学技术出版社，2008.

［3］史惟，廖元贵，杨红，等.粗大运动功能测试量表与Peabody粗大运动发育量表在脑性瘫痪康复疗效评估中的应用［J］.中国康复理论与实践，2004，10(7)：423-424.

（杨　红）

案例 84

多发性神经根炎

一、病历资料

1. 病史采集

患儿,男,4岁10个月。因"行走困难1周"就诊。自入院前1周开始,无明显诱因下出现行走困难,双下肢无力,左侧较右侧明显,伴双下肢酸痛;当时有咳嗽,偶咳不剧,无发热、无呕吐、无头痛。于外院就诊,实验室检查血常规无异常,双下肢摄片无异常,嘱回家休息,无特殊治疗。后患儿症状无好转,行走困难加重。病程中患儿无外伤,无大小便困难,无双上肢疼痛及活动困难。今日就诊于我院,为进一步明确诊疗,拟诊"双下肢无力待查"收入我科。

追问病史,患儿于2周前因咳嗽咳痰,外院诊断"上呼吸道感染"给予口服药物(具体不详),后症状好转。患儿家长否认起病前外伤史。

患儿为G_1P_1,孕39周自然分娩。BW 3 150 g。否认孕期感染或服药史,否认围产期窒息缺氧病史,否认家族遗传病史。

生长发育史:3月可抬头,9月可独坐,12月可独走。

2. 体格检查

T(肛温) 37.1℃,P 102 次/min, R 23 次/min, BP 90 mmHg/60 mmHg。

患儿神志清,精神反应可,营养中等。浅表淋巴结:浅表淋巴结未及。双瞳孔等大等圆,对光反射灵敏。咽不红,扁桃体无肿大,HR 102 次/min,心律齐,心音有力,未闻及明显杂音。双侧呼吸音粗,无啰音。全腹软,无压痛,无反跳痛,未及包块。肝脾肋下未及。四肢肌容积正常,双上肢肌力肌张力正常,左侧下肢近端肌力Ⅲ级,远端肌力Ⅲ级;右侧下肢近端肌力Ⅲ级,远端肌力Ⅳ级;肌张力略低,温、触觉存在,深感觉正常。共济运动:指鼻试验完成可,快复轮替完成可,跟膝胫试验完成差,行走困难。浅反射:角膜反射正常,腹壁反射未引出。深反射:肱二头肌反射、肱三头肌反射、桡骨骨膜反射存在,双侧膝腱反射消失,双侧跟腱反射消失。病理反射:巴氏征(一),奥本哈姆氏征(一)。脑膜刺激征:颈软,布氏征(一),克氏征(一)。

3. 实验室检查

(1)脑脊液常规:无色,透明度清,无凝块,RBC 1×10^6/L,WBC 1×10^6/L,潘氏蛋白试验阳性。

脑脊液生化全套:腺苷脱氨酶 1 IU/L,体液蛋白定量 949.50 mg/L,LDH 20 IU/L,葡萄糖 3.1 mmol/L,氯 123 mmol/L。

脑脊液:IgG 7.87 g/L, IgA 1.08 g/L, IgM 0.94 g/L, IgE 135.00 IU/L。

(2)总淋巴细胞＋绝对计数:CD3(＋)T 细胞 68.40%,CD4(＋)辅助性 T 细胞 40.40%,CD8(＋)

抑制性 T 细胞 23.00％，CD4（＋）/CD8（＋）比值 1.76％，CD16（＋）CD56（＋）NK 细胞 8.00％，CD19（＋）B 细胞 22.50％，CD3（＋）T 细胞 1.47×10^9 个/L(1 470.00 个/μl)，CD4（＋）辅助性 T 细胞 867×10^6 个/L(867.00 个/μl)，CD8（＋）抑制性 T 细胞 497×10^6 个/L(497.00 个/μl)，CD16（＋）CD56（＋）NK 细胞 170×10^6 个/L(170.00 个/μl)，CD19（＋）B 细胞 483×10^6 个/L(483.00 个/μl)。

（3）胸椎磁共振成像检查：胸椎未见明显异常。

（4）肌电图检查：左侧腓肠肌轻收缩时运动单位减少，所记录运动单位电位波幅时限正常，左侧大鱼际轻收缩时运动单位减少。神经传导速度（NCV）检查：所检神经运动传导远端潜伏期延长，以下肢明显；所检神经运动传导动作电位波幅明显下降；所检神经运动传导速度显著下降。结论：所检神经均严重损害。

二、诊治经过

（1）初步诊断：多发性神经根炎。

（2）治疗经过：给予静脉丙种球蛋白 400 mg/(kg·d) 5 d 免疫抑制，B 族维生素对症治疗。

（3）出院带药：维生素 B_1，维生素 B_6 口服，神经专科门诊随访。

三、病例分析

1. 病史特点

（1）患儿，男，4 岁 10 个月，行走困难 1 周。

（2）病前有上呼吸道感染史，否认外伤史。

（3）体格检查：四肢肌容积正常，双上肢肌力肌张力正常，左侧下肢近端肌力Ⅲ级，远端肌力Ⅲ级；右侧下肢近端肌力Ⅲ级，远端肌力Ⅳ级；肌张力略低，温、触觉存在，深感觉正常。共济运动：指鼻试验完成可，快复轮替完成可，跟膝胫试验完成差，行走困难。角膜反射正常，腹壁反射未引出。肱二头肌反射、肱三头肌反射、桡骨骨膜反射存在，双侧膝腱反射消失，双侧跟腱反射消失。双巴氏征（一），奥本哈姆氏征（一）。颈软，克、布氏征（一）。

2. 诊断与诊断依据

吉兰-巴雷综合征：为常见的急性周围神经脱髓鞘病变，多表现为双侧、对称性麻痹，下肢表现重于上肢，腱反射消失。该患儿起病前有明显上呼吸道感染史，此次发病双下肢对称性无力，膝反射、腱反射均消失，该诊断首先考虑，腰穿脑脊液有蛋白细胞分离、肌电图结果所检神经均严重损害，支持该诊断。

3. 鉴别诊断

在诊断过程中，以双下肢急性弛缓性瘫痪等症状为线索，该患儿应注意排除下列疾病：

（1）脊髓占位性病变：患儿有下肢肌力下降，腱反射消失，应警惕脊髓或脊髓外椎管内的占位性病变压迫所致，予完善脊髓 MRI 检查以进一步明确诊断。

（2）急性脊髓炎：最常发生在胸段脊髓，表现为病变水平以下肢体瘫痪，各种感觉缺失、膀胱、直肠、自主神经功能障碍。该患儿虽有下肢肌力下降，腱反射消失，但患儿无感觉障碍平面，无根性疼痛，无二便失禁及尿潴留表现，不符合，可行脊髓 MRI 检查以排除。

（3）急性播散性脑脊髓炎：白质中广泛脱髓鞘病变，分布在脑脊髓各部分，为变态反应引起。该患儿此次发病前有明显的上呼吸道感染史，后表现为双侧肢体运动障碍，但脑病的临床表现缺乏，胸椎 MRI 检查正常，可进一步完善脑脊液寡克隆带，头部及腰椎 MRI 检查进一步排除该诊断。

（4）重症肌无力（全身型）：神经肌肉接头处传递障碍引起的自身免疫性受体病。以眼肌型多见，少部分表现全身型，诊断时强调临床瘫痪特点：肌无力呈晨轻暮重现象、疲劳后加重休息后缓解。实验室方面：新斯的明试验阳性；血清抗乙酰胆碱受体抗体阳性；肌电图低频重复电刺激第 5 波较第 1 波波幅下降大于 30%。

四、处理方案及基本原则

（1）一般处理：应保证患儿休息，肢体瘫痪时注意勤翻身，防止压疮；注意保持瘫痪肢体功能位置，防止足下垂等变形。急性期心电监护密切观察肌无力进展情况，有无颅神经麻痹表现。

（2）免疫抑制治疗，大剂量丙种球蛋白静脉注射：400 mg/(kg · d)，连用 5 d。

（3）对症：B 族维生素；神经节苷酯营养神经。

（4）急性弛缓性麻痹（AFP）传染病报告以与脊髓灰质炎鉴别。

五、要点和讨论

急性感染性多发性神经根神经炎（acute infectious polyradiculoneuritis），又称吉兰-巴雷综合征（Guillain-Barre syndrome），病因尚不完全明了，大多认为是病毒感染等多种致病因素所引起的一种迟发性变态反应所致周围神经、神经根炎症性脱髓鞘疾病，以多发性对称性周围性瘫痪、轻微感觉障碍及脑脊液蛋白-细胞分离为特征，严重者有呼吸肌麻痹和脑神经受损。包括许多不同类型及变异型：如急性运动轴索性神经病；Miller-Fisher 综合征；复发性吉兰-巴雷综合征；急性感觉性多发性神经炎等亚型，在此不赘述。

多发性神经根炎的诊疗经过通常包括以下环节：

1）详细询问患儿发病前 1～3 周往往有前驱感染史（如呼吸道或消化道），绝大多数病例为急性起病，1～2 周内病情发展至高峰。

2）体格检查时重点关注有无脑神经障碍：常为多种脑神经同时受累，也可见某一脑神经单独受累。

（1）运动障碍：常从下肢开始，然后向上发展。麻痹大多为对称性，远端重于近端，受累肢体腱反射减弱或消失。

（2）感觉障碍：多不严重，一般只在发病初期时出现，主要为主观感觉障碍如痛、麻、痒等。

（3）自主神经障碍：患儿常有出汗过多、皮肤潮红或发凉等表现，有时有心律不齐、心率增快、血压不稳或膀胱功能障碍等自主神经症状。

（4）呼吸肌麻痹：呼吸肌麻痹可分为三度：

Ⅰ度：语音减弱，咳嗽力弱，无呼吸困难，呼吸频率稍快，胸廓上部运动有代偿性增强，哭闹或深呼吸时有矛盾呼吸。

Ⅱ度：语音及咳嗽力弱，有呼吸困难，呼吸频率更快，上胸廓运动有明显代偿性增强，说话时有矛盾呼吸。

Ⅲ度：明显呼吸困难，咳嗽反射几乎消失，呼吸频率比正常增快 1 倍以上，静息时即有矛盾呼吸。

3）及时进行辅助检查以帮助诊断：

（1）多数患儿的脑脊液显示蛋白-细胞分离现象，即蛋白量增高而细胞数正常，一般在病程的 1 周后脑脊液蛋白逐渐升高，2～3 周时达高峰，4 周以后逐渐下降。

（2）血液中可检测出 GM1 等神经节苷酯、P2 蛋白和髓鞘相关糖蛋白等的自身抗体。

（3）肌电图检查：神经传导速度减慢与髓鞘受损有关、肌动作电位的波幅降低与轴索损害有关；

F波的改变常提示周围神经近端或神经根受损。

4）根据病情评估，决定选择治疗方案，包括内科一般治疗、呼吸肌麻痹治疗及恢复期促进神经功能恢复治疗。

（1）一般治疗及护理：本病多属可逆性及自限性，如无呼吸肌麻痹无须特殊治疗。肢体瘫痪时注意勤翻身，防止压疮；注意保持瘫痪肢体功能位置，防止足下垂等变形。恢复期可采用针灸、按摩、体疗以促进神经功能恢复，防止肌肉萎缩。

（2）呼吸肌麻痹治疗：对有明显呼吸肌麻痹的病例，注意保持呼吸道通畅，正确掌握气管插管的适应证，及时使用人工呼吸器。

气管插管的适应征：Ⅲ度呼吸肌麻痹；Ⅱ度呼吸肌麻痹伴舌咽及迷走神经麻痹，分泌物明显增多；Ⅱ度以上呼吸肌麻痹伴有肺炎、肺不张时。

人工呼吸器应用指征：呼吸肌麻痹，呼吸功能不能满足生理需要，出现明显的低氧血症及高碳酸血症；鼻导管给氧后动脉血氧分压＜50 mmHg，二氧化碳分压＞50 mmHg；呼吸节律明显不整，呼吸暂停，并伴有意识及循环障碍。

（3）肾上腺皮质激素：目前对皮质激素治疗尚有争议。一般轻型患儿不必应用激素。重症或神经根痛明显时，可用氢化可的松每天 5～10 mg/kg 或地塞米松每日 0.2～0.4 mg/kg 静脉滴注，病情稳定后改为口服，3～4 周后逐渐减量而停用。

（4）抗素素：一般不主张预防性使用抗生素，有合并感染者，或在应用皮质激素过程中，可使用抗生素。

（5）大剂量丙种球蛋白静脉注射可以缩短病程，疗效较肯定。

用法：400 mg/(kg·d)，连用 5 d；或 1 g/(kg·d)，连用 2 d。

5）患者的随访和管理。

六、思考题

1. 神经根炎何时需要气管插管如何判定？
2. 如何区分上、下运动神经元麻痹？
3. 神经根炎的治疗措施有哪些？

七、推荐阅读文献

[1] Arcila-Londono X, Lewis RA. Semin Neurol. Guillain-Barré syndrome [J]. 2012 Jul; 32 (3):179 - 86.

[2] Wakerley BR, Uncini A, Yuki N. GBS Classification Group; GBS Classification Group. Guillain-Barré and Miller Fisher syndromes — new diagnostic classification [J]. Nat Rev Neurol. 2014 Sep;10(9):537 - 44.

[3] 胡亚美,江载芳.诸福棠实用儿科学[M].8版.北京:人民卫生出版社,2015,2046 - 2051.

（陆燕芬）

案例 85

急性脊髓炎

一、病历资料

1. 病史采集

患儿,女,10岁,因"行走不稳1周,双下肢感觉障碍2d"入院就诊。患儿1周前突然出现行走不稳,双下肢无力,但仍可自行行走,无发热、头痛、抽搐,无认知、语言及意识障碍,无恶心、呕吐、腹胀,无大小便失禁。患儿父母未予以重视,未做任何处理。近2天患儿出现双下肢感觉障碍、排尿障碍、排便用力。为进一步诊治遂就诊于我院门诊。行脊髓MRI检查,结果提示:胸10段脊髓T_1WI低信号,T_2WI高信号,急性脊髓炎可能。门诊遂以"急性脊髓炎"收入我科住院治疗。病来患儿精神、饮食、睡眠欠佳,大小便情况如上述,体重无明显增减。

患儿系G_1P_1,足月顺产,BW 3 600 g,无窒息抢救史,生长发育可,现读小学四年级,学习成绩可。

2. 体格检查

T 36.5℃, P 80次/min, R 22次/min, BP 103 mmHg/65 mmHg, Wt 35 kg, Ht 153 cm。神清,精神可,无特殊面容,结膜无充血,巩膜无黄染,双侧瞳孔等大等圆,对光反射正常。双肺呼吸音清,未闻及啰音。心律齐,心音有力,心前区未闻及杂音。腹平软,肝脾肋下未扪及,皮肤及生殖器未见明显异常。

专科检查:颈软,无抵抗,双侧瞳孔等大等圆,对光反射正常,鼻唇沟对称,额纹对称,伸舌居中,咽部无充血。双下肢肌力Ⅲ级,双上肢肌力Ⅴ级,肌张力减低,腰椎压痛,腱反射迟钝,脐水平以下感觉消失,腹壁反射可引出,跟膝腱反射可引出。双侧巴氏征(一),克氏征(一),奥本海姆征(一),戈登征(一)。

3. 实验室检查

(1)头颅MRI平扫:未见明显异常。

(2)颈胸腰骶椎MRI平扫:$T_9 \sim T_{10}$椎间盘略肿胀膨隆,弥漫性T_1WI低信号,T_2WI高信号,强度不均;其余椎体未见明显异常。

(3)眼科检查:视觉诱发电位:双P-VEP波形分化可,潜伏期未见明显异常,振幅尚可。眼底检查未见明显异常。视力1.5,视野无缺损,眼球活动可。

(4)脑电图检查:脑电功率未见明显异常改变,两半球后部基本电活动为8-9Hz,α节律相 些θ波及δ波,未见明显痫样放电和局灶性改变。

(5)肌电图检查:呈失神经改变。

(6)下肢体感诱发电位:SEP波幅明显减低。

(7)运动诱发电位:MEP异常。

(8)腰椎穿刺:CSF压力正常,外观无色透明,细胞数及蛋白含量正常,糖及氯化物正常。

（9）其他检查结果：TORCH系列（一），肝肾功能及血常规未见明显异常；大小便常规正常；血氨40 μmol/L，CRP＜8 mg/L，免疫功能检测未见明显异常；胸片检查未见明显异常。

二、诊治经过

（1）初步诊断：急性脊髓炎。

（2）治疗经过：给予甲泼尼龙500 mg/d冲击治疗5 d，后改为口服泼尼松60 mg，qd口服，用药2周后每周减量1次，每次减量10 mg，依次减完停用，总疗程2月。维生素B_1、维生素B_6营养神经治疗。同时给予蒙脱石散保护胃肠道，氯化钾缓释片预防低钾，维生素D咀嚼片补钙对症治疗。双下肢早期进行康复训练，以促进肢体恢复。

经上述治疗后现患儿一般情况好，四肢活动可，二便正常，给予出院。

出院后带药：泼尼松龙片60 mg晨起顿服，2周后50 mg晨起顿服，2周后门诊随访；蒙脱石散3 g顿服，于口服泼尼松龙前；氯化钾缓释片0.5 g qd口服，儿童维生素D钙咀嚼片750 mg qd口服。

三、病例分析

1. 病史特点

（1）患儿，女，10岁，急性病程。

（2）双下肢麻木无力伴感觉障碍1周余。

（3）体格检查：脐水平以下感觉障碍，双下肢肌力Ⅲ级，双上肢肌力正常，肌张力减低，病理征（一）。双眼对光反射正常，双眼视力视野无异常。

（4）辅助检查：脊髓MRI检查提示T_9～T_{10}椎间盘略肿胀膨隆，弥漫性T1WI低信号，T2WI高信号，强度不均，余未见明显异常；头颅MRI检查未见明显异常；视觉诱发电位可引出；肌电图呈失神经改变。脑脊液检查未见明显异常。

2. 诊断及诊断依据

急性脊髓炎

患儿以双下肢麻木无力急性起病，脊髓MRI检查提示T_9～T_{10}节段明显膨隆，T_1WI低信号，T_2WI高信号，强度不均匀，病毒特异性抗体阳性，提示为非特异性炎性病变。该患儿应该考虑视神经脊髓炎、多发性硬化、格林巴利综合征、急性脊髓炎等自身免疫性疾病。本例患儿临床表现以双下肢无力，感觉异常为主伴有排便排尿功能异常，无眼部症状及体征，无脑脊液蛋白细胞分离现象，最符合急性脊髓炎的特点。

3. 鉴别诊断

在诊断过程中，以患儿双下肢迟缓性瘫痪伴感觉障碍为线索，应该注意排除以下疾病。

（1）视神经脊髓炎：该病是同时或者先后累及视神经及脊髓的一种自身免疫性疾病，病因不明，但多与免疫学机制相关。多发于20～40岁青壮年，儿童也屡有发病，多为急性或亚急性起病，首发症状以视神经受累多见，脊髓受累次之，同时受累少见。临床表现为视力模糊或减退，眼球胀痛甚至几小时至几天内双眼完全失明。累及脊髓时表现为进行性肢体无力，伴有感觉障碍平面，重者可出现脊髓休克。脑脊液及眼部检查可以协助诊断。本患儿无明显眼部症状，眼球活动及视觉诱发电位正常，故除外。

（2）多发性硬化：该病是一种以病灶播散多发，病程缓解与复发为特征的中枢神经系统自身免疫性疾病。多见于青壮年，儿童少见。首发症状以感觉障碍及视觉障碍为主，常见体征包括视物模糊、复视、失明、感觉障碍、眼球运动障碍、共济失调等。头颅CT检查急性期可见侧脑室周围大小不等的多低密度病灶，头颅MRI检查提示脑内多发异常信号。脑脊液寡克隆带检查阳性，脑脊液IgG指数高。病程中缓解与复发交替，复发表现为每次发作超过24 h，发作间隔大于1个月。本例患儿头颅MRI检查未异常信号,无缓解复发特征,无眼部症状及体征,无共济失调等异常,故排除。

(3) 格林巴利综合征:该病是一种小儿常见的免疫介导性周围神经病。经典的病理特点为炎性脱髓鞘病变。患病前 4 周内多有前驱感染病史,急性起病,体温正常,多在 1～2 周内神经系统症状发展至高峰。持续数天,多在病程 2～4 周开始恢复。首发症状多为双下肢无力,并呈进展性上行性麻痹,麻痹呈对称性,一般远端肢体麻痹重于近端,受累部位可有肌肉萎缩,手足部肌肉尤其明显。可有运动性脑神经麻痹表现,重症患儿可致呼吸肌麻痹,甚至可出现死亡。脑脊液有特征性的蛋白细胞分离现象。本例患首发症状为儿双下肢麻木无力,无明显的进展性四肢麻痹,脑脊液蛋白细胞数正常,脊髓 MRI 检查提示 T9～10 阶段膨隆,考虑为急性脊髓炎,故除外。

四、处理方案及基本原则

(1) 一般治疗:注意休息,早期瘫痪肢体按摩,促进血液循环,促进瘫痪肢体恢复。

(2) 免疫抑制治疗:甲泼尼龙(甲强龙)剂量按 20 mg/(kg·d),静脉滴注连续 3～5 d 后改为口服泼尼松 1～1.5 mg/(kg·d),用药 2 周后每周减量 1 次,每次减量 0.25 mg/(kg·d),依次减完后停用,总疗程 1～2 个月。

(3) 对症和支持治疗:给与维生素 B_1、维生素 B_6 营养修复神经,蒙脱石散 3 g qd 保护胃肠黏膜,儿童维生素 D 钙咀嚼片 0.75 g qd 补钙等减轻激素不良反应。

五、要点和讨论

急性脊髓炎是一种急性横贯性脊髓受累性非特异性自身免疫性疾病。其诊治经过通常包括以下几点:

(1) 详细询问病史,包括肢体无力、感觉障碍、膀胱直肠功能障碍出现的时间、持续时间等,自主神经功能障碍情况及眼部有无特殊。

(2) 查体注意四肢肌力肌张力、步态及感觉障碍平面,脑神经、神经反射及病理征等检查。

(3) 及时进行头颅及脊髓 MRI、眼底、脑电图、腰穿(包括脑脊液病毒特异性抗体检测)等辅助检查,以全面评估病情。

(4) 结合病情及检查结果,选择治疗方案,包括免疫抑制治疗及对症支持治疗。

(5) 患者的康复及随访。

六、思考题

1. 如何根据临床症状选择辅助检查进行诊断及鉴别诊断?

2. 急性脊髓炎的免疫抑制剂的用法是什么?

3. 急性脊髓炎的影像学特点有哪些?

七、推荐阅读文献

[1] Ahmad A, Seguias L, Ban K. Diagnosis and treatment of pediatric acute transverse myelitis [J]. Pediatr Ann, 2012,41(11):477-482.

[2] 左启华. 小儿神经系统疾病[M]. 2 版. 北京:人民卫生出版社,2005:644-645.

(王　艺)

案例 86

视神经炎

一、病历资料

1. 病史采集

患儿,男,10岁,因"双眼视力下降5 d,加重2 d"就诊。患儿5 d前(2015.5.23)无明显诱因下,于7:00 am出现双眼黑矇,伴双上肢无力,无头晕头痛,无恶心呕吐,无发热,持续1~2 min后可自行缓解,双上肢肌力恢复正常,但出现事物模糊,可自行行走,2 h后无明显诱因出现双眼流泪,伴眼周痛,无畏光,下午1:00左右患儿双眼视力进行性下降,仅有光感,无四肢无力,次日(2015.5.24)就诊于当地县医院,行视觉电生理检测提示:双眼有波形、振幅降低,考虑"视神经疲劳"予洋地黄双苷滴眼液、眼氨肽滴眼液滴眼,甲钴胺片口服1天后无好转。2015.5.26日患儿双眼光感消失,视物完全不清,至某耳鼻喉科医院就诊,查体发现眼球无活动障碍,双眼扩大,对光反射不明显,考虑"视神经炎",建议至我院就诊,我院门诊眼科检查提示:眼底视乳盘边界欠清,胸片检查未见明显异常,考虑"视神经炎",2015.5.26日予甲泼尼龙(甲强龙)500 mg冲击治疗1天,甘露醇静滴降眼压,为求进一步诊治,收住我院神经内科。病程1周前有上呼吸道感染史,表现为流涕、咳嗽,家属给予口服"感冒颗粒"后好转。病程中,患儿无发热,无头痛头晕,无四肢无力、行走困难,大小便正常,饮食可,睡眠增多,体重无明显下降。

G1P1,足月剖腹产,BW 5 000 g,无窒息抢救史,生长发育可,有一3岁弟弟,体健。

2. 体格检查

T 36.7℃,P 98次/min,R 22次/min,BP 107 mmHg/62 mmHg,Wt 33 kg,Ht 145 cm,神清,精神可,面色红润,无特殊面容。结膜无充血、巩膜无黄染、双侧瞳孔等大等圆,直径5 mm,对光反射不明显,无光感,眼球活动可。双肺呼吸音清,未闻及啰音。心律齐,心音有力,心前区听诊未闻及杂音。腹部平软,肝脾肋下未扪及,皮肤生殖器未见明显异常。专科检查:颈软,无抵抗,双侧瞳孔等大等圆,直径5 mm,对光反射不明显,无光感,眼球活动可。鼻唇沟对称,额纹对称,伸舌居中,咽部轻度充血。四肢肌力肌张力正常,双侧膝反射(＋＋),腹壁反射可引出,双侧克氏征(一),布氏征(一),巴氏征(一),戈登征(一),奥本汉姆征(一)。

3. 实验室检查

(1) 眼科检查:F-VEP检查:双眼波形未引出;眼底照相:双眼视乳盘边界模糊,橙色网膜平(见图86-1)。

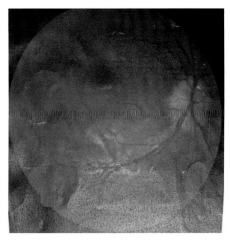

图86-1 眼底检查表现

（2）脑电图检查：两半球后部基本电活动变慢，以 5～7 Hz θ 波为主和较多 α 波，偶见 8 Hz α 波，且电压稍低平，脑电地形图 θ、α 功率降低改变。

（3）MRI 检查：头颅 MRI、颈椎 MRI、胸椎 MRI、腰骶椎 MRI、眼眶 MRI 均未见明显异常。

（4）其他检查结果：血生化检查肝肾功能、电解质未见明显异常；大小便常规正常；血氨 56 μmol/L；CRP＜8 mg/L；免疫功能和自身抗体检测未见明显异常；病毒系列检查阴性；胸片检查未见明显异常。

二、诊治经过

（1）初步诊断：视神经炎。

（2）治疗经过：给予甲泼尼龙（甲强龙）500 mg 静脉冲击治疗 3 天，后改泼尼松 30 mg bid 口服，营养神经、补钙补钾等治疗，头颅脊柱 MRI 检查均未见异常，2 次清醒脑电图均回报背景活动慢，但患儿无头痛、精神萎靡、运动障碍等脑病表现，家长拒绝行腰穿检查。经治疗 5 天后，患儿对光反射可引出，有光感，精神好，四肢活动好，给予出院。

出院后用药：氯化钾缓释片、蒙脱石散、儿童维 D 钙咀嚼片、泼尼松片。2 周后神经内科门诊随访。

三、病例分析

1. 病史特点

（1）患儿，男，10 岁，双眼视力下降 5 d，加重 2 d。

（2）起病急，双眼视力进行性下降，无光感，病程中无四肢无力。

（3）体格检查：结膜无充血、巩膜无黄染、双侧瞳孔等大等圆，直径 5 mm，对光反射不明显，无光感，眼球活动可。

（4）实验室检查：F-VEP 检查：双眼波形未引出；眼底照相：双眼视乳盘边界模糊，橙色网膜平；头颅 MRI 检查、颈椎 MRI 检查、胸椎 MRI 检查、腰骶椎 MRI 检查、眼眶 MRI 检查均未见明显异常。

2. 诊断与诊断依据

视神经炎：患儿主要表现为起病急、双眼视力下降、无光感等，根据患儿眼部突然表现为视力下降的特点。以急性视力下降为线索，该患儿应考虑视神经炎、多发性硬化、视神经脊髓炎神经系统自身性免疫疾病。因该患儿急性起病，主要症状为进行性视力下降，不伴其他神经系统症状，因此，最符合视神经炎的特点。

入院后通过眼底检查、头颅和脊柱 MRI、脑电图等检查明确诊断为视神经炎。

3. 鉴别诊断

在诊断过程中，以急性视力下降等症状为线索，该患儿应注意排除视神经脊髓炎：该病是神经炎和横贯性脊髓炎并存的综合征，是一种不属于多发性硬化范畴的独立疾病。主要发生于儿童，大多数病因不明，起病时即出现双眼视力同时或先后下降，视力下降常突然发生，多伴有疼痛。脊髓炎表现有下肢无力、站立和行走困难，进而发展为完全性截瘫，头颅及脊髓 MRI 检查可协助诊断。本患儿病程中出现双眼视力突然下降，但无下肢无力、行走困难等表现，头颅和脊髓 MRI 检查未见明显异常，故除外。

四、处理方案及基本原则

（1）一般治疗：注意休息，减少精神紧张，避免感染、发热、外伤等。

（2）免疫抑制剂治疗：甲泼尼龙（甲强龙）20 mg/（kg·d），连续静滴 3 d 后改为口服泼尼松，按 1～

1.5 mg/(kg·d)服用 2～3 个月后减量,每周减 1 次,每次减 0.25 mg/(kg·d),依次减完后停用,总疗程 4～6 周。

(3) 对症和支持:给予营养神经治疗,服用激素期间同时给予氯化钾缓释片 0.5 g qd 补钾,蒙脱石散 3 g qd 保护胃肠黏膜,儿童维 D 钙咀嚼片 0.75 qd 补钙等减轻激素不良反应等治疗。

五、要点和讨论

视神经炎是累及视神经的一种自身免疫性疾病。视神经炎的诊疗经过通常包括以下环节:
(1) 详细询问患儿出现视力下降等症状时间、程度、持续时间等。
(2) 体格检查时重点关眼部特征及有无四肢无力、站立困难等神经系统情况。
(3) 及时进行视诱发电位、眼底、头颅和脊髓 MRI、腰椎穿刺、胸片等重要的辅助检查,以全面评估病情。
(4) 根据病情评估,选择治疗方案,包括免疫抑制剂和对症支持治疗。
(5) 患者的随访和管理。

六、思考题

1. 如何根据病史特点和辅助检查进行鉴别诊断?
2. 视神经炎的辅助检查有哪些?
3. 视神经炎免疫抑制剂治疗?

七、推荐阅读文献

[1] 左启华. 小儿神经系统疾病[M]. 2 版. 北京:人民卫生出版社,2005:642-645.
[2] Allbutt TC. On the ophthalmoscopic signs of spinal disease [J]. Lancet,2016,1870(1):76-78.

(王　艺)

案例 87

重症肌无力

一、病历资料

1. 病史采集

患儿,女,10岁,因"眼睑下垂1月"就诊。患儿于入院前1月无明显诱因出现右眼睑下垂,晨轻暮重,最重时右眼睑下垂至水平钟位3~9点,无吞咽、呼吸困难,无饮水呛咳,无构音障碍,无四肢乏力,家长未予特殊关注。近1周,患儿又出现左眼睑下垂,有时伴斜视,遂入我院神经科门诊就诊,给予新斯的明0.5 mg肌内注治,结果为阳性,为求进一步诊治,收治入院。

患儿为G_1P_1,孕39周自然分娩。BW 3 500 g。否认甲状腺相关疾病及自身免疫疾病史,否认家族中特殊疾病史。

2. 体格检查

T 37℃, P 118次/min, R 24次/min, BP 80 mmHg/50 mmHg, Wt 15 kg, Ht 98 cm,神清,一般可,左眼睑下垂至水平钟位2~10点,右眼睑下垂至水平钟位3~9点,左眼球外展和内收受限,双侧瞳孔等大等圆,直径3 mm,对光反射灵敏。双侧额纹、鼻唇沟对称,口角无歪斜。竖颈有力,甲状腺无肿大。双肺呼吸音清,无啰音。心音有力,律齐,无杂音。腹软,肝脾无肿大。腹壁反射(+),提睾反射(+),膝腱反射(++),克氏、布氏征(-),巴士征(-)。四肢肌力肌张力正常。全身未见皮疹。

3. 实验室检查

(1) 重复电刺激:阴性(第4个动作电位较第1个动作电位衰减<10%),如图87-1所示。

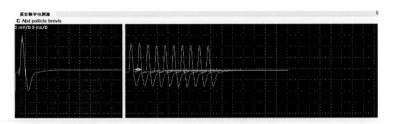

图87-1 重复电刺激检查表现

(2) AchRab(乙酰胆碱受体抗体):阳性。

(3) 甲状腺功能5项:正常。

(4) 胸部增强CT检查:未见明显占位现象。

(5) 免疫球蛋白和CD系列检查:未见异常。

二、诊治经过

（1）初步诊断：重症肌无力（眼肌型）。

（2）治疗经过：入院后经过肌电图结果阴性，无眼外肌和提上睑肌以外其他肌群受累表现，明确为重症肌无力（眼肌型）。结合胸部增强 CT 检查无胸腺瘤依据，给予溴吡斯的明口服。服用 1 周后，患儿眼睑下垂较前略好转，且眼球活动障碍无明显缓解，具备应用糖皮质激素治疗指征。排除糖皮质激素治疗禁忌证后，给予甲泼尼龙（甲强龙）冲击治疗 3 天后，续贯泼尼松龙（强的松龙）口服，密切关注糖皮质激素应用早期（1 周内），有无肌无力危象。患儿于应用泼尼松龙口服第 5 天起眼睑无下垂，予出院，神经科门诊随访。

出院后用药：溴吡斯的明、泼尼松龙、钙片、思密达。2 周后神经科门诊随访。

三、病例分析

1. 病史特点

（1）患儿，女，10 岁，眼睑下垂 1 月。

（2）相继出现双眼睑下垂，晨轻暮重，无吞咽、呼吸困难，无饮水呛咳，无构音障碍，无四肢乏力。门诊新斯的明试验阳性。

（3）体格检查：左眼睑下垂至水平钟位 2～10 点，右眼睑下垂至水平钟位 3～9 点，左眼球外展和内收受限，双侧瞳孔等大等圆，直径 3 mm，对光反射灵敏。双侧额纹、鼻唇沟对称，口角无歪斜。竖颈有力，甲状腺无肿大。四肢肌力肌张力正常。

（4）实验室检查：肌电图显示。胸部增强 CT 扫描未见明显占位现象。AchRab（乙酰胆碱受体抗体）阳性。

2. 诊断与诊断依据

（1）诊断：重症肌无力（眼肌型）。

（2）诊断依据：患儿主要表现为晨轻暮重的眼外肌和提上睑肌的无力，根据新斯的明试验阳性，诊断神经肌肉接头处疾病明确。根据患儿存在 AchRab，考虑为免疫介导的神经肌肉接头处疾病，重症肌无力诊断明确。结合患儿无除眼外肌和提上睑肌以外其他肌群受累表现，其他肌群肌电图重复电刺激阴性，考虑为眼肌型。

但需注意部分重症肌无力（眼肌型）在发病 2 年内转变重症肌无力（全身型），告知家长须注意有无病情进展。

3. 鉴别诊断

在诊断过程中，以眼睑下垂等症状为线索，该患儿应注意排除下列疾病：

（1）先天性眼睑下垂：本病多由眼科转入儿科神经科门诊进行鉴别诊断；病儿眼睑下垂的症状出生后即可出现，且随年龄的增大表现为持续的眼睑下垂，而无疲劳现象；此病多为常染色体显性遗传或隐性遗传，具有一定比例的家族史。

（2）动眼神经受累：各种病因所致的动眼神经受累，表现为除持续眼睑下垂外，瞳孔对光反射减弱或消失，伴有受累侧眼外肌活动障碍，同时无疲劳现象。病因包括脑部肿瘤和血管病变，均易误诊。

（3）线粒体脑病：进行性眼外肌麻痹（PEO）出现持续眼睑下垂（瞳孔对光反射存在），眼球活动受限，没有疲劳现象，可伴有四肢近端肌无力，多见于较大年龄的儿童；Kearn-Sayre 综合征患者为多系统受累，除眼外肌麻痹外，还具有视网膜色素变性或者心脏传导阻滞的特征；进一步可以通过神经系统查体（具备脑病和（或）肌病的体征）、头颅 MRI（特征性改变）、肌电图（可为肌源性改变）及肌肉活检（可见破碎红纤维）等协助诊断。

（4）Horner 综合征：可表现为单侧持续眼睑下垂外，尚有同侧瞳孔缩小、眼球回缩，同侧面部不出汗等临床表现。只要重视儿童 Horner 综合征的表现，易与 MG 进行鉴别。

四、处理方案及基本原则

（1）胸腺切除术：如果合并胸腺瘤，进行胸腺切除术。

（2）胆碱酯酶抑制剂：常用为溴吡斯的明，剂量为 5～7 mg/(kg·d)，每天 3～4 次。

（3）糖皮质激素：当应用胆碱酯酶抑制剂不能获得满意疗效，可以应用糖皮质激素。甲泼尼龙 15～20 mg/(kg·d)，静脉滴注连续 3 d 后续贯泼尼松龙口服 1.5～2 mg/(kg·d)，清晨顿服，随着病情的缓解逐渐减量，总疗程 1 年以上。

（4）血浆置换和静脉注射免疫球蛋白（IVIG）：应用于严重的全身型和爆发型重症肌无力以及合并呼吸危象时，但其作用短暂。

（5）避免应用影响神经肌肉传导的药物：某些特殊抗生素：四环素、链霉素、新霉素等；心血管药物：奎宁、奎尼丁、利多卡因等；抗疟疾、风湿和感冒用药等；精神药物：吗啡、巴比妥类、安定剂；麻醉药物：乙醚；某些抗癫痫药物。

五、要点和讨论

儿童 MG 受累的部位以眼外肌为多，特别是上睑下垂，容易联想到 MG 诊断，通过病史、查体、辅助检查进行确诊。患者的长期规范化的管理和随访十分重要。

（1）详细询问患儿是否具有晨轻暮重的肌疲劳现象，对于吞咽和呼吸困难、饮水呛咳、构音障碍、四肢乏力等症状不能忽视。

（2）对于配合程度较好和症状较轻的患儿进行疲劳试验，对于症状较重的患儿进行新斯的明试验。体格检查时注意关注双侧瞳孔及对光反射，病理征的检查。

（3）及时进行胸部影像学检查，完善肌电图和 AchRab 检查。

（4）对于糖皮质激素应用早期的病情的一过性加重，尤其是重症肌无力（全身型）患者，需要关注肌无力危象出现。

（5）患者的长期随访和管理中，注意长期应用糖皮质激素需要关注的问题和避免影响神经肌肉接头处药物的使用。

六、思考题

1. 重症肌无力的临床分型及治疗方案的选择？

2. 重症肌无力常见的鉴别诊断？

3. 重症肌无力患者激素治疗过程中需要关注哪些问题？

七、推荐阅读文献

［1］吴希如，林庆. 小儿神经系统疾病基础与临床［M］. 2 版. 北京：人民卫生出版社，2009：871 - 888.

［2］Chiang LM, Darras BT, Kang PB. Juvenile myasthenia gravis［J］. Muscle Nerve, 2009；39(4)：423 - 431.

（李文辉　周水珍）

一、病历资料

1. 病史采集

患儿,男,5岁,因"病初发热1周,头痛半月"就诊。患儿半月前无明显诱因下出现发热,测体温最高38.6℃;伴头痛,位于额部,呈阵发性钝痛,发热时明显,热退后缓解;稍有腹痛;病初呕吐2次,非喷射状,呕吐物为胃内容物,不含咖啡色样液体及胆汁。无皮疹及出血点,无视物模糊,无口角歪斜,无行走不稳及震颤,无惊厥、意识障碍,无咳嗽、气促、呼吸困难,无腹胀、腹泻等症状。于当地诊所输液治疗3 d(具体不详),仍有反复发热伴头疼。2015.8.27~2015.9.2在外院住院治疗,期间输注"头孢噻肟、阿奇霉素"。2015.8.30体温降至正常。出院第2天(2015.9.3)头痛加重,低热。遂就诊于我院门诊,脑脊液常规示:WBC 20×10⁶/L、蛋白336 mg/L、葡萄糖2.4 mmol/L、氯化物184 mmol/L,考虑为"病毒性脑炎?",予输注"阿昔洛韦、甘露醇"后,头痛缓解。今为进一步明确诊治,以"中枢神经系统感染:病毒性脑炎?"收入我科住院治疗。病来精神、饮食欠佳,睡眠欠佳,大小便正常,体重无明显下降。

G_2P_2,足月剖腹产,BW 3 100 g,无窒息抢救史,生长发育可,有一8岁姐姐,体健。

2. 体格检查

T 36.1℃,P 100次/min,R 24次/min,BP 100 mmHg/69 mmHg,神清,精神可,面色红润,无特殊面容。结膜无充血、巩膜无黄染、双侧瞳孔等大等圆,直径5 mm,对光反射灵敏,眼球活动可。双肺呼吸音清,未闻及啰音。心律齐,心音有力,心前区听诊未闻及杂音。腹部平软,肝脾肋下未扪及,皮肤、生殖器未见明显异常。专科检查:颈软,无抵抗,双侧瞳孔等大等圆,直径5 mm,对光反射灵敏,眼球活动可。鼻唇沟对称、额纹对称,伸舌居中。四肢肌力肌张力正常,双侧膝反射(+),腹壁反射可引出,双侧克氏征(-),布氏征(-),巴氏征(-),戈登征(-),奥本汉姆征(-)。

3. 实验室检查

(1) 脑脊液检查:脑脊液常规示:WBC 20×10⁶/L、蛋白336 mg/L、葡萄糖2.4 mmol/L、氯化物184 mmol/L。培养阴性,墨汁染色阴性。

(2) 脑电图检查:两半球后部基本电活动变慢,可见广泛5~7 Hz θ波。

(3) MRI检查:头颅MRI检查未见明显异常。

(4) 其他检查结果:血生化检查肝肾功能、电解质未见明显异常;血常规、大小便常规正常。

二、诊治经过

（1）初步诊断：病毒性脑炎。

（2）治疗经过：给予阿昔洛韦抗病毒，甘露醇降颅压治疗后，患儿无发热、头痛，精神反应好，给予出院。

（3）出院要求：2周后神经内科门诊随访。

三、病例分析

1. 病史特点

（1）患儿，男，5岁，病初发热1周，头痛半月多。

（2）起病急，病程中以发热和头痛为主要表现。

（3）体格检查：神经系统无明显阳性体征。

（4）实验室检查：脑脊液检查：脑脊液常规示：WBC 20×10^6/L、蛋白 336 mg/L、葡萄糖 2.4 mmol/L、氯化物 184 mmol/L。培养阴性，墨汁染色阴性。脑电图检查示：可见弥漫性慢波，头颅 MRI 检查未见明显异常。

2. 诊断与诊断依据

（1）诊断：病毒性脑炎。

（2）诊断依据：患儿起病急、以发热、头痛为主要表现，根据该线索，应考虑中枢神经系统感染如病毒性脑炎、化脓性脑膜炎、结核性脑膜炎，中毒性脑病，自身免疫性脑炎等。但患儿病程中无明显的感染中毒症状，神经系统无进展性的脑病表现，结合门诊脑脊液检查，病原方面考虑病毒性感染，脑电图检查提示弥漫性慢波，提示感染累及脑实质，故考虑该患儿为病毒性脑膜脑炎。

3. 鉴别诊断

明确中枢神经系统感染后，应注意病原学的鉴别。

（1）化脓性脑膜炎：该病是是由各种化脓性细菌引起的中枢神经系统感染性疾病，病变部位主要在脑膜。主要发生于儿童，临床主要表现：发热、反复惊厥、意识障碍、颅内压增高、脑膜刺激征，脑脊液检查可明确诊断。本患儿病程中出现发热、头痛应警惕该病，但结合患儿脑脊液检查结果，可予除外。

（2）结核性脑膜炎：婴幼儿结核性脑膜炎可以急性起病，而且脑脊液细胞总数及分类与病毒性脑炎相似，有时容易混淆。但结核性脑膜炎脑脊液糖和氯化物均低，常可问到结核接触史，身体其他部位常有结核灶，再结合衍化蛋白衍生物（PPD）试验和红细胞沉降率（血沉）等，可以鉴别。结合本例患儿脑脊液生化特点，不予考虑。

（3）真菌性脑膜炎：起病较慢，病程长，颅内压增高明显，头痛剧烈，脑脊液墨汁染色可有助于诊断念球菌性脑膜炎，G 试验、真菌培养有助于诊断白色念球菌等感染。结合本例患儿起病特点，脑脊液墨汁染色结果，可除外。

四、处理方案及基本原则

（1）一般治疗：注意休息，减少精神紧张，避免感染、发热等。

（2）抗病毒治疗：阿昔洛韦 10 mg/（kg·次），q 8 h，静滴疗程 7～10 d。

（3）对症和支持：甘露醇减轻颅压。

五、要点和讨论

病毒性脑炎是累及中枢神经系统的一种感染性疾病。病毒性的诊疗经过通常包括以下环节：

（1）详细询问患儿出现中枢神经系统等症状时间、程度、持续时间等。

（2）体格检查时重点关注中枢神经系统症状特征等及有无四肢无力、站立困难等神经系统情况。

（3）及时进行腰椎穿刺、头颅 MRI、脑电图、血常规、生化等重要的辅助检查，以全面评估病情。

（4）根据病情评估，选择治疗方案，包括抗病毒和减轻颅内压对症支持治疗。

（5）患者的随访和管理。

六、思考题

1. 如何根据病史特点和辅助检查进行鉴别诊断？

2. 中枢神经系统感染性疾病的脑脊液特点有哪些？

七、推荐阅读文献

［1］左启华. 小儿神经系统疾病［M］. 2 版. 北京：人民卫生出版社，2005：589－590.

［2］Kirkham FJ. Guidelines for the management of encephalitis in children ［J］. Dev Med Child Neurol. 2013，55（2）：107－10.

（王 艺）

案例 89

化脓性脑膜炎

一、病历资料

1. 病史采集

患儿，女，1个月，因"高热、抽搐和精神差3d"就诊。患儿于2015.1.13晚上无明显诱因下出现发热，体温最高达40℃，不规则热型，伴抽搐，表现为意识丧失，呼之不应，双眼凝视，双手握拳，四肢抽动，约5 min后自行缓解，精神差，吃奶差。遂前往某当地医院住院治疗，诊断为"脓毒血症、化脓性脑膜炎、低丙种球蛋白血症"，予头孢曲松抗感染、地塞米松抗炎、甘露醇降颅压及吸氧对症治疗，治疗1 d后，患儿体温消退，未再发抽搐，但精神差，为进一步诊治要求转入我院治疗。整个病程中患儿无畏寒、寒战，无咳嗽、呕吐、腹泻等不适。二便正常。

患儿系 G_1P_1，孕 38^{+2} 周，因"臀位、胎膜早破"行剖宫产娩出。BW 3 300 g。否认孕期感染或服药史，否认围产期窒息缺氧病史。否认家族性遗传病、代谢病史。

2. 体格检查

T 38.7℃，P 140次/min，R 46次/min，无三凹征，BP 82 mmHg/45 mmHg，Wt 4.7 kg，头围38 cm，前囟膨隆紧张，精神差，目光无神，嗜睡，面色苍白。全身皮肤苍白，无瘀点、瘀斑或皮疹。咽充血，双肺未及明显干湿啰音。HR 140次/min，律齐，心音有力，各瓣膜区未闻及明显杂音。腹部平软，肝脏肋下1.5 cm，质地软。脾肋下未触及。四肢肌张力较低活动少。生理反射存在，病理反射未引出，原始反射可引出。

3. 实验室检查

1) 血液检查

（1）血常规：WBC 14.4×10^9/L，N 61.2%，LY 27.3%，MO 11.3%，PLT 551×10^9/L，CRP 93 mg/L，PCT 33.11 ng/ml。

（2）肝功能：ALT 41 IU/L，AST 69 IU/L，ALP 193 IU/L，γ-GT 45 IU/L，TB 2.6 μmol/L，DB 1.1 μmol/L，TP 60 g/L，ALB 35.3 g/L，GLB 24.7 g/L，A/G 1.43。

（3）免疫球蛋白：IgG 3.32 g/L，IgA<0.07 g/L，IgM 0.41 g/L。

（4）ANA抗体：阴性。

（5）血沉：18 mm/h。

（6）外院痰培养：无乳链球菌生长。

2) 脑脊液检查

（1）脑脊液常规：无色、混浊，WBC $6\,200 \times 10^6$/L，多个核细胞95%，单核细胞5%。

（2）脑脊液生化：蛋白定量 2 380 mg/L，葡萄糖 1.79 mmol/L，LDH 97 IU/L。

（3）脑脊液培养及鉴定（含真菌）：无细菌生长。

3）影像学检查

（1）头颅 CT 平扫：两侧脑室稍大，脑池脑沟增宽，硬膜下积液。

（2）头颅 MRI 检查：左额顶部部分脑膜强化，结合临床符合化脓性脑膜炎表现，脑萎缩，左侧额顶部脑外间隙及大脑镰异常信号。

（3）胸片检查：两肺纹理增多。

4）心电图

窦性心律，房性早搏；Ⅲ导联 T 波倒置，aVF 低平。

5）血尿串联质谱

未见明显异常。

二、诊治经过

（1）初步诊断：化脓性脑膜炎并硬膜下积液，低丙种球蛋白血症。

（2）治疗经过：先后给予斯沃与头孢吡肟、万古霉素与美罗培南联合抗感染。丙种球蛋白和地塞米松抗炎，甘露醇降颅压及神经营养药物对症支持治疗。经治疗后体温正常，硬膜下积液逐渐减少，无抽搐，无头痛，无呕吐、腹泻，脑脊液正常，患儿病情治愈出院。

出院后嘱患儿注意保暖，防止感染。若有不适，及时就诊。

三、病例分析

1. 病史特点

1）患儿，女，1 个月。

2）高热、抽搐和精神差 3 d，伴吃奶差入院。

3）体格检查：T 38.7℃，头围 38 cm，前囟膨隆紧张，面色全身皮肤苍白。肝脏肋下 1.5 cm，质地软。四肢肌张力较低活动少，原始反射可引出。

4）实验室检查：

（1）血常规：WBC 14.4×10^9/L，N 61.2%，LY 27.3%，MO 11.3%，PLT 551×10^9/L，CRP 93 mg/L，PCT 33.11 ng/ml。

（2）免疫球蛋白：IgG 3.32 g/L，IgA＜0.07 g/L，IgM 0.41 g/L。

（3）脑脊液常规：无色、混浊，WBC 6 200×10^6/L，多核细胞 95%，单核细胞 5%。

（4）脑脊液生化：蛋白定量 2 380 mg/L，葡萄糖 1.79 mmol/L，LDH 97 IU/L。

（5）脑脊液培养及鉴定（含真菌）：无细菌生长。

（6）头颅 CT 平扫：两侧脑室稍大，脑池脑沟增宽，硬膜下积液。

（7）头颅 MRI 检查：左额顶部部分脑膜强化，结合临床符合化脓性脑膜炎表现，脑萎缩，左侧额顶部脑外间隙及大脑镰异常信号。

2. 诊断与诊断依据

（1）化脓性脑膜炎并硬膜下积液：根据病史特点，患儿急性起病，以发热，抽搐为主要表现，体格检查时神经系统可见前囟张力增高，四肢肌张力降低，脑脊液检查细胞数明显异常，脑脊液生化异常，故中枢神经系统感染明确，结合患儿病程中有明显的感染中毒症状，表现为精神差，纳差，肤色苍白，外周血象白细胞及 CRP 增高，脑脊液细胞计数明显增高，以中性粒细胞为主，脑脊液糖明显降低，痰液培养为无乳链球菌,故中枢神经系统感染的病原学考虑细菌感染。结合头颅 CT 及 MRI 检查结果,患儿化脓性脑膜炎合并硬膜下积液诊断明确。

(2) 低丙种球蛋白血症:该患儿无明显诱因下出现高热,不排除患儿免疫力低下,对病原体的防御功能不足,该患儿入院后查免疫球蛋白提示 IgG、IgA、IgM 明显低于正常,故低丙种球蛋白血症诊断明确。

3. 鉴别诊断

在诊断过程中,以发热和抽搐等症状为主要线索,该患儿应注意排除下列疾病。

(1) 病毒性脑膜炎:患儿有发热、抽搐,颅高压征,应考虑,但病毒性脑炎全身感染中度症状较轻,脑脊液多属清亮,白细胞计数轻中度升高,以淋巴细胞为主,糖含量正常,蛋白轻度升高或正常,该患儿脑脊液检查结果不支持病毒性脑炎诊断。

(2) 结核性脑膜炎:多有发热、头痛、呕吐、嗜睡或惊厥表现,病程较长,多数呈亚急性起病,经 2 周左右开始出现脑膜刺激征,部分有结核接触史和其他部位结核病灶,脑脊液外观呈毛玻璃样,细胞数多 $<500 \times 10^9/L$,以淋巴细胞为主,糖含量减低,蛋白升高伴氯化物下降,图片找到分枝杆菌可确诊,该患儿起病急骤,无结核相关疾病接触史,根据该患儿脑脊液检查结果不支持该诊断,基本排除。

(3) 隐球菌脑炎:起病缓慢,以进行性颅内压增高而导致剧烈头疼为主要表现,脑脊液表现与结核性脑炎相似,脑脊液涂片培养等可见相应病原体。该患儿骤然高热伴抽搐,做腰穿行脑脊液检查,检查结果不支持隐球菌脑炎,故不考虑。

四、处理方案及基本原则

(1) 抗生素治疗:化脓性脑膜炎预后差,一旦疑似诊断,即尽早使用抗生素铲除病原菌,杀灭脑脊液中的致病菌,选择对病原菌敏感且能较高浓度透过血脑屏障的药物。病原菌明确前一般选用能快速在患儿脑脊液中达到有效灭菌浓度的第 3 代头孢菌素类,包括头孢噻肟 200 mg/(kg·d),或头孢曲松 100 mg/(kg·d),疗效不理想时可加用万古霉素 40~60 mg/(kg·d)和美罗培南或力奈唑胺和头孢吡肟等。急性期做到静脉用药,并且用药早、剂量足及疗程够。明确致病菌后可选择性的选用抗生素。肺炎链球菌和流感嗜血杆菌脑膜炎疗程为 10~14 d,脑膜炎球菌 7 d,金黄色葡萄球菌和革兰阴性杆菌脑膜炎应 21 d 以上,有并发症时疗程适当延长。

(2) 肾上腺皮质激素的应用:地塞米松 0.6 mg/(kg·d),分 4 次静脉注射,一般用 2~3 d。

(3) 免疫球蛋白的应用:感染严重可引起炎症反应性的脑损伤,使用免疫球蛋白冲击治疗抗炎,帮助消除病原,减轻脑损伤。

(4) 神经营养治疗:复合维生素应用,甲钴胺、B 族维生素和神经营养因子等。

(5) 对症和支持治疗

急性期严密监测生命体征,注意患儿意识、瞳孔、呼吸,降颅压[甘露醇 0.25~1 g/(kg·次)],预防脑疝发生。

控制惊厥发作:如地西泮、苯巴比妥、水合氯醛等。

监测维持体内水、电解质、酸碱平衡稳定。

(6) 并发症的治疗:硬膜下积液者若积液量大引起颅内压增高时,可行硬膜下穿刺,放液量每侧不超过 15 ml,个别严重者可手术治疗;对于脑室管膜炎可选有效抗生素脑室内注入;对脑积水主要行手术治疗。

五、要点和讨论

中枢感染可表现为发热、头痛、呕吐、抽搐等表现，体格检查可发现神经系统阳性体征，其中脑脊液中找到病原体是重要诊断依据，其诊疗经过通常包括以下环节：

（1）详细询问患儿出现发热和抽搐的关系，颅内压增高的表现如头痛、呕吐的性质，抽搐性质和次数，是否伴有意识障碍等。

（2）查体时重点关注是否有脑膜刺激征和颅高压征表现，意识、瞳孔大小、对光发射等，是否有脑疝发生。

（3）积极寻找体内局部感染灶，检查是否存在局部解剖缺陷，如脑室液引流、皮肤窦道、脑脊膜膨出等。

（4）及时进行腰椎穿刺，必要时行头颅 CT、头颅 MRI 等重要的辅助检查以全面评估病情。

（5）根据临床表现和体征，结合患儿辅助检查，明确诊断，并决定治疗方案，包括抗感染、抗炎、激素应用、神经营养及并发症的处理等。

（6）患者的随访和管理。

六、思考题

1. 如何根据患儿临床表现及脑脊液检查结果进行鉴别诊断？
2. 如何评价婴幼儿的治疗效果？
3. 化脓性脑膜炎的治疗措施有哪些？

七、推荐阅读文献

［1］王卫平,毛萌,李廷玉,等.儿科学［M］.8 版.北京:人民卫生出版社,2013:402－405.

［2］Lepage P，Dan B. Infantile and childhood bacterial meningitis［J］. Handb Clin Neurol，2013，112:1115－1125.

［3］Najaf-Zadeh A Dubos F，Hue V，Pruvost I，et al. Risk of bacterial menin-gitis in young children with a first seizure in the context of fever：a systematic review and meta-analysis［J］. PLoS One，2013，8(1)：e55270.

［4］Brouwer MC，McIntyre P，Prasad K，et al. Corticosteroids for acute bacterial Meningitis［J］. Cochrane Database Syst Rev，2013 Jun 4;6;CD004405.

（王　艺）

案例 90

风湿热

一、病历资料

1. 病史采集

患儿,男,17岁,新疆维吾尔族。因"发热20余d,伴游走性关节肿痛"入院20余天前出现发热,最高体温39.2℃,为弛张热。发热时有头痛,不剧烈,无呕吐,无皮疹,伴有游走性关节肿痛,肿胀部位压痛明显,遂到当地门诊就诊。予青霉素静滴3 d,头孢静滴4 d,热高峰没有明显减退,症状未见好转。2013年1月10日出现咳嗽,伴咽痛,可咳出白色泡沫痰,有时痰中带血丝,剧咳时有呕吐,呕吐物为胃内容物,非喷射性,到当地人民医院住院,胸片检查示支气管炎。抗"O"和ESR明显增高。血常规白细胞计数明显增高,以中性粒细胞为主,轻度贫血,CRP明显增高。心超检查提示主动脉瓣口少量反流。2013年1月12日患儿有晕厥1次,约1 min,测血糖6.4 mmol/L,予吸氧、心电监护等,入院期间具体用药不详,家属要求到上级医院就诊,于2013年1月17日到上海市某成人医院就诊,诊断"发热伴关节肿痛待查",建议到儿童专科医院就诊。2013年1月18日到我院门诊就诊,复查心超示:①主动脉瓣反流(轻度);②肺动脉瓣反流(轻度);③三尖瓣反流(轻度压差22 mmhg)。予"头孢曲松钠(罗氏芬)、阿司匹林(巴米尔)"对症治疗,为进一步诊治收入我科。患儿自发病以来,精神稍差,反应可,胃纳欠佳,活动受限,睡眠可,二便如常。

患儿2012年5月3日曾因"关节肿痛1周,下肢皮疹4 d"在新疆维吾尔自治区某医院就诊,住院期间予"阿莫西林、青霉素"等抗感染治疗,治疗16 d后症状好转,出院诊断"感染性关节炎"。

患儿G_1P_1,足月顺产,BW 3.1 kg。生长发育同正常同龄人。否认父母近亲婚配。母亲曾有心肌梗死,否认家族他遗传病史。患儿外公、爷爷有糖尿病史。

2. 体格检查

T 39℃,神清,反应可,呼吸尚平稳,口唇无绀,咽充血,扁桃体Ⅱ度肿大。双肺呼吸运动对称,两肺触觉语颤正常,叩诊为清音,两肺呼吸音粗,未闻及明显啰音。心律不齐,心音有力,偶闻早搏,心前区可及Ⅱ/6级收缩期杂音。腹软,肝脾肋下未及。神经系统查体阴性。双肩、肘、腕、掌指关节,双下肢膝、踝关节皮温增高,活动受限。颈椎、腰椎、骶椎有疼痛,伴有压痛。

3. 实验室检查

1)血生化

(1)血常规:WBC 8.9×10^9/L;N 67.0%;Hb 116.0 g/L;PLT 459×10^9/L;CRP 141 mg/L;

(2)红细胞沉降率:110 mm/h。

(3)抗溶血性链球菌"O":1 730.0 IU/ml。

　　(4) 类风湿因子＜10.6 IU/ml。

　　(5) HLA-B27:阴性。

　　(6) ANA 和自身抗体:阴性。

　　(7) 免疫球蛋白和补体:正常。

　　(8) 莱姆病抗体:阴性。

　　2) 心电图和心超检查

　　(1) 超声心动图检查:①主动脉瓣反流(轻度);②肺动脉瓣反流(轻度);③三尖瓣反流(轻度),压差22 mmHg。

　　(2) 心电图检查:窦性心律,Q-T 间期延长。

　　(3) 24 h 心电图 Holter:窦房结内游走,Ⅱ度Ⅰ型房室传导阻滞,房性心动过速(伴文氏现象),房室连接处逸博,Q-T 间期延长(请结合临床)。

　　3) 胸片和关节影像学检查

　　(1) 胸片检查:两肺纹理显著,请结合临床。

　　(2) 双腕、足、踝 X 线片:双手掌指关节骨密度降低,双腕部分关节小囊样改变,建议随访。

　　(3) 左腕关节 MRI 检查:左腕关节腔少许积液,部分腕骨骨髓轻度水肿。

二、诊治经过

　　(1) 初步诊断:风湿热,风湿性心脏病。

　　(2) 治疗经过:入院后完善相关检查,予青霉素(2013 年 1 月 18 日～2013 年 1 月 20 日)抗感染,阿司匹林(巴米尔)(2013 年 1 月 18 日～2013 年 1 月 20 日)抗炎及营养心肌,保护胃肠道等治疗,临床症状、体征好转不明显。于01.21起青霉素加量至 320 万 IU q 6 h,阿司匹林加量至 0.75 q 6 h 口服,患儿临床症状、体征明显好转,复查血常规、CRP、心超、心电图基本正常。2013 年 1 月 25 日出现早搏明显,予心电监护,复查心电图示室性早搏,且患儿诉手足小关节疼痛,无晨僵,予阿司匹林加量至 1.0 q 6 h 口服,并营养心肌治疗。2013 年 2 月 1 日予长效青霉素(苄星青霉素 120 万 IU)肌注每天 1 次,共 3 周。现患儿临床症状、体征不明显,复查血常规、CRP 正常,ESR 正常,心电图窦性心律。2013 年 2 月 21 日改阿司匹林 1.0 q 8 h 口服。出院时苄星青霉素 120 万 IU×1 支。用法:120 万 IU 肌注,每月肌注 1 次,疗程 10 年左右。风湿科和心脏科门诊随访。

三、病例分析

1. 病史特点

　　(1) 患儿,男,17 岁;

　　(2) 因"发热 20 余 d,伴游走性关节肿痛"入院;

　　(3) 体格检查:T 39℃,神清,反应可,呼吸尚平稳,口唇无绀,咽充血,扁桃体Ⅱ度肿大。双肺呼吸运动对称,两肺触觉语颤正常,叩诊为清音,两肺呼吸音粗,未闻及明显啰音。心律不齐,心音有力,偶及早搏,心前区可及Ⅱ/6 级收缩期杂音。腹软,肝脾肋下未及。神经系统查体阴性。双肩、肘、腕、掌指关节,双下肢膝、踝关节皮温增高,活动受限。颈椎、腰椎、骶椎有疼痛,伴有压痛。

2. 诊断与诊断依据

　　(1) 风湿热:男,17 岁;因"发热 20 余 d,伴游走性关节肿痛"入院;查体双肩、肘、腕、掌指关节,双下肢膝、踝关节皮温增高,活动受限。颈椎、腰椎、骶椎有疼痛,伴有压痛。心律不齐,心音有力,偶及早搏,心前区可及Ⅱ/6 级收缩期杂音。腹软,肝脾肋下未及。辅查 ASO 1730.0 IU/ml 增高(有链球菌感染证据),ESR 110 mm/h 增高,CRP 141 mg/L 增高。心超检查提示:①主动脉瓣反流(轻度);②肺动脉瓣反流(轻度);③三尖瓣反流(轻度),既往有类似发作史。根据 Jones 诊断标准(见表 90-1),存在两项主要表现,且次要表现也支持,故诊断。

表 90-1 修订的 Jones 诊断标准

主要表现	次要表现	链球菌感染证据
1. 心脏炎 　(1) 杂音 　(2) 心脏增大 　(3) 心包炎 　(4) 充血性心力衰竭 2. 多发性关节炎 3. 舞蹈症 4. 环形红斑 5. 皮下结节	1. 临床表现 　(1) 既往风湿热病史 　(2) 关节痛 　(3) 发热 2. 实验室检查 　(1) ESR 增快,CRP 阳性,白细胞增多。 　(2) 心电图:P-R 间期延长,Q-T 间期延长。	1. 近期患过猩红热 2. 咽拭子培养:溶血性链球菌阳性 3. ASO 或风湿热抗链球菌抗体增高

(2) 风湿性心脏病(亚临床性心脏炎):既往无心脏炎病史,患儿风湿热诊断明确,结合心电图和超声心动图表现,符合风湿性心脏瓣膜改变,目前无明显的充血性心力衰竭临床表现和超声证据。

3. 鉴别诊断

(1) 关节结核:表现为发热,乏力,关节疼痛,该病多有结核患者及结核病接触史,该患儿无接触史,无乏力。无午后低热及盗汗,而且多为某个大关节,少有多关节游走性,目前临床不支持。必要时完善 PPD,胸部 CT 和 T-SPOT。

(2) 川崎病:该患儿发热 20 余天,此病可累及多系统,但该患儿无皮疹,无口唇皲裂、杨梅舌,无指趾末端肿胀、脱皮,无颈部淋巴结肿大,超声心动图检查无明显冠脉扩张,故不支持。

(3) 幼年特发性关节炎:大小关节均可受累,有晨僵现象,可有发热、皮疹、淋巴结肿大、肝脾大,血常规检查白细胞计数升高,以中性粒细胞为主,ESR 增快,CRP 明显增高,但 ASO 增高不能解释,且不会累及心脏瓣膜,故目前不支持。

四、处理方案及基本原则

(1) 治疗目标:清除链球菌感染,去除诱发风湿热病因。控制临床症状,使心脏炎,关节炎,舞蹈症等迅速缓解,解除风湿热带来的痛苦;处理各种并发症,提高患者身体素质和生活质量,延长寿命。

(2) 一般治疗:卧床休息。急性关节炎早期应卧床休息至 ESR、体温正常后开始活动。心脏炎者应卧床休息,待体温正常,心动过速控制,心电图改善后,继续卧床休息 3~4 周后恢复活动。

(3) 清除链球菌感染灶:是去除风湿热病因的重要措施,否则本病将会反复发作或迁延不愈。苄星青霉素首选药物,对于初发链球菌感染,27 kg 以下者,肌注 60 万 IU/次,27 kg 以上者,肌注 120 万 IU/次,每天 1 次,连用 2~4 周。

(4) 抗风湿治疗:对于单纯关节受累首选非类固醇消炎药,阿司匹林,儿童 80~100 mg/(kg·d),分 3~4 次口服。成人 3~4 g/d。

(5) 风湿热的初级和二级预防能够明显减少风湿热和风湿性心脏病的患病率:对于再发风湿热或风湿性心脏病的继发性预防用药,视病情每 1~3 周肌内注射上述剂量 1 次,至链球菌感染不再反复发作后改为每 4 周 1 次。继发预防的期限应根据患者年龄,链球菌易感程度,风湿热发作次数,有无瓣膜病遗留而定。对曾有心脏炎,但无瓣膜病遗留者,预防期限最少 10 年,儿童患者至成年为止。

五、要点和讨论

风湿热发作呈自限性,急性发作时通常以关节炎较为明显,急性发作后常遗留轻重不等的心脏损害,尤其是以瓣膜病变最为显著,形成慢性风湿性心脏病或风湿性瓣膜病。近年来,风湿热的临床表现也发生变异,暴发型少见,隐匿性较多,轻度或不典型病例增多。

(1)详细询问病史:病程的长短,有无近期前驱感染,临床有无链球菌感染的证据,是否存在其他疾病致关节症状的可能(化脓性关节炎,骨关节结核,幼年特发性关节炎,系统性红斑狼疮,干燥综合征,炎性肠病相关性关节炎等)。

(2)关节症状的特点:往往累及大关节,存在急性关节炎表现(红,肿,热,痛和活动受限),持续时间相对较短,一般不超过1~2月,几乎不遗留关节畸形。

(3)关节外症状主要为心脏:关节炎的患者全身体格检查时,特别强调有无心脏受累的体征,需仔细听诊各瓣膜区的杂音,有无心力衰竭表现等。心电图主要表现为 Q-T 间期和 P-R 间期延长,超声心动图检查主要表现为瓣膜受累,以二尖瓣多见。如果出现关节症状合并心脏受累,在鉴别诊断时不能遗漏风湿热。其他还可以有川崎病(以冠脉扩张为主),系统性红斑狼疮(多脏器受累表现)等。

(4)对于儿童风湿热的患者,特别是由心脏受累证据的患者,二级预防需要严格执行,并加强患者宣教,强调长期预防和随访的必要性。

六、思考题

1. 风湿热的诊断标准有哪些?
2. 风湿热的常见并发症有哪些?
3. 风湿热的治疗原则及预防原则是什么?

七、推荐阅读文献

[1] 中华医学会风湿病学分会.风湿热诊断和治疗指南[J].中华风湿病学杂志,2011,15(7):483-486.

[2] Khaled Alsaeid and James T. Cassidy. Textbook of Pediatric Rheumatology [M]. 6th. Chapter 40. Acute rheumatic fever and poststreptococcal reactive arthritis. 600-614.

(孙 利)

案例 91

全身型幼年特发性关节炎

一、病历资料

1. 病史采集

患儿男,14岁,因"发热伴皮疹26 d,左腕关节肿痛7 d"入院治疗。病程中患儿每日均有发热,体温高峰在39~40℃,骤然升高不伴寒战,服用退热药后体温能降至正常,发热时躯干和四肢有红色皮疹,热退后皮疹也消退,入院前7 d起左腕关节肿痛,关节活动受限。病前和病程中患儿无咳嗽、腹痛、尿痛和其他不适感,热退后一般情况良好,无食欲变化,曾用抗生素治疗热不退。否认风湿病家族史和其他遗传病史。

2. 体格检查

精神和营养状况良好,T(腋温)39.2℃,BP 110 mmHg/75 mmHg,Ht 172 cm,Wt 52 kg,浅表淋巴结无肿大,咽充血明显,扁桃体Ⅱ°肿大,HR 96次/min,心律齐,心音有力,未及明显杂音,R 22次/min,双肺呼吸音粗,无啰音,腹部平软,无压痛及包块,肝脏肋下2 cm,脾脏肋下未触及,颈软,布氏征阴性(—),克氏症阴性(—),巴氏征(—),左腕关节肿胀、压痛、局部皮肤温度增高,左腕关节背伸约50°角,掌曲位活动正常,其他关节无异常,躯干和四肢有淡红色斑丘疹。

3. 实验室检查

(1)常规检查:CRP 76 mg/L,血沉72 mm/h,WBC 18.2×10⁹/L,N 89%,Hb 129 g/L,PLT 372×10⁹/L,异型淋巴细胞未找到;尿常规十联(—);粪便常规+隐血试验(—);血清铁蛋白2 302.3 ng/ml;肝功能除LDH 753 IU/L外均正常;肾功能、电解质、血脂、DIC系列5项均正常;HLA-B27(—)。

(2)感染相关检查:PCT 0.07 ng/ml;血培养及鉴定(厌氧菌,需氧菌)无细菌生长;CMV-DNA定量、EBV-DNA定量正常,乙肝两对半(—),丙肝(—);肺炎支原体抗体1∶40;结核杆菌抗体阴性。

(3)免疫学检查:IgG 9.95 g/L,IgA 1.77 g/L,IgM 0.81 g/L,总IgE 58.70 IU/ml;补体C3 2.30 g/L,补体C4 0.42 g/L;NK细胞19.27%;类风湿因子(RF)、抗环瓜氨酸肽抗体、抗核抗体(ANA)、抗中性粒细胞胞质抗体(CANCA)、硬脑膜炎伴抗中性粒细胞胞质抗体(pANCA)、抗人球蛋白试验均阴性。

(4)骨髓涂片细胞学检验:未见异常细胞,红系增生活跃。

(5)影像学检查:腕关节正、侧位平片双手骨质及间隙未见异常;左手腕关节MRI各序列扫描示左手无名指近端指骨见T₁WI低、T₂WI FATST高信号影,部分腕骨间隙见少量积液、关节囊滑膜增厚,腕管内各肌腱信号未见明显异常,肌肉信号未见明显异常;心脏超声检查见心包腔少量积液,左房、左室稍增大,左心收缩功能正常范围;胸部CT扫描未见异常;腹腔及盆腔B超检查未见异常。

二、诊治经过

(1) 初步诊断:全身型幼年特发性关节炎(SOJIA)。

(2) 治疗经过:首先布洛芬 400 mg,每天 3 次口服,控制发热等症状,同时完善各项辅助检查。患儿在服药布洛芬期间体温仍然达 39℃ 以上,在明确 SOJIA 诊断,并排除感染和肿瘤性疾病后,给予泼尼松龙 20 mg,每天 3 次口服,同时加用甲氨蝶呤(MTX)15 mg,每周 1 次口服。患儿体温在 1 周内逐步正常,C-反应蛋白、血沉和血清铁蛋白逐步下降,治疗期间血、尿常规和肝肾功能均正常。

三、病例分析

1. 病史特点

(1) 发病过程:患儿男,14 岁因发热伴皮疹 26 d,左腕关节肿痛 7 d 入院治疗。患儿每日热峰均在 39℃ 以上,发热时伴有皮疹,热退后一般情况良好,近 7 d 有左腕关节肿痛,曾用抗生素治疗热不退。

(2) 体格检查:精神和营养状况良好,腋温 39.2℃,浅表淋巴结无肿大,咽充血明显,扁桃体 Ⅱ° 肿大,心肺正常,腹部平软无压痛,肝脏肋下 2 cm,脾脏肋下未触及,左腕关节肿胀、压痛、局部皮肤温度增高,左腕关节背伸活动约 50° 角,掌曲位正常,躯干和四肢有淡红色斑丘疹。

(3) 辅助检查:CRP 76 mg/L, ESR 72 mm/h, WBC 18.2×10^9/L, N 89.0%,血清铁蛋白 2 302.3 ng/ml, LDH 753 IU/L,补体 C3 2.30 g/L, HLA-B27、RF、ANA 均阴性;骨髓涂片检验未见异常细胞,红系增生活跃;左手腕关节 MRI 检查显示腕关节炎;心脏超声检查见心包腔少量积液;胸部 CT、腹腔及盆腔 B 超检查未见异常。

2. 诊断与诊断依据

(1) 诊断:全身型幼年特发性关节炎(SOJIA)。

(2) SOJIA 诊断分类标准:16 岁以前起病,关节炎≥1 个关节,发热至少 2 周(弛张高热),伴有以下一项或以上的症状:①间断出现的(非固定性的)红斑样皮疹;②全身淋巴结肿大;③肝和(或)脾增大;④浆膜炎。尚需除外下列情况:①银屑病或患者或一级亲属有银屑病病史;②年龄>6 岁、HLA-B27 阳性的男性关节炎患者;③患强直性脊柱炎、附着点炎症相关的关节炎、伴炎症性肠病的骶髂关节炎、瑞特综合征或急性前葡萄膜炎,或一级亲属中有上述疾病之一;④至少两次类风湿因子 IgM 阳性,两次间隔至少 3 个月。

(3) 诊断依据:患儿发热伴皮疹 26 d,左腕关节肿痛 7 d,心包腔有少量积液,左手腕关节 MRI 检查示腕关节炎,RF 和 ANA 均阴性,相关辅助检查排除了感染性疾病和其他风湿性疾病,骨髓检查排除了白血病,影像学检查未见肿大淋巴结和其他占位性病变,符合 SOJIA 诊断分类标准。

3. 鉴别诊断

SOJIA 主要是临床诊断,无特异性诊断指标,故在诊断时必须排除其他与发热、皮疹和关节炎有关的疾病,鉴别诊断主要包括:感染性疾病、恶性疾病与其他风湿性疾病。

(1) 感染性疾病:通过病原体和感染部位检查以排除亚急性细菌性心内膜炎、脑膜脑炎、组织器官脓肿、EB 病毒感染、支原体、结核、真菌、寄生虫感染等感染性疾病。

(2) 恶性疾病:SOJIA 诊断需排除白血病、淋巴瘤、恶性组织细胞病和其他实体瘤,骨髓涂片检验、淋巴结活检和影像学(CT、MRI、骨扫描、B 超)检查是有效手段。

(3) 其他风湿性疾病:系统性红斑狼疮、混合结缔组织病及血管炎综合征都可伴有关节炎,通过免疫学、影像学检查,结合这些疾病临床特点可以排除。

(4) 其他炎症性疾病:炎症性肠病、自身炎症性疾病等可有 SOJIA 相似临床表现,应通过相应检查予以排除。

四、处理方案及基本原则

本病的治疗原则是控制全身的炎症反应,减轻受累脏器病变,保持关节功能及防止复发。根据炎症反应的程度、有无内脏病变及关节炎特点,给予非类固醇消炎药物(NSAIDs)、糖皮质激素、NSAIDs 与糖皮质激素并用、加用缓解病情抗风湿药物(DMARDs)治疗。

1. 非类固醇消炎药(NSAIDs)

病情较轻患儿单用 NSAIDs 能取得良好疗效,如控制发热,减轻全身症状和关节炎症,一般预后较好。儿童常用 NSAIDs 药物有布洛芬(每天 30~40 mg/kg,分 3~4 次)、萘普生(每天 10~15 mg/kg,分 2 次)和双氯芬酸钠[每天 1~3 mg/(kg·d),分 3 次]。NSAIDs 的选择因人而异,个体对 NSAIDs 的疗效反应并不一致,一种 NSAIDs 无效时,换用另一种 NSAIDs 可能会有效,但要避免两种 NSAIDs 同时应用,以免增加其不良反应。NSAIDs 的主要不良反应为胃肠道反应。

2. 糖皮质激素

糖皮质激素有抗炎和抑制免疫反应的功能,是治疗本病的主要药物,NSAIDs 疗效不佳或引起不良反应、肝功能异常、心包积液或其他脏器损害时应及时运用糖皮质激素。常用药物为泼尼松,每天 1~2 mg/kg,一次或分次服用,待症状消失及实验室指标正常后缓慢减少泼尼松剂量,以最小有效剂量维持治疗,总疗程不宜少于 3~6 个月;重症患者可以应用甲泼尼龙静脉冲击治疗,剂量为 10~30 mg/kg,最大量不超过 1 000 mg,每天 1 次,连续三 d,或隔天 1 次,共 3 次,随后给予小剂量泼尼松口服;糖皮质激素治疗期或减量期如出现发热,在除外其他原因后应考虑疾病复发,可加大泼尼松剂量或加用 NSAIDs 直到病情缓解。糖皮质激素主要不良反应为库欣综合征、加重感染、骨质疏松和无菌性骨坏死。

3. 缓解病情抗风湿药物(DMARDs)

缓解病情抗风湿药物能防止和减轻 SOJIA 患儿关节破坏,保护关节的功能,甲氨蝶呤(MTX)是最常用的 DMARDs 之一,对 SOJIA 患儿的慢性关节炎和慢性全身性病变有良好的疗效,MTX 剂量为每周 10~15 mg/m²,一次口服,MTX 的不良反应包括胃肠道症状、肝功能损害及血液学异常,定期观察和定期检查血、尿常规和肝、肾功能 MTX 应用是安全的,为预防可能发生的口腔炎和肝损害,可同时补充叶酸。其他常用 DMARDs 有柳氮磺胺吡啶、来氟米特和羟氯喹。DMARDs 一般为单一应用,如果病情较重者,可以选择联合用药,联合用药各个药物不良反应可能叠加,需予以注意。

4. 生物制剂

肿瘤坏死因子-α(TNF-α)抑制剂可改善 SOJIA 关节症状、减轻关节破坏,但对抑制炎症反应的作用稍差,依那西普是最常用 TNF-α 抑制剂,剂量为每次 0.4 mg/kg,每周 2 次或每次 0.8 mg/kg,每周 1 次,皮下注射。其他治疗 SOJIA 生物制剂还有白细胞介素-1 拮抗剂阿那白滞素(Anakinra)和白细胞介素-6 拮抗剂托珠单抗(tocilizumab)等。生物制剂不良反应主要是增加发生结核和严重感染机会。

5. 其他

对于严重的 SOJIA 患者可试用大剂量免疫球蛋白(每天 400 mg/kg,静脉注射,连续 3~5 d)、环孢素(环孢菌素 A,维持剂量为每日 2~3 mg/kg,分 2 次服用)治疗,也可联合中医中药治疗如白芍总苷,国外有报道对常规治疗无效的 SOJIA 患者应用沙立度胺(反应停)(可抑制 TNF-α)治疗。SOJIA 发病急、病情重,在未排除严重细菌感染前,可经验性应用抗生素,同时积极寻找感染灶和进行感染方面的实验室检查,一般用足量抗生素 5~7 d,仍无疗效又未找到感染灶者,宜及时停用抗生素。

五、要点和讨论

幼年特发性关节炎(JIA)是儿童时期常见的结缔组织病,以慢性关节炎为其主要特征,并伴有全身多系统受累,也是造成小儿致残和失明的原因之一。2003 年国际风湿病联盟提出并修订了 JIA 的分类标准,JIA 作为这一组异质性疾病的统称被广泛接受,取代了欧洲命名的幼年慢性关节炎(JCA)和美国命名的幼年类风湿关节炎(JRA)。

JIA 的定义是:16 岁以前起病,6 周或 6 周以上的单关节炎或多关节炎(关节炎定义为:关节肿胀/积液,或存在下列体征中的两项或两项以上:①活动受限;②关节触痛;③关节活动时疼痛;④关节表面皮温增高),并除外其他疾病所致。根据是否存在全身症状,如发热、皮疹、心包炎,以及受累关节的数量等因素 JIA 分为全身型、多关节型(RF 阴性)、多关节型(RF 阳性)、少关节型、与附着点炎症相关的关节炎(ERA)、银屑病性关节炎和未定类的幼年特发性关节炎 7 类。每一类型的 JIA 在诊断时都需要除外其他可能的疾病。

SOJIA 可在任何年龄发病,男孩略多,多急骤起病。弛张性高热,每天体温波动在 36～40℃ 是 SOJIA 最常见、最早出现的症状,是 SOJIA 特征性表现;皮疹是 SOJIA 的另一个主要表现,主要分布于躯干、四肢,常与发热伴行,时隐时现;其他系统性表现还有肌痛、咽痛、肝大、淋巴结肿大,严重者伴胸膜炎、心包积液、心肌炎和弥散性血管内凝血。需要强调的是关节炎是诊断 SOJIA 的必备条件,大、小关节均可受累,较易受累关节为膝关节和腕关节,部分患儿关节炎症状出现较晚,使 SOJIA 诊断无法确立。

绝大部分 SOJIA 患儿外周血白细胞计数显著增高,WBC≥15×10⁹/L,分类以中性粒细胞为主,几乎 100% 患者血沉增快,类风湿因子和抗核抗体阴性(少数人可呈滴度低阳性),血补体水平正常或偏高,血清铁蛋白水平增高且其水平与病情活动相关。

SOJIA 主要是依据临床症状诊断,无特异性血清学和影像学诊断指标,故在诊断时必须排除感染性疾病、恶性肿瘤、其他风湿病。

NSAIDs 可以抑制体内炎症反应改善 SOJIA 的临床症状,是治疗本病的基础用药。糖皮质激素是治疗 SOJIA 最有效药物,因致病原因长期存在或异常免疫反应持久作用,糖皮质激素需足量、长程、维持给药,对病情危重者可以采用大剂量冲击疗法,换用不同制剂或改变给药途径,可改善对糖皮质激素的敏感性。大量临床研究证明 MTX 是治疗 SOJIA 的有效药物,与糖皮质激素联合使用有助病情控制、减少糖皮质激素的用量和在糖皮质激素减量过程中减少疾病复发。

SOJIA 患儿约有半数可完全康复,特别是受累关节数少的患者,预后较好,其余 SOJIA 患儿关节炎呈进行性进展,部分最终可影响关节功能。准确诊断、合理治疗和长期随访可以改善 SOJIA 患儿的预后。

六、思考题

1. SOJIA 诊断的必备条件是什么?
2. 如何避免 SOJIA 药物不良反应?

七、推荐阅读文献

[1] TIMOTHY BEUKELMAN, 1 NIVEDITA M. PATKAR, 1 KENNETH G. SAAG, et al. 2011 American College of Rheumatology Recommendations for the Treatment of Juvenile Idiopathic Arthritis: Initiation and Safety Monitoring of Therapeutic Agents for the Treatment of Arthritis and Systemic Features [J]. Arthritis Care & Research, 2011,63(4):465-482.

[2] 全国儿童风湿病协作组. 儿童风湿病诊断及治疗专家共识(一)[J]。临床儿科杂志,2010,28(10):984-991.

（周　纬）

案例 92

川崎病

一、病历资料

1. 病史采集

患儿,女,2岁2个月,因"发热7 d,伴腹痛、皮疹4 d"入院。患儿于7 d前无明显诱因出现发热,最高39.9℃,热前伴寒战,予退热剂处理后体温可暂退,热退后精神可,多于4～6 h后体温复升,伴有阵发性脐周痛;4 d前患儿躯干部出现红色皮疹,双侧球结膜充血,口唇皲裂,可见杨梅舌,手足肿胀;偶有咳嗽,无咳痰、无明显呕吐、无明显头痛,于当地医院予"头孢类"抗生素治疗3 d,患儿仍有高热,腹痛稍缓解,出现稀水样便,为进一步诊治,转来我院门诊。

否认麻疹、水痘、猩红热、流行性腮腺炎、肝炎、结核等传染病史,计划免疫疫苗按时接种,否认外伤及手术史,否认输血史,否认药物及食物过敏史。

2. 体格检查

T 38.8℃, P 120次/min, R 38次/min, BP 101 mmHg/52 mmHg, Ht 90 cm, Wt 14 kg。神志清,精神稍萎靡,发育正常,面色正常。躯干部皮肤可见散在红斑疹,眼球结合膜充血,未见脓性分泌物,唇充血皲裂,舌乳头充血、突起,颈部淋巴结未触及明显肿大。HR 120次/min,律齐,心音有力,未闻及杂音,双侧呼吸音稍粗,未闻及干、湿啰音。腹软,肝脾肋下未触及,肠鸣音6次/min。四肢活动自如,末端稍肿胀,肛周皮肤发红,可见脱皮。

3. 实验室检查

(1) 血常规检查:RBC 4.15×10^{12}/L, PLT 423×10^9/L, WBC 8.7×10^9/L, N 30%, CRP 85 mg/L。ESR 93 mm/h, TB/DB 20/5 μmol/L, ALB/TP(G) 29/74.5 g/L, ALT/AST 20/22 IU/L, Na$^+$/K$^+$/Cl$^-$ 142.5/3.73/107(mmol/L), BUN 2.1 mmol/L, Cr 30 μmol/L, CK/CK-MB 20/9 IU/L, 心肌肌钙蛋白I(cTnI) 0.01 μg/L, NT-proBNP 1 431 pg/ml。

(2) X线胸片检查:胸廓对称,心影形态大小未见异常,双膈面光滑,双侧肋膈角锐利,双肺纹理稍增多。超声心动图左心室稍增大,左心室射血分数(LVEF) 66.7%,二尖瓣轻度反流,左右冠状动脉无明显增宽。

二、诊疗经过

(1) 初步诊断:川崎病。

(2) 诊治经过:入院后予阿司匹林150 mg/次,每天3次口服;静脉给予丙种球蛋白(IVIG),剂量

2 g/kg,于 8～12 h 内缓慢输入;24 h 后患儿热退。体温平稳 3 d 后复查,CRP 10 mg/L, ESR 88 mm/h, NT‑proBNP 210 pg/ml。住院 5 d 出院,出院后继续口服阿司匹林 50 mg,每天 1 次,嘱 1 月后门诊复查心脏超声、心电图、血常规及血沉。

三、病例分析

1. 病史特点
(1) 2 岁 2 个月女孩,发热 7 d,抗生素治疗无效。
(2) 双侧眼球结合膜充血,未见渗出物。
(3) 口唇充血皲裂,舌乳头充血、突起。
(4) 体格检查可见手足肿胀。
(5) 躯干部可见散在红斑疹。
(6) 应用 IVIG 后迅速热退。
(7) 实验室检查:CRP、ESR、NT‑proBNP 升高。

2. 诊断与诊断依据
(1) 诊断:川崎病。
(2) 诊断依据:川崎病的诊断至今无确诊的实验室方法,诊断需要根据临床表现综合分析。日本川崎病研究会和美国疾病控制中心的诊断要点包括:不明原因发热 5 d 以上,伴下列 5 项临床表现中 4 项者,排除其他疾病后,即可诊断川崎病:①周围肢体变化:急性期掌跖红斑、手足硬性水肿、恢复期指趾端膜状脱皮;②多见于躯干部的多形性红斑;③非化脓性眼结合膜充血;④口唇充血皲裂,口腔黏膜弥漫性充血、杨梅舌;⑤颈部非化脓性淋巴结肿大。或者发热伴以上 3 条,但超声心动图检查可见冠状动脉扩张者,也可诊断。该患儿发热 7 d,具备上述前四项临床表现,故可诊断为川崎病。

四、处理方案及基本原则

(1) 抗炎治疗:川崎病的最基本病理特征就是急性非特异性的血管炎,因此控制炎症是治疗的基石,包括:①阿司匹林:目前通常以 30～50 mg/(kg·d),分 3～4 次口服,直至热退,继以 3～5 mg/(kg·d)口服,每天 1 次,总共 6～8 周。②IVIG:剂量 2 g/kg 于 8～12 h 缓慢输入,如果 IVIG 治疗后 48～72 h 仍有发热,应追加 IVIG 1～2 g。③皮质激素:对于 IVIG 治疗无效的患儿,可考虑使用皮质激素,也可与阿司匹林合并应用,不宜单独使用激素,因其可能促进血栓形成。泼尼松(强的松)剂量 1～2 mg/(kg·d),热退后逐渐减量,疗程 2～4 周。
(2) 抗血小板聚集:除阿司匹林外,可加用双嘧达莫(潘生丁)3～5 mg/(kg·d),分 2 次服用。并发巨大冠状动脉瘤(见图 92‑1,图 92‑2)时应加用华法林治疗,并长期服用阿司匹林。
(3) 其他治疗:根据病情给予对症及支持治疗,如保肝、营养心肌、控制心衰等,有心肌梗死时应及时溶栓治疗。

五、要点与讨论

川崎病(Kawasaki disease, KD)又称皮肤黏膜淋巴结综合征,是一种以全身血管性病变为主的急性发热出疹性疾病,本病病因未明,好发于儿童,主要累及全身大中动脉,病程可划分为急性期、亚急性期、恢复期和慢性期(见表 92‑1),其主要并发症为冠状动脉扩张、冠状动脉瘤(见图 92‑1、

图 92 - 2),进而导致冠状动脉狭窄、心肌梗死及猝死。目前由于 KD 缺乏特异性特异性实验室诊断和特异性病理学特征,因此其诊断依赖于临床诊断标准的判定。除了上述完全性川崎病的诊断以外,临床实践中还要注意不完全性川崎病(incomplete KD,IKD)和不典型川崎病(atypical KD,AKD)。

(1) IKD 的诊断:IKD 的定义是具有发热 5 d 以上,仅有其他 2 项或者 3 项临床特征,但心脏彩超或冠脉造影检查证明有冠状动脉瘤,可以诊断为 IKD;对于持续发热患儿,具备诊断标准中 2 项或者 3 项,血沉升高、C-反应蛋白升高及血小板异常升高时,应及时进行心脏超声检查,除外其他发热性疾病,可诊断 IKD,争取早期治疗,减少冠状动脉损害的发生。

(2) AKD 的诊断:IKD 和 AKD 的概念有所不同,IKD 指的是不能满足国际通用的 KD 的诊断标准,即 IKD 除发热外一般只能满足 3 项甚至 2 项主要条件;而 AKD 是指除具有主要临床表现外,还伴有急性腹痛、胸腔积液、蛋白尿、胆囊炎、肾炎等其他临床症状。IKD 和 AKD 发生不可逆的或者严重的冠脉病变的可能性较完全性 KD 为高,因此此类 KD 的早期诊断非常重要。

表 92 - 1　川崎病自然病程

分　　期	急性期	亚急性期	恢复期	慢性期
起病后时间	1～11 d	11～20 d	21～60 d	2 个月以后
临床表现	发热、皮疹、眼结膜充血、淋巴结肿大、口唇皲裂、ESR/CRP 增高	发热减退、指趾端脱皮、眼结膜充血减轻	症状消失、CRP/ESR 渐正常,血小板升高	大多恢复正常
冠状动脉病变	动脉周围炎、动脉内膜炎	动脉扩张、动脉瘤、血栓形成	血管炎症减轻、动脉瘤可逐渐减退	瘢痕形成,内膜增厚
其他并发症	心肌炎、心包炎、二尖瓣关闭不全、无菌性脑膜炎、无菌性脓尿、关节炎	冠状动脉瘤、血栓、心肌梗死、胆囊炎	关节炎渐消退	少数有心绞痛、冠脉狭窄、心功能不全
可能的致死原因	心肌炎、心律失常	心肌梗死、动脉瘤破裂、心肌炎、心律失常	心肌梗死、缺血性心脏病	心肌梗死

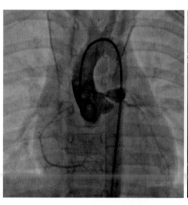
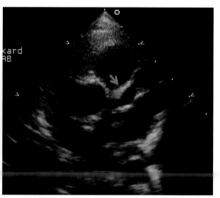

图 92 - 1　升主动脉造影　　　　图 92 - 2　心脏超声检查

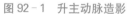
箭头显示左冠状动脉主干瘤样扩张。

五、思考题

1. 临床如何诊断KD?
2. KD的治疗原则有哪些?
3. KD的主要并发症是什么?

六、推荐阅读文献

[1] 李晓惠.川崎病诊断与治疗进展[J].中华实用儿科临床杂志,2013,28(1):9-13.

[2] 薛辛东.儿科学.[M].2版.北京:人民卫生出版社,2013:191-194.

[3] 杨思源,陈树宝.[M].4版.北京:人民卫生出版社,2012:525-532.

（刘廷亮）

案例 93

过敏性紫癜

一、病历资料

1. 病史采集

患儿男性,9岁。因"双下肢皮疹4d,腹痛伴右踝关节肿痛1d"就诊。

患儿5d前无明显诱因出现发热、咳嗽,热峰38℃,咳嗽不剧,自予"感冒颗粒、止咳药"治疗后,次日体温消退,咳嗽渐消失。4d前晚间发现双小腿皮疹,为红色斑丘疹,略高出皮面,无痒痛。无头痛、头晕,无恶心、呕吐,无腹痛、腹泻,无呕血、黑便,无茶色尿、洗肉水样尿,无肢体、关节肿痛。3d前于附近医院就诊,予"蒲地兰、维生素C片、氯雷他定(开瑞坦)、复方甘草酸苷片"等治疗,但双下肢皮疹渐增多,渐累及双侧大腿及臀部,性状相似,无瘙痒、疼痛,无皮肤破损,躯干、上肢皮肤无类似皮疹。2d前到我院门诊就诊,予"葡萄糖酸钙、维生素C"等静滴治疗,但皮疹无明显减退。今日晨起患儿出现腹痛不适,呈持续性,阵发性加重,稍剧,拒绝进食,伴右踝关节疼痛,活动时明显。无呕吐、腹泻,无黑便,无洗肉水样尿、茶色尿,双上肢、左下肢各关节及右膝、髋关节无红肿、疼痛,活动自如。为进一步诊治收治入院。发病以来,患儿精神可,初食欲可,今日食欲差,睡眠良好,二便性状如常。

系过敏体质,有"过敏性鼻炎"史,未予特殊治疗。曾查过敏原提示"鸡蛋、牛奶过敏"。否认药物过敏史,否认肝炎、结核等传染病史,否认手术、外伤、输血史,按时预防接种。G_1P_1,生长于本地,否认长期外地居留史,否认疫水、疫地接触史,否认偏食等不良嗜好。现三年级,学习成绩良好。父母非近亲结婚,均有"过敏性鼻炎"史。

2. 体格检查

T 36.8℃, P 84次/min, R 20次/min, BP 105 mmHg/65 mmHg。意识清,精神一般。双下肢、臀部散在米粒至粟粒大小鲜红色皮疹,略高出皮肤,压之不褪色,部分融合成小片状,无破溃,双侧对称,疹间皮肤正常。其余部位皮肤、黏膜未见类似皮疹。浅表淋巴结无明显肿大。咽部略充血,双侧扁桃体Ⅰ度大,稍充血,无渗出。颈软,无抵抗。呼吸平稳,双肺呼吸音清,未闻及干湿啰音。心音有力,律齐,84次/min,各瓣膜听诊区未闻及病理性杂音。腹部平坦,未见瘀点、瘀斑,腹壁静脉无曲张,未见肠型、胃肠蠕动波;腹壁柔软,脐部及中上腹轻压痛,无反跳痛,麦氏点无压痛,墨菲氏征阴性,全腹未触及包块,肝、脾肋下未触及,肠鸣音无亢进。双肾区无叩痛。右踝关节肿胀,表面见密集瘀点,部分融合成片,压痛(+),活动时疼痛,其余肢体关节无红、肿、热、痛、活动障碍。双下肢无水肿。

3. 实验室检查

(1) 血常规检查:WBC 12.72×10^9/L, N 78.7%, E 0.1%, LY 17.2%, Hb 131 g/L, PLT 352×10^9/L。

（2）凝血功能检查：PT 14.6 s，INR 1.1，APTT 43.1 s，TT 18.7 s，Fib 1.75 g/L。

（3）生化检查：TB 6.9 μmol/L，DB 2.5 μmoml/L，IB 4.4 μmol/L，TP 69 g/L，ALB 40 g/L，GLB 29 g/L，ALT 11 IU/L，AST 18 IU/L，ALP 174 IU/L，γ - GT 10 IU/L，TBA 5.7 μmol/L，LDH 175 IU/L，PA 121 mg/L；BUN 2.4 mmol/L，Scr 41 μmol/L，CO_2CP 24 mmol/L，UA 0.12 mmol/L，Na^+ 141 mmol/L，K^+ 4.1 mmol/L，Cl^- 105 mmol/L，β_2 - MG 0.69 mg/L。

（4）自身抗体：抗核抗体、抗 ds - DNA 抗体、抗 ss - DNA 抗体、抗 ENA 抗体、抗中性粒细胞胞浆抗体、抗肾小球基底膜抗体均（-）。

（5）免疫球蛋白：IgG 11.70 g/L，IgA 4.34 g/L，IgM 1.14 g/L。

（6）补体：C3 0.89 g/L，C4 0.19 g/L。

（7）过敏原检测：免疫球蛋白 E 29.3 EU/ml，特异性 IgE 检测：艾蒿、尘螨组合（屋尘螨/粉尘螨）、犬上皮、猫毛、律草、霉菌组合（点青/分枝孢/烟曲/交链孢霉）、豚草、树组合（柳树/杨树/榆树）、屋尘、蟑螂、黄豆、花生、淡水鱼组合（鲑鱼/鲈鱼/鲤鱼）、海鱼组合（鳕鱼/龙虾/扇贝）、鸡蛋白、牛奶、牛肉、普通蟹、虾、对虾、羊肉/羊羔肉均阴性。（特异性 IgG：蛋清/蛋白轻敏，牛奶、西红柿 中敏，牛肉、鸡肉、鳕鱼、玉米、蟹、蘑菇、猪肉、大米、虾、大豆、小麦均阴性）

（8）肺炎支原体抗体 IgM（乳胶凝集法）：1：640（阳性）。

（9）抗"O"：47.4 IU/ml。

（10）CRP：2.10 mg/L。

（11）ESR：12 mm/h。

（12）尿常规：相对密度（比重）1.016，pH 6.5，白细胞（-），红细胞（-），管型（-）。

（13）尿 β_2 -微球蛋白（β_2 - MG）0.39 mg/L，尿 NAG 8.1 IU/L。

（14）粪常规：（-），粪隐血（+）。

（15）心电图检查：窦性心律，正常心电图。

（16）脑电图检查：正常儿童脑电图。

（17）腹部 B 超检查：肝、胆、胰、脾、双肾未见异常，双输尿管未见扩张，未查见同心圆征。

二、诊治经过

（1）初步诊断：过敏性紫癜。

（2）治疗经过：予甲泼尼龙控制腹痛、关节痛症状，缓解后渐减量、停用。予氯雷他定、孟鲁司特钠抗过敏，葡萄糖酸钙改善血管通透性，予双嘧达莫抗血小板凝集，予维生素 E、复方芦丁、维生素 C 保护血管。予奥美拉唑保护胃黏膜。予阿奇霉素 3 d 抗肺炎支原体感染。经过治疗，患儿腹痛、关节疼痛迅速消失，皮疹逐渐消退，无反复。1 周后出院。

出院后用药：双嘧达莫，氯雷他定，孟鲁司特钠，维生素 E，复方芦丁。定期复查尿常规。

三、病例分析

1. 病史特点

（1）患儿男性，9 岁，急性起病，病程短。双下肢皮疹 4 d，腹痛、右踝关节疼痛 1 天。

（2）起病前曾发热 1 d，体温消退后出现双下肢皮疹，3 d 后出现腹痛、右踝关节疼痛。

（3）体格检查：双下肢、臀部散在米粒至粟粒大小鲜红色皮疹，略高出皮肤，压之不褪色，部分融合成小片状，无破溃，双侧对称，疹间皮肤正常。其余部位皮肤、黏膜未见类似皮疹。右踝关节肿胀，表面见密集瘀点，部分融合成片，压痛（+），活动时疼痛，其余肢体关节无红、肿、热、痛、活动障碍。

（4）辅助检查：血常规检查示白细胞计数及中性粒细胞比例略升高。IgA 升高。肺炎支原体抗体 IgM 阳性。

2. 诊断与诊断依据

（1）过敏性紫癜：患儿于发热后出现双下肢皮疹，伴腹痛、右肘关节疼痛；体格检查：双下肢、臀部散在米粒至粟粒大小鲜红色皮疹，略高出皮肤，压不褪色，部分融合成小片状，无破溃，双侧对称，疹间皮肤正常。其余部位皮肤、黏膜未见类似皮疹。右踝关节肿胀，表面见密集瘀点，部分融合成片，压痛（＋），活动时疼痛，其余肢体关节无红、肿、热、痛、活动障碍。皮损改变符合过敏性紫癜特点。实验室检查提示 IgA 略升高，粪隐血（＋）。支持诊断。

（2）支原体感染：患儿皮疹发作前有发热 1 d 余，查体见咽部充血，肺炎支原体抗体 IgM 阳性，支持诊断。

3. 鉴别诊断

在诊断过程中，以皮疹、腹痛等症状为线索，该患儿应注意排除下列疾病。

（1）免疫性血小板减少性紫癜：皮肤紫癜不伴有多型性皮疹，血小板计数减少，可鉴别。

（2）风湿性关节炎：有关节肿痛，但无出血性皮疹，并常伴有心脏炎等其他风湿病损，抗"O"增高，ESR 增快，有助于鉴别。

（3）脓毒血症：本病除出血性皮疹外，有发热等感染中毒症状，血细菌培养阳性，有助于鉴别。

（4）外科急腹症：需与肠梗阻、阑尾炎等相鉴别。前者有腹痛、腹胀、肠鸣音亢进，腹部 X 线摄片检查示肠腔液平及胀气等临床和 X 线的肠梗阻表现；后者除腹部压痛外尚有腹肌紧张等炎症表现。

四、处理方案及基本原则

1. 一般治疗

卧床休息，积极寻找和去除致病因素。有荨麻疹或血管神经性水肿时，应用抗组胺药和钙剂。腹痛时应用解痉剂，消化道出血时应禁食，可静脉应用 H_2 受体拮抗剂，必要时输血。

2. 糖皮质激素和免疫抑制剂

可缓解急性期腹痛和关节痛，症状缓解后可停用。但对预防肾脏损害的疗效不明确，不影响预后。泼尼松，每天 1～2 mg/kg，分次口服，或用甲泼尼龙，每天 5～10 mg/kg，静脉滴注，症状缓解后即可停用。严重过敏性紫癜肾炎可加用免疫抑制剂，如雷公藤多苷、环磷酰胺、硫唑嘌呤等。

3. 抗凝治疗

（1）阻止血小板凝集和血栓形成的药物：双嘧达莫，每天 3～5 mg/kg，分次口服。

（2）肝素：每次 0.5～1 mg/kg，首日 3 次，次日 2 次，以后每天 1 次，持续 7 d。

（3）尿激酶：每天 1 000～3 000 IU/kg，静脉滴注。

4. 其他

钙拮抗剂，非类固醇消炎药，中成药，等等。

五、要点与讨论

过敏性紫癜是儿童时间最常见的血管炎之一，临床特征为非血小板减少性可触性皮肤紫癜，伴或不伴腹痛、胃肠出血、关节痛、肾脏损害等症状。在临床诊断和治疗过程中，需注意以下方面：

（1）以腹痛为首发症状的过敏性紫癜患儿，在典型皮疹出现之前，常常难以得到明确诊断。腹痛常呈持续性，查体腹部软，无固定压痛点，通便后发现血便或大便隐血阳性时，需警惕过敏性紫癜的诊断。

（2）消化道受累是影响过敏性紫癜急性期预后的重要因素,而肾脏受累是影响本病远期预后的重要因素。

（3）糖皮质激素对过敏性紫癜胃肠道及关节症状有效。足剂量治疗1～2周,后1～2周减量,总疗程推荐2～4周,注意疗程不宜过长。

六、思考题

1. 过敏性紫癜的主要临床表现有哪些?
2. 过敏性紫癜的主要治疗措施有哪些?
3. 试述过敏性紫癜性肾炎的临床表现类型及各型相应的治疗方案。

七、推荐阅读文献

［1］胡亚美,江载芳.实用儿科学［M］.7版.北京:人民卫生出版社,2002:688-690.

［2］中华医学会儿科学分会免疫学组,《中华儿科杂志》编辑委员会.儿童过敏性紫癜循证诊治建议［J］.中华儿科杂志,2013,51(7):502-507.

［3］中华医学会儿科学分会肾脏病学组.儿童常见肾脏疾病诊治循证指南(二):紫癜性肾炎的诊治循证指南(试行)［J］.中华儿科科杂志,2009,47(12):911-913.

（蒋瑾瑾）

案例 94

系统性红斑狼疮

一、病历资料

1. 病史采集

患儿,女,7岁2月。因"多形红斑2月余,全身水肿10 d,腹痛1周"就诊。患儿于2月余无明显诱因下出现面部皮疹,表现为双侧面颊部斑点状红色皮疹,左侧明显,无瘙痒,压之不褪色,日晒后加重,伴双手、双足多形红斑,性质与面部相仿,继之出现双手各指间关节、双腕关节肿痛伴晨僵,活动受限。患儿于10 d前出现水肿,位于双侧眼睑、四肢远端,呈非凹陷性水肿。1周前突发腹痛,位于脐周,呈持续性,较剧烈,同时伴乏力、面色苍白、发热,体温最高达39.2℃,服用退热药后体温降而复升,持续至今。4 d前突发呕吐,非喷射性,为胃内容物,同时伴面部皮疹加重,并出现口腔溃疡、牙龈红肿破溃、口干,小便呈酱油色、尿中泡沫增多。病程中无明显脱发、无瘀点、瘀斑、无胸闷心慌、无头晕头痛等不适。患儿自起病以来,精神尚可,大便如常,睡眠尚可,体重未见明显下降。

患儿为G_1P_1,孕38周自然分娩。BW 2 750 g。否认孕期感染或服药史,否认围产期窒息缺氧病史。患儿父亲患"血小板减少症",祖母患"类风湿关节炎"。

2. 体格检查

T 38.5℃, P 96次/min, R 22次/min, BP 135 mmHg/80 mmHg, Wt 28 kg, Ht 110 cm,四肢脉搏对称。神清,精神可,营养中等,体位自主。口唇略苍白。全身皮肤无黄染。双侧面颊、鼻梁斑片状红斑,呈蝶形分布。双手、双足散发性多形红斑,不高出皮面、压之不褪色,伴网状青斑。双颈部可及数枚黄豆样大小淋巴结,质软,无触痛,活动可。头颅无畸形,无压痛。双侧结膜苍白。双瞳孔等大等圆,对光反射存在,对称。口腔黏膜可见多枚溃疡,咽充血,双扁桃体Ⅰ°肿大,无渗出。气管居中,双侧甲状腺无肿大。胸廓无畸形,无桶状胸。双肺呼吸音清,未闻及啰音。心前区饱满,心尖搏动位于第5肋间左乳线上,范围约2 cm;心律齐,心音有力,各瓣膜听诊区未闻及杂音。腹部平软,未及包块,腹围65 cm,肠鸣音5次/min,脐周轻压痛,无肌卫、反跳痛,麦氏点无压痛,墨菲征(一),移动性浊音(+)。肝肋下4 cm,质中,肝区叩痛(+)。脾肋下1.5 cm,质软,无压痛。四肢远端轻度凹陷性水肿。颈软,双侧巴氏征(一)克氏征(一),布氏征(一)。四肢肌力Ⅴ级。肌张力正常。双手各近端指间关节、双腕关节有肿痛,双"4"字征( )。

3. 实验室检查

(1) 血常规:WBC 3.76×10^9/L, N 59.6%, LY 28.9%, Hb 78 g/L, PLT 53×10^9/L, RBC 2.68×10^{12}/L, MCV 81 fl,红细胞血红蛋白含量28.4 pg,红细胞血红蛋白体积350 g/l。

(2) 血沉123 mm/h。CRP 2.58 mg/l。抗人球蛋白(Coombs)试验阳性。网织红细胞百分比8.1%。

(3) 尿常规:茶色,红细胞20~30个/HP,均一型58%,变形红细胞42%,白细胞5~10个/HP,尿蛋白(＋＋＋)，潜血(＋＋)，管型 25 个/LP。

(4) 24 h 尿蛋白 4 105.0 mg/24 h。

(5) 免疫球蛋白：IgG 10.1 g/l，IgA 1.88 g/l，IgM 1.71 g/l。补体：C3 0.05 g/l，C4 0.02 g/l。

(6) 肝功能：ALT 27 IU/L，AST 38 IU/L，血清球蛋白 20.4 g/l，血清白蛋白 22.3 g/l。

(7) 肾功能：BUN 10.26 mmol/l Cr 60 μmol/l。

(8) TT 17.80 s，TT 正常参比 15.0 s，PT 10.50 s，凝血酶原(INR)0.97，PT 正常参比 9.6 s，Fib 2.85 g/L，部分凝血活酶时间 48.6 s。D-二聚体 0.60 g/L。

(9) 抗 ds-DNA 抗体阳性(132.26 IU/ml)，抗核抗体(＋)，抗 Sm 抗体(＋)，抗核小体抗体(＋)。

(10) 腹部 CT 检查：肝右叶前上段钙化灶、右肾周间隙模糊、盆腔少量积液，感染可能，腹部皮下脂肪局部密度增高。

(11) 双下肢 X 片检查：双下肢诸骨未见明显骨质病变，关节间隙正常。

(12) 头颅 CT 检查：平扫未见明显异常。脑电图：未见异常。

(13) 心电图检查：窦性心律，短 PR 间期，V4～V6 导联 ST 段下降 0.05 mm。

(14) B 超检查：肝右叶强回声。光斑：钙化灶形成。胆囊未见明显异常。脾脏血窦开放。

(15) 胸部高分辨 CT 扫描：右肺尖斑点灶，右肺中叶及两肺下叶少许渗出可能。两腋下多发淋巴结肿大。扫及肝内钙化灶。

(16) 腹部 B 超检查：胃壁广泛肿胀，降结肠、乙状结肠肠壁肿胀，回声改变与胃壁改变相似，周围软组织增厚明显，十二指肠、部分小肠及横结肠肠壁增厚。肝肋下 14 mm，脾稍长，胆囊、胰腺未见明显异常。双肾实质回声稍增强。腹腔积液，深度 22 mm，左侧胸腔积液，最深 11 mm，右侧胸腔少量积液，纵隔显示不清。双侧腹股沟淋巴结可见，右侧最大 15 mm×5.3 mm，左侧最大 15 mm×5.9 mm。双侧颈部、腋下淋巴结可见，颈部右侧最大 22 mm×7.8 mm，左侧最大 28 mm×5.6 mm，腋下右侧最大 15 mm×4.9 mm，左侧最大 16 mm×4.9 mm。

二、诊治经过

(1) 初步诊断：系统性红斑狼疮，狼疮性肾炎，溶血性贫血。

(2) 治疗经过：患儿入院后完善检查，明确诊断，按甲泼尼松龙 1～2 mg/(kg·d)，实际予 60 mg/d 静滴。患儿仍有持续发热，伴有肺部感染，予以美罗培南、头孢替安抗感染，查血清球蛋白低于正常，按丙种球蛋白 0.4 g/(kg·d)，实际予 12.5 g/d 冲击治疗 5 d。

期间患儿每日尿量为 300～400 ml，同时伴有全身性水肿，低蛋白血症(血清白蛋白 22.3 g/l)，而尿素氮、肌酐呈进行性升高，短期内出现肾功能进行性下降，凝血时间延长，遂予以扩容及支持治疗：按人血白蛋白 0.5～1 g/(kg·次)，实际予 10 g/d 治疗 3 d，血浆 5～10 ml/(kg·次)，实际予 1 000 ml 支持治疗。后再予以氢氯噻嗪(双氢克尿噻)1～2 mg/(kg·d)、螺内酯(安体舒通)1～1.5 mg/(kg·d)利尿。但是患儿测血压最高达 170 mmHg/100 mmHg，予以美托洛尔(倍他乐克)0.1～0.2 mg/(kg·次)，每日 2 次，以及卡托普利 0.5 mg/(kg·d)降压，以及护胃、补钙、补钾、纠正水电解质紊乱等对症处理。1 周后，患儿呕吐、腹痛逐渐减轻，体温恢复正常，红斑消退，关节肿痛好转。2 周后患儿体重、腹围下降(由 65 cm 降至 55 cm)，B 超检查提示胸腔积液、腹水吸收(双侧胸腔、腹腔未见明显积液)，水肿消退，ESR 下降，血白细胞、血小板、血红蛋白、补体明显升高，尿素氮正常(由 10.26 mmol/L 降至 7.86 mmol/L)，血压稳定，尿红细胞、白细胞、管型、蛋白均较前好转。于治疗后第 3 周加用环磷酰胺(CTX)600～800 mg/m²，实际予 0.5 g 冲击治疗。甲泼尼松龙逐渐减为 24 mg/d 口服，病情平稳后出院。

出院后用药：甲泼尼松龙、美托洛尔(倍他乐克)、卡托普利、硫糖铝片、氯化钾片、钙片。1 月后风湿专科门诊随访。

三、病例分析

1. 病史特点

(1) 患儿,女,7 岁 2 月,多形红斑 2 月余,全身水肿 10 d,腹痛 1 周。

(2) 病程中表现为反复发热,面部蝶形红斑,双手、双足多形红斑,日晒后加重,多关节肿痛,口腔溃疡,呕吐,腹痛,血尿,蛋白尿,管型尿,血三系下降,四肢远端凹陷性水肿。

(3) 体格检查:口唇略苍白。双侧面颊、鼻梁斑片状红斑,呈蝶形分布。双手、双足散发性多形红斑,不高出皮面,压之不褪色,伴网状青斑。双颈部可及数枚黄豆样大小淋巴结,质软,无触痛,活动可。腹部平软,脐周轻压痛。肝肋下 4 cm,质中,肝区扣痛(+)。脾肋下 1.5 cm,质软,无压痛。四肢远端凹陷性水肿。双手各近端指间关节、腕关节有肿痛。

(4) 实验室检查:WBC $3.76 \times 10^9/L$, N 59.6%, LY 28.9%, Hb 78 g/L, PLT $53 \times 10^9/L$, RBC $2.68 \times 10^{12}/L$, MCV 81 fl,红细胞血红蛋白含量 28.4 pg,红细胞血红蛋白体积 350 g/l。24 h 尿蛋白 4 105.0 mg/24 h。血清球蛋白 20.4 g/L,血清 ALB 22.3 g/L。抗人球蛋白(Coombs)试验阳性。抗 ds-DNA 抗体阳性(132.26 IU/ml),抗核抗体(+),抗 Sm 抗体(+),抗核小体抗体(+)。B 超检查:胃壁广泛肿胀,降结肠、乙状结肠肠壁肿胀,回声改变与胃壁改变相似,周围软组织增厚明显,十二指肠、部分小肠及横结肠肠壁增厚。肝肋下 14 mm,脾稍长,胆囊、胰腺未见明显异常。双肾实质回声稍增强。腹腔少量积液,双侧胸腔少量积液。

2. 诊断与诊断依据

(1) 系统性红斑狼疮(SLE):患儿主要表现为发热,面部蝶形红斑,双手、双足多形红斑,日晒后加重,多关节肿痛,口腔溃疡,呕吐,腹痛,血尿,蛋白尿,管型尿,血三系下降,四肢远端凹陷性水肿。实验室检查发现补体 C3、C4 明显降低,抗人球蛋白(Coombs)试验阳性。抗 ds-DNA 抗体阳性(132.26 IU/ml),抗核抗体(+),抗 Sm 抗体(+),B 超检查显示胃肠多发炎症,腹腔、胸腔积液。根据美国风湿病协会(ACR)1997 年修订的 SLE 诊断标准,符合 11 条中的 10 条,累及多个系统,包括血液系统、肾脏、消化系统和多浆膜腔积液(胸腔、腹腔)。

根据 SLE 疾病活动指数评判标准(SLEDAI)来判断患儿的疾病活动性,该患儿处于狼疮重度活动(29 分)。此外,能反映 SLE 病情活动性的实验室指标包括 ESR、CRP、血常规中的白细胞计数、血小板计数、血红蛋白浓度、尿常规、24 h 尿蛋白定量、抗核小体抗体滴度、抗 ds-DNA 抗体滴度及补体水平等。

(2) 狼疮性肾炎(LN):根据中华医学会儿科分会肾脏病学组 2010 年对儿童狼疮性肾炎(LN)的定义,当 SLE 患儿有下列任何一项肾脏受累表现时即可诊断为 LN:①尿蛋白检查满足以下任一项者:1 周内 3 次尿蛋白定性检查阳性,或 24 h 蛋白尿定量>150 mg,或 1 周内尿微量白蛋白高于正常值;②血尿 RBC>5/HP;③肾功能异常,包括肾小球或(和)肾小管功能异常;④肾活检异常。该患儿存在高血压、水肿、少尿、血尿、蛋白尿,查尿蛋白 4.105 g/24 h(>0.5 g/d),尿镜检见病理管型,红细胞 20~30 个/HP、白细胞 5~10 个/HP,以及肾功能异常(血清尿素氮 10.26 mmol/L,高于正常)。因此,可明确诊断。

(3) 自身免疫性溶血性贫血:患儿血白细胞、血小板、红细胞均下降,由于其血红蛋白 78 g/l,且红细胞平均容积(MCV)、平均红细胞血红蛋白浓度(MCHC)正常,为正细胞正色素性的中度贫血。患儿在短期内出现这一情况,且伴有血尿,查网织红细胞升高,Coombs 试验阳性,故可明确诊断"自身免疫性溶血性贫血"。

3. 鉴别诊断

在诊断过程中,以发热、皮疹、关节痛、血尿、蛋白尿等症状为线索,该患儿应注意排除下列疾病。

(1) 幼年特发性关节炎(全身型):本病关节肿痛持续 6 周以上,主要累及四肢远端关节症状,有关节的红肿热痛畸形,可伴发热,与热伴行的皮疹,累及肝、脾、淋巴结等网状内皮系统,或伴多浆膜腔积液,实验室检查可见血白细胞计数、ESR、CRP、血清铁蛋白明显升高,且需排除其他原因引起的关节炎症。该患儿存在多个自身抗体阳性,故可排除该诊断。

（2）过敏性紫癜:本病可以表现为四肢伸面高出皮面压之不褪色的瘀点、瘀斑,可伴关节肿痛、腹痛、呕吐、消化道出血,累及肾脏可有尿蛋白或红细胞增多等。该患儿皮疹压之褪色,存在血三系下降,临床表现不符合。必要性可行肾穿明确诊断。

（3）系统性血管炎:本病表现为发热、多系统受累(肌肉、肾脏、胃肠道、周围神经),累及大动脉有皮温下降、网状青斑、肢体乏力伴感觉异常,重者至皮肤营养障碍甚至溃疡,累及静脉有远端肢体水肿。实验室检查示 ANCA 阳性,血管造影及组织活检有助诊断。该患儿 ANCA(－),而抗 ds - DNA 阳性,故可排除该诊断。

（4）慢性乙型病毒性肝炎:本病有乙肝接触史,可累及肾脏,表现为血尿、蛋白尿,此外还有发热、恶心呕吐,腹痛,黄疸,厌油,肝大,实验室检查示肝功能异常,抗 HbsAb 阳性,HBV - DNA > 10^5 有助诊断,该患儿可完善上述检查,以排除诊断。

（5）淋巴瘤:本病原发于淋巴结或淋巴组织的恶性肿瘤,表现为进行性无痛性浅表淋巴结肿大,常伴有肝脾大,晚期有发热、贫血、恶病质等表现。病理检查可有明确诊断。该患儿可予以骨穿或淋巴结活检以排除诊断。

四、处理方案及基本原则

目前儿童 SLE 治疗的主要目的是尽快控制病情活动、恢复和维持受损脏器功能、改善患者生活质量及尽快使病情处于长期缓解状态,同时还要尽可能维持儿童和青少年时期正常生长及发育的需要。

1. 一般治疗

在疾病活动期间要注意休息,避免劳累、受凉,保证营养均衡,避免使用增加光敏感的西芹和真菌类食物,避免暴晒;疾病缓解期适当参加锻炼和集体活动,防治感染等。

2. 原发病治疗

（1）重度活动 SLE 的治疗:该患儿有重要器官受累(血液系统、肾功能不全),因此治疗分为诱导缓解和维持治疗 2 个阶段,诱导缓解阶段应用足量糖皮质激素加免疫抑制剂治疗。

一般糖皮质激素的标准疗程为 $1.5 \sim 2$ mg/(kg·d),每天 $2 \sim 3$ 次给药,初始足量治疗 $3 \sim 8$ 周后开始减量(待活动性指标正常后),每周减原用量的 10%,至小剂量 0.5 mg/(kg·d),隔天晨顿服,继续减量至最小量维持数年。需注意激素不良反应,密切监测血压、眼压、以及血糖,防止肾上腺皮质功能不全等发生。免疫抑制剂可选用环磷酰胺(CTX)、吗替麦考酚酯(MMF)、环孢素(CsA)和他克莫司(FK506)。维持治疗阶段应根据病情逐渐减少激素的用量,最后小剂量维持,免疫抑制剂可选用 CTX、MMF、CsA、甲氨蝶呤、硫唑嘌呤、来氟米特和羟氯喹等。

（2）狼疮性肾炎的治疗:SLE 是一种高度一致性疾病,LN 的病例、临床表现多种多样,临床表现与病理分型不完全一致,因此尽可能肾活检获得病理分型来制订方案。

对于急进性肾功能减退或临床狼疮高度活动患儿,可先予甲泼尼松龙 $15 \sim 30$ mg/(kg·次)或 $0.5 \sim 1.0$ g静滴,每天 1 次,3 d 为 1 个疗程,每周 1 个疗程,视病情应用 $1 \sim 3$ 个疗程后改为标准疗程。同时联合环磷酰胺冲击治疗,$0.5 \sim 1.0$ g/m^2,每月 1 次,用 6 次后改为每 3 个月 1 次,共 2 年。荟萃分析认为 CTX 联合糖皮质激素治疗弥漫增生性 LN,在维持肾功能方面依然是最好的方法,可提高 SLE 的 5 年生存率。

此外,吗替麦考酚酯(MMF)治疗 LN 有效,特别是对于Ⅳ型活动性 LN 的控制。一般用于维持治疗,剂量为 $10 \sim 30$ mg/(kg·d)。

（3）静脉注射大剂量免疫球蛋白(IVIG):适用于某些危重和难治性 SLE,体质极度衰弱,白细胞、血小板低下,或有严重感染者。剂量为 400 mg/(kg·d),连用 $3 \sim 5$ d 为 1 个疗程,每月 1 个疗程,依病情可持续数个疗程。IVIG 对控制 SLE 患儿感染也有作用。

3. 其他对症治疗

(1) 卧床休息。

(2) 饮食:存在水肿、高血压者限制食盐及水。

(3) 利尿:该患儿存在水肿、少尿,控制水、盐入量,使用呋塞米注射剂量 $1\sim2$ mg/(kg·次),每天 $1\sim2$ 次。

(4) 降血压:经休息、利尿、控制水、盐摄入血压仍然高者予以降血压药。卡托普利为血管紧张素转换酶抑制剂,初始剂量 $0.3\sim0.5$ mg/(kg·d),最大剂量 $5\sim6$ mg/(kg·d),分 3 次口服。也可予以硝苯地平,初始剂量 0.25 mg/(kg·d),最大剂量 1 mg/(kg·d)分 3 次口服。

五、要点和讨论

儿童 SLE 是一种多因素参与发病的慢性自身免疫性疾病,临床表现复杂多样,累及全身各个系统。近年来 SLE 的诊治取得很大进展。儿童 SLE 的诊疗经过通常包括以下环节:

(1) 详细询问患儿病史中有无发热、典型皮疹、口腔溃疡、关节肿痛、水肿、血尿、蛋白尿、呕吐、腹痛等情况,由于 SLE 累及全身各脏器,因此询问病史必须全面细致,同时还应询问家族史。

(2) 查体要全面,血压、口腔、淋巴结、心肺腹、关节、神经系统缺一不可。

(3) 及时进行常规、生化检查,以及自身抗体及多普勒超声、CT、MRI 等重要的辅助检查,以全面评估病情。

(4) 根据病情评估,决定选择治疗方案,包括一般治疗、对症治疗及原发病治疗。

(5) 患儿的随访和管理,重视并发症的防治,包括股骨头坏死、骨质疏松、肺动脉高压、动脉粥样硬化、性腺损伤等。

儿童系统性红斑狼疮预后不良因素包括:性别(女)、年龄、多系统损害,如狼疮肾炎、肺动脉高压、肺纤维化、脑病、心功能受累等。因此,对于该病的早诊断、早治疗是预后的关键因素。一方面,早期诊断是早期治疗的前提,早期治疗能够及时有效地控制疾病的活动,若等到全身重要脏器严重受损甚至功能下降才被确诊,那么无论治疗措施多么有力也往往无济于事。另一方面,早期准确合理的治疗是预后的重要因素:正确选用激素,包括给药时间、剂量、疗程,以及免疫抑制剂的应用都大大改善了狼疮的预后,特别是对狼疮肾炎有极大的影响。

六、思考题

1. 如何对以发热为初始表现同时伴多系统累及的患者进行鉴别诊断?

2. 如何评估儿童 SLE 的病情活动度?

3. 重度活动性狼疮的治疗原则是什么?

七、推荐阅读文献

[1] 中华医学会儿科学会免疫学组. 儿童系统性红斑狼疮诊疗建议[J]. 中华儿科杂志,2011,49(7):506-514.

[2] Bevra H, Maureen M, Alan W, et al. American college of Rheumatology guidelines for screening, treatment, and management of lupus nephritis [J]. Arthritis Care & Research,2012,64(6):797-808.

(周文静 曹兰芳)

先天性胸腺发育不全

一、病历资料

1. 病史采集

患儿,男,14个月。因"生后反复感染伴心脏杂音、低钙血症"入院。

患儿生后35 d因鼻塞、呛咳和阵发性气促,伴手足搐搦入院。当时体格检查发现,患儿左侧鼻唇沟变浅,哭时口角向右侧歪斜;胸骨左缘2~4肋间可闻及心脏Ⅲ~Ⅵ级收缩期杂音,肺动脉瓣第2音减弱。实验室检查发现,血钙降低、外周血T细胞比例也降低;并且胸部X线片检查示心影改变,两肺纹理扩散、模糊;心脏B超检查示法洛四联征,筛孔样房缺。入院后给予抗感染及对症等治疗,肺炎好转,静脉补充钙剂12 d后血钙恢复正常,住院22 d后出院。另外,住院期间患儿曾发生急性细菌性痢疾和上呼吸道感染各1次,经治疗后痊愈。

患儿于出院后约1个半月,又因喂奶后突然咳嗽、面色青紫及呻吟再次入院。入院诊断为先天性心脏病缺氧发作,立即给予盐酸去氧肾上腺素(新福林)、吗啡、普萘洛尔(心得安)等处理。患儿仍频繁出现缺氧发作,随即转入胸外科行法洛四联征根治术,术后患儿缺氧发作缓解,但曾出现过心律紊乱(Ⅱ°莫氏现象、室上心动过速),经治疗后好转。住院后再次检测血钙仍低,给予静脉补充钙剂,共14 d,但血钙仍未恢复正常。复查外周血淋巴细胞亚群,T细胞比例仍低。住院28 d后出院。

出院后曾给予胸腺肽治疗,缺氧发作未再发生。近3个月来出现反复呼吸道感染,并且生长发育迟缓,14个月体重8 kg。同时门诊再次检查外周血淋巴细胞亚群仍低。因此,在门诊继续给予抗感染、胸腺肽、丙种球蛋白等治疗,但近期又出现臀部念珠菌性皮炎,故又收入院治疗。

出生史:G_1P_1,足月顺产,否认窒息史,BW 3.05 kg。生后母乳喂养2~3 d后,转为人工喂养,现已添加辅食。

母孕史:孕8个月时曾患"感冒"数天,用过柴胡冲剂、敌咳,否认孕期患有糖尿病、高血压和蛋白尿等。

既往史:出生后即出现啼哭时口角向右侧歪斜,生后30 d在当地医院体检时发现有"心脏杂音"。

家族史:父母系化工工人,身体健康,非近亲结婚,否认家族遗传病史。

2. 体格检查

T 37.0℃, P 102次/min, R 20次/min, BP 100 mmHg/60 mmHg, Wt 8 kg, Ht 78 cm。

精神可,全身皮肤无出血点、瘀斑,但臀部可见皮疹,为红色,不突出体表,有皮屑。毛发正常。双侧眉弓不在同水平,左侧低于右侧;双侧瞳孔等圆等大,直径约3 mm,对光反射灵敏;外耳低,鼻腔无异常分泌物;伸舌居中,双侧扁桃体未见肿大,咽充血明显;小下颌。无颈动脉搏动,颈静脉无怒张,气管居中,甲状腺无肿大。胸廓无畸形,双肺呼吸音粗、未闻及明显啰音。心前区饱满,胸骨左缘 2～4 肋间可闻及收缩期杂音,肺动脉瓣第 2 音减弱。腹部平软,轻度脐疝,左侧腹股沟鞘膜积液,未及包块,未见胃肠型、蠕动波及腹壁静脉曲张,未及包块,肝右肋下 2 cm,脾肋下未及,肠鸣音存在。外生殖器无畸形,肛周无脓肿。脊柱和四肢无畸形,活动度正常,四肢肌力、肌张力正常,生理反射存在,未引出病理征。

3. 实验室检查

(1) 第 1 次入院:

血钙 1.59 mmol/L(2.1～2.55 mmol/L),血磷 2.49 mmol/L(0.81～1.45 mmol/L),血清甲状旁腺素 98 ng/L(20.0～100.0 ng/L)。

外周血淋巴细胞亚群:CD3(+) T 细胞 48.9%(71.5±6.2)%,CD4(+) T 细胞 22.9%(45.7±5.3)%,CD8(+) T 细胞 37.5%(27.9±5.0)%。

血清免疫球蛋白:IgG 6.9 g/L(6～16 g/L),IgA 0.63 g/L(0.65～3.2 g/L),IgM 1.13 g/L(0.6～2.6 g/L)。

胸部 X 线正位片检查显示:胸腺缺如;心影增大,心腰凹陷,心尖上翘;两肺纹理扩散、模糊。

心脏 B 超检查提示:法洛四联征、筛孔样房缺。

(2) 第 2 次入院:

血钙 1.67 mmol/L,血磷 1.73 mmol/L。

外周血淋巴细胞亚群:CD3(+) T 细胞 43.2%,CD4(+) T 细胞 23.4%,CD8(+) T 细胞 25.4%。

血清免疫球蛋白:IgG 3.8 g/L,IgA 0.59 g/L,IgM 0.52 g/L。

白细胞分类:WBC 17.7×10^9/L,LY 28%,N 63%。

(3) 第 3 次入院:

外周血淋巴细胞亚群:CD3(+) T 细胞 46.7%,CD4(+) T 细胞 26.9%,CD8(+) T 细胞 18.8%。

血清免疫球蛋白:IgG 5.22 g/L,IgA 0.45 g/L,IgM 0.57 g/L。

病毒血清学检测:抗巨细胞病毒(CMV)抗体 IgG(+),IgM(−);抗 EB 病毒(EBV)抗体 IgG(+),IgM(−)。

荧光原位杂交检测到 22 号染色体 q11 微基因缺失。

二、诊治经过

初步诊断:①支气管肺炎;②先天性心脏病(法洛四联征);③免疫功能低下;④低钙血症;⑤左侧面瘫。

第 1 次入院治疗经过:患儿因"阵发性气促,伴手足搐搦半天"入院,入院后予完善相关辅助检查,心电监护,予头孢他啶抗感染 14 d,盐酸氨溴索(沐舒坦)化痰,布地奈德(普米克)+异丙托溴铵(爱全乐)雾化、鼻导管吸氧、10%葡萄糖酸钙 2 ml/kg 补钙等对症支持治疗。入院后患儿未再抽搐、第 2 天起气促缓解,第 5 天咳嗽明显减轻。第 12 天血钙恢复正常。治疗 22 d 后患儿无明显咳嗽,肺部听诊未闻及啰音,血钙正常,痊愈出院。

第 2 次入院治疗经过:患儿因"气促伴青紫 2 h"入院,入院时即出现缺氧发作,立即给予吸氧、心电监护、胸膝位、盐酸去氧肾上腺素(新福林)、吗啡、普萘洛尔(心得安)等处理,同时完善相关检查,给予头孢哌酮钠/舒巴坦钠(舒普深)+氯唑西林抗感染、护心迪营养心肌,对症雾化平喘等治疗,住院后再次检测血钙仍低,给予静脉补充 10%葡萄糖酸钙 2 ml/kg。复查外周血淋巴细胞亚群,T 细胞比例仍低,予胸腺肽 1 mg/kg 皮下注射。住院期间患儿仍频繁出现缺氧发作,于住院第 4 天转至胸外科,全麻下行法洛四联征根治术,术后患儿缺氧发作缓解,但出现过心律紊乱(Ⅱ°莫氏现象、室上心动过速),予普罗帕酮(心律平)静推后好转,术后继续予地高辛强心、呋塞米(速尿)、螺内酯(安体舒通)利尿、舒普深抗感染治疗,经治疗患儿恢复可,予以带药(地高辛、呋塞米、钙片、氯化钾片)出院,出院后门诊定期注射胸腺肽;儿内科、胸外科定期随访。

本次入院前门诊治疗经过:患儿因"间断咳嗽伴发热近 3 月"前来就诊,门诊再次检查外周血淋巴细胞亚群仍低,予头孢唑肟抗感染,皮下注射胸腺肽、补充丙种球蛋白 600 mg/kg 等对症支持治疗,病程中患儿臀部出现念珠菌性感染,予局部涂抹硝酸咪康唑散对症处理,为进一步治疗,收入院。

三、病例分析

1. 病史特点

(1) 患儿,男,14 个月大,呛咳、手足搐搦,面部青紫,阵发性气促,伴左侧鼻唇沟变浅,哭时口角向右侧歪斜。

(2) 病程中表现为喂奶后急性呛咳伴手足搐搦,面部青紫,左侧鼻唇沟变浅,哭时口角向右侧歪斜。阵发性气促,心脏听诊胸骨左缘 2~4 肋间可闻及Ⅲ~Ⅵ级收缩期杂音,肺动脉瓣第 2 音减弱,伴心律失常。治疗期间出现反复呼吸道感染,急性细菌性痢疾 1 次,臀部念珠菌性皮炎 1 次。

(3) 体格检查:发作时呛咳,左侧鼻唇沟变浅,哭时口角向右侧歪斜;轻度脐疝,左侧腹股沟鞘膜积液。阵发性气促,双肺呼吸音清,心脏听诊胸骨左缘 2~4 肋间可闻及Ⅲ~Ⅵ级收缩期杂音,肺动脉瓣第 2 音减弱。腹部平软,轻度脐疝,左侧腹股沟鞘膜积液未及包块,肝脾不大。发作时可见手足搐搦。

(4) 实验室检查:WBC 17.7×10^9/L,LY 28%,N 63%,血钙 1.59 mmol/L,血磷 2.49 mmol/L,血清甲状旁腺素 98 ng/L;外周血淋巴细胞亚群:CD3(+) T 细胞 48.9%,CD4(+) T 细胞 22.9%,CD8(+) T 细胞 37.5%;血清免疫球蛋白:IgG 6.9 g/L,IgA 0.63 g/L,IgM 1.13 g/L。胸部 X 线正位片检查显示:胸腺缺如;心影增大,心腰凹陷,心尖上翘;两肺纹理扩散、模糊。心脏 B 超检查提示:法洛四联征、筛孔样房缺。病毒血清学检测:抗巨细胞病毒(CMV)抗体 IgG(+),IgM(−);抗 EB 病毒(EBV)抗体 IgG(+),IgM(−)。荧光原位杂交检测到 22 号染色体 q11 微基因缺失。

2. 诊断与诊断依据

(1) 诊断:DiGeorge 综合征。

(2) 诊断依据:患儿主要表现为喂奶后急性呛咳、手足搐搦,面部青紫,阵发性气促,伴左侧鼻唇沟变浅,哭时口角向右侧歪斜。治疗期间出现反复呼吸道感染及其他部位感染。心脏听诊胸骨左缘 2~4 肋间可闻及Ⅲ~Ⅵ级收缩期杂音,肺动脉瓣第 2 音减弱。实验室检查发现外周血 CD3(+) T 细胞、CD4(+) T 细胞比例下降,胸部 X 线正位片检查显示:胸腺缺如;心影增大,心腰凹陷,心尖上翘;两肺纹理扩散、模糊。心脏 B 超检查提示:法洛四联征、筛孔样房缺。病毒血清学检测:抗巨细胞病毒(CMV)抗体 IgG(+)、IgM(−);抗 EB 病毒(EBV)抗体 IgG(+)、IgM(−)。符合 DiGeorge 综合征的几大主要症状,包括低钙血症,细胞免疫功能低下导致的反复感染,心血管异常及面颅发育异常。

DiGeorge 综合征是一种以多器官发育障碍为特征的免疫性疾病,主要表现为四大症状:①以甲状旁腺发育不全所导致的低钙血症;②以胸腺发育不全所导致的细胞免疫功能低下;③以心血管异常发育所导致的法洛四联征和大血管异常(如主动脉弓中断等);④以面颅发育异常所导致的腭裂、人中短和低位耳等。

3. 鉴别诊断

在诊断过程中,以呛咳、手足搐搦、面部青紫,伴左侧鼻唇沟变浅,哭时口角向右侧歪斜等症状为线索,该患儿应注意排除下列疾病。

(1) 歪嘴哭综合征:是一种先天性畸形,患儿平素和笑脸时口角左右对称,但哭时由于一侧口角不能下拉而形成歪嘴哭外貌,歪嘴的原因是由于一侧口角降肌发育不全,哭时口角不能下拉,而健侧的口角降肌仍可下拉而形成歪嘴哭外貌。该综合征也可以伴有先天性心脏病,其发病率为 50%~60%,以法洛四联征和动脉导管未闭的发生率较高。此外,尚可以伴有头颈、耳和上颚的畸形。如果该患儿平素口角是对称的,只是在啼哭时口角歪斜,应考虑与该综合征的鉴别。

(2) 先天性甲状旁腺功能低下:该病的主要临床表现为手足搐搦,惊厥发作和喉痉挛,但轻症可以完全没有症状。实验室检查可见低血钙、高血磷,甲状旁腺素降低。根据该患儿的临床表现不能完全用甲状旁腺功能发育不全来解释,基本可以排除。

(3) 自身免疫性甲状旁腺功能低下:一般可检测到抗甲状旁腺抗体,同时伴有其他自身免疫性疾病和相应的抗器官抗体,并且常常有肾上腺功能发育不全和皮肤念珠菌感染。70%的患儿在 5 岁前发病,女孩多见,但男孩也可以发病,是一种常染色体隐性遗传病。鉴于该病可检测到抗甲状旁腺抗体和抗肾上腺抗体,可进行鉴别。

(4) 获得性免疫缺陷病:根据患儿 T 细胞亚群改变以 CD4(+) T 细胞降低为主,还应考虑除外获得性免疫缺陷病(AIDS),应检测患儿和母亲的血清抗人类免疫缺陷病毒(HIV)抗体。

(5) 重症联合免疫缺陷:临床表现重,为反复难治性细菌、真菌、病毒或机会性感染,患儿生长发育迟缓,营养不良,该患儿外周血 T 细胞明显降低,且有反复感染,要考虑该诊断可能,但不能解释该患儿低钙抽搐和胸腺缺如,故与该诊断不符。

(6) 抗体缺陷为主的免疫缺陷病:如先天性无丙球血症、婴儿暂时性低丙球血症等,表现为反复细菌感染,血清免疫球蛋白明显降低,与该患儿不符,可排除。

四、处理方案及基本原则

DiGeorge 综合征治疗上无特殊疗法,部分轻症患者存在自愈可能,大部分患儿需胸腺移植治疗。心脏畸形可行手术矫正,低钙血症予补钙,同时预防感染。目前通过免疫重建,胸腺移植或骨髓移植可望使免疫功能改善。先天性心脏病是判断该病预后的主要指标,其他预后因素包括免疫缺陷及低甲状旁腺功能状况。

1. 一般疗法

(1) 加强护理和营养:以提高患者的抵抗力和免疫力。

(2) 预防感染:应注意隔离尽量减少与病原体的接触。

(3) 避免接种疫苗:对疑似细胞免疫缺陷的新生儿,常因接种牛痘而发生全身性牛痘疹,接种冻干卡介苗而致全身性播散致死。所以应禁止接种牛痘、冻干卡介苗等活疫苗,也应避免接种麻疹和脊髓灰质炎疫苗。

2. 抗感染疗法

抗感染疗法由于细胞免疫能力低下,机体无法杀灭感染的病毒、真菌等病原体,因此,一旦发生感染,应选择有效的抗病毒制剂进行治疗。

3. 免疫替补疗法

免疫替补疗法主要是补充 T 细胞和增强 T 细胞的功能,包括输注新鲜全血,转移因子,胸腺肽,干扰素,白细胞介素(白细胞介素-2),骨髓移植,胸腺移植,免疫淋巴细胞。胸腺肽的常规治疗剂量是 1 mg/(kg·d)皮下注射,维持剂量 1～1.5 mg/(kg·周)注射。

4. 对症疗法

补充葡萄糖酸钙可控制手足搐搦症,以 10% 葡萄糖酸钙 2 ml/kg 静脉注射。

五、要点和讨论

DiGeorge 综合征是一种以多器官发育障碍为特征的免疫性疾病,临床表现复杂多样,DiGeorge 综合征的诊疗经过通常包括以下环节：

（1）除了血钙、血磷、血清甲状旁腺激素的检查，必要时检查抗甲状旁腺抗体，以排除自身免疫性甲状旁腺低下。

（2）胸部 X 片的检查除了观察心脏、肺部的改变，也要注意胸腺影的改变。

（3）患儿出现反复感染应行免疫学功能检查，当出现淋巴细胞亚群改变尤其是 CD3（＋）T 细胞、CD4（＋）T 细胞低下而不伴免疫球蛋白的明显降低，应重点怀疑 DiGeorge 综合征。

（4）DiGeorge 综合征的最终诊断依靠染色体 22q11 的核型分析。

对于免疫功能低下的患儿，临床上一定要提高警惕，全面考虑问题，应将其所有的临床表现联系起来考虑问题。另外，先天性心脏病的患儿在心外科手术时一定要注意检测胸腺大小和是否缺如，国外心外科手术时一定要检查胸腺，并行病理检查。再者放射线科和儿科医师在读片时也应注意胸腺发育情况。一般情况下，6 个月以内的婴儿如果可以看到胸腺阴影，一般在 10 g 以上，看不到胸腺阴影，多在 4 g 以内，预示胸腺发育不良。6 岁以下儿童，在其纵隔尚未发育增宽时，应能看到胸腺阴影，如果看不到阴影，应注意检查细胞免疫情况。再者，对于反复感染超过 1 年以上的患儿应该常规检查免疫功能，以便及早发现其是否患有免疫缺陷病。

六、思考题

1. DiGeorge 综合征的诊断要点有哪些？
2. DiGeorge 综合征如何与其他疾病进行鉴别诊断？

七、推荐阅读文献

[1] Davies EG. Immunodeficiency in DiGeorge Syndrome and Options for Treating Cases with Complete Athymia [J]. Front Immunol，2013，31(4)：322.

[2] Kobayashi D，Sallaam S，Humes RA. Tetralogy of Fallot with complete DiGeorge syndrome：report of a case and a review of the literature [J]. Congenit Heart Dis，2013，8(4)：E119 - 26.

（陈同辛　殷　蕾）

案例 96

中枢性性早熟

一、病历资料

1. 病史采集

患儿,女,5岁3月。因"双侧乳房增大半年"就诊。半年前在无明显诱因下出现双侧乳房增大和触痛,并伴少许阴道分泌物。曾于当地医院就诊给予中成药(知柏地黄丸和大补阴丸)治疗3月,双乳房仍未见消退。患儿自幼体健少病,身高增长佳,生长速率约6～7 cm/年,近半年生长加速(增4 cm)。至今无头痛、头晕及视觉异常,无乏力、纳差及抽搐史,否认局部外伤史。自幼偏食,喜食肉类制品,常以饮料代水解渴,睡眠和运动无特殊,否认滋补病史及特殊物质接触时。

患儿为 G_1P_1,足月顺产,无窒息抢救史。BW 3 050 g,出生身长 50 cm。生后母乳喂养,体格及语言发育正常。父母身高分别为 175 cm 和 160 cm,均体健,母亲初潮年龄 12 岁,父亲变声年龄约 14 岁。否认近亲婚配和类似早熟或矮小家族史。

2. 体格检查

T 37℃,P 105 次/min,R 30 次/min,BP 80 mmHg/55 mmHg,Ht 117 cm,Wt 25.5 kg,神志清,反应佳,体型匀称。皮肤黏膜无色素沉着,无痤疮、无多毛。无特殊脸型,颈软,甲状腺无肿大,胸廓无畸形,腹平软,腹壁脂肪 1.0 cm,肝脾肋下未及。四肢、脊柱无畸形。双侧乳房 B2 期,乳晕无明显着色,无乳毛,外阴呈幼女型,少许阴道分泌物,无阴毛和无腋毛发育。

3. 实验室检查

(1)血激素水平:促性腺激素释放激素(GnRH)激发试验提示血促黄体生成素(LH)基础值 0.3 mIU/ml,LH 峰值 5.5 mIU/ml,血促卵泡刺激素(FSH)基础值 2.1 mIU/ml,FSH 峰值 4.2 mIU/ml,LH 峰值/FSH 峰值＞1;血催乳素(PRL)8.69 ng/ml,雌二醇(E_2)45 pg/ml,β 人绒毛膜促性腺激素(βHCG)0.04 mIU/ml,甲状腺激素水平正常,血 17 羟孕酮(17OHP)0.15 ng/ml。

(2)其他生化检测 血胰岛素样生长因子1(IGF-1)420 ng/ml,胰岛素样生长因子结合蛋白3(IGFBP3)5.2 μg/ml;肝肾功能、血电解质、血糖、胰岛素均处正常范围。

(3)影像学检查:B 超显示子宫 35 cm×20 cm×22 mm,内膜 3 mm,右卵巢 24 mm×17 mm×18 mm,内无回声区 6 枚,直径 5～6 mm;左卵巢 25 mm×19 mm×14 mm,内无回声区 7 枚,最大直径 6 mm。骨龄 6 岁 10 月。头颅鞍区 MRI 未发现异常。

二、诊治经过

(1)初步诊断:特发性中枢性性早熟(ICPP)或特发性 GnRH 依赖型性早熟。

（2）治疗经过：给予促性腺激素释放激素类似物（GnRHa）治疗，首剂为1支（3.75 mg）肌内注射，以后每4周注射一次，每次剂量为80～100 μg/kg。疗程6月时随访检查结果：Ht 120 cm、Wt 26.5 kg，双乳房 B1 期，无外阴和阴毛发育。GnRH 激发试验显示：LH 基础值 0.1 mIU/ml，LH 峰值 1.0 mIU/ml，FSH 基础值 1.0 mIU/ml，FSH 峰值 2.1 mIU/ml；血催乳素（PRL）6.6 ng/ml，雌二醇（E_2）10 pg/ml，血 IGF1 186 ng/ml，IGFBP3 2.8 g/ml，肝肾功能正常。BA7 岁，B 超检查显示：子宫 18 mm×16 mm×14 mm，未见内膜线，右卵巢 16 mm×12 mm×10 mm，内无回声区 6 枚，直径 2～3 mm，左卵巢 15 mm×14 mm×10 mm，内无回声区 5 枚，直径 2～3 mm。鉴于上述干预疗效明显，且未出现不良反应，继续给予原方案治疗和专科门诊随访。

三、病例分析

1. 病史特点
（1）患儿，女，5 岁 3 月，因双侧乳房增大半年就诊。
（2）生长明显加速，出现阴道分泌。
（3）体格检查：双侧乳房 B2 期，外阴呈幼女型，少许阴道分泌物，无阴毛、腋毛发育。
（4）实验室及影像学检查：血 LH 激发峰值 5.5 mIU/ml，LH 峰值/FSH 峰值＞1，血 E_2 45 pg/ml。B 超检查提示子宫容积增大，卵巢容积＞1 ml，并见 3 mm 子宫内膜和大于 4 mm 卵泡直径，骨龄大于实际生活年龄。

2. 诊断与诊断依据
（1）诊断：特发性中枢性性早熟（ICPP）。
（2）诊断依据：该女童在 8 岁前（5 岁 3 月）出现持续性第二性征发育，提示性征发育明显提前；垂体促性腺激素（LH，FSH）均达青春期水平（LH 峰值＞5.0 IU/l 且 LH 峰值/FSH 峰值＞1.0），并具有靶腺卵巢增大效应（容积＞1 ml），符合下丘脑垂体性腺（HPG）轴启动激活；血 E_2 增高达青春期水平（＞20 pg/ml），且可见其临床表现，即乳腺增大、子宫增大、出现阴道分泌物，以及身高增长加速、生长因子升高及骨龄成熟加速，无任何其他继发性性早熟的症状和体征发现。综上依据考虑诊断为特发性中枢性性早熟（即 GnRH 依赖型性早熟）。

3. 鉴别诊断
应注意排除下列疾病。
（1）不完全性性早熟：女童单纯乳房早发育是最常见的儿童性早熟，主要特征为 8 岁前出现间歇性或一过性孤立性乳房发育，而无其他第二性征发育，其 HPG 轴呈部分激活变化，多无子宫和卵巢发育增大，骨龄往往小于生活年龄。
（2）外周性性早熟：也称非 GnRH 依赖型性早熟。
McCune-Albright 综合征：又称多发性骨纤维发育不良伴性早熟综合征，典型者可表现为外周性性早熟伴多发性骨囊性纤维结构发育不良和皮肤牛奶咖啡斑，部分患儿可同时伴多种内分泌腺功能异常。女童多见乳房增大伴外阴白色分泌物和（或）阴道出血，并伴有身高增长和即骨龄成熟加速。对 GnRH 激发试验无反应，血 LH、FSH 呈负反馈抑制状态，女童常可伴有反复性卵巢囊肿。
分泌 HCG 肿瘤：生殖细胞肿瘤如胚胎性癌或混合性生殖细胞瘤可产生 HCG 而引起性早熟症状。临床多见病情进展快速，症状明显，是外周性性早熟的重要病因。病灶位于颅内者可伴有中枢神经系统症状，或女童可见功能性卵巢囊肿。
外源性性激素摄入：常有较明确的接触或摄入病史，多为误服避孕药或摄入含有性激素或类性激素的药物或食物，或接触某些化妆品后出现性早熟症状。停止摄入或接触后性征发育症状会逐渐消退。
先天性肾上腺皮质增生症（CAH）：本病大多为类固醇 21 羟化酶缺乏，是导致男孩外周性性早熟的最常见原因，临床表现多为明显阴茎增大增粗、阴囊色素沉着，并伴阴毛发育，身高增长和骨龄成熟明显加速,并有血 17 羟孕酮(17OHP)、雄烯二酮、ACTH 和睾酮水平增高,但睾丸体积不增大,长期未经诊治者可转变为中枢性性早熟。

家族性限男性性早熟(FMPP):本病是由于 LH 受体激活性突变所致的外周性性早熟。患儿幼年时出现睾丸增大,睾酮水平明显增高,骨龄成熟增速,但 HPG 轴呈负反馈抑制。随病程进展也可转变为中枢性性早熟。

四、处理方案及基本原则

(1) 治疗目的:抑制过早或过快的性发育和性成熟,防止女童早初潮;避免患儿或家长因性早熟所致的相关社会心理问题;改善因骨龄成熟加速使生长潜能受损而致成年矮身材。

(2) GnRH 类似物(GnRHa):是目前治疗快速进展型中枢性性早熟的首选药物。常用制剂有曲普瑞林和亮丙瑞林。首剂为 3.75 mg;其后维持剂量应当个体化,剂量可为 60~180 $\mu g/(kg \cdot 次)$,每 4 周注射 1 次。

五、要点和讨论

中枢性性早熟是指由于下丘脑提前分泌和释放的促性腺激素释放激素(GnRH)所致,其激活垂体前叶分泌促性腺激素(FSH、LH),使性腺(卵巢或睾丸)发育并分泌性腺激素(雌二醇或睾酮),从而使内、外生殖器和第二性征发育。女童以特发性中枢性性早熟居多,男童常见外周性性早熟。

其诊疗经过通常包括以下环节:

(1) 详细询问患儿性征发育的发生及持续时间,病程进展情况,注意询问伴发症状及诱发因素。

(2) 查体关注患儿生长发育情况,乳晕及外生殖器有无色素沉着,女童乳房和外阴,男童阴茎和睾丸,以及阴毛的发育程度。

(3) 由于 GnRH 激发试验仍是目前诊断中枢性性早熟的"金标准",也是鉴别中枢性和外周性性早熟的重要依据,故须标准化检查血促性腺激素及性腺激素水平;正确判断骨龄和子宫卵巢大小,并纵向随访变换趋势。垂体 MRI 检查有助于排除颅内病变。

(4) 注意诊断后随访观察,旨在判断快进型抑或慢进型中枢性性早熟。对于快进型者方可考虑 GnRHa 治疗,并严格疗程中的随访。

六、思考题

1. 如何对儿童性早熟进行诊断和鉴别诊断?
2. 儿童性早熟的主要病因有哪些?
3. 如何评价中枢性性早熟患儿的治疗疗效?

七、推荐阅读文献

[1] 中华人民共和国卫生部.性早熟诊疗指南(试行)[卫办医政发(195)号][J].中国儿童保健杂志,2011,19(4):390-392.

[2] 中华医学会儿科学分会内分泌遗传代谢学组.中枢性性早熟的诊断与治疗共识[J].中华儿科杂志,2015(6).

(王 伟)

案例 97

儿童糖尿病

一、病历资料

1. 病史采集

患儿,女,4岁,因"多饮多尿2周伴乏力嗜睡1 d"就诊。患儿在无明显诱因下出现多饮、多尿,每日尿量达3~4L,食欲稍有增加,容易饥饿,体重略有下降。就诊前5 d曾有咳嗽、流涕和喷嚏,入院前1 d因乏力嗜睡,呼吸时似有异味就诊,但无发热、呕吐、腹部不适,无手足麻木,无视物模糊,无昏睡和惊厥史。

G_3P_1(人工流产2次),足月顺产,否认窒息抢救史,BW 3 100 g,出生身长45 cm。否认长期使用激素等药物。否认父母近亲结婚,否认糖尿病、高血压等疾病家族史。

2. 体格检查

T 36.8℃,P 102次/min,R 37次/min,BP 90 mmHg/60 mmHg,Ht 100 cm,Wt 14.5 kg,BMI 14.5 kg/m²,神清,精神欠佳,体型匀称和消瘦,全身皮肤无水肿,未见明显皮疹及出血点,面色潮红,眼眶稍凹,口唇略干、呈樱红色,皮肤弹性尚可,浅表淋巴结未触及肿大,双侧甲状腺未及肿大,呼吸深长,双肺呼吸音清,未及干湿啰音,心音有力,律齐,未闻及病理性杂音,腹软,肝脾肋下未及,四肢肌张力无异常,NS(一)。

3. 实验室检查

(1) 血常规:WBC $7.3×10^9$/L,RBC $4.48×10^{12}$/L,N 52.2%,LY 40%,CRP<8 mg/L。尿常规:尿糖(+++),尿酮(+++)。

(2) 随机空腹血糖18.1 mmol/l,糖化血红蛋白测定11.8%,C肽0.10 ng/ml。

(3) 血气分析:pH 7.23,cGLU 26.0 mmol/L,cBase(B).c −12.6 mmol/L,cLac 1.2 mmol/L,mOsm.c 294.50 mmol/kg,$cHCO_3^-$(P.st).c 12.8 mmol/L。

(4) 生化检查:TB 7.4 μmol/L,DB 1.9 μmol/L,ALT 3 IU/L,AST 15 IU/L,ALP 128 IU/L,ALB 32.6 g/L,BUN 1.50 mmol/L,Cr 18.0 μmol/L,K^+ 5.30 mmol/L,Na^+ 137.0 mmol/L,HDL 1.13 mmol/L,LDL 3.19 mmol/L,TC 4.54 mmol/L,TG 0.53 mmol/L。

(5) 激素水平:TT_3 62.5 ng/dl,TT_4 4.58/dl,FT_3 2.66 pg/ml,FT_4 0.91 ng/dl,TSH 1.65 μIU/ml,TPO - Ab 0.40 IU/ml。

(6) 糖尿病相关抗体:谷氨酸脱羧酶抗体(GADA)阳性;胰岛素(IAA)抗体阴性;胰岛细胞抗体(IA - 2A)阳性;胰岛细胞抗体(ICA)(相对分子质量40 000)阴性;胰岛细胞抗体(ICA)(相对分子质量64 000)阳性。

二、诊治经过

（1）初步诊断：儿童 1 型糖尿病，糖尿病性酮症酸中毒。

（2）治疗经过：入院后给予禁食、补液、胰岛素维持降低高血糖，监测血糖、血酮体、血气和电解质渐至正常范围，酮症酸中毒纠正，入院后 3 d 予糖尿病饮食，并改为胰岛素皮下注射治疗，监测血糖，胰岛素逐渐减量，患儿血糖控制平稳，一般情况可，予出院。

（3）出院后用药：胰岛素皮下注射（三餐前短效，睡前中效），3 月后内分泌门诊随访。

三、病例分析

1. 病史特点

（1）患儿，女，4 岁，多饮多尿 2 周伴乏力、嗜睡 1 天。食欲稍有增加，容易饥饿，体重略有下降。

（2）体格检查：精神欠佳，面色潮红，口唇略呈樱红色，眼眶稍凹，口唇略干，呼吸深长略带味。

（3）随机空腹血糖增高（>11.1 mmol/L），C 肽降低，糖化血红蛋白增高（>7%），糖尿病相关抗体（GADA、ICA 及 IA-2A）阳性，血气分析提示代谢性酸中毒，尿酮体阳性，血脂及肝肾功能正常。

2. 诊断与诊断依据

（1）1 型糖尿病：患儿具有糖尿病"三多一少"的典型症状，尿糖 3+，反复随机血糖>11.1 mmol/L，糖化血红蛋白升高，符合糖尿病诊断。由于患儿年幼，起病急，体型消瘦，伴酮症酸中毒，且无糖尿病家族史，糖尿病相关抗体阳性，C 肽降低明显，故儿童 1 型糖尿病诊断明确。患儿肝肾功能和血脂正常，无合并代谢综合征依据。

（2）糖尿病性酮症酸中毒：患儿虽无明显恶心、呕吐、腹部不适和纳差等表现，但有神萎、深长呼吸表现，口唇呈樱红色，有轻度脱水体征，反复血糖检测提示血糖明显升高，血气分析示 pH 7.23、BE 和碳酸氢根值均降低，伴代谢性酸中毒，尿酮体阳性，故符合糖尿病性酮症酸中毒诊断。

3. 鉴别诊断

在诊断过程中，以多饮多尿等症状为线索，该患儿应注意排除下列疾病。

（1）2 型糖尿病：起病较慢，三多一少症状不典型，年龄偏大，多见于成人糖尿病患者，体型肥胖者多见，常伴黑棘皮病及皮肤紫纹，有胰岛素抵抗症状或者代谢综合征症状，酮症倾向较少，多有糖尿病家族史。

（2）应激性高血糖：感染、创伤、手术等应激状态可导致反应性高血糖，但改善应急状态后血糖下降也快。

（3）甲状腺功能亢进：多表现为多饮多食伴体重减轻，伴甲状腺肿大、突眼、双手震颤、心率增快、多汗等表现，但血糖正常，甲状腺功能可见 TT_3、TT_4、FT_3 和 FT_4 升高，TSH 降低。

（4）肾性糖尿：可因慢性肾脏疾病引起肾脏损害后导致肾糖阈降低，尿糖出现阳性。但临床一般无三多一少症状，血糖正常。

四、处理方案及基本原则

1. 糖尿病酮症酸中毒治疗

（1）紧急评估和对症处理：诊断糖尿病酮症酸中毒后，应立即评估生命体征，急诊化验血糖、血酮体、电解质和血气分析，判断脱水和酸中毒程度，并予以心电图、血氧监测，吸氧等对症治疗，必要时呼吸支持。

（2）目标：纠正脱水酸中毒，维持血糖接近正常，避免相关并发症，注意识别和处理突发事件。

（3）方法：重点是补液和小剂量胰岛素应用。最先给予生理盐水 10~20 ml/kg，输液时间持续 48 h

以上,48 h 补液量 ＝ 累计损失量＋2×维持量。补液开始后 1 h 使用胰岛素,胰岛素输注速度一般不低于 0.05 IU/(kg·h),血糖下降速度一般为每小时 2～5 mmol/L。治疗中需再评估,并及时调整治疗。

2. 糖尿病治疗

(1) 胰岛素治疗:必须用胰岛素治疗。酮症酸中毒时小剂量胰岛素静脉滴注,纠正后分次皮下注射,初始剂量一般为 0.5～1 IU/(kg·d)。治疗方案有每天 2 次注射、每天 3 次注射、基础-餐前大剂量、持续皮下胰岛素泵(CSII)方案,建议 6 岁以上儿童使用每天多次注射的强化方案。

(2) 饮食营养管理:目的保证能量摄入适合患者生长发育需要和控制其血糖和血脂水平。饮食管理要适合儿童心理、口味及家庭饮食习惯,倡导家庭化健康饮食;饮食量及进食时间应相对固定。

(3) 运动:肌肉运动可以增加心输出量和外周组织血流量,从而增加胰岛素吸收和糖利用,抑制肝糖生成,有助于血糖控制。一定时间(40 min 左右)的有氧运动可使反调节激素精细地调节糖的消耗和生成达到平衡,若运动时间延长应注意预防低血糖症。

(4) 血糖监测:血糖监测是为了指导胰岛素治疗。缺乏频繁的血糖监测,难以制订适宜的最佳治疗方案。自我监测要建立在自觉的基础上。

(5) 教育:糖尿病教育提供的不仅是必要的基础知识,而且也是自我管理的手段,教育应以患儿为中心,应根据患儿年龄、理解能力及家庭文化背景等实施个体化教育。

五、要点和讨论

儿童糖尿病是血浆葡萄糖增高超过正常水平的一种慢性代谢异常疾病,其诊疗经过通常包括以下环节:

(1) 注意询问患儿出现多饮、多尿、多食和消瘦等症状时间、程度、持续时间或发生次数等。

(2) 查体时重点关注神智、唇色、面色、呼吸特征及气味、脱水情况等。

(3) 及时进行血糖、C 肽、糖化血红蛋白、肝肾功能、电解质、血气分析、尿酮体、甲状腺功能等重要的辅助检查,以全面评估病情。

(4) 根据病情评估有无糖尿病酮症酸中毒,决定选择治疗方案。

(5) 重视患者的随访和管理。

六、思考题

1. 1 型糖尿病和 2 型糖尿病如何鉴别?

2. 糖尿病酮症酸中毒的治疗原则有哪些?

3. 糖尿病的诊断标准是什么?

七、推荐阅读文献

[1] 颜纯、王慕逖. 小儿内分泌学[M]. 2 版. 北京:人民卫生出版社,2006:448 - 543.

[2] 中华医学会儿科学分会内分泌遗传代谢学组. 儿童糖尿病酮症酸中毒诊疗指南(2009 年版)[J] 中华儿科杂志,2006,47(6):421 - 425.

[3] 巩纯秀,杨秋兰.《中华医学会儿科学分会内分泌遗传代谢学组儿童糖尿病酮症酸中毒诊疗指南》(2009 年版)解读[J]. 中国实用儿科杂志,2010,25(11):850 - 853.

[4] Acerini C, Craig ME, de Beaufort C et al. Hanas R. Introduction to ISPAD Clinical Practice Consensus Guidelines 2014 Compendium. Pediatr Diabetes 2014:15 (Suppl 20):1 - 3.

(罗飞宏)

案例 98

先天性肾上腺皮质增生症

一、病历资料

1. 病史采集

患儿,以男孩抚养,40 d,因"反复呕吐 35 d,腹泻 6 d"就诊。患儿于出生后 5 d 无明显诱因下出现呕吐,呈非喷射性,呕吐物为胃内容物,吃奶后即吐,曾在当地医院对症治疗 10 d(具体不详),患儿呕吐略有减轻。6 d 前又出现腹泻,7~8 次/d,为绿色稀水样便,并伴精神萎靡,体重不增,给予头孢霉素抗感染及蒙脱石(思密达)、米雅等对症治疗 2 天,病情无明显好转。

患儿为 G_2P_2,孕 39 周自然分娩。BW 2 750 g,无窒息抢救史。其母 2 年前曾自然分娩一子,于生后 22 d 因呕吐、腹泻死亡。父母否认近亲婚配史。

2. 体格检查

T 37℃,P 120 次/min,R 32 次/min,BP 80 mmHg/50 mmHg,Wt 2.5 kg,Ht 51 cm。神志清,精神软,反应欠佳,营养不良外貌。肤色偏黑,无青紫,乳晕色素较深。前囟平软,大小 1 cm×1 cm,唇稍干,无发绀,二肺呼吸音清,心音略低钝,腹平软,腹部皮下脂肪 0.3 cm,肝肋下 2 cm,脾肋下未及。外生殖器畸形,阴蒂增大似阴茎(长 2 cm),尿道开口于肥大的阴蒂下方,有独立的阴道开口,阴唇明显着色,大阴唇融合似阴囊,未触及肿块。

3. 实验室检查

(1) 血电解质及激素水平:Na^+ 123 mmol/L,K^+ 6.8 mmol/L,Cl^- 89 mmol/L,17-羟孕酮(17-OHP)31 μg/L,睾酮(T)1.8 ng/ml,醛固酮(Aldo)115 pg/ml,肾素(PRA)8 ng/ml,硫酸脱氢表雄酮(DHEAS)126 μg/dl,雄烯二酮(Δ4-A)2.7 ng/ml,促肾上腺皮质激素(ACTH)170 pg/ml,8Am 皮质醇(F)4.8 μg/dl。

(2) 影像学检查:B超检查显示双侧肾上腺增大,腹股沟区及外阴部未探及睾丸,正常幼稚子宫和卵巢。

(3) 外周血染色体核型分析:46,XX。

二、诊治经过

(1) 初步诊断:先天性肾上腺皮质增生症(21 羟化酶缺乏,失盐型)。

(2) 治疗经过:采用生理盐水及碳酸氢钠补液纠正水、电解质紊乱,给予口服氟氢可的松 0.1 mg/d,静脉氢化可的松 10 mg/d;3 d 后患儿电解质紊乱纠正,1 周后停静脉用药,氢化可的松改为口服(分 2

次服用），同时给予氯化钠 1 g/d，于入院后 10 d 出院。

出院后用药：口服氟氢可的松 0.1 mg/d，静脉氢化可的松 10 mg/d（分 2 次服用），氯化钠 1～2 g/d，2 周后内分泌专科门诊随访。

三、病例分析

1. 病史特点

（1）患儿，以男孩抚养，40 d，反复呕吐 35 d 伴腹泻 6 d，对症治疗无效。

（2）体格检查：反应欠佳，营养不良外貌。肤色偏黑，乳晕色深。外生殖器畸形。

（3）实验室检查：电解质紊乱，血钠、氯降低，血钾升高。血 ACTH、17 - OHP、T、Δ^4 - A、DHEAS、PRA 升高，血 F、Aldo 降低。B 超检查显示双肾上腺增大，未探及睾丸，正常幼稚子宫卵巢。血染色体为 46，XX

2. 诊断与诊断依据

（1）诊断：先天性肾上腺皮质增生症（21 羟化酶缺乏，失盐型）。

（2）诊断依据：患儿主要表现持续性呕吐、腹泻，营养不良，由于外生殖器阴蒂似"阴茎"畸形故以男孩抚养，但染色体为 46，XX，且有子宫卵巢而无睾丸存在，因而首先考虑属于 46，XX 性发育障碍（46，XX DSD）。在 46XXDSD 中以先天性肾上腺皮质增生症最为多见，而先天性肾上腺皮质增生症中 21 羟化酶缺乏占 90% 以上。结合该患儿外生殖器特点、皮质醇及其前体激素水平以及肾上腺 B 超，该患儿诊断应考虑为先天性肾上腺皮质增生症（21 羟化酶缺乏）。又因患儿在出生后不久起病，主要症状为呕吐、腹泻，电解质显示血钠、血氯降低，血钾升高，故诊断为失盐型 21 羟化酶缺乏症。

3. 鉴别诊断

在诊断过程中，以呕吐、腹泻及外生殖器畸形为线索，该患儿应注意排除下列疾病。

（1）先天性肥厚性幽门狭窄：两者皆有呕吐及脱水现象，容易误诊。但先天性肥厚性幽门狭窄表现为特征性的喷射性呕吐，影像学造影可发现狭窄的幽门，无皮肤色素沉着和外生殖器正常均有助鉴别。

（2）艾迪森病：虽然均有肾上腺皮质功能不全的症状及色素沉着，但艾迪森病无雄性化征象、无血雄激素增高、无外生殖器畸形，17 - OHP 正常。

（3）46，XX 睾丸型性发育障碍：染色体为 46XX，可有外生殖器畸，但有睾丸存在，无 ACTH 及皮质醇前体物质增高。

（4）肾上腺雄性化肿瘤：快速进展的男性化表现，血浆雄性激素水平升高，但无先天性肾上腺皮质增生症患儿的阴唇融合，B 超或 CT 检查发现一侧肾上腺肿块。

四、处理方案及基本原则

（1）纠正水、电解质紊乱：可用生理盐水或 0.45% 盐水及碳酸氢钠溶液进行补液，但不能使用含钾溶液。

（2）盐皮质激素：可肌肉注射醋酸脱氧皮质醇（DOCA）1～3 mg/d，或口服氟氢可的松 0.05～0.1 mg/d。同时给予氯化钠 1～2 g/d。

（3）糖皮质激素：首选氢化可的松（HC），开始治疗应给予大剂量，通常使用 50 mg/(m² · d)。维持治疗剂量为 10～20 mg/(m² · d)。在出现肾上腺危象或其他危及生命的应急情况时使用 HC 的剂量可达 100 mg/(m² · d)。

（4）外科治疗：目前女童外阴畸形的矫正手术年龄多为 2～6 月龄。

五、要点和讨论

先天性肾上腺皮质增生症是由于类固醇激素合成过程中的某种酶的先天性缺乏,引起肾上腺皮质合成皮质醇不足、皮质醇前体物质增高,以 21 羟化酶缺乏最多见。其诊疗经过应包括以下环节:

(1)详细询问患儿肤色、呕吐、腹泻等症状发生及持续的时间。外生殖器畸形发现的时间、有无进展,生长发育状况。

(2)查体关注患儿生长发育情况,乳晕及外生殖器有无色素沉着,外生殖器畸形的程度。

(3)检查皮质醇及前体激素、电解质水平,必要时行 ACTH 激发试验,行肾上腺 B 超及拍骨龄片。

(4)糖皮质激素及盐皮质激素的治疗,观察生长发育情况,对有女童外阴畸形者应与外科讨论矫正手术时间及手术方案。

(5)患者的随访和管理。

六、思考题

1. 如何对外生殖器畸形进行鉴别诊断?
2. 21 羟化酶缺乏症的治疗措施有哪些?
3. 先天性肾上腺皮质增生症应随访什么?

七、推荐阅读文献

[1] 颜纯王慕逖. 小儿内分泌学[M]. 2 版. 北京:人民卫生出版社,2006:216-229.

[2] Speiser PW, Azziz R, Baskin LS, et al. Congential adrenal hyperplasia due to steroid 21-hydroxylase deficiency: an endocrine society clinical practice guideline [J]. J Clin Endocrinol Metab,2010,95(9):4133-4160.

（董治亚）

先天性甲状腺功能低下

一、病历资料

1. 病史采集

患儿，女，6 月龄，因"发育落后 6 月"就诊。患儿自生后起哭声低，活动少，至今尚不认人，不会扶坐。吮奶差，奶量完成少，身高增长较慢。生后 3 d 起皮肤黄染，每天大便 1～2 次，色黄，持续至 3 月龄后消失。病程中不伴发热、呕吐及抽搐等。

患儿为 G_1P_1，孕 41 周剖宫产娩出，否认窒息抢救史。出生体重 4.1 kg，出生身长 48 cm。否认母孕期感染或服药史，家族中无类似患者。

2. 体格检查

T 35.8℃，P 80 次/min，R 30 次/min，BP 80 mmHg/50 mmHg，Wt 8 kg，Ht 60 cm。神志清，表情呆滞，哭声欠响亮。皮肤较粗燥，头发稀疏。颜面臃肿，眼距宽，鼻梁低平，舌体外伸。前囟平软，3 cm×3 cm。颈软，气管居中，甲状腺无肿大。双肺未闻及罗音，心律齐，心音有力。腹壁脂肪 1.2 cm，腹部稍胀，脐疝（＋），肝脏肋下 2 cm，质软，脾未触及。四肢肌张力偏低。

3. 实验室检查

（1）甲状腺激素测定：血 TSH＞100.0（0.70～5.97）μIU/ml，TT$_3$ 1.56（1.42～3.80）nmol/L，TT$_4$ 47.23（76.6～189.00）nmol/L，FT$_3$ 4.79（3.69～8.46）pmol/L，FT$_4$ 7.10（12.30～22.80）pmol/L，甲状腺球蛋白（TG）33.41（0～36.8）ng/ml，TGAb 14.15（0～115.00）IU/ml，TPOAb＜5.00（0～34.0）IU/ml。

（2）甲状腺 B 超检查：甲状腺左叶：上下径 6.3 mm，前后径 2.9 mm，横径 4.1 mm；甲状腺右叶：上下径 7.2 mm，前后径 3.1 mm，横径 3.8 mm；甲状腺峡部：前后径 0.5 mm。甲状腺形态小于正常；包膜光滑；内部回声弥漫性增强，无其他明显异常可见，提示甲状腺发育不良。

（3）骨龄测定：腕部无骨化中心出现，提示骨龄落后。

二、诊治经过

（1）初步诊断：先天性甲状腺功能低下。

（2）治疗经过：给予左旋甲状腺素钠（优甲乐）50 μg/d 晨顿服治疗。患儿食欲改善，反应好转，腹胀消失，大便次数增多，皮肤臃肿渐好转。疗程 2 周后复查甲状腺功能提示 TSH 0.46 μIU/ml，FT$_4$ 31.33 pmol/L，优甲乐改为 25 μg/d 顿服治疗。1 月后 TSH 3.57 μIU/ml，FT$_4$ 25.83 pmol/L，游离 T$_3$

1.50 nmol/L,继续优甲乐原剂量维持治疗,并定期复查甲状腺激素。治疗1年随访身高、体重均达正常范围,反应良好,面容正常,15月龄时会开口叫爸爸、妈妈,基本能独走。

三、病例分析

1. 病史特点

(1) 患儿,女,6月龄,生后发育落后。

(2) 有喂养困难,活动少,便秘,黄疸消退延迟。

(3) 体格检查:体温低,皮肤粗干伴花纹,身材矮,表情呆滞,特殊面容。腹部稍胀,脐疝(+),四肢肌张力偏低。

(4) 实验室检查:血TSH增高,TT_4、FT_4降低;B超检查提示甲状腺发育不良;骨龄落后。

2. 诊断与诊断依据

1) 诊断　先天性甲状腺功能低下。

2) 诊断依据　患儿临床主要有三方面表现:

(1) 智力发育落后:表情呆滞,6月龄尚不认人。

(2) 生长发育迟缓:身高低于正常同龄同性别儿童-2SD以上,不会抬头。

(3) 基础代谢率低下:哭声少,活动少,奶量完成少,吮奶差,便秘,体温偏低,心率慢,以及黄疸消退延迟和特殊面容均显示典型先天性甲状腺功能低下临床特征。

结合甲状腺激素检查提示TSH增高,FT_4低下、B超检查提示甲状腺发育不良及骨龄落后,予以左旋甲状腺素钠(优甲乐)治疗后症状改善,甲状腺激素水平恢复至正常范围,故符合先天性甲状腺功能低下诊断。

3. 鉴别诊断

(1) 败血症:是指致病菌由病灶侵入血液循环,迅速繁殖并产生大量毒素,引起急性全身性感染。患儿可表现面容苍白或灰暗,精神萎靡,表情淡漠,脉搏细速,血压下降等。血白细胞计数增高,中性粒细胞比例增高,可出现核左移及细胞内中毒颗粒,血培养可有阳性发现。

(2) 先天性巨结肠:是结肠远端及直肠缺乏神经节细胞,导致肠管呈痉挛性狭窄状态,近端结肠则继发性扩张与肥厚,临床表现为部分性或完全性功能性肠梗阻,营养不良、发育迟缓,直肠指检壶腹空虚无粪,拔出手指后随着粪便的排出,同时腹胀好转。钡剂灌肠有助诊断。

(3) 先天愚型:又称21-三体综合征(唐氏综合征)。"痴呆面容"是临床特征之一,40%～60%病儿存在先天性心脏病,可闻及心脏杂音,染色体核型分析是确诊的唯一手段。

(4) 黏多糖:是一组由于黏多糖降解酶缺陷造成酸性黏多糖不能完全降解的溶酶体贮积病。黏多糖积聚在机体的不同组织,产生骨骼畸形、智能障碍等一系列临床症状和体征。主要表现为身材矮小和特殊面容:表情淡漠,头大、眼裂小、眼距宽、鼻梁低平、唇厚、前额和双颞突出、毛发多、发际低,大部分有角膜混浊。关节进行性畸变,胸廓畸形,脊柱后凸或侧凸,爪形手等。可通过尿黏多糖电泳、骨骼X线检查及酶活性测定等来诊断。

四、处理方案及基本原则

(1) 治疗目标:尽快使血清甲状腺激素水平恢复至正常范围,使甲状腺功能正常,保证患儿正常的神经、生长发育及心理发育。

(2) 治疗首选药物:L-T4(左旋甲状腺素钠)。

（3）药物剂量：新生儿期患儿初始剂量 $10 \sim 15 \, \mu g/(kg \cdot d)$，每天 1 次口服，治疗 2 周后复查，根据血 FT_4、TSH 浓度调整治疗剂量，以尽早使 FT_4、TSH 恢复正常，其中 FT_4 最好在治疗 2 周内、TSH 在治疗后 4 周内达到正常。

五、要点和讨论

先天性甲状腺功能低下是引起儿童智力发育及体格发育落后的常见小儿内分泌疾病之一，也是可预防、可治疗的疾病。应注意以下几点：

（1）仔细询问病史、认真体检。熟悉该病的复杂临床表现：生理性黄疸延迟、嗜睡、少哭、哭声低、纳差、吸吮力差、体温低、前囟较大、后囟未闭、腹胀、脐疝、心率缓慢等。

（2）注意本病和其他症状相类似的疾病的鉴别诊断。

（3）由于 95% 以上的新生儿患儿可无临床症状或症状不典型，对新生儿进行群体筛查是尽早诊断的重要手段，可先查足跟血 TSH、备查 T_4 的方法。

（4）患者的随访和管理。需定期复查患儿血 FT_4、TSH 浓度，调整 $L-T_4$ 治疗剂量。如调整 $L-T_4$ 剂量后 1 个月须再复查。1 岁内每 $2 \sim 3$ 个月复查 1 次，1 岁以上 $3 \sim 4$ 个月复查 1 次，3 岁以上 6 个月复查 1 次，并同时进行体格发育评估，在 1 岁、3 岁、6 岁时进行智力发育评估。

六、思考题

1. 先天性甲状腺功能低下的临床表现有哪些特点？
2. 先天性甲状腺功能低下的病因有哪些？
3. $L-T_4$（左旋甲状腺素钠）的治疗要点是什么？
4. 新生儿筛查能查出所有先天性甲状腺功能低下患者吗？

七、推荐阅读文献

[1] 曾畿生、王德芬. 现代儿科内分泌学-基础与临床[M]. 上海：科学技术文献出版社，2001：194-198.
[2] 先天性甲状腺功能减低症诊疗共识[J]. 中华儿科杂志，2011，49(6)：421-423.

（李　嫔）

案例 100

苯丙酮尿症

一、病历资料

1. 病史采集

患儿，男，1岁，因"头发黄、抽搐及智能发育落后"就诊。患儿出生 1.5 月剃头后头发颜色变黄，出生 4～5 月抬头，9 月独坐，不会翻身，1 岁不会扶站，躯体有异味，不会叫人，反应较迟钝；近 2 个月出现点头样发作，持续 2～3 min。外院头颅 MRI 检查提示脑发育不良，未用药治疗，康复训练无效而来就诊。病程中饮食正常，纳好，二便正常，听觉、视觉正常。

患儿为 G_2P_2，孕 38 周自然分娩，无窒息缺氧史，BW 2 700 g。否认母孕期疾病及服药史。其姐姐 3 岁，体健；家族中无类似患者。

2. 体格检查

面容无特殊，反应一般，呼吸平稳，HR 100 次/min，R 25 次/min，BP 70 mmHg/50 mmHg，Wt 9.5 kg，Ht 75 cm。头发黄，躯体有鼠臭味，皮肤白，无湿疹。心音有力，双肺呼吸音清晰，腹部平软，肝脏肋下 1 cm，质软，脾未触及，四肢活动正常，肌张力略高，无病理反射；外生殖器正常男性，睾丸 1～2 ml，阴茎长 3 cm。

3. 实验室检查

（1）血苯丙氨酸及酪氨酸测定：采用串联质谱法测定血苯丙氨酸（phenylalanine，Phe）及酪氨酸（tyrosine，Tyr）浓度及 Phe/Tye 比值，患儿血 Phe 900 mol/L（正常<120 mol/L），Tyr 30 mol/L（正常 20～100 mol/L），Phe/Tye 30（正常<2.0）。

（2）尿蝶呤谱分析：高效液相色谱分析尿新蝶呤 3.6 mmol/molCr（正常 0.29～2.61 mmol/molCr）、生物蝶呤 3.1 mmol/molCr（正常 0.35～2.67 mmol/molCr），生物蝶呤百分比 46.3%（正常 42.7%～75.9%）。

（3）红细胞二氢蝶啶还原酶活性测定：二氢蝶啶还原酶活性 3.2 nmol/(min • 5 mmdisc)［正常 1.02～3.35 mmol/(min • 5 mmdisc)］，为正常对照者活性 75%。

（4）四氢生物蝶呤负荷试验：基础血 Phe 860 mol/L，口服四氢生物蝶呤 20 mg/kg 后 2、4、6、8、24 h 血 Phe 分别为 870 mol/L、760 mol/L、800 mol/L、680 mol/L 和 640 mol/L。

（5）头颅 MRI 检查：脑萎缩及脑白质异常高信号，髓鞘发育不良。

（6）基因分析：经苯丙氨酸羟化酶基因 PAH 分析显示患儿携带已报道的复合杂合突变 p. R243Q/p. R413P。

二、诊治经过

（1）初步诊断：苯丙酮尿症（PKU）（中度型）。

（2）治疗经过：治疗前复查血 Phe 浓度 910 mol/L。每天给予无苯丙氨酸特殊奶粉 60 g 及蛋白粉 10 g 治疗[蛋白质约 1.5 g/(kg·d)]，限制天然蛋白质 0.5 g/(kg·d)。治疗 3 天复查血 Phe 浓度下降至 300 mol/L，未再发生抽搐，治疗 1 周复查血 Phe 浓度 80～90 mol/L，反应较前好转，添加低苯丙氨酸饮食（大米、面粉、蔬菜）及蛋黄等，每 1～2 周复查血 Phe 浓度波动在 130～240 mol/L。治疗 2 周岁随访身高、体重均在正常范围，会扶走，开口叫爸爸、妈妈，反应良好，未再发生点头样发作。

三、病例分析

1. 病史特点

（1）患儿，男，1 岁，头发黄、智能发育落后 9 月，点头样发作 2 次。

（2）出生 1 月后头发变黄，3 月后智力发育缓慢，尿异味，10 月出现点头样发作。

（3）体格检查：反应迟钝，头发黄，躯体鼠臭味，皮肤白，无湿疹，四肢肌张力偏高。

（4）实验室检查：血 Phe、Phe/Tye 明显增高；尿蝶呤谱及血红细胞二氢蝶啶还原酶活性均正常，四氢生物蝶呤负荷试验后血 Phe 无明显下降。基因分析发现 2 个苯丙氨酸羟化酶基因突变。头颅 MRI 检查显示脑发育异常。

2. 诊断与诊断依据

（1）诊断：苯丙氨酸羟化酶缺乏导致的苯丙酮尿症（PKU）。

（2）诊断依据：典型症状如头发黄、皮肤白、智能发育落后及点头样发作；实验室检查显示血 Phe 及 Phe/Tye 明显增高，但尿蝶呤谱及血红细胞二氢蝶啶还原酶活性均正常，四氢生物蝶呤负荷试验阴性，可排除四氢生物蝶呤缺乏症。基因分析患儿携带苯丙氨酸羟化酶基因复合杂合突变，均为已报道突变。采用无或低苯丙氨酸饮食治疗有效，血 Phe 浓度在治疗后 1 周下降正常，症状改善。

3. 鉴别诊断

（1）四氢生物蝶呤缺乏症：四氢生物蝶呤（tetrahydrobiopterin，BH4）为苯丙氨酸羟化酶辅酶。BH4 合成代谢途径中合成酶即 6－丙酮酰四氢蝶呤合成酶（6-pyruvoyl tetrahydropterinsynthase，PTPS）缺乏最多见，其次为二氢蝶啶还原酶（dihydropteridine reductase，DHPR）缺乏。患儿表现为 PKU 的症状，伴肌张力低下。尿蝶呤谱异常或相关酶活性降低；基因分析可确诊。

（2）酪氨酸血症Ⅱ型：常染色体隐性遗传的氨基酸代谢病。其中酪氨酸血症Ⅱ型血酪氨酸浓度增高，可伴血 Phe 轻度增高，但 Phe/Tye 正常。

（3）希特林蛋白缺乏症：是瓜氨酸血症Ⅱ型的主要病因，患者在新生儿期表现为肝内胆汁淤积、肝功能损害为特点。新生儿期血瓜氨酸、酪氨酸、蛋氨酸、苯丙氨酸、精氨酸、苏氨酸增高；无乳糖及富含中链脂肪酸奶粉治疗显效。

四、处理方案及基本原则

（1）治疗指征：正常蛋白质摄入下血 Phe 浓度大于 360 mol/L，患者均应在完成鉴别诊断试验后立即治疗，越早治疗越好，提倡终身治疗；血 Phe 浓度 120～360 mol/L 可暂不治疗，但需定期检测血 Phe 浓度，如血 Phe 浓度持续 2 次大于 360 mol/L，应给予治疗。

（2）饮食治疗：低苯丙氨酸饮食治疗仍是目前 PKU 的主要治疗方法。患者 PAH 酶活性不同，导致对 Phe 的耐受量存在个体差异，需个体化治疗。根据相应年龄段患者每天蛋白质需要量、血 Phe 浓度、Phe 的耐受量、饮食嗜好等调整饮食结构。

（3）BH4 治疗：轻度 PKU 患儿其血 Phe 浓度在口服 BH4 后 24 h 内下降 30%，为 BH4 反应型。此类患儿可口服 BH4 5～20 mg/(kg·d)，分 2 次，或联合低 Phe 饮食，以提高 Phe 的耐受量。

（4）宣传及心理指导：对于新诊断的患儿家长需进行 PKU 基础知识的宣教（包括遗传方式、诊治及随访原则等），提高治疗依从性，达到良好的疗效。

（5）随访：空腹血 Phe 浓度监测：小于 1 岁每周 1 次，1～12 岁每 2 周～每月 1 次，12 岁以上每 1～3 个月测定 1 次，使血 Phe 浓度控制在理想范围：1 岁以下 120～240 mol/L，1 岁～12 岁 120～360 mol/L，12 岁以上患者控制在 120～600 mol/L 为宜。定期营养、体格发育、智能发育的评估。

五、要点和讨论

高苯丙氨酸血症(hyperphenylalaninemia，HPA)是常染色体隐性遗传的氨基酸代谢病。血 Phe 浓度＞120 mol/L(＞2 mg/dl)及血 Phe/Tyr＞2.0 统称为 HPA。HPA 是由于苯丙氨酸羟化酶(phenylalanine hydroxylase，PAH)缺乏或其辅酶 BH4 缺乏所致。我国于 1981 年开始进行 HPA 的筛查，筛查诊断患儿经早期诊治，智能发育接近正常；但临床症状出现后再治疗已偏晚，多存在不同程度的智能发育落后及神经系统损害后遗症。

（1）病史询问要点：头发颜色改变、有无尿液或汗液鼠臭味、智能发育、有无瘫软或肌无力、抽搐或点头样发作，大年龄患儿询问有无精神行为异常等。

（2）体格检查要点：头围、头发颜色、躯体异味、肌张力等。

（3）实验室检查项目：所有 HPA 患儿在治疗前需要做血氨基酸分析（如串联质谱法）、尿蝶呤谱分析、红细胞 DHPR 活性测定；血 Phe＞400 mol/L 也可做 BH4 负荷试验（即服 BH4 前，服 BH4(20 mg/kg)后 2、4、6、8、24 h 分别采血测定 Phe 浓度）。

（4）PAH 缺乏通常根据治疗前最高的血 Phe 浓度或天然蛋白摄入足够情况下血 Phe 浓度对患者进行分类。经典型 PKU：血 Phe≥1 200 mol/L，中度 PKU：血 Phe 360～1 200 mol/L，轻度 HPA：血 Phe 120～360 mol/L。

（5）尿蝶呤谱及 DHPR 活性分析：PKU 患儿尿蝶呤谱多正常或新蝶呤与生物蝶呤可增高；BH4 缺乏症中 PTPS 缺乏尿新蝶呤增高、生物蝶呤及其百分比极低，口服 BH4 后 2～6 h 血 Phe 降至正常；DHPR 缺乏症患儿血 DHPR 活性极低或测不出。

（6）基因分析：是 HPA 病因的确诊方法，建议常规进行。

（7）治疗：诊断后应立即对因治疗。

六、思考题

1. 高苯丙氨酸血症的定义及病因是什么？
2. 高苯丙氨酸血症的病因鉴别诊断项目有哪些？如何判断？
3. 苯丙氨酸羟化酶缺乏的分类及标准是什么？
4. 苯丙酮尿症的治疗指证、方法及随访指标有哪些？

七、推荐阅读文献

［1］Blau N，Burton BK，Thony B，et al. Phenylketonuria and BH4 Deficiencies［M］. 1st edition. Bremen：UNI－MED，2010：1067.

［2］Blau N，Hennermann JB，Langenbeck U，et al. Diagnosis，classification，and genetics of phenylketonuria and tetrahydrobiopterin (BH4) deficiencies［J］. Mol Genet Metab，2011,104：S2S9.

［3］杨艳玲,叶军.高苯丙氨酸血症的诊治共识[J].中华儿科杂志,2014,52(6):420－425.

［4］叶军,顾学范.“高苯丙氨酸血症的诊治共识”解读[J].中华儿科杂志,2014,52(6):430－432.

（叶　军）

常用医学缩略语

一、临床常用缩略语

T	体温	Sig	乙状结肠镜检查术
P	脉搏	CG	膀胱造影
HR	心率	CAG	心血管造影,脑血管造影
R	呼吸	IVC	下腔静脉
BP	血压	RP	逆行肾盂造影
BBT	基础体温	RUG	逆行尿路造影
Wt	体重	UG	尿路造影
Ht	身长,身高	PTC	经皮肝穿刺胆管造影
AC	腹围	GA	胃液分析
CVP	中心静脉压	LNP	淋巴结穿刺
VE	阴道内诊	LP	肝穿刺,腰穿刺
ECG	心电图	Ca	癌
EEG	脑电图	LMP	末次月经
EGG	胃电图	PMB	绝经后出血
EMG	肌电图	PPH	产后出血
LS	腹腔镜手术	HSG	子宫输卵管造影术
MRI	磁共振成像	CS	剖宫产术
UCG	超声心动图	AID	异质(人工)授精
UT	超声检测	AIH	配偶间的人工授精
SEG	脑声波图	EPS	前列腺按摩液
BC	血液培养	DC	更换敷料
Bx	活组织检查	ROS	拆线
Cys	膀胱镜检查	KUB	尿路平片
ESO	食管镜检查	BB	乳房活检

二、实验室检查常用缩略语(1)

自动血液分析仪检测项目	WBC	白细胞计数			APTT	部分活化凝血活酶时间	
	RBC	红细胞计数			CRT	血块收缩时间	
	Hb	血红蛋白浓度			TT	凝血酶时间	
	HCT	红细胞比容			3P 试验	血浆鱼精蛋白副凝固试验	
	MCV	红细胞平均体积			ELT	优球蛋白溶解时间	
	MCHC	红细胞平均血红蛋白浓度			FDP	纤维蛋白(原)降解产物	
	MCH	红细胞平均血红蛋白量			HbEP	血红蛋白电泳	
	RDW	红细胞分布宽度			ROFT	红细胞渗透脆性试验	
	PLT	血小板计数		尿液分析仪检查项目	pH	酸碱度	
	MPV	血小板平均体积			SG	比重	
	LY	淋巴细胞百分率			PRO	蛋白质	
	MO	单核细胞百分率			GLU	葡萄糖	
	N	中性粒细胞百分率			KET	酮体	
	LY#	淋巴细胞绝对值			UBG	尿胆原	
	MO#	单核细胞绝对值			BIL	胆红素	
	N#	中性粒细胞绝对值			NIT	亚硝酸盐	
DC	白细胞分类计数	GR	粒细胞	N	中性粒细胞	WBC	白细胞
				E	嗜酸性粒细胞	RBC/BLD	红细胞/隐血
				B	嗜碱性粒细胞	Vc，VitC	维生素 C
		LY	淋巴细胞		尿沉渣显微镜检查	GC	颗粒管型
		MO	单核细胞			HC	透明管型
Rt	常规检查	B	血			WC	蜡状管型
		U	尿			PC	脓细胞管型
		S	粪			UAMY	尿淀粉酶
	EOS	嗜酸性粒细胞直接计数			EPG	粪便虫卵计数	
	Ret	网织红细胞计数			OBT	粪便隐血试验	
	ESR	红细胞沉降率			OCT	催产素激惹试验	
	MP	疟原虫			LFT	肝功能检查	
	Mf	微丝蚴			TB	总胆红素	
	LEC	红斑狼疮细胞			DB	结合胆红素,直接胆红素	
	BG	血型			IB	未结合胆红素,间接胆红素	
	BT	出血时间					
	CT	凝血时间			TBA	总胆汁酸	
	PT	凝血酶原时间			II	黄疸指数	
	PTR	凝血酶原时间比值			CCFT	脑磷脂胆固醇絮状试验	

三、实验室检查常用缩略语(2)

RFT	肾功能试验	β-LP	β-脂蛋白
BUN	尿素氮	ALT	丙氨酸氨基转移酶
SCr	血肌酐	AST	天门冬氨酸氨基转移酶
BUA	血尿酸	γ-GT	γ-谷氨酰转肽酶
Ccr	内生肌酐清除率	ALP/AKP	碱性磷酸酶
UCL	尿素清除率	ACP	酸性磷酸酶
NPN	非蛋白氮	ChE	胆碱酯酶
PFT	肺功能试验	LDH	乳酸脱氢酶
TP	总蛋白	AMY, AMS	淀粉酶
ALB	白蛋白	LPS	脂肪酶,脂多糖
GLB	球蛋白	LZM	溶菌酶
A/G	白蛋白球蛋白比值	CK	肌酸激酶
Fib	纤维蛋白原	RF	类风湿因子
SPE	血清蛋白电泳	ANA	抗核抗体
HbAlc	糖化血红蛋白	ASO	抗链球菌溶血素"O"
FBG	空腹血糖	C_3	血清补体C_3
OGTT	口服葡萄糖耐量试验	C_4	血清补体C_4
BS	血糖	RPR	梅毒螺旋体筛查试验
HL	乳酸	TPPA	梅毒螺旋体确证试验
PA	丙酮酸	WT	华氏反应
KB	酮体	KT	康氏反应
β-HB	β-羟丁酸	NG	淋球菌
TL	总脂	CT	沙眼衣原体
TC	总胆固醇	CP	肺炎衣原体
TG	甘油三酯	UU	解脲脲原体
FFA	游离脂肪酸	HPV	人乳头状瘤病毒
FC	游离胆固醇	HSV	单纯疱疹病毒
PL, PHL	磷脂	MPn	肺炎支原体
HDL-C	高密度脂蛋白胆固醇	TP	梅毒螺旋体
LDL-C	低密度脂蛋白胆固醇	HIV	人类免疫缺陷病毒
LPE	脂蛋白电泳		

四、实验室检查常用缩略语(3)

Hp	幽门螺杆菌	CEA	癌胚抗原
AFP	甲胎蛋白	PSA	前列腺特异抗原

（续表）

TGF	肿瘤生长因子	HLA	组织相容性抗原
PRL	催乳素	CO_2CP	二氧化碳结合力
LH	促黄体生成素	$PaCO_2$	二氧化碳分压
FSH	促卵泡激素	TCO_2	二氧化碳总量
TSTO，T	睾酮	SB	标准碳酸氢盐
E_2	雌二醇	AB	实际碳酸氢盐
PRGE，P	孕酮	BB	缓冲碱
HPL	胎盘泌乳素	BE	碱剩余
TT_4	总甲状腺素	PaO_2	氧分压
PTH	甲状旁腺激素	SaO_2	氧饱和度
ALD	醛固酮	AG	阴离子间隙
RI	胰岛素	BM－DC	骨髓细胞分类
Apo	载脂蛋白	CSF	脑脊液
EPO	促红细胞生成素	Ig(A, G, M, D, E)	免疫球蛋白
GH	生长激素	PA	前白蛋白

五、处方常用缩略语

ac	饭前	qn	每晚一次
am	上午	qod	隔日一次
aj	空腹时	sos	需要时（限用一次）
bid	1天二次	st	立即
cm	明晨	tid	1天三次
dol urg	剧痛时	prn	必要时（可多次）
hn	今晚	pc	饭后
hs	临睡前	aa	各
int. cib	饭间	ad us ext	外用
qm	每晨一次	ad us int	内服
q10 min	每10分钟一次	co	复方的
pm	下午	dil	稀释的
qd	每天一次	dos	剂量
qh	每小时一次	D. S.	给予，标记
q4h	每4小时一次	g	克
q6h	每6小时一次	ivgtt	静脉滴注
q8h	每8小时一次	id	皮内注射
q12h	每12小时一次	ih	皮下注射

六、部分常用药品名缩写

青霉素	PEN	头孢曲松	CRO, CTR
氨苄青霉素	AMP	头孢他啶	CAZ
阿莫西林	AMO, AMX, AML	头孢哌酮	CFP, CPZ
甲氧西林(新青Ⅰ)	MET	头孢甲肟	CMX
苯唑西林(新青Ⅱ)	OXA	头孢匹胺	CPM
羧苄西林	CAR	头孢克肟	CFM
替卡西林	TIC	头孢泊肟	CPD
哌拉西林	PIP	第四代头孢菌素:	
阿帕西林	APA	头孢匹罗	CPO
阿洛西林	AZL	头孢吡肟	FEP
美洛西林	MEZ	其 他:	
美西林	MEC	头孢西丁	FOX
第一代头孢菌素:		头孢美唑	CMZ
头孢噻吩(先锋Ⅰ)	CEP	头孢替坦	CTT
头孢噻啶(先锋Ⅱ)	CER	头孢拉宗	CE
头孢来星(先锋Ⅲ)	CEG	拉氧头孢	MOX
头孢氨苄(先锋Ⅳ)	CEX	舒巴坦	SUL
头孢唑啉(先锋Ⅴ)	CFZ	克拉维酸	CLAV
头孢拉定(先锋Ⅵ)	RAD	氨曲南	ATM
头孢乙腈(先锋Ⅶ)	CEC, CAC	亚胺培南	IMI, IMP
头孢匹林(先锋Ⅷ)	HAP, CP	他唑巴坦	TAZ
头孢硫脒(先锋18)	CSU		
头孢羟氨苄	CFR, FAD	链霉素	STR
头孢沙定	CXD	卡那霉素	KAN
头孢曲秦	CFT	阿米卡星	AMK
第二代头孢菌素:		庆大霉素	GEN
头孢呋辛	CFX, CXM	妥布霉素	TOB
头孢呋辛酯	CXO	奈替米星	NET
头孢孟多	CFM, FAM	西索米星	SIS
头孢磺啶	CFS	地贝卡星	DBK
头孢替安	CTM	异帕米星	ISP, ISE
头孢克洛	CEC	新霉素	NEO
第三代头孢菌素:		大观霉素	SPE, STP
头孢噻肟	CTX	红霉素	ERY
头孢唑肟	CZX	螺旋霉素	SPI, SPM

（续表）

罗红霉素	ROX	四环素	TET, TCY
阿奇霉素	AZI, AZM	多西环素（强力霉素）	DOX
交沙霉素	JOS	米诺环素（美满霉素）	MIN, MNO
氯霉素	CMP	环丙沙星	CIP, COFX, CPLX
林可霉素	LIN	培氟沙星	PEF, PEFX
克林霉素	CLI	依诺沙星	ENO, ENX, ENOX
甲硝唑	MNZ	芦氟沙星	RUFX
替硝唑	TNZ	氨氟沙星	AMFX
利福平	RFP	妥苏沙星	TFLX
甲哌利福素	RFP	加替沙星	GTFX
利福定	RFD	洛美沙星	LOM, LFLX
异烟肼	INH	新三代喹诺酮类抗菌药：	
乙胺丁醇	EMB	氟罗沙星	FLE
吡嗪酰胺	PZA	左氧氟沙星	LEV, LVX, LVFX
磷霉素	FOS	司帕沙星	SPX, SPFX
褐霉素	FD	司巴沙星	SPA
对氨基水杨酸	PAS	短效磺胺药：	
杆菌肽	BAC	磺胺二甲嘧啶	SMZ
万古霉素	VAN	磺胺异噁唑	SIZ
壁霉素	TEC	磺胺二甲异嘧啶	SIMZ
原始霉素	PTN	中效磺胺药：	
曲古霉素	TSA	磺胺嘧啶	SD, SDI
丰加霉素	TMC	磺胺甲噁唑	SMZ
卷须霉素	CPM	磺胺苯唑	SPP
粘杆菌素	COM	长效磺胺药：	
争光霉素	BLM	磺胺邻二甲氧嘧啶	SDM
第一代喹诺酮类抗菌药：		磺胺对甲氧嘧啶	SMD
萘啶酸	NAL	磺胺间甲氧嘧啶	SMM
恶喹酸	OXO	磺胺甲氧嗪	SMP, SMPZ
西诺沙星	CIN	磺胺二甲氧嗪	SDM
第二代喹诺酮类抗菌药：		甲氧苄胺嘧啶	TMP
吡哌酸	PPA		
第三代喹诺酮类抗菌药：		两性霉素 B	AMB
诺氟沙星	NOR, NFLX	制霉菌素	NYS
氧氟沙星	OFL, OFX, OFLX	咪康唑	MIC

（续表）

益康唑	ECO	利巴韦林	RBV
酮康唑	KET	干扰素	IFN
氟康唑	FCZ，FLU	胸腺肽	XXT
伊曲康唑	ICZ，ITC	肌酐	HXR
阿昔洛韦	ACV	γ-氨酪酸(γ-氨基丁酸)	GABA
更昔洛韦	GCV	乙烯雌酚	DES
泛昔洛韦	FCV	6-氨基己酸	EACA
伐昔洛韦	VCV	破伤风抗毒素	TAT